Saúde Coletiva e Epidemiologia na Odontologia

A Odontologia é uma área do conhecimento em constante evolução, tanto no que diz respeito a tratamento da saúde e estética bucal por meio ou apoio de equipamento/material ou por via medicamentosa, como também a alteração de normas técnicas e regras do órgão de classe, como códigos de ética, aplicáveis à matéria. Alterações em tratamentos medicamentosos ou decorrentes de procedimentos tornam-se necessárias e adequadas. Assim, os leitores são aconselhados a conferir as informações fornecidas pelo fabricante de cada medicamento a ser administrado, verificando as condições clínicas e de saúde do paciente, dose recomendada, o modo e a duração da administração, bem como as contraindicações e os efeitos adversos. Da mesma forma, são aconselhados a verificar também as informações fornecidas sobre a utilização de equipamentos e/ou materiais nos respectivos manuais e instruções do fabricante. É responsabilidade do profissional da área, com base na sua experiência e na avaliação do paciente e de suas condições de saúde e de eventuais comorbidades, determinar as dosagens e o melhor tratamento aplicável a cada situação.

As linhas de pesquisa ou de argumentação dos autores desta obra, assim como suas opiniões, não são necessariamente as da Editora. Esta obra serve apenas de apoio complementar a estudantes e à prática da Odontologia, mas não substitui a avaliação clínica e de saúde de pacientes, sendo do leitor – estudante ou profissional da saúde – a responsabilidade pelo uso da obra como instrumento complementar à sua experiência e ao seu conhecimento próprio e individual.

A Editora emprega todos os esforços para garantir a proteção dos direitos de autor envolvidos na obra, inclusive quanto às obras de terceiros e imagens e ilustrações aqui reproduzidas. Caso algum autor se sinta prejudicado, favor entrar em contato com a Editora.

Finalmente, cabe orientar o leitor que a citação de passagens desta obra com o objetivo de debate ou exemplificação ou ainda a reprodução de pequenos trechos desta obra para uso privado, sem intuito comercial e desde que não prejudique a normal exploração da obra, são permitidas pela Lei de Direitos Autorais, art. 46, incisos II e III. A mesma Lei de Direitos Autorais, no art. 29, incisos I, VI e VII, proíbe a reprodução parcial ou integral desta obra, sem prévia autorização, para uso coletivo, bem como o compartilhamento indiscriminado de cópias não autorizadas, inclusive em grupos de grande audiência em redes sociais e aplicativos de mensagens instantâneas. Essa prática prejudica a normal exploração da obra pelo seu autor, ameaçando a edição técnica e universitária de livros científicos e didáticos e a produção de novas obras de qualquer autor.

Editora Manole

Saúde Coletiva e Epidemiologia na Odontologia

Sílvia Helena de Carvalho Sales-Peres

Organizadora

Copyright © Editora Manole Ltda., 2021, por meio de contrato com a oganizadora.

Editora: Viviane Godoi da Costa
Projeto gráfico: Estúdio Castellani
Capa: Plinio Ricca
Imagem de capa: Carlos Alexandre de Carvalho
Editoração eletrônica e ilustrações: Estúdio Castellani

CIP-BRASIL. CATALOGAÇÃO NA PUBLICAÇÃO
SINDICATO NACIONAL DOS EDITORES DE LIVROS, RJ

P512D

Sales-Peres, Sílvia Helena de Carvalho
Saúde Coletiva e Epidemiologia na Odontologia / Sílvia Helena de Carvalho
Sales-Peres. – 1. ed. – Santana de Parnaíba [SP] : Manole, 2021.
392 p. : il.

Inclui bibliografia e índice
ISBN 9786555761191

1. Odontologia. 2. Odontologia preventiva. 3. Higiene bucal. 4. COVID-19
(Doenças). I. Título.

| 21-69834 | CDD: 617.601 |
| | CDU: 616.314-084 |

Leandra Felix da Cruz Candido – Bibliotecária – CRB-7/613511/03/2021

Todos os direitos reservados.
Nenhuma parte deste livro poderá ser reproduzida,
por qualquer processo, sem a permissão expressa dos editores.
É proibida a reprodução por fotocópia.

A Editora Manole é filiada à ABDR – Associação Brasileira
de Direitos Reprográficos.

Edição – 2021

Editora Manole Ltda.
Alameda América, 876
Tamboré – Santana de Parnaíba – SP – Brasil
CEP: 06543-315
Fone: (11) 4196-6000
www.manole.com.br | https://atendimento.manole.com.br/

Impresso no Brasil
Printed in Brazil

Dedicatória

Dedico esta obra aos meus filhos, André e Matheus, por caminharem comigo nos meus sonhos, sempre me apoiando e participando.

A minha mamãe Josefina, pessoa forte, decidida e corajosa, que ensinou a importância de acreditar em nossos objetivos e correr atrás deles.

Sem vocês, nada disso teria sentido.

Meu amor por vocês é incondicional!

Sobre os autores

ORGANIZADORA

Sílvia Helena de Carvalho Sales-Peres

Livre-docente, Doutora, Mestre e Especialista em Saúde Coletiva, pela Faculdade de Odontologia de Bauru, Universidade de São Paulo. Professora-associada 2 do Departamento de Odontopediatria, Ortodontia e Saúde Coletiva da Faculdade de Odontologia de Bauru – FOB/USP.

AUTORES

Adriana Maria Fuzer Grael Tinós

Graduação em Odontologia pela Universidade São Francisco (USF). Doutora em Ciências Odontológicas Aplicadas pela Universidade de São Paulo (USP). Mestre em Ciências pela USP. Especialista em Saúde da Família pela Universidade Aberta do SUS (Una-SUS) da Unifesp. Especialista em Odontologia em Saúde Coletiva pela Associação Paulista de Cirurgiões-Dentistas – Regional Bauru.

Adriana Rodrigues de Freitas Aznar

Doutora em Ciências Odontológicas Aplicadas, Área Saúde Coletiva. Professora do Departamento de Odontopediatria, Ortodontia e Saúde Coletiva da Faculdade de Odontologia de Bauru – FOB/USP.

Álex Moreira Herval

Doutor em Odontologia, na área de Saúde Coletiva, Faculdade de Odontologia da Universidade Federal de Minas Gerais – FAO/UFMG. Professor da Área de Odontologia Social e Preventiva da Faculdade de Odontologia – FO/UFU.

Amanda Silva Aragão

Mestre em Odontologia Social pela Faculdade de Odontologia da Universidade de São Paulo (Fousp). Doutoranda em Odontologia Forense e Saúde Coletiva pela Faculdade de Odontologia da Universidade de São Paulo (Fousp).

Ana Carolina da Silva Pinto

Doutoranda e Mestre em Ciências Odontológicas Aplicadas, área de Saúde Coletiva, da Faculdade de Odontologia de Bauru, Universidade de São Paulo.

Ana Virginia Santana Sampaio Castilho

Graduação em Odontologia pela Universidade Estadual de Feira de Santana – UEFS. Mestrado em Saúde Coletiva – Faculdade de Odontologia de Bauru – FOB-USP. Doutoranda em Saúde Coletiva – Faculdade de Odontologia de Bauru – FOB/USP.

André de Carvalho Sales-Peres
Cirurgião-dentista pela Faculdade de Odontologia de Bauru, Universidade de São Paulo. Médico pela Faculdade de Medicina de Catanduva (Fameca). Residente em Otorrinolaringologia, Faculdade de Medicina de Botucatu (Unesp). Mestrando Profissional no Programa de pós-graduação em Medicina.

Antônio Carlos Frias
Doutor e Mestre em Saúde Pública pela Faculdade de Saúde Pública da Universidade de São Paulo. Cirurgião-dentista Sanitarista pela FSP – USP. Professor-associado de Departamento de Odontologia Social da Faculdade de Odontologia da Universidade de São Paulo – Fousp.

Antonio Carlos Pereira
Dentista, Mestre e Doutor em Saúde Pública pela FSP/USP. Especialista em Saúde Pública, Economia da Saúde e Filosofia e Autoconhecimento. Professor titular da FOP Unicamp.

Beatriz Costa
Odontopediatra do Hospital de Reabilitação de Anomalias Craniofaciais da Universidade de São Paulo (HRAC/USP).

Cleide Felício de Carvalho Carrara
Odontopediatra do Hospital de Reabilitação de Anomalias Craniofaciais da Universidade de São Paulo (HRAC/USP).

Denise de Fátima Barros Cavalcante
Dentista, pós-doutoranda, mestre e doutora na área de concentração em Saúde Coletiva pelo PPGO/FOP – Unicamp. Especialista em Planejamento e Gestão Financeira, em Saúde Coletiva e MBA em Economia e Avaliação de Tecnologias em Saúde. Foi secretária de saúde em duas gestões, coordenadora em saúde bucal e trabalhou no Ministério da Saúde.

Edgard Michel-Crosato
Livre-docente da Faculdade de Odontologia da Universidade de São Paulo (Fousp). Professor do Departamento de Odontologia Social da Faculdade de Odontologia da Universidade de São Paulo (Fousp).

Eliel Soares Orenha
Professor Doutor da Faculdade de Odontologia de Bauru na Universidade de São Paulo (FOB/USP). Professor do Departamento de Odontopediatria, Ortodontia e Saúde Coletiva da FOB/USP.

Elaine Pereira da Silva Tagliaferro
Professora-assistente doutora da Faculdade de Odontologia de Araraquara – FOAr/Unesp. Professora do Departamento de Odontologia Social da Faculdade de Odontologia de Araraquara – FOAr/Unesp.

Fabio Duarte da Costa Aznar
Doutor em Ciências Odontológicas Aplicadas, área de Saúde Coletiva. Professor da Faculdade do Centro-Oeste Paulista – Facop.

Fábio Luiz Mialhe
Livre-docente da Faculdade de Odontologia de Piracicaba – FOP/Unicamp. Professor do Departamento de Ciências da Saúde e Odontologia Infantil. Responsável pela área de Educação e Promoção da Saúde.

Fernanda Campos de Almeida Carrer
Graduação em Odontologia pela Universidade de São Paulo. Mestrado em Odontologia (Patologia Bucal) pela Universidade de São Paulo. Doutorado em Ciências Odontológicas pela Universidade de São Paulo. Professora doutora da Disciplina de Clínica Ampliada de Promoção de Saúde da Faculdade de Odontologia (Fousp) da Universidade de São Paulo.

Fernanda Lourenção Brighenti
Professora-assistente e Doutora pela Universidade Estadual Paulista (Unesp), Faculdade de Odontologia de Araraquara (FOAr), Departamento de Morfologia e Clínica Infantil.

Fernando Trigueiro
Doutorando em Ciências Biológicas, área de Saúde Coletiva, na Faculdade de Odontologia de Bauru na Universidade de São Paulo (FOB/USP). Mestre e especialista em Ortodontia da FOB/USP.

Gerson Aparecido Foratori Junior
Doutorando em Ciências Odontológicas Aplicadas, área de Saúde Coletiva, da Faculdade de Odontologia de Bauru, Universidade de São Paulo. Especialista em Ortodontia e Gestão Pública em Saúde.

Gisele da Silva Dalben
Odontopediatra do Hospital de Reabilitação de Anomalias Craniofaciais da Universidade de São Paulo (HRAC/USP).

Guilherme Janson
Professor titular da Faculdade de Odontologia de Bauru da USP. Professor do Departamento de Odontopediatria, Ortodontia e Saúde Coletiva da Faculdade de Odontologia de Bauru – FOB/USP.

Jaqueline Vilela Bulgareli
Dentista, doutora em Odontologia (área de concentração de Saúde Coletiva), pela Faculdade de Odontologia de Piracicaba – FOP/Unicamp. Professora da área de Odontologia Social e Preventiva da Faculdade de Odontologia – Foufu.

Juliane Avansini Marsicano
Cirurgiã-dentista pela Faculdade de Odontologia de Bauru da Universidade de São Paulo (FOB/USP). Mestre e Doutora em Odontologia em Saúde Coletiva Faculdade de Odontologia de Bauru da Universidade de São Paulo (FOB/USP). Professora do Departamento de Saúde Coletiva da Faculdade de Odontologia da Universidade do Oeste Paulista.

Karine Laura Cortellazzi
Doutora em Odontologia, na área de concentração de Saúde Coletiva, Faculdade de Odontologia de Piracicaba – FOP/Unicamp. Professora do Departamento de Ciências da Saúde e Odontologia Infantil, Área de Bioestatística, da Faculdade de Odontologia de Piracicaba – FOP/Unicamp.

Lucas José de Azevedo Silva
Cirurgião-Dentista pela Universidade Federal do Rio Grande do Norte. Especialista em Prótese Dentária pela Profis. Mestre em Reabilitação Oral pela Faculdade de Odontologia de Bauru – FOB/USP. Doutorando em Reabilitação Oral pela Faculdade de Odontologia de Bauru – FOB/USP.

Manoelito Ferreira Silva Junior
Doutor em Odontologia, na área de concentração de Saúde Coletiva, Faculdade de Odontologia de Piracicaba – FOP/Unicamp. Professor do Departamento de Odontologia da Universidade Estadual de Ponta Grossa – UEPG.

Maria Aparecida de Andrade Moreira Machado
Professora titular da Faculdade de Odontologia de Bauru da USP. Professora do Departamento de Odontopediatria, Ortodontia e Saúde Coletiva da Faculdade de Odontologia de Bauru – FOB/USP.

Maria Gabriela Haye Biazevic
Livre-docente da Faculdade de Odontologia da USP. Professora do Departamento de Odontologia Social da Faculdade de Odontologia – Fousp.

Marina Lins Miranda
Mestranda na Universidade Estadual Paulista (Unesp), Faculdade de Odontologia de Araraquara (FOAr), Departamento de Morfologia e Clínica Infantil.

Maristela Vilas Boas Fratucci
Doutora na Fousp no programa de Ciências Odontológicas. Cirurgiã-dentista Sanitarista e Mestre pela Faculdade de Saúde Pública da USP. Pesquisadora do Centro Colaborador do Ministério da Saúde em Vigilância da Saúde Bucal da Faculdade de Saúde Pública da Universidade de São Paulo (Cecol/USP). Coordenadora da Equipe da Vigilância Sanitária da Uvis – Jaçanã SMS/PMSP.

Matheus de Carvalho Sales-Peres
Médico pela Faculdade de Medicina de Catanduva (Fameca). Especialista em Cirurgia geral, Faculdade de Medicina de Botucatu (Unesp). Cirurgião Plástico, Faculdade de Medicina de Botucatu (Unesp) e Membro Especialista da Sociedade Brasileira de Cirurgia Plástica (SBCP).

Natalino Lourenço Neto
Professor doutor da Faculdade de Odontologia de Bauru da USP. Professor do Departamento de Odontopediatria, Ortodontia e Saúde Coletiva da Faculdade de Odontologia de Bauru – FOB/USP.

Nayara Fernanda Pereira
Cirurgiã-dentista, mestre e doutoranda pela Faculdade de Odontologia da Universidade de São Paulo (Fousp).

Rogério Bertevello
Mestrando em Ciências Odontológicas Aplicadas, área de Saúde Coletiva, da Faculdade de Odontologia de Bauru, Universidade de São Paulo – FOB/USP. Especialista em Implantodontia e Estomatologia.

Sabrina M. Rufino Moreno
Graduada em Fisioterapia pela Universidade Paulista de Araraquara. Pós-graduação especialização em Fisioterapia Cardiopulmonar pela Universidade de Ribeirão Preto –Unaerp e Saúde Pública e Obesidade pela Faculdade de Medicina de Botucatu da Unesp. Mestranda em Saúde Coletiva – Faculdade de Odontologia de Bauru – FOB/USP.

Thaís Marchini de Oliveira Valarelli
Livre-docente da Faculdade de Odontologia de Bauru da USP. Professora do Departamento de Odontopediatria, Ortodontia e Saúde Coletiva da Faculdade de Odontologia de Bauru – FOB/USP.

Vitor Gomes Pinto
Cirurgião-dentista pela Faculdade de Odontologia da Universidade Federal do Rio Grande do Sul (UFRGS). Doutor em Saúde Pública e Especialista em Planejamento de Saúde pela Faculdade de Saúde Pública da Universidade de São Paulo (FSP-USP). Especialista em Relações Internacionais pela Universidade de Brasília (UnB). Técnico de Planejamento do Instituto de Pesquisa Econômica Aplicada (Ipea).

Sumário

CAPÍTULO 1

Saúde Coletiva: Assistência coletiva e organização da atenção à saúde 1

Antonio Carlos Pereira | Denise de Fátima Barros Cavalcante | Jaqueline Vilela Bulgareli

Histórico dos modelos de Atenção em
  Saúde Bucal e organização da demanda 1
Conceitos básicos 2
Variáveis que afetam a organização da
  demanda 4
Organização da Atenção à Saúde 11
Conceito e organização da Rede de
  Atenção à Saúde 14
Rede de Atenção à Saúde Bucal 15
Centro de Especialidades Odontológicas
  (CEO) 16
Odontologia hospitalar 18
Considerações finais 18

CAPÍTULO 2

Modelos assistenciais em saúde ... 20

Sílvia Helena de Carvalho Sales-Peres | Vitor Gomes Pinto

Processo saúde-doença 21
Atenção em Saúde 24
  Atenção primária 24
  Atenção secundária 24
  Atenção terciária 24
Níveis de prevenção 25
Níveis de atenção em Odontologia 26
Considerações finais 28

CAPÍTULO 3

Metodologia da pesquisa e comunicação científica 30

Antônio Carlos Frias | Fernanda Campos de Almeida Carrer | Maristela Vilas Boas Fratucci

Introdução 30
Desenvolvimento 32

Tipos de estudos 35
  Estudos qualitativos 35
  Estudos quantitativos 36
  Estudos ecológicos 38
  Estudos de séries temporais 39
  Ensaios comunitários 41
  Estudos transversais: *surveys* 42
  Estudo de coorte 45
  Estudo de caso-controle 47
Estilo de escrita 49

CAPÍTULO 4

Sistema Único de Saúde e Estratégia Saúde da Família 58

Sílvia Helena de Carvalho Sales-Peres | Gerson Aparecido Foratori Junior | Adriana Maria Fuzer Grael Tinós

Introdução 58
Histórico das políticas de saúde 58
  A política pública de saúde antes do
    SUS: breve histórico 58
  O Sistema Único de Saúde (SUS) ... 60
A inserção da Odontologia no Serviço
  Público de Saúde 65
  Histórico das políticas de saúde bucal
    no Brasil 65
A Política Nacional de Saúde Bucal –
  Brasil Sorridente 67
Considerações finais 69

CAPÍTULO 5

Saúde e trabalho em Odontologia . 72

Sílvia Helena de Carvalho Sales-Peres | Ana Virginia Santana Sampaio Castilho | Marcelo Salmazo Castro | Marta Artemísia Abel Mapengo Domingos | Sabrina Marilene Rufino Moreno | Ana Carolina da Silva Pinto | Eliel Soares Orenha

Introdução 72
Ergonomia 72
  Distúrbios osteomusculares
    relacionados ao trabalho (DORT) 74

xi

Racionalização do trabalho 74
Posições de trabalho 76
Posicionamento do profissional. 77
Posicionamento do paciente na
cadeira 77
Posicionamento do auxiliar 77
Adoção de postura saudável de
trabalho. 77
Postura de trabalho clássica 81
Postura de trabalho odontológico
preconizada pela ESDE 81
Condições ambientais 82
Organização e racionalização do
trabalho 86
Mercado de trabalho 88
Introdução 88
Campos de atuação do profissional
de Odontologia. 90
Biossegurança. 93
Risco de transmissão de infecções 93
Medidas de proteção em
biossegurança. 93
Medidas para proteção do
profissional 94
Lavagem das mãos 94
Diferentes técnicas de desinfecção. 94
Considerações finais. 97

CAPÍTULO 6
Recursos humanos na Odontologia: Da formação à comunicação 101

Ana Carolina da Silva Pinto | Marcelo
Salmazo Castro | Eliel Soares Orenha |
Sílvia Helena de Carvalho Sales-Peres

Introdução. 101
Formação de recursos humanos 101
Das penalidades e suas aplicações 105
Racionalização do trabalho 107
Comunicação em saúde 109
Considerações finais. 111

CAPÍTULO 7
Saúde bucal e qualidade de vida . . 114

Maria Gabriela Haye Biazevic | Edgard
Michel-Crosato | Amanda Silva Aragão |
Nayara Fernanda Pereira

Introdução, definições e conceitos
históricos 114
Importância e utilização na área da
medicina e da Odontologia 116
Exemplos de aplicação no Brasil e
considerações finais. 122

CAPÍTULO 8
Vigilância epidemiológica e sistemas de informação em saúde . 127

Jaqueline Vilela Bulgareli | Álex Moreira
Herval | Manoelito Ferreira Silva Junior |
Karine Laura Cortellazzi

Introdução. 127
Legislação e componentes da Vigilância
em Saúde 128
Conceito de vigilância epidemiológica . . . 128
Breve histórico da Vigilância
Epidemiológica. 129
Índices e Indicadores da Vigilância
Epidemiológica. 130
Indicadores de saúde. 130
Indicadores de saúde bucal 130
Principais indicadores de saúde 130
Índices de Saúde Bucal 132
Aspectos conceituais do Sistema de
Informação em Saúde 132
Notificação compulsória. 135
Aplicabilidade da Vigilância
Epidemiológica em saúde bucal 137
Considerações finais. 139

CAPÍTULO 9
Epidemiologia das doenças bucais 142

Sílvia Helena de Carvalho Sales-Peres |
Marcelo Salmazo Castro | Gerson Aparecido
Foratori Junior | Marta Artemísia Abel
Mapengo Domingos | Ana Virginia Santana
Sampaio Castilho | Ana Carolina da Silva
Pinto | Rogério Bertevello | Guilherme Janson

Introdução. 142
Cárie dentária e fluorose 145
Etiologia 145
Epidemiologia da cárie dentária 150
Doenças periodontais. 158
Etiologia e classificações 158
Epidemiologia das doenças periodontais 162
Maloclusão 164
Etiologia e classificações 164
Critérios usados para a Classificação
de Angle 165
Critérios usados para o índice IOTN 170
Critérios usados para o índice PAR 170
Epidemiologia no mundo 174
Epidemiologia no Brasil 175
Desgaste dentário. 177
Etiologia 177
Classificação. 178
Epidemiologia. 180
Considerações finais 184

Epidemiologia das lesões da mucosa oral . 185
Doenças orais potencialmente malignas . 186
Considerações finais. 189

CAPÍTULO 10

Gestão e planejamento em odontologia pública e privada: empreendedorismo, marketing e inovação. 195

Adriana Maria Fuzer Grael Tinós | Fernando Trigueiro | Sílvia Helena de Carvalho Sales-Peres

Introdução. 195
Formulação de políticas e planejamento. . 196
Plano Diretor de Regionalização (PDR) . 198
Plano Diretor de Investimento (PDI) 199
Programação Pactuada e Integrada
da Atenção em Saúde (PPI). 199
Financiamento 200
Modalidades de repasses federais. 204
Regulação, coordenação, controle e
avaliação. 205
Regulação de Sistemas de Saúde 206
Regulação da Atenção à Saúde. 206
Regulação do acesso à assistência 206
Execução direta de serviços. 208
Gestão participativa e controle social 208
Monitoramento e avaliação da gestão
do SUS 212
Auditoria do SUS 212
Saúde suplementar. 213
Gestão e marketing no consultório
odontológico privado. 214
Empreendedorismo na Odontologia 215
Cirurgião-dentista gestor 215
Gestão de pessoas 217
Gestão financeira básica. 217
Marketing 219
Marketing de conteúdo 220
Criação de autoridade digital 220
Relacionamento com o cliente 221
Acompanhamento 221
Marketing odontológico. 221
Inovação em Odontologia 222
Considerações finais. 224

CAPÍTULO 11

Pacto pela Saúde e organização de redes de atenção 228

Adriana Rodrigues de Freitas-Aznar |
Fabio Duarte da Costa Aznar |
Sílvia Helena de Carvalho Sales-Peres

A descentralização político-administrativa 228
O Pacto pela Saúde 229

Pacto pela Vida. 230
Pacto em Defesa do SUS 232
Pacto de Gestão 232
As redes de atenção à saúde 233
O Pacto pela Saúde e a rede de atenção à
saúde bucal 237
Considerações finais. 239

CAPÍTULO 12

Promoção de saúde e prevenção de saúde bucal. 242

Sílvia Helena de Carvalho Sales-Peres |
Juliane Avansini Marsicano | Thais Marchini
de Oliveira | Natalino Lourenço Neto | Maria
Aparecida de Andrade Moreira Machado

Promoção de Saúde 242
Modelo conceitual para princípios da
promoção da saúde 244
Promoção de Saúde Bucal 246
Prevenção de doenças bucais 246
Considerações finais. 250

CAPÍTULO 13

Educação em saúde bucal no Sistema Único de Saúde. 252

Fábio Luiz Mialhe

Introdução. 252
Modelos educativos em saúde 254
O modelo hegemônico. 254
O modelo dialógico 255
Ações educativas em saúde bucal no SUS
nos diversos níveis 257
Ações educativas em nível individual . . . 257
Ações educativas em nível coletivo 264
O planejamento das atividades
educativas em saúde bucal 269
1. Compreenda as características
das pessoas que participarão das
atividades educativas. 270
2. Identifique as necessidades dos
indivíduos em seu contexto 271
3. Decida as metas para a educação
em saúde bucal. 272
4. Formule objetivos específicos para
as atividades educativas 273
5. Identifique os recursos existentes
em nível pessoal, material e social. . . . 276
6. Selecione as teorias ou modelos
de mudança comportamental e
planeje o conteúdo, os métodos e
os materiais educativos 276
7. Planeje os métodos de avaliação. 279
8. Implemente a atividade 280

Saúde Coletiva e Epidemiologia na Odontologia

Avalie os resultados 280
Revise 280
Considerações finais 280

CAPÍTULO 14
Métodos de aplicação de flúor em Odontologia 284

Elaine Pereira da Silva Tagliaferro| Marina Lins Miranda | Fernanda Lourenção Brighenti

Introdução 284
Métodos de utilização do fluoreto 285
Água de abastecimento público 285
Dentifrícios 286
Enxaguatórios bucais 287
Suplementos fluoretados 288
Aplicação profissional de fluoretos 288
Riscos | Toxicidade 290
Considerações finais 291

CAPÍTULO 15
Epidemiologia e aspectos odontológicos das fissuras labiopalatinas 295

Beatriz Costa | Cleide Felício de Carvalho Carrara | Gisele da Silva Dalben | Maria Aparecida de Andrade Moreira Machado | Thais Marchini de Oliveira

Epidemiologia e aspectos odontológicos
das fissuras labiopalatinas 295
Origem embrionária 295
Etiologia 296
Classificação 296
Prevalência e distribuição 298
Aspectos epidemiológicos 298
Epidemiologia das anomalias
dentárias em indivíduos com fissura
labiopalatina 298

CAPÍTULO 16
Odontologia Legal: Deontologia, ética odontológica e Odontologia forense 312

Livia Picchi Comar

Introdução à Odontologia Legal 312
Bioética e ética profissional em
Odontologia 313
Bioética: um breve histórico 313

Bioética: fundamentos e princípios 315
Ética profissional: a experimentação
com seres humanos 316
Importância do consentimento
informado na prática odontológica . . . 318
Deontologia, Diceologia e Legislação
Odontológica 319
Lei n. 5.081 de 24 de agosto de
1966: regulamenta o exercício da
Odontologia 320
Código de Ética Odontológica: aprovado
pela Resolução CFO n. 118, de 11 de
maio de 2012 322
Sigilo profissional em Odontologia 324
Atividade lícita e ilícita em Odontologia . 327
Prontuário odontológico e
documentação odonto-legal 331
Responsabilidade civil do
cirurgião-dentista 338
Odontologia Forense 341
Identificação humana 342
Identificação humana através do arco
dental 343
Métodos para estimativa da idade dental 344
Marcas de mordida 346
Rugoscopia palatina 347
Importância do prontuário
odontológico na perícia odontolegal . . 348
Considerações finais 348

CAPÍTULO 17
Covid-19: o papel da Saúde Coletiva e da Epidemiologia 352

André de Carvalho Sales-Peres | Lucas José Azevedo Silva | Matheus de Carvalho Sales-Peres | Sabrina Marilene Rufino Moreno | Sílvia Helena de Carvalho Sales-Peres

Introdução 352
Epidemiologia e caracterização da
Covid-19 353
A Saúde Coletiva e Epidemiologia no
planejamento dos sistemas de saúde
durante a pandemia 355
Epidemiologia da exposição e infecção
de profissionais da saúde 356
Medidas de proteção em atendimento . . . 357
Considerações finais 360

Índice remissivo 364

Agradecimentos

Agradeço a Deus por proporcionar o dom da Vida de todos que aqui estão e que chegarão.

À Universidade de São Paulo, na pessoa da nossa estimada Profa. Dra. Maria Aparecida de Andrade Moreira Machado, Pró-Reitora de Cultura e Extensão da USP, que não mediu esforços para promover a viabilização desta obra e, ainda lecionando, conciliar seus afazeres com este livro.

À Faculdade de Odontologia de Bauru, da Universidade de São Paulo, na pessoa do Diretor da FOB/USP, Prof. Dr. Carlos Ferreira dos Santos e de seu vice, Prof. Dr. Guilherme Janson, por disponibilizar a estrutura física, os recursos humanos e sempre apoiar a pesquisa e o desenvolvimento de toda a comunidade.

A todos os professores que colaboraram para a redação do conteúdo do livro com tamanha abrangência e profundidade, aos quais rendo minha gratidão.

Aos alunos e ex-alunos de Mestrado e de Doutorado, Adriana Tinós, Adriana Freitas, Ana Virgínia, Ana Carolina, Fernando, Gerson, Lucas, Marcelo, Marta, Rogério e Sabrina, pelo apoio, troca de experiências, convívio e contribuição na elaboração de capítulos.

Agradeço especialmente aos meus familiares, que sempre oferecem sua contribuição, dedicação e apoio.

Prefácio

Foi com grande satisfação que recebi o honroso convite para escrever o prefácio desta obra *Saúde coletiva e epidemiologia na odontologia*. Idealizada como referência didática para a formação dos estudantes de graduação em Odontologia, representa também uma oportunidade valiosa de atualização de conceitos e de abrangência e escopo do campo da Saúde Coletiva em Odontologia.

No conjunto de seus 17 capítulos, escritos com a representatividade de autores reconhecidos nacional e internacionalmente, muitos dos quais docentes nas universidades estaduais paulistas, destaco alguns capítulos sobre temas emergentes, como Saúde e Qualidade de Vida em Odontologia; a inclusão do tema da Gestão junto ao Planejamento em Odontologia; o Pacto pela Saúde e a Organização em Redes; a Deontologia, a Odontologia Forense se incorporando à Ética em Odontologia, e numa perspectiva mais atual, o último capítulo aborda o papel da Saúde Coletiva e da Epidemiologia no enfrentamento à pandemia da Covid-19.

A autora e organizadora Sílvia Helena de Carvalho Sales-Peres, professora-associada do Departamento de Odontopediatria, Ortodontia e Saúde Coletiva da Faculdade de Odontologia de Bauru da Universidade de São Paulo (FOB-USP), tem uma trajetória de excelência e ao mesmo tempo originalidade na Saúde Coletiva, o que, indubitavelmente, qualifica-a para liderar esta empreitada, que resulta em uma obra robusta e de relevância acadêmica singular. Além da dedicação aos temas centrais da saúde bucal coletiva e da epidemiologia, a professora Sílvia construiu seu percurso científico e acadêmico envolvendo uma linha de pesquisa relacionada a transtornos alimentares e obesidade, tema de alta relevância para a saúde pública na atualidade, com impactos para a saúde bucal e geral, como notadamente pode ser observado por um dos estudos mais recentes da autora, comprovando que o sobrepeso e a obesidade representam fatores de maior risco para a gravidade e morte por Covid-19.

Segundo Mario Chaves, cujo *Manual de odontologia sanitária* marca, em 1960, a saúde pública na Odontologia no Brasil e na América Latina, "a Odontologia Sanitária é a disciplina da saúde pública responsável pelo diagnóstico e tratamento dos problemas de saúde oral [...] da comunidade". E como destacou Narvai, ainda em referência a Chaves, "é trabalho organizado da comunidade, na comunidade e para a comunidade, no sentido de obter as melhores condições médias possíveis de saúde oral".

Outro marco nesse percurso dá-se em 1989, quando Pinto lança o livro *Saúde bucal:*

Odontologia social e preventiva. A abordagem relativa à promoção da saúde também ganha visibilidade com a Associação Brasileira de Odontologia Preventiva (Aboprev) na década de 1990. E, seguindo um pouco adiante, ampliando a abrangência da Saúde Coletiva em Odontologia, vale destacar a publicação, em 2006, por Antunes e Peres, da obra *Epidemiologia da saúde bucal*.

Avançando na construção colaborativa e coletiva desse campo de saber como hoje o conhecemos, Narvai e Frazão (2006) definem a Saúde Bucal Coletiva como um "campo do conhecimento e práticas (que integra) a Saúde Coletiva, não apenas compreendendo a Odontologia, mas redefinindo-o e transcendendo-o". Isso porque, para esses autores, a saúde bucal das populações "não resulta apenas da prática odontológica, mas das construções sociais [...]". E essa concepção, como esclarece Narvai (2006), "rompe com o conceito de Odontologia (de mercado), cujo marco teórico tem como referência aspectos individuais e biológicos, desconsiderando em sua prática a determinação de processos sociais complexos".

Complementando o contexto de construção do campo da Saúde Coletiva na Odontologia, mais do que nunca, é preciso reafirmar que o Brasil vem construindo e consolidando, com muita luta e resistência, desde a promulgação da Constituição Federal de 1988, o Sistema Único de Saúde (SUS), um dos maiores sistemas públicos de acesso universal. E que o SUS, a partir de 2003, com a criação do Brasil Sorridente e da Coordenação de Saúde Bucal, no Departamento de Atenção Básica da Secretaria de Atenção à Saúde do Ministério da Saúde, toma a decisão política arrojada e quase única no mundo, considerando suas dimensões e população continental, de inclusão da saúde bucal.

Resulta dessa decisão a progressiva inclusão das equipes de saúde bucal na Estratégia de Saúde da Família: saímos de 2.000 Equipes de Saúde da Família, em 2002, para 32.000 em 2012, e foram criados 1.000 Centros de Especialidades Odontológicas (CEO) em todo o país até 2016, para a realização da atenção especializada em saúde bucal. Os impactos que se refletiram nos indicadores de saúde bucal da população brasileira, em que pese o acúmulo da demanda reprimida ao longo de todo o período anterior, podem ser comprovados pelos resultados do levantamento epidemiológico SB Brasil 2010, comparado ao SB Brasil 2003.

A inclusão da saúde bucal no SUS coloca o Brasil em destaque e posição única em possibilidades de liderança na gestão, na pesquisa e no ensino, considerando o documento da Organização Pan-Americana da Saúde (Opas) – "General Health in the Americas Through Critical Advancements in Oral Health: the Way Forward 2005-2015", segundo o qual há um reconhecimento de que os dentistas têm sido subutilizados em seu potencial para somar esforços nas estratégias de saúde. A inclusão da atenção à saúde bucal nos cuidados de atenção primária está entre os principais objetivos da estratégia de saúde nas Américas.

Outra decisão política de impacto que o Brasil e o SUS tomaram, também em 2003, foi criar, no Ministério da Saúde, a Secretaria de Gestão do Trabalho e da Educação na Saúde (SGTES), na mesma década em que a Organização Mundial da Saúde elegeu como lema "Trabalhadores da Saúde, Imprescindíveis", tendo como mensagem o entendimento de que não importa o quanto se pretenda incorporar as modernas tecnologias na assistência à saúde, o essencial é o cuidado singular entregue a cada cidadão, a relação e o vínculo que só podem ser estabelecidos efetivamente pelos profissionais de saúde.

A política de educação na saúde, formulada e implementada por meio de múltiplas estratégias da SGTES (Pró-Saúde, PET Saúde, Pró-Residências, Telessaúde Brasil Redes, Universidade Aberta do SUS, entre outros), teve como diretrizes a incorporação da educação permanente como forma de qualificar o processo de trabalho e a estrutura organizacional dos serviços de saúde. Entre seus principais objetivos e impactos, por meio da integração ensino-serviço, da compreensão dos determinantes sociais do processo saúde-adoecimento, das metodologias ativas e do uso de tecnologias de informação e comunicação no processo de ensino-aprendizagem, buscou a articulação entre educação e trabalho, em uma perspectiva horizontal e dialogada, e foi capaz de promover mudanças em ambas as direções, por um lado na formação, e por outro, no trabalho em saúde. Todo esse processo envolveu as 14 profissões da saúde, e a Odontologia esteve na linha de frente, junto com a Medicina e a Enfermagem, profissões que primeiro integraram a Estratégia de Saúde da Família, participando da implementação dessas estratégias, transcendendo mais uma vez seu campo de saber e atuação, para integrar-se à equipe multiprofissional na perspectiva da integralidade do cuidado em saúde, em uma abordagem centrada no usuário.

Com essas lembranças torna-se mais clara a percepção sobre o lugar que está reservado para esta nova publicação, mais uma vez rompendo com paradigmas anteriores e fortalecendo a visão e o entendimento integral da saúde, e da saúde bucal, que parte da prática clínica, caminha em direção à prática social e até a construção de políticas públicas em que mais saúde bucal vem junto com mais saúde, mais educação e mais desenvolvimento social.

Ana Estela Haddad
Doutora em Ciências Odontológicas, livre-docente pela Universidade de São Paulo (USP) e professora-associada do Departamento de Ortodontia e Odontopediatria da Faculdade de Odontologia da Universidade (Fousp/USP).

Introdução

O convite da Editora Manole para elaborar um livro com enfoque voltado especialmente aos discentes da graduação em Odontologia, na área de Saúde Coletiva, foi um grande desafio, que demandou muita reflexão, análise crítica e leitura científica atual para a concretização desta obra. Por outro lado, um grande orgulho e uma honra foi reunir os melhores pesquisadores da área, para que pudessem compor o grupo de colaboradores. A dedicação de cada um reiterou a confiança e o apoio do dimensionamento e do conteúdo a ser abordado de forma simples e fácil, para envolver os leitores.

Foram desenvolvidos 17 capítulos a fim de abranger a Saúde Coletiva e a Epidemiologia em Odontologia, partindo de conceitos e evidências científicas robustas para formar um conjunto na construção de cada texto. Da visão macro da Saúde Coletiva desde a assistência coletiva e organização da atenção à saúde, modelos assistenciais de atenção, trazendo orientações sobre metodologia da pesquisa e comunicação científica; o Sistema de Saúde nacional e suas estratégias de saúde da família. A Saúde e o trabalho foram desenvolvidos com olhar para ergonomia, racionalização do trabalho, recursos humanos, mercado de trabalho e biossegurança. A qualidade de vida dos indivíduos foi apresentada referente à condição clínica e à autopercepção, destacando diferentes aspectos sociais, relacionando as características do ambiente onde vive. A importância da vigilância epidemiológica e dos sistemas de informação em saúde, destacando-se os índices e indicadores de maior aplicação em saúde, para, assim, administrar e gerir o serviço público de saúde. A Epidemiologia das doenças bucais buscou trazer, à luz do conhecimento, os desfechos mais prevalentes, suas características, dados epidemiológicos e os índices para mensurar as condições bucais distribuídas na população. A gestão e o planejamento em Odontologia enfocaram desde as estratégias em saúde coletiva, políticas de saúde, além da gestão privada, com ênfase no marketing, empreendedorismo e inovação para o mercado de trabalho do cirurgião-dentista. Houve também a preocupação de se apresentar o Pacto pela Saúde e a organização em redes de atenção. O Pacto pela Defesa do SUS, Pacto pela Vida e Pacto de Gestão trouxe os arranjos das redes, para ressaltar o fortalecimento do sistema por meio da cooperação e qualificação da gestão. A atenção primária foi contemplada na promoção de saúde e prevenção das doenças bucais, da atenção individual até a coletiva. O item da educação em saúde trouxe em seu bojo uma ampla abordagem em Saúde Bucal, como educar de fato, relacionando as diferentes estratégias de ação para maior participação, desde a elaboração até a ação, manutenção e possível recaída do indivíduo. Os métodos preventivos de aplicação dos fluoretos foram discutidos trazendo informações específicas sobre sua aplicação, opções individuais e coletivas referentes às lesões de cárie dentária. As fissuras labiopalatinas foram apresentadas em relação à epidemiologia e seus aspectos odontológicos, mostrando casos inéditos da equipe do Hospital de Reabilitação de Anomalias Craniofaciais da USP, conhecido carinhosamente como "Centrinho". Questões éticas, Deontologia e Odontologia Forense foram discutidas para dar suporte ao conhecimento ético que norteia a atividade laborativa do cirurgião-dentista. E, fechando com chave de ouro esta obra, o capítulo "Covid-19: o papel da Saúde Coletiva e Epidemiologia", o qual apresenta, discute e desenvolve um novo protocolo de atendimento clínico ao cirurgião-dentista diante das necessidades que se fazem presentes.

Dessa forma, entendemos ter evidenciado as perspectivas da Saúde Coletiva, seus ideais e projetos maiores, procurando apresentar, analisar e ponderar a prática odontológica, sem deixar de considerar todas as interligações com a sociedade, a política e a economia. A Odontologia como ciência visa proporcionar a saúde bucal dos indivíduos, desde a atenção primária, passando pela secundária até a terciária. A pandemia da Covid-19 trouxe um novo desafio relacionado aos procedimentos odontológicos, uma vez que os aerossóis emitidos durante os procedimentos podem contaminar a equipe de profissionais e atingir as superfícies, necessitando de atenção adicional quanto à biossegurança. Ademais, os cuidados como distanciamento social, uso de máscaras e lavagem frequente das mãos devem ser seguidos até que vacinas possam proteger a população no mundo todo. A saúde individual diante do coronavírus SARS-CoV-2 é um componente de uma engrenagem maior, que é a comunidade a qual o indivíduo pertence.

Sílvia Helena de Carvalho Sales-Peres

CAPÍTULO 1

Saúde Coletiva: Assistência coletiva e organização da atenção à saúde

Antonio Carlos Pereira | Denise de Fátima Barros Cavalcante | Jaqueline Vilela Bulgareli

HISTÓRICO DOS MODELOS DE ATENÇÃO EM SAÚDE BUCAL E ORGANIZAÇÃO DA DEMANDA

Antes de falar das variáveis, vamos lembrar que a Saúde Bucal historicamente experienciou alguns modelos de gestão ou práticas. Nos anos de 1950 e 1960 (especialmente), ficaram muito famosos os Sistemas Incrementais, os quais eram métodos que visavam a um atendimento de uma população específica, no caso de escolares, eliminando suas necessidades e controlando a doença, segundo critérios como idade e problemas.[1]

O Sistema Clássico preconizava um Programa Horizontal Preventivo/Educativo a todas as crianças de 6 a 14 anos e um Programa Curativo Vertical. Na prática, o primeiro ciclo (curativo) envolvia o tratamento curativo de crianças de 6 e 7 anos, e o segundo ciclo era para crianças de 8 anos e manutenção naquelas que já haviam passado por tratamento odontológico, e assim por diante até se chegar no último ciclo em crianças de 14 anos. Os ciclos tinham duração variável dependendo da demanda em cada um. Outros modelos na mesma perspectiva foram desenvolvidos como o de Aimorés/ES e Richmond/EUA.

Embora o modelo tivesse como pontos positivos a cobertura assistencial em uma população (escolar) que na época apresentava indicadores altos de prevalência de cárie e incluísse manutenção e uma vertente educativa/preventiva, poderíamos tecer muitas críticas também: apresentava uma solução focada no escolar, portanto, excludente; abordava a doença no indivíduo, não levando em conta todas as variáveis biopsicossociais; a atuação era sempre a mesma para todos os locais, ignorando-se o planejamento local; e como o programa era focado no escolar, outros espaços clínicos foram ignorados como possibilidade de atendimento a outras faixas etárias.

Nos anos 1970, surgiu a Odontologia Simplificada, a qual não se identifica com um modelo de atenção por si, mas um processo de aperfeiçoamento de tecnologias (equipamentos, instrumentos, processo de trabalho) que tinha como pressuposto desenvolver um modelo de prática eficiente em termos de tempos e movimentos.[2]

A Odontologia Integral surge nos anos 1980, rompendo com o paradigma hegemônico do modelo de atenção pautado nos Sistemas Incrementais e Odontologia Simplificada. Obviamente, esta surge na onda do preventivismo escandinavo.[3] Mesmo com críticas aos sistemas e fundamentando sua prática no enfoque da doença a partir do risco, o modelo persistiu sob a lógica programática com ênfase em escolares.

Nos anos 1990, surge a Saúde Bucal Coletiva, pautada nas mudanças ocorridas durante toda a década que culminou com a criação do Sistema Único de Saúde (SUS). Promoveu uma ruptura da lógica assistencial até então, introduzindo a universalidade e a equidade. Ainda é um processo em construção, e vamos discutir um pouco dessa lógica voltada para a atenção e assistência a seguir.

CONCEITOS BÁSICOS

Um dos problemas que o gestor sempre enfrenta é a "organização da demanda", ou seja, organizar as entradas e saídas (fluxo) dos pacientes. A demanda é constituída pelos problemas de saúde que os indivíduos expressam em termos de necessidade de saúde (assistência e atenção).

Conceitualmente, podem se citar a demanda organizada (por linha de cuidado, condição de vida, risco biológico e ou social) e a demanda espontânea.[4]

Quando falamos em "Linha de Cuidado", referimo-nos aos fluxos assistenciais garantidos aos usuários no sentido de atender a ações de promoção, prevenção, tratamento e reabilitação. Portanto, é o caminho que o usuário faz pela rede organizada de saúde (Atenção Básica à Atenção Terciária). Funciona com base nos projetos terapêuticos, ou seja, todos os atos pensados para resolver as necessidades de saúde do usuário. A organização por condição de vida refere-se aos períodos da vida pelos quais o indivíduo passa e todas as suas consequências – física, psíquica e outros (criança, adolescente, adulto, idoso) –, e, por último, a organização por risco, no qual os aspectos biológicos (condições dos dentes, periodonto, tecidos moles), além dos aspectos sociais (risco familiar, vulnerabilidade etc.), são avaliados (Figura 1).

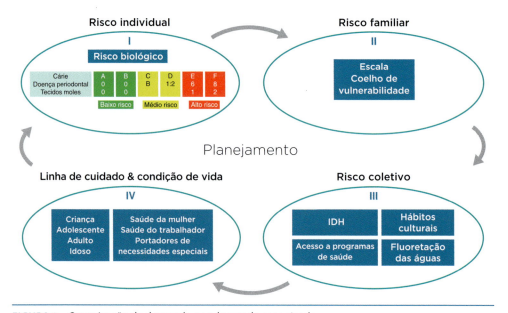

FIGURA 1 Organização da demanda por demanda organizada.

Fonte: Autores.

Contudo, o acesso aos serviços de saúde deve ser garantido à demanda espontânea, ou seja, aquele paciente que aparece com dor aguda no dente ou foco de infecção que necessita de tratamento urgente. Para isso, temos que lembrar que a demanda reprimida (não atendida) é enorme e não pode ser ignorada (Figura 2).

O SUS é um sistema aberto, universal e que conta com um mar de demandas e um rio de ofertas de serviços, ou seja, temos uma demanda por serviços muito maior que a oferta e, portanto, o que fazer?

O primeiro passo é a escuta qualificada, na qual os problemas dos usuários devem ser ouvidos com atenção e, nesse momento, identificar quais seriam as demandas mais urgentes. Isso é particularmente importante para humanizar a atenção à saúde na medida em que o ser é um ator dentro do cenário de práticas e tem voz atuante, algo importante para a organização do cuidado. Dessa forma, ouvir e ser ouvido deveria fazer parte integrante do processo de separação entre os indivíduos que necessitam de tratamento imediato dos que podem esperar. Essa escuta cria um vínculo de confiança entre o usuário e os profissionais de saúde.

Dessa forma, inserimos um novo conceito de "acesso", o qual significa ingresso ou ato de chegar ou de se aproximar. Nesse item, temos que pensar na melhor forma de o usuário entrar no sistema com a garantia de uma assistência ou atenção de qualidade (Figura 3).

Nessa perspectiva, o acesso preferencial é a Atenção Básica (Unidade Básica de Saúde e Unidade de Saúde da Família), em que devemos garantir o acesso à demanda espontânea, não nos esquecendo de planejar e executar ações à demanda programada. Além disso, uma organização da atenção domiciliar aos pacientes acamados ou com dificuldade de locomoção deveria estar inserido na agenda do profissional. Outro ponto importante é pensarmos no reordenamento do fluxo

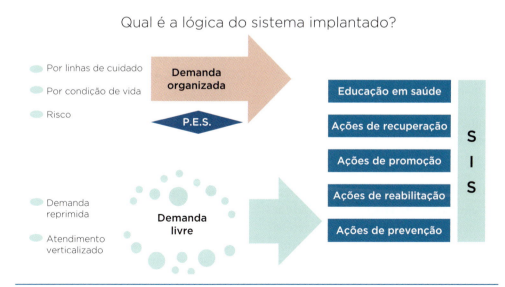

FIGURA 2   A lógica do sistema segundo a organização da demanda.

Fonte: Autores.

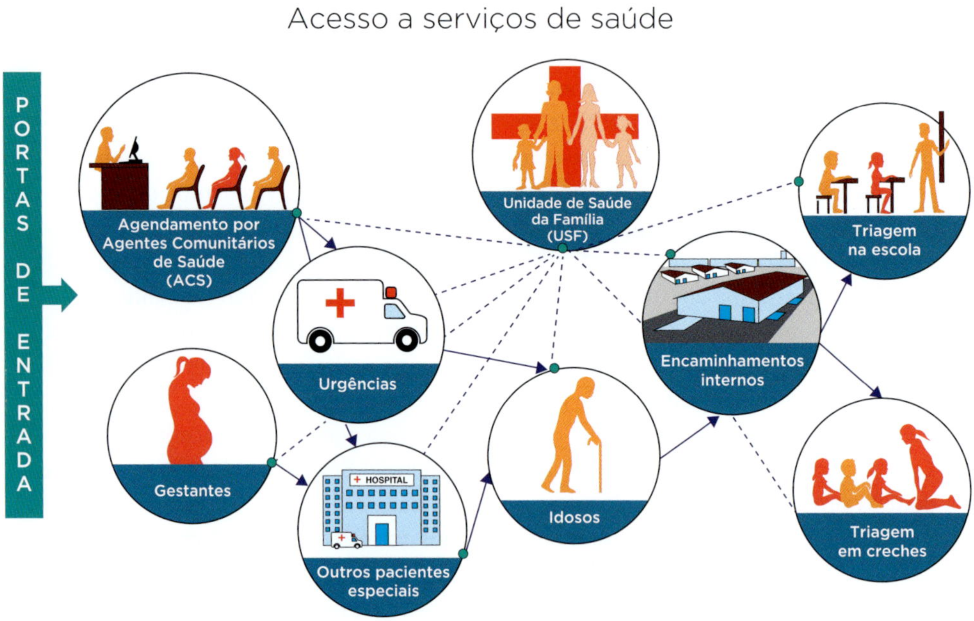

Saúde Coletiva e Epidemiologia na Odontologia

Acesso a serviços de saúde

FIGURA 3 Acesso aos Serviços e os fluxos assistenciais.

Fonte: Autores.

de referência e contrarreferência, em que, por exemplo, um paciente com necessidade de tratamento endodôntico deve ser encaminhado de forma organizada ao centro especializado (CEO) – referência, e receber o paciente de volta (contrarreferência) para a restauração final **(Figura 4)**. Vamos falar mais sobre isso no decorrer do capítulo.

Mas para que isso possa ocorrer efetivamente, há necessidade de um planejamento das ações de saúde nos diversos níveis de atenção, o qual contemple ações intersetoriais, promoção da saúde, educativas e de assistência. Nesse sentido, os esforços seriam no sentido de oferecer ações de atenção e assistência levando em conta todas as necessidades do paciente. Nesse caso, lembramos que a Unidade básica tem como prerrogativa a "Responsabilização" pelo oferecimento de serviços de saúde e deve atentar para o objetivo-fim desta, ou seja, a melhora da qualidade de vida dos cidadãos da comunidade **(Figura 5)**.

Dessa forma, poderíamos resumir o exposto na **Figura 6**.

VARIÁVEIS QUE AFETAM A ORGANIZAÇÃO DA DEMANDA

Há vários fatores que impactam positiva ou negativamente a demanda e, consequentemente, o acesso aos serviços de saúde.

Incialmente, poderíamos citar os determinantes sociais que influenciam o processo saúde-doença. Esses são caracterizados por aspectos econômicos, socioculturais, experiência pessoal e estilos de vida que impactam diretamente a qualidade de vida das pessoas.

Esses determinantes podem estar mais próximos do indivíduo, como idade, sexo, fatores hereditários, como podem ir se distanciando (estilo de vida, redes sociais e

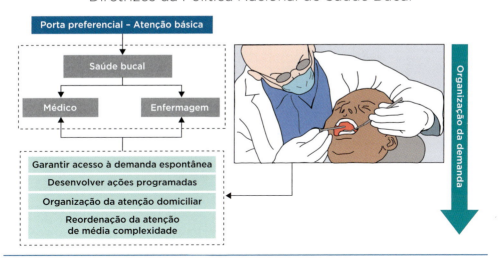

FIGURA 4 Importância da Organização da demanda na Atenção básica.
Fonte: Autores.

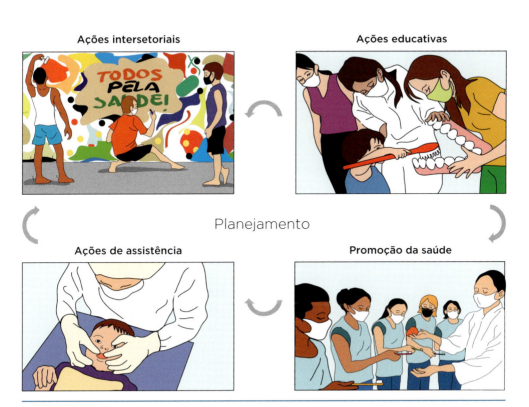

FIGURA 5 Planejamento de ações em saúde.
Fonte: Autores.

6 Saúde Coletiva e Epidemiologia na Odontologia

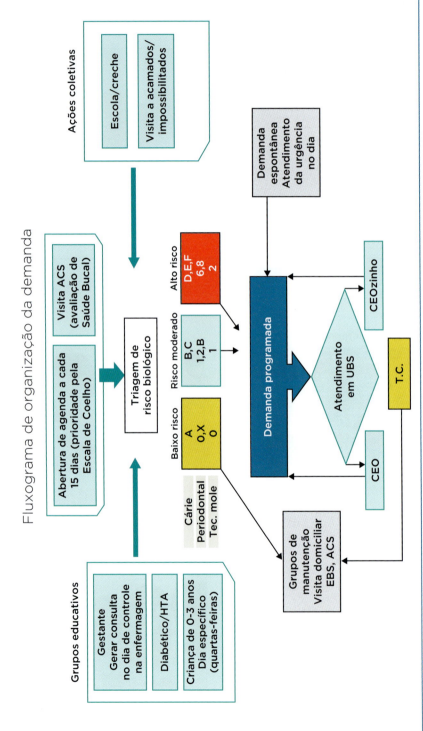

FIGURA 6 Exemplo de fluxograma de Organização da demanda para uma unidade básica de saúde (tradicional ou USF).

Fonte: Autores.

comunitárias de suporte e condições socioeconômicas, culturais e ambientais) **(Figura 7)**.[5]

Dessa forma, uma das ferramentas utilizadas para a organização da demanda é identificar possíveis fatores que podem aumentar o risco de um indivíduo desenvolver novas lesões. Podemos citar alguns fatores de risco familiar (determinantes socioeconômicos e comportamentais da família, tais como condições de moradia, renda mensal, grau de instrução dos membros, comportamentos de prevenção em saúde bucal, presença de doenças crônicas e outros), risco individual (desenvolvimento de história passada de cárie, presença de manchas brancas ativas, sexo, grau de instrução e outros) e risco ambiental ou coletivo (grau de vulnerabilidade do local de moradia, presença de água e esgoto, acesso à fluoretação, porcentagem de desempregados e outros).

Saber desses fatores facilita a identificação de indivíduos/famílias que necessitam

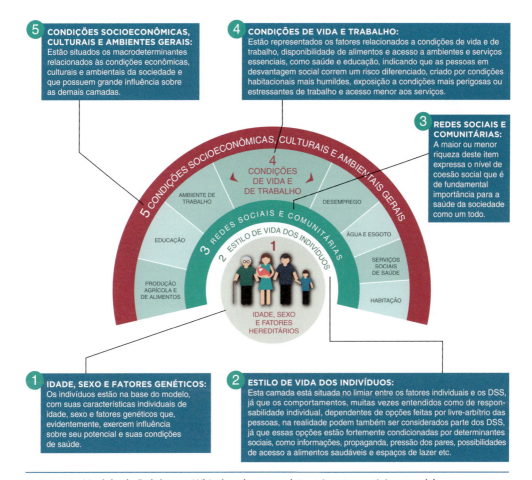

FIGURA 7 Modelo de Dalghren e Whitehead para os determinantes sociais em saúde.

Fonte: COMISSÃO NACIONAL SOBRE DETERMINANTES SOCIAIS DA SAÚDE. As Causas Sociais das Iniquidades em Saúde no Brasil. Rio de Janeiro: Fiocruz, 2008. 220 p. Disponível em: repocursos.unasus.ufma.br/vigilancia_20161/dcnt/unidade_3/und3/media/pdf/pag3_pdf1.pdf.

da assistência de forma prioritária. Assim, chamar famílias de maior grau de vulnerabilidade para uma triagem pode ser um instrumento para facilitar a elaboração de uma agenda programada.

Os instrumentos mais indicados para a classificação de risco biológico são a classificação de risco de cárie da Secretaria de Saúde do Estado de São Paulo[6] (SES/SP, 2019), que classifica em grupos de risco de A a F conforme as Tabelas 1 e 2.

Para a doença periodontal preconiza-se o Índice Periodontal de Russel modificado (Tabela 3).

Tabela 1	Classificação de risco para a cárie dentária segundo a SES/SP
Grupo	**Situação individual**
A	Ausência de cárie ou história pregressa de cárie
B	Presença de dente restaurado
C	Presença de situação de lesão de cárie crônica e/ou presença de restauração provisória
D	Presença de mancha branca ativa
E	Presença de lesão de cárie tipo classe I de Black, sem comprometimento pulpar evidente (sem dor)
F	Presença de lesão de cárie de cavidade classes tipo II, III, IV ou V de Black, sem comprometimento pulpar evidente (sem dor)
G	Comprometimento pulpar e/ou periapical: presença de dor, pulpite, abscesso e/ou focos residuais

Fonte: SECRETARIA DE ESTADO DA SAÚDE (SES/SP). Diretrizes de Gestão para a Saúde Bucal SUS-SP. Triagem e Classificação de Risco em Saúde Bucal. Módulo I: Organização da Demanda. Oficina de Classificação de Risco Atenção Básica. Disponível em: www.saude.campinas.sp.gov.br/programas/bucal/gestao_saude_bucal/Oficina_Classificcao_Risco_Saude_Bucal.pdf

Tabela 2	Escores de risco à cárie e encaminhamentos		
Fator cárie	**Fator biofilme**	**Risco**	**Encaminhamento**
A. Sem história de cárie: somente hígidos	– +	0 2	**Promoção/Educação**
B. Presença de restauração	– +	1 2	Promoção/Educação **Flúor tópico**
C. Cárie crônica/restauração provisória	– +	1 2	Promoção/Educação Flúor tópico/**ART**
D. Mancha branca ativa	+ ou –	2	Promoção/Educação/**Flúor tópico**
E. Lesão classe I de Black, sem comprometimento pulpar	+ ou –	2	Promoção/Educação/Flúor tópico/**ART**
F. Lesão classes II, III, IV, V, sem comprometimento pulpar	+ ou –	2	Promoção/Educação/Flúor tópico/**Selante/ Tratamento restaurador convencional (TRC)**
G. Comprometimento pulpar ou periapical: dor, pulpite, abscesso, foco residual	+ ou –	2	Promoção/Educação/Flúor tópico/Selante/ **Urgência**/Tratamento restaurador convencional (TRC)**

Fonte: SECRETARIA DE ESTADO DA SAÚDE (SES/SP). Diretrizes de Gestão para a Saúde Bucal SUS-SP. Triagem e Classificação de Risco em Saúde Bucal. Módulo I: Organização da Demanda. Oficina de Classificação de Risco Atenção Básica. Disponível em: www.saude.campinas.sp.gov.br/programas/bucal/gestao_saude_bucal/Oficina_Classificcao_Risco_Saude_Bucal.pdf

Tabela 3 — Índice Periodontal de Russel modificado

Classificação	Código	Critérios
Baixo risco	0	Elemento com periodonto sadio
	X	Ausência de dentes no sextante
Risco moderado	1	Elemento com gengivite
	2	Elemento com cálculo periodontal anterior
	B	Sequela de doença supragengival
Alto risco	6	Elemento com cálculo subgengival (visível pelo afastamento/retração gengival) e com mobilidade reversível ou sem mobilidade
	8	Elemento com mobilidade irreversível e perda de função

Tabela 4 — Classificação de risco para tecidos moles/câncer

Classificação	Código	Critérios
Baixo risco	0	Tecidos normais
Risco moderado	1	Alterações sem suspeita de malignidade, não contempladas no Código 2
Alto risco	2	Alterações com suspeita de malignidade. Úlceras com mais de 15 dias de evolução, com sintomatologia dolorosa ou não, bordas elevadas ou não; lesões brancas e negras com áreas ulceradas; lesões vermelhas com limites bem definidos, sugerindo eritroplasia; nódulos de crescimento rápido com áreas ulceradas

Fonte: SMS/SP, 2012.[7]

Para os tecidos moles preconiza-se a classificação da SMS/SP (2012) **(Tabela 4)**.[7]

Em termos gerais poderíamos priorizar a agenda programada conforme a **Figura 8**.

Devemos lembrar também que a equipe de saúde bucal (dentista, ASB e TSB) trabalha com outros profissionais (médico, enfermeira, técnica de enfermagem, agente comunitária de saúde). Dessa forma, a abordagem por fatores de risco comuns tais como diabetes, hipertensão, obesidade e outros podem tornar ainda mais complexa a identificação dos casos que requerem prioridade **(Figura 9)**.

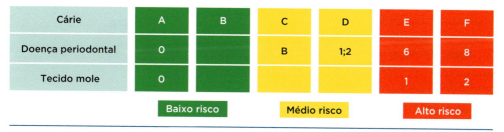

FIGURA 8 Prioridades na Classificação de Risco Biológico em Saúde Bucal.
Fonte: Autores.

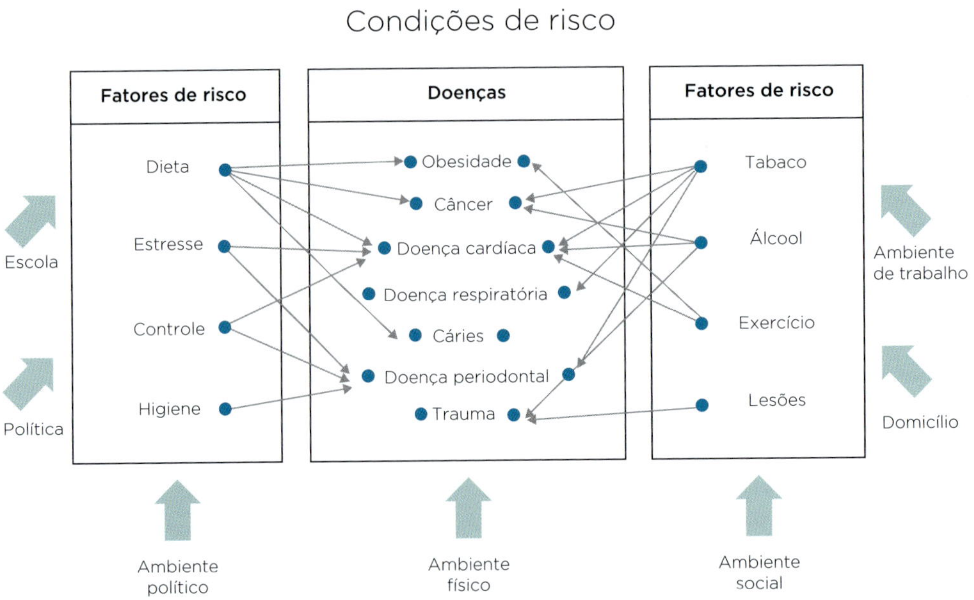

Condições de risco

FIGURA 9 Abordagem de risco comum.

Fonte: Modificado por Sheiham e Watt[8] de Chidzonga, MM & Carneiro, LC & Klyanyama, BM & Kwamin, Francis & Oginni, Fadekemi. (2015). Determinants of Oral Diseases in the African and Middle East Region. Advances in Dental Research. 2015; 27(1):26-31. Disponível em: www.researchgate.net/figure/Common-risk-factor-approach-modified-from-Sheiham-and-Watt-2000_fig1_279180291.

E, assim, uma abordagem de risco familiar é indicado **(Tabela 5)**. Embora esta sofra muitas críticas na literatura, ainda é muito utilizada nos serviços de saúde.

Assim, em situações limites recorre-se a instrumentos específicos, com práticas voltadas a soluções da gestão como um todo, à família ou mesmo ao indivíduo **(Figura 10)**.[4]

Clínica ampliada: busca a responsabilização pela assistência do usuário, utilizando abordagens intersetoriais, ajustando cada profissão (e seus limites) às demandas coletivas e individuais.

Apoio matricial: arranjo organizacional que promove a transversalidade das ações e trocas de experiências entre os profissionais de saúde, incluindo retaguarda assistencial e suporte técnico pedagógico.

Projeto Terapêutico Singular (PTS): conjunto de condutas/ações/medidas de caráter clínico ou não; proposta para interagir com as necessidades de saúde de um sujeito individual ou coletivo.

Genograma: instrumento que permite identificar a dinâmica familiar e suas possíveis implicações, com criação de vínculo entre o profissional e a família/indivíduo[9] **(Figura 11)**.

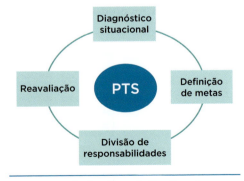

FIGURA 10 Projeto Terapêutico Singular.
Fonte: Autores.

Tabela 5	Escala de Coelho e escores para interpretação
Dados da ficha A SIAB (sentinelas de risco)	**Escore de risco**
Acamado	3
Deficiência física	3
Deficiência mental	3
Baixas condições de saneamento	3
Desnutrição grave	3
Drogadição	2
Desemprego	2
Analfabetismo	1
Indivíduo com menos de 6 meses	1
Indivíduo com mais de 70 anos	1
Hipertensão arterial sistêmica	1
Diabetes melito	1
Relação morador/cômodo maior que 1	3
Relação morador/cômodo igual a 1	2
Relação morador/cômodo menor que 1	0

Escore total	Escore familiar
5 e 6	R1 – risco menor
7 e 8	R2 – risco médio
Acima de 9	R3 – risco máximo

*Elegem-se informações da Ficha A, do ESF como sentinelas para avaliação das situações a que as famílias possam estar expostas no dia a dia, e a partir daí realiza-se a pontuação de risco familiar.

Fonte: SECRETARIA DE ESTADO DA SAÚDE (SES/SP). Diretrizes de Gestão para a Saúde Bucal SUS-SP. Triagem e Classificação de Risco em Saúde Bucal. Módulo I: Organização da Demanda. Oficina de Classificação de Risco Atenção Básica. Disponível em: www.saude.campinas.sp.gov.br/programas/bucal/gestao_saude_bucal/Oficina_Classificcao_Risco_Saude_Bucal.pdf

Ecomapa: para além da abordagem familiar e, em complemento ao genograma, algumas vezes é necessário entender as relações dos indivíduos da família com outros atores. Surge o Ecomapa, que é a representação gráfica dos contatos dos membros da família com outros sistemas sociais, e suas relações entre a família e a comunidade (Figura 12).

Finalizando, uma classificação de risco, uma abordagem pautada em fatores de risco comum e uma utilização de instrumentos de gestão e de abordagem familiar para entendimento da dinâmica das interações sociais entre essas pessoas são importantes para uma conduta pautada na eficiência, buscando-se acolher, criar vínculo e se responsabilizar pela demanda em saúde do usuário/comunidade.

ORGANIZAÇÃO DA ATENÇÃO À SAÚDE

As condições de saúde e doença de uma dada determinada população gera mudanças na organização dos sistemas de saúde. Mas de que forma essas mudanças ocorrem? Vamos saber logo a seguir.

Como exemplo de mudanças nas condições de saúde, podemos citar a transição demográfica, conhecida como fenômeno mundial que acontece quando reduz a taxa de fecundidade concomitantemente ao aumento da expectativa de vida, levando ao crescimento da população idosa. Nos países desenvolvidos, como a Bélgica, esse processo ocorreu de forma gradual, já que foram necessários cem anos para que a população idosa dobrasse de tamanho.[10] No entanto esse fenômeno ocorre de forma acelerada no Brasil. Observa-se que os idosos tendem a duplicar, em termos absolutos, no período de 2000 a 2020. Espera-se passar de 13,9 milhões em 2000 para 28,3 milhões, em 2020, alcançando possivelmente em 2050, 64 milhões.[11]

Quando falamos de serviços de saúde e sua organização, é importante considerá-lo como parte de uma composição maior, que denominamos sistema de saúde. Sistema de Atenção à Saúde possui informações que definem o estado de saúde de uma população.

Saúde Coletiva e Epidemiologia na Odontologia

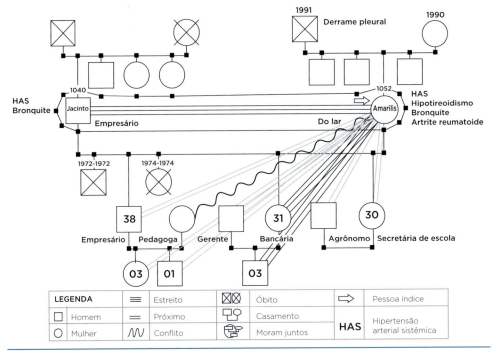

FIGURA 11 Genograma.
Fonte: Radovanovic, Cremilde & Cecilio, Hellen & Marcon, Sonia. (2013). [Structural, developmental and functional evaluation of the family of individuals with arterial hypertension]. Revista gaúcha de enfermagem / EENFUFRGS. 34. 45-54. Disponível em www.researchgate.net/figure/Figura-1-Genograma-da-Familia-1-Paicandu-PR-2011_fig1_239940485.

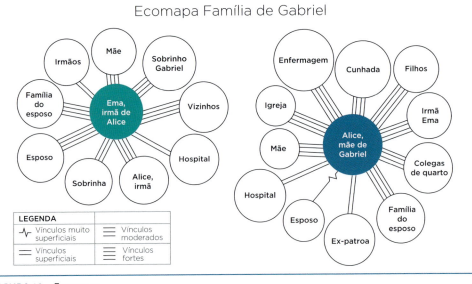

FIGURA 12 Ecomapa.
Fonte: Di Primio, Schwartz, Bielemann, Burille, Zillmer, Feijó (2010). Rede social e vínculos apoiadores das famílias de crianças com câncer. Texto & Contexto Enfermagem. 19. 10.1590/S0104-07072010000200015. Disponível em: www.researchgate.net/figure/Figura-2-Representacao-grafica-do-ecomapa-da-familia-de-Gabriel_fig2_50997320.

Compreende-se como estruturas de grande complexidade que têm como objetivo promover, restaurar e manter de forma equânime a saúde da população.[12]

Ao analisar o Sistema de Saúde, este deverá incluir os fatores demográficos, socioeconômicos e culturais que conformam o avanço e a habilidade de modificação dos determinantes de saúde de uma comunidade. Nessa perspectiva, convém alocar os serviços de saúde em um sentido mais amplo dentro do sistema,[13] já que se reconhece que os serviços de saúde contribuem em 25% com a saúde da população, enquanto as condições socioeconômicas contribuem em, aproximadamente, 50%.[14]

A **Figura 13** ilustra o sistema de saúde e seus componentes, que abrange os determinantes da saúde e os serviços de saúde. A população e suas necessidades de saúde são o ponto de partida para compreender todos os componentes do sistema.[15]

Mas o que seria "necessidade de saúde" para uma população? Para Pineault,[15] necessidade de saúde revela uma situação desejada e uma situação real, ou seja, compreeende como estado de saúde atual corresponde ao estado de saúde desejado.

Os indivíduos enxergam as necessidades de saúde na perspectiva subjetiva; o profissional foca mais às normativas e às diretrizes; e o gestor possui um olhar administrativo em relação à resolutividade e à eficiência do sistema. A **Figura 14** mostra de que forma o indivíduo, o profissional e o gestor constituem pontos de vistas diferentes quando na tomada de decisão estratégica nas organizações de saúde.[15]

Dessa forma, para que a organização dos serviços de saúde aconteça, torna-se

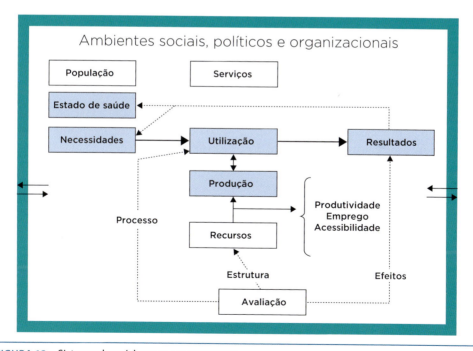

FIGURA 13 Sistema de saúde: seus componentes.
Fonte: Pineault, 2016.[15]

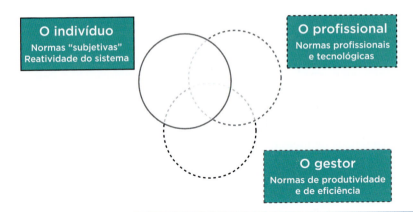

FIGURA 14 O indivíduo, o profissional e o gestor determinam as necessidades de saúde de acordo com o papel que os define.

Fonte: Pineault, 2016.[15]

essencial avaliar as necessidades de saúde da população, a partir dos seus determinantes (aspectos demográficos e epidemiológicos). E a partir daí a maneira como o Sistema se organiza, ou seja, a sua construção deve ocorrer a partir de uma proposta fundamentada na promoção da saúde e na compreensão de novos espaços de cuidado. Isso, na prática do SUS, tem trazido desafios relacionados à estrutura e à teoria do que seria ideal, uma vez que, no Brasil, os modelos que precederam o SUS, bem como as práticas que lhe deram origem, sempre ocorreram de forma muito diferente disso, apresentando uma organização vertical, pouco participativa e focada na figura do médico.[15]

Para que um sistema de saúde resolva as várias necessidades (saúde, recursos e serviços) de uma população numa nova realidade demográfica e epidemiológica, é necessária a integração dos serviços de saúde de densidades tecnológicas (alta, média e baixa densidade) distintas. Parece, então, que as Redes de Atenção à Saúde demonstram potencialidade para a organização de sistemas que buscam o cuidado integral do indivíduo.[16]

CONCEITO E ORGANIZAÇÃO DA REDE DE ATENÇÃO À SAÚDE

Atualmente percebe-se que os sistemas de saúde estão conformados de forma fragmentada e isolada. Configuram-se de forma hierárquica voltados para doenças agudas, em que o sujeito é visto como paciente que recebe prescrições dos profissionais de saúde e as ações são focadas em procedimentos curativos e reabilitadores.[17]

A possível solução a esse problema crítico do sistema de saúde está na estruturação da Rede de Atenção à Saúde (RAS). Esta é definida como modelo que integra os serviços de saúde com pontos articulados entre si com objetivos iguais, coordenada pela Atenção Básica em Saúde que possibilita uma atenção continuada, resolutiva e integral para a população.[15]

Dessa forma, qual modelo de Rede de Atenção à Saúde seria mais resolutivo? Para Mendes, seria aquele que organiza os serviços de forma poliárquica (democrática nas decisões), orientando a atenção às condições agudas e crônicas direcionadas para uma população adstrita, na qual o indivíduo é um agente ativo da própria saúde em parceria com um cuidado multiprofissional e interdisciplinar, e, por fim, com ações focadas em promoção, prevenção, cura e reabilitação.[17]

Essas características podem ser viabilizadas na prática a partir da interação de alguns elementos que constituem a RAS. Podemos pontuar a Região de saúde e a população adscrita que, por meio de um processo de territorialização, fundamenta a RAS, sendo que a área do território adscrito é definida como responsabilidade da Atenção Básica. Já a estrutura operacional é constituída pelos pontos de atenção que estão interligados entre si, e que são direcionados por um modelo de atenção que define, ordena e determina formas de intervenção sob as necessidades assistenciais.[15] A Figura 15 ilustra a RAS e seus pontos de atenção interligados entre si.

REDE DE ATENÇÃO À SAÚDE BUCAL

A organização da demanda é um dos principais problemas identificados pelos serviços de saúde bucal. Como forma de organizar essa demanda, a Rede de Atenção à Saúde Bucal (Rasb) vem sendo discutida com a população, os profissionais da saúde e gestores, partindo da lógica de que a saúde bucal conforma-se como eixo que perpassa a todas as redes de atenção à saúde existentes (materno-infantil, atenção psicossocial, doenças crônicas, cuidado à pessoa com deficiência e a rede de urgências e emergências).[18]

A ideia de uma rede de atenção à saúde bucal como rede temática surge como uma escolha eficiente e resolutiva no que se refere

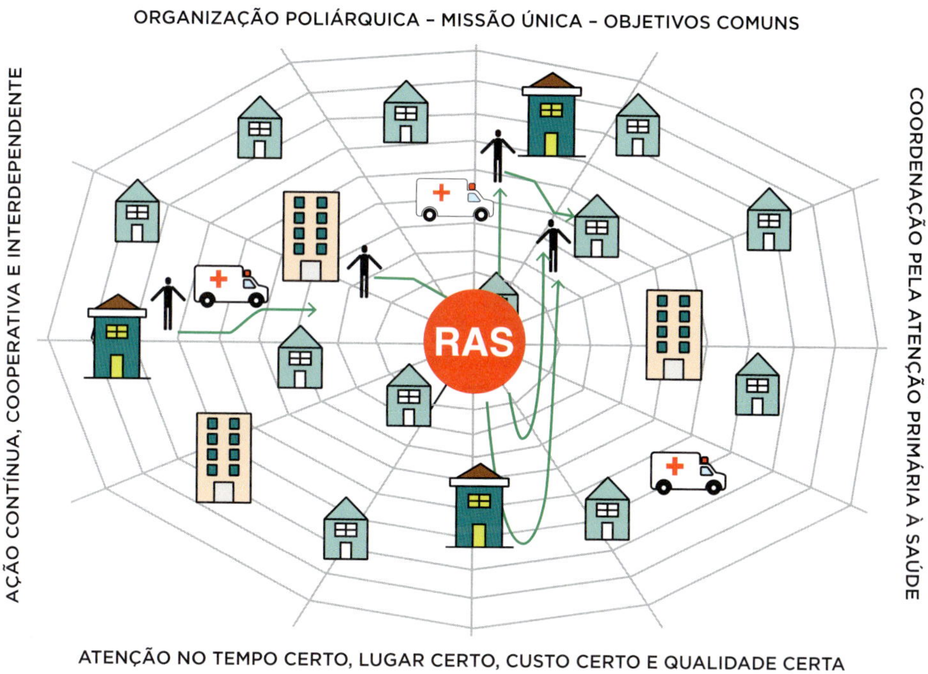

FIGURA 15   Representa a RAS e seus pontos de atenção interligados entre si.

Fonte: Patrícia Cruz Rodrigues Marion. Adaptação de MENDES, Eugênio Vilaça. As redes de atenção à saúde. Brasília: Organização Pan-Americana da Saúde, 2011.

a atender as necessidades de saúde da população. Nessa lógica, entre os serviços de saúde ofertados, a Atenção Primária à Saúde (representada pelas unidades de saúde) vem como estratégia de organização, coordenação e articulação da Rasb e seus recursos[19] no sentido de ofertar atenção contínua e integral aos usuários, superando o modelo fragmentado e pouco resolutivo.[20]

A Rasb é composta por elementos que representam pontos de atenção à saúde, secundários ("média complexidade") e terciários ("alta complexidade") que se distribuem no território, tanto os pontos de Atenção Especializada, conhecidos como Centro de Especialidades Odontológicas (microrregiões sanitárias), como os pontos de Atenção Especializada Hospitalar (macrorregiões sanitárias),[15] que realizam determinados procedimentos odontológicos que necessitam de anestesia geral, assim como tratamento do câncer de boca (Figura 16).

CENTRO DE ESPECIALIDADES ODONTOLÓGICAS (CEO)

A rede básica de saúde é considerada a porta de entrada para o cuidado em saúde direcionado para os níveis de atenção. A Atenção Especializada Ambulatorial surge como um conjunto de tecnologias assistenciais que têm como objetivo o cuidado integral da população em relação aos principais agravos em saúde.

Nesse sentido, os Centros de Especialidades Odontológicas (CEO) visam a atender os principais problemas de saúde e agravos da população, e está inserido no nível médio

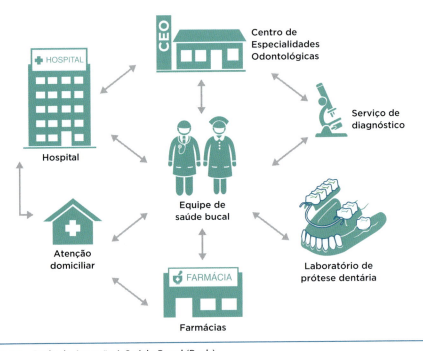

FIGURA 16 Rede de Atenção à Saúde Bucal (Rasb).

Fonte: Brasil. Ministério da Saúde. Secretaria de Atenção à Saúde. Departamento de Atenção Básica. A saúde bucal no Sistema Único de Saúde [recurso eletrônico]. Ministério da Saúde, Secretaria de Atenção à Saúde, Departamento de Atenção Básica. Brasília: Ministério da Saúde, 2018. 350 p. : il.

de complexidade do sistema de saúde. As especialidades mínimas obrigatórias para os CEO englobam os procedimentos de especialidade de Endodontia, Periodontia, pacientes com necessidades especiais, Estomatologia e Cirurgia e Traumatologia bucomaxilofacial.

Os CEO utilizam os mecanismos de referência e contrarreferência, como instrumentos, para organizar uma rede de atenção coordenada pela Atenção Básica (AB).[21]

Como regra, a unidade básica de saúde faz a referência para o CEO, que emitirá a guia de contrarreferência devidamente preenchida e assinada pelo profissional de referência na UBS.

O referenciamento ao CEO visa a garantir a atenção integral à saúde, permitindo um fluxo de acesso aos procedimentos básicos e especializados articulando, dessa forma, os pontos de atenção à saúde (Figura 17).

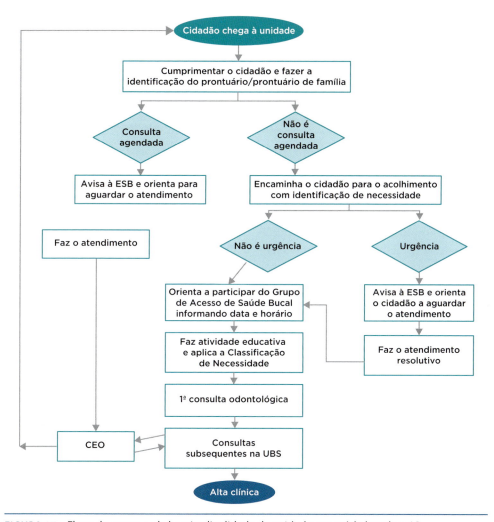

FIGURA 17 Fluxo de acesso e da longitudinalidade do cuidado em saúde bucal na AB.
Fonte: Adaptada do Protocolo de Saúde Bucal do Município de Porto Alegre (2014).

ODONTOLOGIA HOSPITALAR

Conhecida como Odontologia Hospitalar, essa área da Odontologia cuida de pacientes que necessitam de procedimentos em nível hospitalar (alta complexidade), internados ou não, ou em assistência domiciliar. Nesse sentido, apresenta como objetivos prevenção, diagnóstico e tratamento de manifestações bucais de doenças sistêmicas ou orofaciais e suas consequências.

Em 2005, o Ministério da Saúde instituiu a Política Nacional de Atenção Oncológica, que busca o atendimento integral e o cuidado em pessoas diagnosticadas com câncer bucal. Implantou também uma rede estadual/regional de atenção por meio de unidades de assistência e centros de referência conhecidos como Centros de Assistência de Alta Complexidade em Oncologia (Cacon).

O tratamento odontológico para pacientes com necessidades especiais é outro procedimento odontológico realizado em ambiente hospitalar. Consiste na utilização de anestesia geral ou sedação, em pacientes com limitações intelectual, física, sensorial e/ou emocional, que o impeçam de ser submetido a uma situação odontológica convencional.[21]

CONSIDERAÇÕES FINAIS

O presente capítulo abordou temas relacionados ao processo de organização da demanda e dos serviços de saúde, trazendo um conteúdo teórico e ilustrativo do sistema de saúde e organização do processo de trabalho; acesso; organização da agenda; classificação de necessidades de saúde bucal; entre outros assuntos. Discutiu também a Rasb e suas ações de saúde bucal na unidade básica de saúde, possibilitando a resolutividade nesse ponto da Rede, assim como a operacionalização da prática clínica e de gestão relativas às especialidades odontológicas e à odontologia em ambiente hospitalar.

Dessa forma, é importante salientar que um planejamento envolvendo todos os entes de todos os níveis de atenção é fundamental para a atenção plena do usuário, desde a porta preferencial na Atenção Básica até uma necessidade mais complexa com especialista ou mesmo atendimento hospitalar. Além disso, levar em consideração instrumentos de gestão para identificação de risco biológico e social, assim como ferramentas para diagnóstico familiar, parecem-nos indispensáveis para um sistema prestador de serviços de saúde eficiente, o qual se responsabilize e resolva as demandas de saúde da comunidade.

REFERÊNCIAS BIBLIOGRÁFICAS

1. Roncalli AG. O desenvolvimento das políticas públicas de saúde no Brasil e a construção do Sistema Único de Saúde. p. 28-49. In: Pereira AC, et al. Odontologia em Saúde Coletiva: Planejando Ações e Promovendo Saúde; 2003.
2. Loureiro CA, Oliveira FJ. Inversão da atenção: uma estratégia de modelos locais em saúde bucal. Estação Saúde; 1995.
3. Zanetti GHC, et al. Em busca de um paradigma de Programação local em saúde bucal mais resolutivo no SUS. Saúde em Debate. 1996:13(18-35).
4. Sinkoç CR, et al. Estou confuso, como posso organizar o cuidado? p. 123-153. In: Pereira AC, et al. Guia da Gestão Pública em Saúde. ADm Ed., Piracicaba, 2017.

5. Dahlgren G, Whitehead M. Policies and Strategies to Promote Social Equity in Health. Stockholm, Sweden: Institute for Futures Studies, 1991.
6. Secretaria de Estado da Saúde de São Paulo. Diretrizes da Política Estadual de Saúde Bucal/SES-SP. 2019. Disponível em: saude.sp.gov.br/resources/ses/perfil/profissional-da-saude/grupo-tecnico-de-acoes-estrategicas-gtae/diretrizes-da-politica-estadual-para-a-atencao-em-saude-bucal-sessp/diretrizes_vol_1_cl_risco_organizacao_demanda_sb_ab.pdf.
7. São Paulo (Cidade). Secretaria Municipal da Saúde (SMS). Diretrizes para a atenção em saúde bucal: crescendo e vivendo com saúde bucal. São Paulo: SMS; 2012.
8. Sheiham A, Watt RG. The common risk factor approach: a rational basis for promoting oral health. Community Dent Oral Epidemiol. 2000 Dec; 28(6):399-406. doi: 10.1034/j.1600-0528.2000.028006399.x. PMID: 11106011.
9. Brasil CHG. Ferramentas de Acesso à Família. Montes Claros, 2013.
10. Lima-Costa MF, Veras R. Saúde pública e envelhecimento. Cad Saúde Pública. 2003;19(3):700-1.
11. Brasil. Ministério do Planejamento, Orçamento e Gestão. Instituto Brasileiro de Geografia e Estatística – IBGE. Indicadores sociodemográficos e de saúde no Brasil 2009. Rio de Janeiro: IBGE; 2009. Disponível em: biblioteca.ibge.gov.br/visualizacao/ livros/liv42597.pdf. Acesso em: 1 jun. 2017.
12. World Health Organization. The world health report 2000: health systems, improving performance. Geneva: WHO; 2000.
13. Mikkonen J, Raphael D. Social determinants of health: the canadian facts. Toronto: York University School of Health Policy and Management, 2010.
14. Keon WJ, Pépin L. Un Canada en santé et productif: une approche axée sur les déterminants de la santé. Ottawa: Sénat; 2009.
15. Pineault R. Influência do Contexto e dos Valores sobre o Sistema de Saúde. In: Compreendendo o sistema de saúde para uma melhor gestão. Brasília; 2016.4
16. Lavras C. Atenção Primária à Saúde e a Organização de Redes Regionais de Atenção à Saúde no Brasil. Saúde Soc. 2011;20(4):867-74.
17. Mendes EV. Interview: The chronic conditions approach by the Unified Health System. Ciênc Saúde Coletiva [Internet]. 2018 Feb [cited 2020 Nov 20]; 23(2):431-436. Disponível em: https://doi.org/10.1590/1413-81232018232.16152017.
18. Moyses SJ. Saúde Coletiva: Políticas, Epidemiologia da Saúde Bucal e Redes de Atenção Odontológica Série Abeno: Odontologia Essencial – Temas Interdisciplinares; 2013.
19. Brasil. Ministério da Saúde. Manual de planejamento no SUS. Brasília, 2015. 136 p. (Série Articulação Interfederativa, v. 4).
20. Mello ALS, Ferreira DE, Andrade SL Moyses SJ, Erdmann AL. Saúde bucal na rede de atenção e processo de regionalização. Ciênc. Saúde Coletiva [on-line]. 2014;19(1).
21. Brasil. Ministério da Saúde. Secretaria de Atenção à Saúde. Departamento de Atenção Básica. A saúde bucal no Sistema Único de Saúde [recurso eletrônico] / Ministério da Saúde, Secretaria de Atenção à Saúde, Departamento de Atenção Básica. Brasília: Ministério da Saúde, 2018. 350 p.: il.

CAPÍTULO 2

Modelos assistenciais em saúde

Sílvia Helena de Carvalho Sales-Peres | Vitor Gomes Pinto

O modelo assistencial diz respeito ao modo como são estruturadas, em uma dada sociedade, as ações de atenção à saúde, envolvendo os aspectos tecnológicos e assistenciais. Isto é, uma forma de organização e articulação entre os diversos recursos físicos, tecnológicos e humanos disponíveis para enfrentar e resolver os problemas de saúde de uma coletividade.[1] Dessa forma, caminhos alternativos e soluções adequadas devem ser criados para enfrentar novos problemas, sem deixar de lado o conhecimento do passado e a experiência acumulada, ferramentas poderosas para atender a esse cenário.[2]

A concepção de modelo de assistência, elaborada pelo governo inglês, influenciou a organização dos sistemas de saúde de todo o mundo. As características básicas para a atenção primária em saúde seriam a *regionalização*, na qual os serviços de saúde devem estar organizados para atender as diversas regiões, por meio da sua distribuição, tendo em vista bases populacionais, bem como a identificação das necessidades de saúde de cada região, e a *integralidade*, fortalecendo a indissociabilidade entre ações curativas e preventivas.[3]

No curso histórico, o Sistema Nacional de Saúde em que as atividades de saúde pública continuavam desarticuladas da assistência médica individual foi definido em 1975, num período em que as evidências apontavam para a pouca efetividade da ação da ciência da saúde no enfrentamento dos problemas de saúde gerados pelo processo acelerado de urbanização.[4] Esse processo ocorreu em vários países desenvolvidos concomitantemente, desafiando a abordagem centrada em características individuais e biológicas do adoecer, tais como doenças psicossomáticas, neoplasias, violência, doenças crônico-degenerativas e novas doenças infecciosas.[5]

Outro ponto que evidencia os limites da ciência é que, quanto mais cara, maior é a dificuldade de acesso para as populações com condições econômicas precárias, cujas demandas são as maiores dos serviços de saúde. Fato este que é conhecido como iniquidade na distribuição da oferta e dos benefícios do sistema de saúde.[3]

Diante dessa vertiginosa escalada dos custos dos sistemas de saúde, evidenciam-se, mais uma vez, os limites impostos à saúde da população. As ações de atenção à saúde, quando comparadas às ações em outros setores (saneamento, educação, emprego), observam-se nestas últimas melhores resultados quanto ao aumento na expectativa de vida e melhor relação custo-benefício.[5]

Na tentativa de solucionar essas dificuldades, adotou-se o modelo hegemônico na prestação de serviços de saúde no Brasil e em muitos países do mundo. A partir da década de 1980, várias experiências de governo originaram correntes tecno-políticas que contribuíram sobremaneira na avaliação do que vinha sendo feito e na sugestão de elementos importantes na organização de modelos assistenciais coerentes com as escolhas técnicas, éticas e políticas daqueles que queriam a universalização da saúde.[6]

Todas essas experiências serviram de base para o Movimento de Reforma Sanitária, que culminou na VIII Conferência Nacional de Saúde, em 1986. As diretrizes dessa Conferência ganharam forma de lei na Constituição de 1988 e na Lei Orgânica de Saúde (8.080/90) e se transformaram em objetivos a serem perseguidos pela reorganização de um Sistema Único de Saúde (SUS), como atendimento universal, integral e igualitário.

A atenção à saúde deve ser integral, ou seja, todo cidadão deve ser compreendido em suas dimensões biológicas, psicológicas e sociais. As equipes de profissionais e a rede de serviços devem articular-se para garantir a oferta de intervenções em promoção de saúde, prevenção de doenças, cura e controle de agravos e reabilitação dos doentes. A rede hierarquizada de serviços deve oferecer tecnologias, complementares entre si, em diversos níveis de complexidade, conforme a necessidade dos usuários. Na dimensão política, os setores do governo e da sociedade devem articular-se intersetorialmente em políticas que promovam a saúde e previnam agravos.[5]

Um problema de saúde é considerado como problema de saúde pública quando preenche três condições essenciais: a) constitui causa comum de morbidade e/ou mortalidade; b) existem métodos eficazes de prevenção e controle; c) tais métodos não estão sendo utilizados de modo adequado pela comunidade.[7]

Após caracterizarmos uma doença como sendo da área de atuação da saúde pública, deve-se hierarquizá-la seguindo a ordem de importância relativa, de acordo com seu significado social. Vale salientar que priorizar não é tornar exclusivo, e, sim, dar ênfase, pressupondo que o grupo ou dano que ficou em posição secundária vá ser contemplado com um menor volume de recursos ou de tempo e não ser esquecido.

Com base em uma abordagem integral, a medicina preventiva propôs que a atenção médica, em sua fase inicial, deveria se fazer mais próxima do ambiente sociocultural dos indivíduos e famílias, o que respaldaria sua intervenção para a prevenção e controle do adoecimento. Formou-se, a partir de então, uma cultura sobre os diferentes momentos da atenção, em que a atenção primária se localizaria na fase inicial do cuidado, antecedendo e definindo uma série de outros cuidados que deveriam ser ofertados por outros níveis de atenção mais complexos.[8] Essa concepção foi fundamental para compreender que a atenção a ser oferecida em primeiro lugar é a que se faz mais próxima do cotidiano dos indivíduos e das famílias.[3]

PROCESSO SAÚDE-DOENÇA

História natural da doença é o processo de desenvolvimento da doença, passando pelos períodos de pré-patogênese, patogênese e cura/sequelas/morte (Figuras 1 e 2). Fato este que ocorre quando o equilíbrio entre agente, hospedeiro e meio ambiente é rompido, início da doença, mas com ausência de sintomatologia.

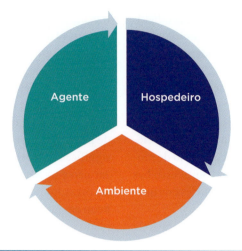

FIGURA 1 Desequilíbrio para o desenvolvimento da doença.

Segundo Leavell e Clark,[8] o curso da doença ocorre em períodos distintos, que se estendem da quebra do equilíbrio, passam pela instalação da doença e finalizam em cura ou morte.

O período pré-patogênese é a fase de suscetibilidade, quando ocorre a interação entre agente, hospedeiro e ambiente, sendo que esse período se divide em duas fases: a inespecífica e a específica.

a) **Inespecífica:** interface entre saúde e doença, quando ocorre a quebra do equilíbrio, dependendo de agentes potenciais, de fatores ambientais e de condições do indivíduo. Desde a perda do equilíbrio se dá o início da doença.

b) **Específica:** depende de fatores ambientais que favoreçam o aparecimento de determinada doença ou que produzam estímulo para o seu desencadeamento.

O período de patogênese é a fase da doença instalada com sinais e sintomas, passa pela clínica e evolui para último período, que é recuperação com ou sem sequelas ou óbito **(Tabela 1)**. Esse período envolve a fase clínica que pode ser precoce ou avançada:

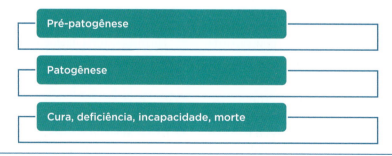

FIGURA 2 Distribuição do curso natural da doença.

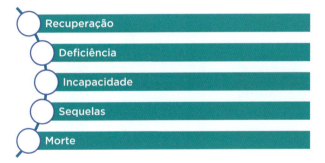

FIGURA 3 Período do desfecho ou pós-patogênica.
Fonte: Leavell e Clark, 1976.[8]

Tabela 1	Distribuição das fases pré-clínica e clínica
Pré-clínica	**Clínica**
▪ Inespecíficas	▪ Precoce
▪ Específicas	▪ Avançada

Fonte: Leavell e Clark, 1976.[8]

a) **Fase clínica precoce:** ocorre com o aparecimento dos primeiros sinais e sintomas, não apresentando modificações significativas no estado de saúde.

b) **Fase clínica avançada:** quando todos os sinais e sintomas da doença já estão presentes.

O período do desfecho ou pós-patogênica envolve consequências, recuperação, cura, deficiência, incapacidade, sequelas ou morte (Figura 3). Nesse período, a doença evoluiu para cura ou morte. Deve-se ressaltar, entretanto, que a cura pode deixar como consequências as sequelas, as deficiências e as incapacidades.

Pode-se entender como o término aparente da doença quando há o desaparecimento total dos sinais e sintomas. Já o término de fato da doença ocorre no equilíbrio restabelecido. A doença, no entanto, pode não terminar, tornando-se crônica ou deixando sequelas; o paciente pode apresentar recaída e, após término aparente da doença, esta pode reaparecer ou pode recidivar (quando ocorre o término da doença, mas o indivíduo readquire os mesmos problemas). Um exemplo são alguns pacientes que se curaram da COVID-19 e, após alguns meses, testaram positivo novamente.

Para o Sistema Único de Saúde (SUS) tornar-se mais eficiente, é fundamental a divisão da organização em triagem por meio dos níveis de atenção à saúde. O direcionamento dos pacientes para o nível adequado garante que os profissionais estejam disponíveis para quem precisa. A qualidade da gestão hospitalar depende diretamente da execução adequada em todas as etapas. Deve-se considerar que, na disponibilização de uma logística estrutural, o acolhimento humanizado torna-se mais fácil de ser posto em prática pelos colaboradores. Dessa forma, as instituições de saúde devem ter o foco nos níveis de atenção à saúde com o objetivo de aperfeiçoar os processos internos para o atendimento.

Para uma gestão organizacional eficiente, é fundamental que os gestores se atentem às recomendações da Organização Mundial da Saúde (OMS).[9] A OMS define

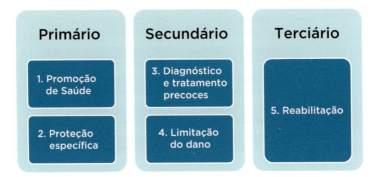

FIGURA 4   Níveis de prevenção de Leavell e Clark.[8]

três diferentes níveis de atenção à saúde: primário, secundário e terciário.

ATENÇÃO EM SAÚDE

É sabido que o termo modelo "assistencial" remete a uma certa "limitação do objeto", uma vez que se refere ao "conjunto de procedimentos clínico-cirúrgicos dirigidos a consumidores individuais". Por outro lado, a palavra "atenção" é definida como um "conjunto de ações que, incluindo a assistência odontológica individual, não se esgota nela", podendo inclusive agregar ações externas ao setor saúde.[10]

Atenção primária

Neste estágio, dedicado aos casos mais simples, o grau de complexidade é considerado baixo. Nesta etapa, o foco está no agendamento de consultas e exames básicos, como curativos, radiografias e eletrocardiogramas. Encontra-se o trabalho desenvolvido pelas Unidades Básicas de Saúde (UBS). As ações para promoção da saúde pública em espaços comunitários são desenvolvidas nesta etapa, assim como campanhas para incentivar a vacinação e o combate à dengue.

Atenção secundária

Esta atenção envolve o atendimento em Unidades de Pronto Atendimento (UPA), com a atenção realizada por especialistas, como cardiologistas, oftalmologistas, endocrinologistas, entre outros. O fluxo de pacientes é encaminhado da atenção primária para a segunda parte do processo, recebendo a atenção necessária para a especificidade do caso. Neste estágio, os equipamentos e a infraestrutura devem ser compatíveis com a demanda. Dessa forma, os profissionais possuem o suporte adequado para realizar intervenções em doenças agudas ou crônicas, além de atendimentos emergenciais.

Atenção terciária

Os grandes hospitais correspondem à atenção terciária. Esse estágio deve garantir que procedimentos para a manutenção dos sinais vitais do paciente sejam priorizados. Os recursos de tecnologia tornam-se os principais aliados dos médicos e dos outros profissionais que são responsáveis pelo atendimento aos usuários. Apesar da divisão em três níveis de atenção à saúde, os recursos tecnológicos podem ser aplicados para beneficiar todos os estágios.

Esses níveis de atenção abrangem os níveis de aplicação e os níveis de prevenção. Os níveis de aplicação se relacionam com quem irá executar a tarefa e como é a força do método escolhido.

Os níveis de aplicação se relacionam a ações coletivas, oferecendo medidas favoráveis para todos, divididas em cinco níveis:

1º nível de aplicação

Ação governamental ampla: é a ação para programas de grande envergadura, que envolve mais de dois Ministérios, Secretarias ou organismos correlatos para solução do problema, como o caso da pandemia do coronavírus SARS-CoV-2, em que participam Ministério da Saúde, Ministério da Agricultura, Pecuária e Abastecimento, Ministério da Ciência, Tecnologia, Inovações e Comunicações, além da Controladoria-Geral da União.

2º nível de aplicação

Ação governamental restrita: é a ação do governo dirigida a um problema de saúde pública que envolve um ou dois Ministérios, como a questão da obesidade infantil nas escolas, que tem incluído o Ministério da Saúde e o da Educação.

3º nível de aplicação

Ação profissional-paciente: o terceiro nível de aplicação envolve a ação profissional-paciente, como no atendimento do paciente pelo cirurgião-dentista (CD) em sua clínica.

4º nível de aplicação

Ação pessoal auxiliar-paciente: o quarto nível de aplicação ocorre na ação pessoal auxiliar-paciente, sendo a simplificação do método anterior, por pessoal auxiliar, utilizando trabalho mais simples, aumentando a aplicação em grande escala e reduzindo o custo. É o trabalho realizado entre paciente e profissionais auxiliares, por exemplo, quando reforçam as instruções de higiene bucal passadas previamente pelo CD.

5º nível de aplicação

Ação individual: o último nível de aplicação envolve a ação individual, por decisão do próprio paciente. A "ação individual" é aquela em que o paciente fica responsável por realizar determinadas tarefas em seu domicílio, como usar o fio dental diariamente, seguido da escovação dentária.

Entretanto, muitas vezes é de difícil concretização, uma vez que exige mudanças de comportamento e de hábitos tradicionais da vida. Como a modificação da técnica de escovação dentária ou adequação para uma dieta não cariogênica.

NÍVEIS DE PREVENÇÃO

Segundo Leavell e Clark,[8] os níveis de prevenção são divididos em prevenção primária, secundária e terciária (Figura 4). Dentro da prevenção primária estão envolvidas a Promoção de Saúde e a Proteção Específica, respectivamente. A prevenção secundária inclui os níveis 3 e 4: diagnóstico e tratamento precoces e limitação do dano, respectivamente. Já na terciária está o nível 5, que é a reabilitação do paciente, quando a doença evoluiu e o que resta é reduzir as sequelas.

Níveis de prevenção, segundo Leavell e Clark (1976):

1º nível de prevenção – Promoção de Saúde;
2º nível de prevenção – Proteção Específica;

3º nível de prevenção – Diagnóstico precoce e tratamento imediato;
4º nível de prevenção – Limitação do dano;
5º nível de prevenção – Reabilitação.

NÍVEIS DE ATENÇÃO EM ODONTOLOGIA

Para que seja estabelecida a prioridade relativa dos problemas de saúde pública em Odontologia, é importante adotar-se alguns critérios, tais como número de pessoas atingidas, seriedade do dano causado, possibilidade de atuação eficiente, custo *per capita* e grau de interesse da comunidade. Nenhum critério pode ser tomado isoladamente; é o conjunto de critérios que faz um problema se destacar entre os demais.[11]

Dessa forma, a cárie dentária vem sendo uma preocupação de saúde pública na atenção odontológica.[12] Mesmo que outros agravos, como doença periodontal, maloclusão e câncer de boca, tenham expressão na população brasileira, os programas de prevenção e educação em saúde bucal em sua maior parte são atinentes à prevenção da cárie dentária.

O quadro epidemiológico das condições de vida e de saúde da população brasileira vem se modificando nas últimas décadas e com a saúde bucal não tem sido diferente.[13] Foram realizados quatro levantamentos epidemiológicos das condições bucais nos anos 1986, 1996, 2004 e 2010 pelo Ministério da Saúde.[14-16]

Os dados coletados entre os levantamentos epidemiológicos de 1986 e 2004 mostraram que houve diminuição significativa do índice de cárie da população brasileira.[14,15] Ao menos, esta é a realidade na faixa etária de 12 anos: o CPOD médio nessa idade, que era de 6,7 no ano de 1986, passou para 2,7 no ano de 2004.[14,15]

Diante desses dados, devemos pensar em evitar a ocorrência da doença ou interromper sua evolução. Os níveis de prevenção em relação à **cárie dentária** são cinco:

1º nível de prevenção – Promoção de saúde

A promoção da saúde relaciona-se a estratégias gerais, tais como nutrição adequada no período de formação dos dentes, alimentação saudável, hábitos de higiene, oclusão normal e genética.

2º nível de prevenção – Proteção específica

A proteção específica para a cárie dentária envolve ações como fluoretar água, sal, leite, filtro escolar ou domiciliar e flúor em gotas ou comprimidos, além de controlar o consumo do açúcar e selantes oclusais.

3º nível de prevenção – Diagnóstico precoce e tratamento imediato

O diagnóstico precoce de lesões iniciais de cárie e sua detecção, remineralização de manchas brancas e restaurações minimamente invasivas por meio de visitas periódicas ao cirurgião-dentista.

4º nível de prevenção – Limitação do dano

A limitação do dano em relação à cárie dentária envolve tratamentos como a dentística operatória, endodontia, exodontias, próteses fixa e removível.

5º nível de prevenção – Reabilitação

A reabilitação, após a perda total ou parcial dos dentes, é um passo essencial para evitar a perda de função.

Entre as condições bucais, a segunda de maior prevalência é a **doença periodontal**. Em particular, as periodontites severas figuram entre as grandes responsáveis pelas perdas dentárias em adultos e idosos.

As condições periodontais encontradas no grupo etário de 35 a 44 anos em 2004 foram: sadios (n = 2.947, 21,94%), sangramento (n = 1.339, 9,97%), cálculo (n = 6.279, 46,76%), bolsas de 4-5 mm (n = 1.056, 7,86%), bolsas com 6 mm ou mais (n = 285, 2,12%). A porcentagem de sextantes excluídos foi de 11,35%, resultado da mutilação dentária causada pela associação da cárie e da doença periodontal.[15] Em 2010, os resultados foram: sadios (n = 1.740, 17,8%), sangramento (n = 4.479, 45,8%), cálculo (n = 6.268, 64,1%), bolsas de 4-5 mm (n = 2.708, 27,7%), bolsas com 6 mm ou mais (n = 675, 6,9%).[16]

Os níveis de prevenção em relação às doenças periodontais podem ser assim resumidos:

1º nível de prevenção – Promoção de saúde

A promoção de saúde na doença periodontal se relaciona a nutrição adequada, consistência dos alimentos e oclusão normal.

2º nível de prevenção – Proteção específica

A proteção específica inclui controle do biofilme bacteriano, profilaxia bucal periódica, prevenção da cárie e odontologia restauradora de alto padrão.

Vale ressaltar a questão da prevenção da cárie e a odontologia de alto padrão, uma vez que oferecem causas determinantes ou predisponentes pela ausência de tratamento de lesões de cárie abertas, bordas de cavidades, perda de ponto de contato e perda dentária ou, ainda, pela ocorrência de tratamento inadequado, como restaurações sem ponto de contato, excessos nas margens cervicais, trauma oclusal e distribuição de forças oclusais.

3º nível de prevenção – Diagnóstico precoce e tratamento imediato

A detecção precoce das alterações periodontais e seu pronto tratamento constituem elementos fundamentais (p. ex., curetagem subgengival, desgaste seletivo para ajustes oclusais, correção de fatores sistêmicos predisponentes) para impedir que as lesões se agravem.

4º nível de prevenção – Limitação do dano

A limitação do dano em relação à doença periodontal envolve tratamentos especializados, tais como gengivectomia, gengivoplastia, osteotomia, osteoplastia, enxertos ósseos e aparelhos de contenção.

5º nível de prevenção – Reabilitação

A reabilitação bucal é necessária sempre que há perdas extensas da dentição a fim de que não ocorra prejuízo ainda maior para as funções bucais.

A *maloclusão* é um outro problema de saúde bucal na população brasileira. Se observamos os dados da faixa etária entre 15 e 19 anos, os adolescentes que se apresentam sem oclusopatia (n = 7.873) representam 46,77%, enquanto os portadores de maloclusão (n = 8.960) correspondem a 53,33%. A maloclusão severa, somada com a muito severa, representou 32,78%.[15] Em 2010, os resultados foram: 64,4% sem oclusopatia e 35,6% com maloclusão. A maloclusão severa, somada com a muito severa, representou 15,3%.[16]

Os níveis de prevenção em relação às oclusopatias são sintetizados a seguir:

1º nível de prevenção – Promoção de saúde

A promoção de saúde se relaciona a estratégias gerais, tais como fatores genéticos e familiares.

2º nível de prevenção – Proteção específica

A proteção específica para maloclusão relaciona-se à prevenção e ao tratamento precoce da cárie dentária, manutenção do espaço dentário em casos de perdas e a correção de hábitos bucais.

3º nível de prevenção – Diagnóstico precoce e tratamento imediato

O diagnóstico precoce da maloclusão e sua detecção, utilizando a Ortodontia interceptiva, exodontias de supranumerários ou decíduos anquilosados, exodontias sucessivas, desgaste de dentes decíduos com a finalidade de eliminar interferências durante o período de dentadura mista.

4º nível de prevenção – Limitação do dano

Contempla tratamentos realizados por especialistas por meio de aparelhos complexos e supervisão em médio e longo prazos.

5º nível de prevenção – Reabilitação

A reabilitação da maloclusão pode considerar a utilização de tratamentos complexos, prognatismo e cirurgia ortognática.

A responsabilidade em relação à maloclusão deve ser salientada, uma vez que a promoção de saúde é generalizada; a proteção específica, o diagnóstico precoce e o tratamento imediato devem ser realizados pelo cirurgião-dentista clínico; a limitação do dano compete ao ortodontista, e a reabilitação deve ser realizada por uma equipe multiprofissional.

CONSIDERAÇÕES FINAIS

Os conceitos apresentados neste capítulo buscaram trazer a possibilidade de orientar os serviços e gestão setorial, focando nos usuários e suas necessidades de saúde, que às vezes não se enquadram no referencial técnico-científico hegemônico.

Os modelos assistenciais devem atender também às necessidades de acordo com a visão dos usuários; a relação entre integralidade, humanização e qualidade da atenção, adotando-se valores da produção de atos de cuidar de indivíduos, coletivos e grupos sociais. Os níveis de atenção, aplicação e prevenção servem como suporte para o desenvolvimento da estrutura necessária de ação em políticas públicas em saúde.

Ademais, as necessidades em saúde são muito dinâmicas, social e historicamente construídas; exigem, portanto, serviços e gestão em saúde que adotem estratégias dinâmicas, capazes de oferecerem arranjos calcados nas necessidades de saúde.

REFERÊNCIAS BIBLIOGRÁFICAS

1. UNA-SUS. Processo de trabalho na atenção básica [recurso eletrônico] / Universidade Federal de Santa Catarina. 3. ed. Florianópolis: Universidade Federal de Santa Catarina; 2018. 106 p. (Eixo II – O Trabalho na Atenção Básica). Disponível em: unasus.ufsc.br.
2. Pinto VG. Saúde bucal coletiva. 7. ed. Rio de Janeiro: Guanabara Koogan; 2019. 472 p.
3. Fausto MCR, Matta GC. Atenção Primária à Saúde: histórico e perspectivas. In: Morosini MVGC, Corbo AD, orgs. Modelos de Atenção e a Saúde da Família. Rio de Janeiro: EPSJV Fiocruz; 2007.
4. Chaves MM. Odontologia social. 2. ed. Rio de Janeiro: Labor; 1977.
5. Morosini MVGC, Corbo AD, orgs. Modelos de Atenção e a Saúde da Família. Rio de Janeiro: EPSJV Fiocruz; 2007.
6. Faria HP, Coelho IB, Werneck MAF, Santos MA. Modelo assistencial e atenção básica à saúde. 2. ed. Belo Horizonte: Nescon/UFMG, Coopmed; 2010. 68 p. ISBN-978-85-7825-030-0.
7. Morosini MVGC. Modelos de atenção e a saúde da família. Morosini MVGC, Corbo AD, orgs. Rio de Janeiro: EPSJV/Fiocruz; 2007. 240 p.
8. Leavell H, Clark EG. Medicina Preventiva. São Paulo: McGraw-Hill; 1976.
9. World Health Organization – European office for integrated health care services – Workshop on Integrated Care. Barcelona, WHO Integrated Care Meeting; 2001.
10. Narvai PC. Saúde bucal: assistência ou atenção? São Paulo: Rede CEDROS; 1992.
11. Narvai PC. Saúde bucal coletiva: caminhos da odontologia sanitária à bucalidade. Rev. Saúde Pública [Internet]; 2006(40spe):141-147.
12. Gustafsson BE, et al. The Vipeholm dental caries study. The effect of different levels of carbohydrate intake on caries activity in 436 individuals observed for 5 years. Acta Odontol Scand; 1954(11):232-364.
13. Roncalli AG. Levantamentos epidemiológicos em saúde bucal no Brasil. In: Antunes JLF, Peres MA, orgs. Epidemiologia da saúde bucal. Rio de Janeiro: Editora Guanabara Koogan; 2006. p. 32-48.
14. Brasil. Divisão Nacional de Saúde Bucal, Ministério da Saúde. Levantamento epidemiológico em saúde bucal: Brasil, zona urbana. Brasília: Ministério da Saúde; 1986.
15. Brasil. Coordenação Nacional de Saúde Bucal, Departamento de Atenção Básica, Secretaria de Atenção à Saúde, Ministério da Saúde. Diretrizes da Política Nacional de Saúde Bucal. Brasília: 2004. Brasília: Ministério da Saúde; 2004.
16. Brasil. Coordenação Nacional de Saúde Bucal, Departamento de Atenção Básica, Ministério da Saúde. Pesquisa Nacional de Saúde Bucal, SB Brasil 2010: projeto técnico. Disponível em: https://bvsms.saude.gov.br/bvs/publicacoes/pesquisa_nacional_saude_bucal.pdfAcesso em: 20 abr. 2020.

CAPÍTULO 3

Metodologia da pesquisa e comunicação científica

Antônio Carlos Frias | Fernanda Campos de Almeida Carrer |
Maristela Vilas Boas Fratucci

INTRODUÇÃO

Este capítulo tem como objetivo aproximar os alunos de graduação da metodologia em pesquisa e os caminhos da divulgação dos resultados de suas investigações para a comunidade científica, a população e os tomadores de decisão política. Abordaremos os conceitos da metodologia de pesquisa para que o graduando compreenda o pensamento crítico e a linguagem acadêmica e científica, a fim de contribuir para sua formação como pesquisador e estudioso da área da saúde, pois, independentemente da linha de trabalho, da especialização ou da evolução da carreira como docente, pesquisador ou profissional da saúde, você será um eterno estudante, uma vez que precisará tomar decisões clínicas assertivas, realizar prognóstico e planos de tratamento, elaborar projetos e planejamento em saúde individual e coletiva, ações baseadas em evidências científicas.

Em uma sociedade que se desenvolve muito rapidamente com inovações tecnológicas, busca-se cada vez mais profissionais que saibam como e onde pesquisar para ampliar e aprofundar seu conhecimento em fontes de informação cientificamente sustentadas por evidências. Em tempos de *fake news*, saber distinguir o que é verdade do que é apenas mito é um grande diferencial. Buscar fontes seguras, saber interpretar resultados de pesquisa e aplicar tais achados na rotina de seus serviços e na prática clínica diária será fundamental para garantir a sobrevivência do profissional de saúde no mercado de trabalho, cada vez mais exigente e competitivo.

A Iniciação Científica é a primeira aproximação que os alunos de graduação têm de apropriar-se do método científico. Essa iniciação pode ter ou não apoio das agências de fomento como CNPq (Conselho Nacional de Desenvolvimento Científico e Tecnológico) ou Fapesp (Fundação de Amparo à Pesquisa do Estado de São Paulo), a primeira etapa da iniciação e a definição de uma pergunta de pesquisa, que muitas vezes está aninhada com a linha de trabalho do orientador ou com uma pesquisa que está sendo desenvolvida no departamento realizada por alunos de mestrado ou doutorado. Assim, a etapa de levantamento das bases de literatura é fundamental para desenvolver o senso crítico na leitura de artigo e na seleção daqueles de maior relevância para o projeto de pesquisa. Vale ressaltar que os alunos de graduação devem, observando as Diretrizes Curriculares Nacionais (DCN) para os cursos de Odontologia, realizar um trabalho de conclusão de curso (TCC) para finalizar seu percurso na graduação. Esses trabalhos têm formatos diversos, mas precisam, fundamentalmente, estar relacionados com as evoluções do conhecimento científico, a prática profissional com preceitos éticos e o arcabouço do contexto social e da Política Nacional de Promoção da Saúde (PNPS) no SUS, possibilitando ao egresso um perfil generalista com consistente formação humana, ética e técnico-científica, apto para desempenho de suas habilidades e competências.

A escrita do projeto deve ser a mais detalhada possível, deve ter como características ser clara, concisa e objetiva, com uma metodologia capaz de responder às perguntas de pesquisa (objetivos do projeto), especificando cada etapa, a descrição do objeto de estudo e o método de análise dos resultados mensuráveis, bem como a apresentação dos testes estatísticos empregados, a apresentação do cronograma das etapas do desenvolvimento do projeto e a bibliografia utilizada como base para redação da proposta. Vale ressaltar que os resultados finais devem ser apresentados em congressos, assim como, sempre que possível, ser publicados artigos em revistas científicas indexadas.

A Figura 1 apresenta de maneira esquemática a trilha de evolução acadêmica desde a graduação com a Iniciação Científica, posteriormente os cursos de aperfeiçoamento que podem durar de 4 a 12 meses, a especialização com duração de 1 a 3 anos dependendo da área, o mestrado 2 anos e 6 meses e o doutorado que pode levar de 3 a 4 anos, e finalmente o pós-doutorado. Todas essas etapas requerem muita dedicação, leituras, análises, síntese de material, além de publicação de artigos e da produção de monografias, dissertação e a tese.

Além da divulgação dos resultados de pesquisa para comunidade acadêmica, por eventos e publicação de artigos nacionais e internacionais, a ciência pode ser divulgada de outras formas, a fim de atingir outros públicos.

Um movimento internacional que se torna cada vez mais relevante no meio acadêmico é o *knowledge translation*, definido pelo Instituto Canadense de Pesquisa em Saúde como "um processo dinâmico e interativo que inclui síntese, disseminação, intercâmbio e aplicação

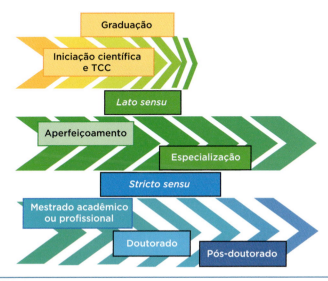

FIGURA 1 Modelo esquemático da formação acadêmica de pesquisadores, professores e profissionais na Saúde.

eticamente adequada do conhecimento para melhorar a saúde, fornecer serviços e produtos de saúde mais eficazes e fortalecer o sistema de saúde.[1] Traduzir o conhecimento gerado pela academia pode significar diminuir o abismo entre o "saber e o fazer",[2] pode significar maior qualidade nos processos, nas decisões clínicas e políticas. Deveria ser compromisso de todos os grupos de pesquisa aumentar sua interlocução com a sociedade, que, em última análise, investe na pesquisa, na educação e precisa ter esse investimento traduzido em mudanças reais e concretas na vida de todos.

DESENVOLVIMENTO

Nossa sociedade vive uma crise, na qual a informação é manipulada e as *fake news* fazem parte do nosso dia a dia. Se as notícias falsas são um grave problema a ser enfrentado pela sociedade, o que dizer quando essas informações não verdadeiras se relacionam com a ciência e com a tomada de decisão em saúde?

Ferramentas de busca que fazem parte do nosso cotidiano não são as mais adequadas quando buscamos informações científicas, já que as informações ali depositadas não passaram pela avaliação por pares (avaliação por colegas da mesma área que validam a informação divulgada), como acontece nas bases de busca científicas.

A busca de informações sempre é um desafio para os alunos de graduação, que a princípio têm como primeira referência a próprias anotações feitas em aula, depois os livros indicados pelos professores. Assim, suas primeiras referências acadêmicas são os livros acadêmicos, mas não se pode findar apenas nessas fontes; é fundamental que se busquem referências dos artigos científicos em revistas indexadas em bases científicas específicas.

Sendo assim, a Internet é uma grande fonte de pesquisa que facilita a busca e o acesso, como também a praticidade no material pesquisado. Em contrapartida, deve-se desenvolver um senso de análise e crítica para elencar as publicações mais relevantes e com melhores indicadores de publicação.

Vamos começar apresentando para você o Google Acadêmico. Sim, o Google tem uma ferramenta específica para busca científica (disponível em: scholar.google.com.br/scholar?q). Nessa base, você encontra revistas científicas e livros indexados. Portanto, se quiser usar o Google para fazer suas buscas durante sua iniciação científica ou TCC, não caia na armadilha do Google convencional. Utilize o Google acadêmico e qualifique sobremaneira sua busca.

EVIPNet Brasil

A Organização Mundial de Saúde (OMS) e a Organização Pan-Americana de Saúde (OPAS) criaram a rede EVIPNet (do inglês, *Evidence Informed Policy Network*)* em 2005, visando a fomentar o uso apropriado de evidências científicas no desenvolvimento e na implementação das políticas de saúde. Essa iniciativa promove o uso sistemático dos resultados da pesquisa científica na formulação e implementação de políticas e programas de saúde mediante o intercâmbio entre gestores, pesquisadores e representantes da sociedade civil. A EVIPNet promove também o uso compartilhado do conhecimento científico e sua aplicação, em formato e linguagem dirigidos aos gestores de saúde, seja na prática clínica, gestão dos serviços e sistemas de saúde, formulação de políticas públicas e cooperação técnica entre os países participantes. No Brasil, são parceiros da EVIPNet: o Ministério da Saúde, a Organização Pan-Americana da Saúde (OPAS), o Centro Latino-Americano e do Caribe de Informação em Ciências da Saúde (Bireme), a Fundação Oswaldo Cruz (Fiocruz), a Associação Brasileira de Pós-Graduação em Saúde Coletiva (Abrasco), o Conselho Nacional de Secretários de Saúde (Conass), o Conselho Nacional de Secretarias Municipais de Saúde (Conasem) e outros. O primeiro Núcleo de Evidências em Saúde Bucal é brasileiro e está sediado na Faculdade de Odontologia da Universidade de São Paulo. Para conhecer mais o EvipOralHealth, acesse: sites.usp.br/eviporalhealth/.

* No Brasil, também conhecido como Rede para Políticas Informadas por Evidências (PIE).

Outros portais de informação e compilação das principais publicações são o Bireme/LILACS (Biblioteca Regional de Medicina), ligada à Organização Pan-Americana da Saúde e à Organização Mundial da Saúde (OPAS/OMS), que dá acesso a informações em Ciências da Saúde da América Latina e Caribe (LILACS – Literatura Latino-Americana e do Caribe em Ciências da Saúde). MEDLINE/PubMed (*Medical Literature Analysis and Retrieval System Online*) – Sistema On-line de Busca e Análise de Literatura Médica é a base de dados bibliográficos da Biblioteca Nacional de Medicina dos EUA (*US National Library of Medicine's* – NLM). Contém mais de 18 milhões de referências a artigos de jornais científicos, nas áreas de Biomedicina, Enfermagem, Veterinária, Farmacologia e Odontologia.

Há muitas outras bases para você conhecer

Portal Capes de periódicos: o Portal de Periódicos tem como missão promover o fortalecimento dos programas de pós-graduação no Brasil por meio da democratização do acesso on-line à informação científica internacional de alto nível. Disponível em: periodicos.capes.gov.br/.

SciELO (*Scientific Electronic Library Online*): é uma biblioteca eletrônica que abrange uma coleção selecionada de periódicos científicos brasileiros. A SciELO é o resultado de um projeto de pesquisa da Fapesp (Fundação de Amparo à Pesquisa do Estado de São Paulo), em parceria com o Bireme (Centro Latino-Americano e do Caribe de Informação em Ciências da Saúde). Desde 2002, o Projeto conta com o apoio do CNPq (Conselho Nacional de Desenvolvimento Científico e Tecnológico). Disponível em: scielo.org/pt.

Biblioteca Digital de Teses e Dissertações da Universidade de São Paulo: desde 2003, a USP faz parte da Biblioteca Digital Brasileira de Teses e Dissertações (BDTD), mantida pelo Instituto Brasileiro de Informação em Ciência e Tecnologia (Ibict), do Ministério da Ciência e Tecnologia, exportando as informações de suas teses e dissertações. Disponível em: teses.usp.br/index.php?lang = pt-br.

PAHO (Acervo da Biblioteca da Organização Pan-Americana da Saúde): é uma base de dados que contém referências bibliográficas e resumos do acervo da Biblioteca da sede da Organização Pan-Americana da Saúde[3] em Washington, D.C., EUA. Abrange a documentação sobre temas em Saúde indexada pela Biblioteca, que atende principalmente os funcionários da OPAS e os consultores radicados em Washington, as Representações da OPAS nos países e os Centros Pan-Americanos. Seu atendimento abrange também o público em geral por ser fonte de referência sobre o trabalho da Organização e conter literatura sobre temas de saúde da América Latina e Caribe. Disponível em: bases.bireme.br/cgi-bin/wxislind.exe/iah/online/?IsisScript = iah/iah.xisebase = PAHOelang = p.

BVS Saúde Pública – Brasil (BVS-SP): tem por objetivo fomentar o acesso on-line eficiente, universal e equitativo à informação científica e técnica relevante para o desenvolvimento da saúde. Disponível em: saudepublica.bvs.br/.

BVS Odontologia Brasil: tem por objetivo contribuir para produção, organização e disseminação da informação científica e técnica em Odontologia produzida pelas instituições brasileiras representativas no tema. Disponível: odontologia.bvs.br/es/.

***Health System Evidence* (HSE):** é um repositório continuamente atualizado de sínteses de evidências de pesquisas sobre políticas, acordos financeiros e de provedores de serviços em sistemas de saúde que podem apoiar mudanças nos sistemas de saúde em todo o mundo, com foco em decisões informadas por evidências. Desde 16 de março de 2020, o HSE fornece um *novo filtro* de pesquisa voltado para a *saúde bucal*. O Centro de Evidências da Faculdade de Odontologia da Universidade de São Paulo (FOUSP) denominado "Política Informada por Evidências em Grupo de Saúde Bucal – EvipOralHealth" está colaborando com as buscas e avaliações de documentos de saúde bucal que serão incorporados ao HSE, de forma contínua, e esperamos que tomadores de decisão e legisladores cotidianos em saúde bucal encontrem no SMS uma fonte segura e completa de documentos de qualidade que informam a tomada de decisão. Disponível em: healthsystemsevidence.org/.

A busca de artigos científicos, monografias, dissertações e teses indexadas são realizadas por palavras-chave (*keywords*). O Bireme desenvolve descritores em Ciências da Saúde para facilitar as buscas, a fim de criar uma linguagem única na indexação de artigos de revistas científicas, livros, anais de congressos, relatórios técnicos, sendo usado na pesquisa e recuperação de assuntos da literatura científica, tendo como base e fontes de informação com acesso disponível na Biblioteca Virtual em Saúde (BVS) nas plataformas LILACS, MEDLINE e outras bases.

A pesquisa pode ser realizada através dos Descritores em Ciências da Saúde (DeCS), que apresentam uma estrutura hierárquica para a organização da pesquisa e dos termos correlacionados, como também pode ser feita por buscas com palavras presentes no título ou no resumo, nome do autor, nome da revista, tipo de publicação, idioma ou período de publicação. Ainda permite também o cruzamento tanto dos descritores como dos outros elementos de pesquisa, ampliando e diversificando a pesquisa.

Se você quiser saber se uma palavra é um descritor em saúde (DeCS), basta acessar o site https://decs.bvsalud.org/ e fazer uma consulta!

Na área da Saúde, a fonte e a origem dos dados e como eles foram obtidos são um ponto para a sua classificação. Assim, os dados são classificados como *dados primários* quando o pesquisador ou a sua equipe produz a informação ou faz a coleta dos dados em campo na população na amostra (parte da população) ou dados obtidos em laboratório. Quando os dados provêm de banco de dados coletados por outros pesquisadores ou agências públicas governamentais ou institutos de pesquisa de universidades públicas ou privadas, e a partir desse banco

de dados realizam-se novos estudos ou análises das informações, estes são chamados de *dados secundários*. Há uma grande vantagem na utilização de *dados secundários*, pois a coleta de dados, a digitação e a limpeza do banco de dados já estão prontas e há uma redução significativa tanto no tempo da pesquisa – como também o projeto já está aprovado no CEP (Conselho de Ética em Pesquisa) – quanto no custo dela, dedicando-se, assim, a um tempo maior para o cruzamento das variáveis e a análise dos resultados.

Mas também há um grande fator limitador para a utilização de dados secundários, pois nem sempre se tem todas as variáveis disponíveis ou coletadas conforme a necessidade de delineamento da pesquisa. Assim, devem-se adequar os objetivos e as análises estatísticas com as variáveis que estão disponíveis nos bancos de dados utilizados.

Pesquisas também podem ser realizadas em laboratório (pesquisa de bancada), para a análise de medicamentos, vacinas, alimentos, agrotóxicos, cosméticos, produtos de limpeza, matérias para uso em cirurgias, avaliando a toxicidade e reações adversas muitos desses experimentos ocorrem em animais, células ou dentes humanos. Na Odontologia, essas pesquisas são realizadas na área de materiais clínicos/cirúrgicos, equipamentos, diagnóstico e medicamentos.

Com o avanço dos recursos tecnológicos de análise e sistemas de computador, abrem-se as portas para os estudos no DNA e RNA. Portanto, os estudos da biologia celular e molecular, que envolvem questões fisiológicas, patológicas e de toxicidade, ampliam o desafio e as possibilidades do conhecimento sobre ação celular em relação aos tratamentos e a reação aos produtos utilizados. Temos no modelo clássico de pesquisa, conforme apresentado na Figura 2, as pesquisas

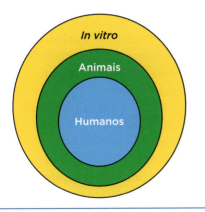

FIGURA 2 Modelo sequencial de estrutura das pesquisas.

laboratoriais *in vitro*, cujo caráter é experimental e eliminatório. Posteriormente, são realizados os experimentos em animais e, na sequência, os experimentos em humanos, primeiramente em um grupo reduzido de indivíduos; depois, em um grupo maior de voluntários, mas tentando diversificar ao máximo para simular situações da realidade social e dos grupos diversos que a compõem.

É importante ressaltar que cada uma das etapas dos estudos envolve inúmeros projetos que foram previamente aprovados pelo Comitê de Ética em Pesquisa, vinculado à Conep (Comissão Nacional de Ética em Pesquisa), vinculada ao Ministério da Saúde (Quadro 1), sendo elas incluídas na Plataforma Brasil, garantindo assim segurança e confiabilidade para todos os participantes.

TIPOS DE ESTUDOS

Estudos qualitativos

Os estudos quantitativos são estudos exploratórios e analíticos, nos quais estuda-se a profundidade do tema e a percepção das pessoas sobre o assunto em si, os fenômenos estudados, os desenhos de estudo, a

Quadro 1	Comissão de Ética em Pesquisa, e a plataforma de imputação de projetos para a apreciação do CEP, Brasil

Comissão Nacional de Ética em Pesquisa – A Plataforma Brasil

A Comissão Nacional de Ética em Pesquisa (Conep), independentemente de influências corporativas e institucionais, está diretamente ligada ao Conselho Nacional de Saúde (CNS). Uma das suas características é a composição multi e transdisciplinar, contando com representantes de diferentes áreas, tanto das Biomédicas como das Ciências Humanas e Sociais. Sua atribuição principal é a avaliação dos aspectos éticos das pesquisas que envolvem seres humanos no Brasil. Em cumprimento à sua missão, a Comissão elabora e atualiza as diretrizes e normas para a proteção dos participantes de pesquisa e também coordena a rede de Comitês de Ética em Pesquisa (CEP) das instituições – Sistema CEP/Conep. Dessa forma, cabe à Conep avaliar eticamente e acompanhar os protocolos de pesquisa em áreas temáticas especiais, como genética e reprodução humana, novos equipamentos, dispositivos para a saúde, novos procedimentos, população indígena, projetos ligados à biossegurança, entre outros. (Consulte: conselho.saude.gov.br/comissoes-cns/conep/)

A Plataforma Brasil é uma base nacional e unificada de registros de pesquisas envolvendo seres humanos para todo o sistema CEP/Conep. Ela permite que as pesquisas sejam acompanhadas em seus diferentes estágios – desde sua submissão até a aprovação final pelo CEP e pela Conep, quando necessário –, possibilitando inclusive o acompanhamento da fase de campo, o envio de relatórios parciais e dos relatórios finais das pesquisas (quando concluídas). O sistema permite, ainda, a apresentação de documentos em meio digital, propiciando também à sociedade o acesso aos dados públicos de todas as pesquisas aprovadas. É possível a todos os envolvidos o acesso, pela Internet, por meio de um ambiente compartilhado, às informações em conjunto, diminuindo de forma significativa o tempo de trâmite dos projetos em todo o sistema CEP/CONEP. (Consulte: plataformabrasil.saude.gov.br/login.jsf)

Etnografia (estudo das tradições, crenças e costumes de uma comunidade ou nação), as Representações sociais e a Fenomenologia (o estudo da consciência e dos objetos da consciência, imagens, fantasias, memórias, pensamentos etc.). Há também as análises do sujeito e do grupo social preferente – seja paciente, seja profissional de saúde –, sua percepção e sua postura diante de fenômenos e problemas individuais, familiares e sociais.

Segundo Minayo (2010),[4] o método dos estudos quantitativos é utilizado em "estudos da história das relações, das representações, das crenças, das percepções e das opiniões, produtos das interpretações que os humanos fazem a respeito de como vivem", analisando assim a percepção dos atores sociais através de suas falas e de documentos disponíveis. Ainda de acordo com a autora, a realidade social é vivenciada por diferentes atores em sua sociedade e sua subjetividade e pelo simbolismo dos fatos e pelos significados entre as estruturas e as representações.

A pesquisa qualitativa tem instrumentos para a busca de informações, tendo como estratégia de abordagem dos atores, devendo ter um roteiro das entrevistas, podendo ter um inquérito com questões abertas ou fechadas como também entrevistas semiestruturadas; pode assim ter inquéritos individuais ou em grupos (grupo focal). Há também a possibilidade de elaboração de roteiros de observação descritiva, como também roteiros para a análise documental de "relatórios de avaliação, etapas do desenvolvimento do trabalho, história do cotidiano, comunicação entre diferentes autores" (Minayo, 2010).[4]

Estudos quantitativos

A pesquisa quantitativa está baseada na quantificação de dados e informação. Esses delineamentos de pesquisas podem apresentar diferentes classificações. Aqui neste capítulo adotaremos a estrutura de pesquisa em seres humanos, conforme a tipologia de estudos propostos por Almeida Filho (1989).[5] Assim, a escolha sobre o desenho de pesquisa depende fundamentalmente dos objetivos do projeto. Vale lembrar que não há modelo de pesquisa pleno e absoluto. Todos os estudos de desenhos de projetos têm limitações e apenas algumas vantagens. A pesquisa é um processo contínuo, de novas descobertas, sustentada pelas evidências científicas, sendo que há sempre fatores limitantes intrínsecos, como questões éticas, disponibilidade de dados, tempo, recursos financeiros, recursos humanos, que conduzem o modelo escolhido e os resultados alcançados.

Segundo Almeida Filho e Rouquayrol (1990),[6] os estudos epidemiológicos têm como "matéria-prima" os seres humanos. Portanto, a coleta de dados ou das variáveis pesquisadas pode ser realizada nos indivíduos ou coletivo de pessoas determinados social e culturalmente, que são chamados agregados. Outro ponto de divisão dos estudos é a posição do pesquisador e o outro pilar é a dimensão temporal do estudo. Assim, o pesquisador pode ter um papel no estudo apenas "passivo". Ele observa, registra e analisa os fatos, ou pode ter um papel "ativo". Há uma interferência do pesquisador denominada "experimentação", em que o pesquisador realiza manobras de intervenção controlando as variáveis e isolando os efeitos. Assim,

Epidemiologia é a ciência que estuda o processo saúde-doença na sociedade, analisando a distribuição populacional e os fatores determinantes das enfermidades, danos à saúde e eventos associados a saúde coletiva, promovendo medidas específicas de prevenção controle ou erradicação de doenças e fornecendo indicadores que sirvam de suporte ao planejamento, administração, e avaliação das ações de Saúde (Pereira, 1995).[7]

A partir de três dimensões (Base dos Dados, a Postura do Pesquisador e o Fator Tempo), os estudos podem ser classificados, facilitando a proposição de delineamento de pesquisas consistentes, alinhando-se assim a agregação, comparação e análises deles. A **Figura 3** apresenta o modelo esquemático proposto por Rouquayrol e Almeida Filho (2003),[8] para a classificação da tipologia dos estudos epidemiológicos.

Na primeira dimensão, temos a base dos dados; estes podem ser a partir de informação dos indivíduos (população de estudo) ou a partir de um agregado de indivíduos. Assim, a unidade de informação é a pessoa, sua opinião, número de dentes acometidos por cárie dentária ou sítios periodontais com sangramento, cálculo dentário ou bolsa, a severidade da fluorose dentária, o comprometimento ortodôntico, a perda de dentes e os tipos de reabilitação protética, mas sempre a base de informação são pessoas. Nos estudos de Agregados, as informações são de um grupo de pessoas; não se tem a referência individual, mas do grupo (grupo familiar, bairro ou cidade onde moram). Nesse estudo há uma forte homogeneidade intra-agregado e uma heterogeneidade extra-agregado, possibilitando assim as análises comparativas de fatores econômicos e sociais nos processos de adoecimento e fatores de risco e proteção para agravos à saúde.

Na dimensão da postura do pesquisador, este pode ter uma postura de observação e descrição dos desfechos. Tem como característica a identificação das variáveis de interesse populacional, mas estas não sofrem influência do pesquisador. São resultados de acontecimentos naturais dos indivíduos e de seus contextos familiares e municipais, podendo estar ligados a doenças, fatores de risco e proteção, bem como

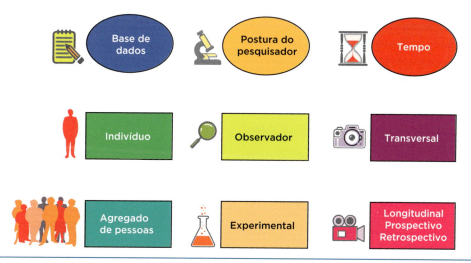

FIGURA 3 Tipologia dos desenhos de investigação em Epidemiologia, segundo base de dados, postura do pesquisador e o dimensionamento temporal.

identificar a preferência individual; padrões culturais; hábitos de vida; condições familiares, sociais, econômicas e decisões políticas impostas. Mas também o pesquisador pode realizar intervenção e experimentação nos grupos, podendo propor tratamentos diferenciados entre os grupos, exposição a medicamentos, observando a efetividade eficiência e toxicidade, como também efeitos colaterais, controlando assim os indivíduos ou grupos expostos e os não expostos à intervenção.

Em relação à dimensão temporal, o estudo pode ser chamado seccional, ou seja, um corte "transversal" no tempo. Os dados são relativos àquele instante ou momento do tempo. Outro modo é o estudo em uma "linha temporal", conhecido como estudo de um período do tempo, estudo "longitudinal". Nesse desenho de estudo, os dados podem ser colhidos do presente para o futuro, chamando assim de estudos "prospectivos" ou retroagirem no tempo, buscando informações do passado, conhecendo assim como estudos "retrospectivos". Assim, a dimensão do tempo pode ser analisada a partir de variáveis passadas, no presente e no futuro.

Para Rouquayrol e Almeida Filho (2003),[8] cruzando as dimensões, os estudos podem ser classificados como:

- Estudo ecológico: (Agregado) – (Observacional) – (Transversal);
- Séries temporais: (Agregado) – (Observacional) – (Longitudinal);
- Ensaio comunitário: (Agregado) – (Experimental) – (Longitudinal);
- *Surveys*: (Individual) – (Observacional) – (Transversal);
- Estudo de coorte: (Individual) – (Observacional) – (Longitudinal);
- Estudo de caso-controle: (Individual) – (Observacional) – (Longitudinal);
- Ensaio clínico: (Individual) – (Experimental) – (Longitudinal).

Estudos ecológicos

Os estudos ecológicos são de agregados humanos, observacionais e com corte transversal no tempo para a busca de informações. Assim, são delineados abordando uma área geográfica de um município ou de um grupo de municípios, comparando os dados globais e as condições de saúde. Os dados são relativos ao agregado de pessoas desse grupo. Um exemplo é a comparação do CMI (Coeficiente de Mortalidade Infantil) feita entre regiões do estado ou do Brasil, relacionando-a com os dados dos mesmos grupos segundo o IDH-M (Índice de Desenvolvimento Humano – Municipal). Os recursos estatísticos para a comparação dos grupos é simples, ou por análise gráfica ou comparação de indicadores de saúde ou pela utilização da correlação linear. A **Figura 4** apresenta o modelo esquemático do estudo ecológico.

O **Quadro 2** apresenta o resumo do estudo de Junqueira et al.[9] na área de Odontologia, que analisa um indicador de vulnerabilidade social em saúde "Índice de Necessidades em Saúde por Distrito Administrativo do Município de São Paulo, 2008" e o "Levantamento Epidemiológico em Saúde Bucal da

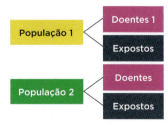

FIGURA 4 Modelo esquemático do estudo ecológico.

Cidade de São Paulo, 2008-2009". Os dois bancos de dados foram provenientes de dados secundários produzidos por grupos de pesquisas independentes. Assim, os autores do artigo correlacionam a vulnerabilidade social e a alta necessidade em saúde existentes nos distritos da cidade em relação a falta de acesso aos serviços de saúde bucal, a maior experiência de cárie e necessidade de exodontia dentária entre crianças de 5, 12 e 15 anos de idade.

Quadro 2	Exemplo de resumo de um estudo ecológico na área de saúde bucal

Junqueira SR, et al. (2012). Saúde bucal e uso dos serviços odontológicos em função do Índice de Necessidades em Saúde: São Paulo, 2008. *Ciênc. Saúde Coletiva* **[on-line]. 2012;17(4):1015-1024.**

Resumo: A Secretaria Municipal de Saúde de São Paulo desenvolveu o Índice de Necessidades em Saúde (INS) com o objetivo de identificar áreas prioritárias para a oferta de serviços. Em 2008, realizou um "Levantamento das Condições de Saúde Bucal". Pretende-se, neste estudo ecológico, analisar o perfil de saúde bucal em relação ao INS. As variáveis, estratificadas para as idades de 5, 12 e 15 anos, foram: porcentagem de indivíduos com dificuldade no acesso ao serviço odontológico; média do ceo-d (número de dentes decíduos cariados, com extração indicada, perdidos e obturados) e CPO-D (número médio de dentes permanentes, cariados, perdidos e obturados); prevalência da necessidade de extração e de livres de cárie. As informações foram analisadas para as 25 Supervisões Técnicas de Saúde (STS). Empregou-se o teste estatístico de covariância, o coeficiente de correlação de Pearson e o modelo de regressão linear. Observou-se uma correlação positiva entre maiores INS e a dificuldade de acesso aos serviços. Nas STS com maiores INS houve maior experiência de cárie, maior necessidade de exodontias e menor prevalência de livres de cárie. Reforça-se a necessidade de priorizar as áreas de privação social para melhorar a condição de saúde da população.

Fonte: Junqueira SR, et al. (2012).

Estudos de séries temporais

Os estudos de séries temporais podem ser classificados como uma coletânea de estudos ecológicos, que tem como uma das variáveis de análise o tempo, o tempo contínuo, longitudinal; são conhecidos como estudos de tendência histórica, trabalham com dados secundários de doenças ou eventos registrados por agências governamentais e analisam a tendência do evento no contexto social e demográfico. Um exemplo clássico desse estudo é a observação do Coeficiente de Mortalidade Infantil (CMI – número de óbitos de crianças menores de um ano em relação ao total de nascidos vivos no ano). Essa análise e comparação podem ser realizadas entre países, estados, municípios ou mesmo nas regiões dos próprio município. Assim, o vetor temporal expressa a dinâmica de um evento, ao longo do tempo e do período de análise. A **Figura 5** apresenta o modelo esquemático do estudo Séries temporais.

Na **Figura 6** tem-se o exemplo de um estudo da tendência histórica que apresenta ao longo dos últimos anos a queda do Coeficiente de Mortalidade Infantil, ocorrida no Brasil no período de 1990 a 2015. Observa-se uma redução de 69,6% em um período de 25 anos. Pode-se assim associar

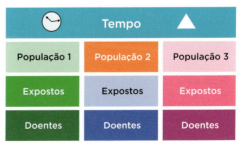

FIGURA 5 Modelo esquemático do tipo de Estudo de Séries Temporais.

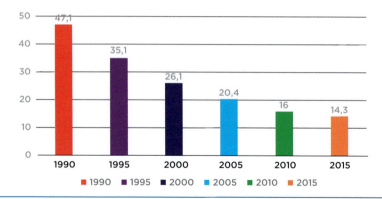

FIGURA 6 Distribuição de frequência do Coeficiente de Mortalidade Infantil no período de 1990 a 2015, no Brasil.

Fontes: MS/SVS – Sistema de Informações sobre Nascidos Vivos (Sinasc); MS/SVS – Sistema de Informações sobre Mortalidade (SIM). Disponível em: www2.datasus.gov.br/DATASUS/tabnet.datasus.gov.br.

essas informações às condições de vida, saneamento básico e mudanças nas condições econômicas; estes são dados secundários obtidos da Agência Nacional de Saúde do Ministério da Saúde. O **Quadro 3** apresenta o resumo da pesquisa conduzida por Martins et al.,[10] sobre a tendência de mortalidade em crianças de até cinco anos no estado de São Paulo, tendo como causa as doenças infecciosas intestinais. Os autores realizam, assim, uma análise segundo região de saúde do estado de São Paulo. Esses estudos dão subsídio para a avaliação e a reorganização de políticas públicas de saúde na área, instrumentalizando de maneira consistente a tomada de decisões político-administrativas, pelos gestores em saúde na readequação de políticas públicas mais assertivas e direcionadas à população de maior risco e com vulnerabilidade social.

Quadro 3 Exemplo de resumo de um estudo de séries temporais da mortalidade de crianças

Martins RS, et al. (2016). Tendência temporal da mortalidade por doenças infecciosas intestinais em crianças menores de cinco anos de idade no estado de São Paulo, 2000-2012. Epidemiol. Serv. Saúde [on-line]. 2016;25(3):541-552.

Objetivo: analisar a tendência temporal da mortalidade por doenças infecciosas intestinais (DII) em crianças menores de cinco anos de idade no estado de São Paulo e suas Redes Regionais de Atenção à Saúde (RRAS), no período 2000-2012.

Métodos: estudo de série temporal sobre os óbitos com causa básica, antecedente ou contribuinte de morte por DII, obtidos a partir do Sistema de Informações sobre Mortalidade (SIM).

Resultados: ocorreram 2.886 óbitos por DII no estado; a taxa de mortalidade por DII apresentou diminuição de 10,5% ao ano (intervalo de confiança de 95% 4,8; 15,8%); em 13 das 17 RRAS ocorreu diminuição significativa da taxa de mortalidade, com decréscimo anual variável entre 16,6% e 8,3% ao ano.

Conclusão: a taxa de mortalidade por DII apresentou decréscimo significativo na maioria das RRAS, com diferentes velocidades, possível reflexo das desigualdades das condições socioeconômicas e de organização das redes de atenção à saúde.

Fonte: Martins RS, et al. (2016).

Ensaios comunitários

Os ensaios comunitários são estudos de agregados humanos, ou seja, são dados do conjunto da população. Outro ponto relevante é a distinção entre dois grupos, o primeiro é identificado como a "população experimental", na qual o pesquisador irá realizar uma intervenção. Essa intervenção pode ser um produto aplicado, uma medicação ou uma atividade de educação em saúde; o segundo grupo é identificado como a "população de referência para comparação", ou seja, comparação de referência. Essas populações podem ser estratificadas para comparação entre regiões de um mesmo município ou a comparação entre diferentes municípios, sendo que as populações experimental e de referência para comparação têm que apresentar as mesmas características sociais, econômicas, demográficas e de prevalência de doenças. Assim, o fator de intervenção pode ser comparado ao longo do tempo, se ocorreu diferencial segundo as variáveis analisadas ao final do pesquisa.

Desse modo, o vetor tempo é importante nesse tipo de estudo, sendo um estudo longitudinal, em que ao longo do tempo serão analisadas as variáveis que apresentam impacto a partir da intervenção. O tempo de análise está vinculado no tempo a partir dos efeitos nas variáveis de análise, segundo a intervenção e comparando os grupos conforme apresentado no modelo esquemático da **Figura 7**.

Na área de saúde bucal, um grande ensaio comunitário ocorreu a partir dos trabalhos de Dean e Evolve, entre 1935 e 1937,[11] sobre a fluoretação das águas de abastecimento público. Já havia evidências científicas que sustentavam que o flúor na água de abastecimento trazia redução consistente na prevalência de cárie dentária em crianças com mínimo risco para fluorose dentária, mas as pesquisas estavam baseadas em achados com a presença do flúor que era encontrado naturalmente na água de abastecimento de alguns municípios. A dúvida era: será que a adição de flúor artificialmente na água de abastecimento traz o mesmo benefício que o encontrado de maneira natural? A partir desse questionamento, em 25/01/1945 foi adicionado 1 ppp de flúor nas águas da cidade de Grand Rapids, no estado de Michigan, EUA, tendo como controle a cidade de Muskegon (Michigan), onde a concentração era de 0,1 ppp flúor e a cidade de Aurora (Illinois), onde a concentração de flúor natural na água

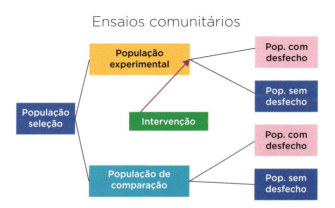

FIGURA 7 Modelo esquemático do tipo de Estudo de Ensaio Comunitário.

era de 1,2 ppm. Em 1946, esse mesmo ensaio comunitário foi realizado no Canadá nas cidades de Brandford, com flúor adicionado artificialmente na concentração de 1,2 ppm/F, Sarnia como controle negativo, com 0,1 ppm/F, e Stratford, onde a concentração de flúor natural na água era de 1,3 ppm/F.[12]

Em 1962, foram divulgados os resultados de oito anos de fluoretação das águas de abastecimento, e foi comprovada a eficiência e a eficácia da fluoretação de águas de abastecimento público em relação à redução da prevenção de cárie dentária de forma significativa, pois, após esse período, a prevalência de cárie dentária nas crianças de 6 a 12 anos na cidade de Grand Rapids (intervenção) era semelhante à encontrada na cidade de Aurora (controle positivo com flúor natural), com uma prevalência menor de cárie dentária entre 50% e 60%, quando comparada a Muskegon (controle negativo, sem flúor).[13] Nas cidades canadenses, os resultados foram os mesmos, com redução significativa.

A fluoretação das águas de abastecimento público no Brasil ocorreu em 31 de outubro de 1953, no município de Baixo Guandu, Espírito Santo.[14] Posteriormente, a primeira cidade no estado de São Paulo a realizar a fluoretação das águas foi Marília, em dezembro de 1956. A primeira capital foi Curitiba, em 1959; e a cidade de São Paulo teve suas águas de abastecimento público fluoretadas em 31 de outubro 1985.[15]

Ensaios comunitários também são realizados para os testes com vacinas. Em razão da pandemia mundial do Coronavírus (SARS-CoV-2), iniciada em 2020, diversos laboratórios e centros de pesquisa estão trabalhando para a busca de vacinas com testes nas comunidades. Segundo dados da OMS sobre o panorama mundial, apresentados na **Figura 8**, houve 20.730.456 casos confirmados de Covid-19 e 751.154 mortes por Covid-19 até 14/08/2020 (OPAS/OMS, 2020).

Estudos transversais: *surveys*

É o estudo epidemiológico no qual fator (causas da doença) e efeito (doença ou desfecho) são observados em um mesmo momento histórico. São conhecidos como "Estudo seccional – Corte no fluxo histórico da doença", têm como objetivo identificar a prevalência de determinados problemas ou panorama de determinada doença e, assim, verificar as hipóteses de associação. São estudos "instantâneos" da situação de saúde de um grupo ou comunidade, nos quais é realizado um corte transversal no tempo em um grupo ou um segmento da população de referência previamente delimitada. Os resultados observados podem produzir medidas de prevalência de doenças através de amostras do tipo probabilística e representativas, garantindo assim tanto a validade interna quanto externa dos resultados.

A validade interna dos resultados é quando a partir de garantia de parâmetros adotados com os instrumentos de mensuração que reduzem o viés (erro) na mensuração os dados são fidedignos e válidos para a população de estudo (grupo pesquisado), e a validade externa é garantida a partir de pesquisas com delineamentos amostrais probabilísticos consistentes, permitindo que os dados obtidos na amostra possam ter inferência (representativos) para a população. A **Figura 9** apresenta o modelo esquemático de estudos transversais.

Em saúde bucal são muito comuns os estudos transversais conhecidos como "Levantamentos Epidemiológicos de Base Populacional". No Brasil, as pesquisas transversais ocorrem com inferência dos dados

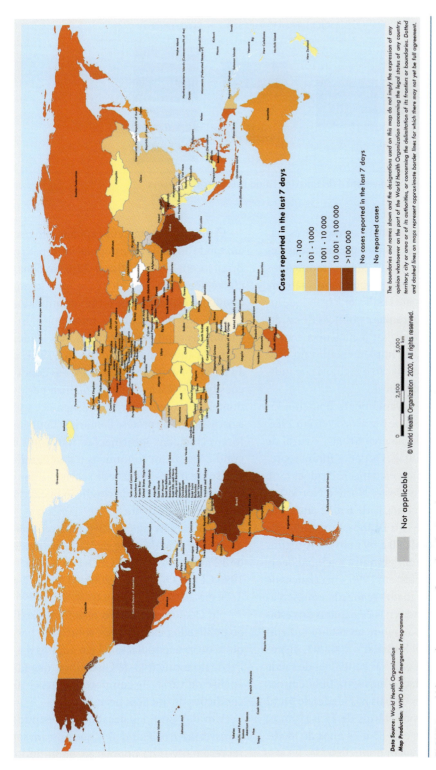

FIGURA 8 Número de casos confirmados de Covid-19 por país, território e área (período: 8 a 14 de agosto de 2020).

Fonte: OPAS/OMS. Coronavirus Disease (Covid-19). Situation Report – 207. Data source from World Health Organization – WHO. 2020. Disponível em: who.int/docs/default-source/coronaviruse/situation-reports/20200814-covid-19-sitrep-207.pdf?sfvrsn = 2f2154e6_2eua = 1.

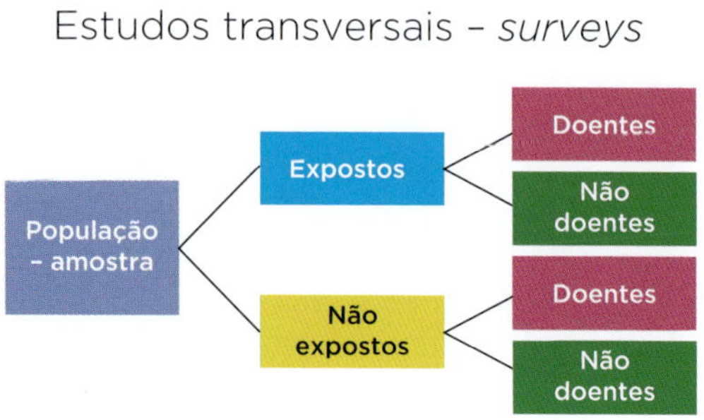

Estudos transversais – *surveys*

FIGURA 9 Modelo esquemático do tipo de Estudo transversal – *Surveys*.

para o território nacional e as respectivas macrorregiões, e são sempre patrocinadas pelo Ministério da Saúde. Muitos municípios utilizam esse tipo de pesquisa, pois são ferramentas úteis para conhecer a realidade local e propor programas e políticas de saúde, bem como para avaliar a eficiência e a eficácia das medidas implementadas no processo de transformação e melhoria de indicadores de saúde bucal.

O primeiro Levantamento Epidemiológico na área de Saúde Bucal ocorreu em 1986. Ele foi realizado na área urbana e rural de 16 capitais estaduais. Os dados foram representativos para as cinco macrorregiões (Sul, Sudeste, Centro-Oeste, Norte e Nordeste), realizados nas crianças de 6 a 12 anos, nos adolescentes de 15 a 19 anos, nos adultos de 35 a 44 anos e de 50 a 59 anos).[16] A segunda experiência em pesquisa nacional ocorreu 10 anos depois, em 1996, em crianças de 6 a 12 anos de idade, realizada em escolas públicas e privadas nas 27 capitais dos estados.[17] O terceiro grande levantamento epidemiológico foi SBBrasil – 2002/03; disponibilizou dados sobre as condições de saúde bucal da população brasileira também nas 5 macrorregiões do país nas idades de 5 a 12 anos e nos grupos etários de 15 a 19 anos, de 35 a 44 anos e de 65 a 74 anos de idade, tendo a amostragem domiciliar.[18]

O último levantamento epidemiológico em saúde bucal de base populacional para o Brasil foi em 2010 – SBBrasil-2010 nas 5 macrorregiões do país. Todos os exames foram domiciliares, sendo que foram examinados 37.519 indivíduos em 177 municípios, incluindo as capitais dos estados, nas idades de 5 e 12 anos e nos grupos de 15 a 19, 35 a 44 e 65 a 74 anos de idade, além das condições bucais (cárie dentária, doença periodontal, fluorose dentária, oclusopatia e uso e necessidade de prótese dentária). Também foram coletadas informações referentes a condições socioeconômicas e demográficas, sobre o acesso e uso de serviços odontológicos, percepção da condição bucal e o relato de dor de dente.[19]

O dado mais significativo foi a redução da prevalência da cárie dentária na idade de 12 anos, em 1986, o CPO-D = 6,65; em 1996 CPO-D = 3,06; em 2002/03 CPO-D = 2,78; em 2010 CPO-D = 2,07.[16-19]

No Quadro 4 tem-se o resumo do artigo publicado pelos autores, sobre uma pesquisa de base populacional em adultos realizada no município de Guarulhos, que faz análise de variáveis comportamentais e as condições de doenças periodontais.

Um dos grandes desafios dos estudos transversais é coletar dados que possam ser representativos da população, garantindo,

Quadro 4	Exemplo de resumo de um estudo transversal sobre as condições periodontais

Frias AC, et al. (2011). Estudo de base populacional sobre as condições periodontais e determinantes socioeconômicos em adultos residentes no município de Guarulhos (SP), Brasil, 2006.

Objetivo: Este estudo descreveu a prevalência de condições periodontais e sua associação com variáveis demográficas, socioeconômicas e comportamentais em adultos de 35 a 44 anos residentes no município de Guarulhos, São Paulo, 2006.

Métodos: Foi realizado estudo transversal de base populacional com delineamento amostral por conglomerados. Os inquéritos e os exames foram realizados nos domicílios sorteados. Para avaliação da condição periodontal foi utilizado o índice *Community Periodontal Index* (CPI). Os dados foram apurados pelos programas EPIINFO 6 e STATA 10. Para o modelo de associação empregou-se a razão de prevalências (RP), calculada por meio de análise de regressão de Poisson, com correção para delineamento de amostras complexas e ponderação pelo peso populacional.

Resultados: Foram examinadas 263 pessoas em 237 domicílios. No estudo multivariado, com modelo ajustado para amostras complexas e ponderação populacional, a prevalência de sangramento gengival e cálculo dentário esteve associada significativamente ao fato de ser homem (RP = 1,12, p = 0,04), fumante (RP = 1,11, p = 0,01), ter menos de oito anos de estudo (RP = 1,14, p = 0,01) e não visitar o cirurgião-dentista (CD) há mais de dois anos (RP = 1,19, p = 0,00). Para a presença de bolsa periodontal, houve associação com adultos que relataram o hábito de fumar (RP = 1,71, p = 0,02) e apresentavam mais de dois anos sem frequentar o CD (RP = 1,97, p = 0,03).

Conclusão: Houve maior prevalência (62,7%) de indivíduos com sangramento gengival e cálculo dentário em relação à presença de bolsas periodontais rasas ou profundas (26,6%); as primeiras, reversíveis, têm possibilidades de resolução por meio de procedimentos de atenção básica em saúde bucal.

Palavras-chave: índice periodontal; estudos transversais; amostragem por conglomerados; fatores socioeconômicos; epidemiologia; periodontia.

Fonte: Frias, et al. (2011).[20]

dessa maneira, amostras probabilísticas com menor taxa de não resposta e evitando o viés na seleção. De acordo com Almeida Filho e Rouquayrol,[8] o aperfeiçoamento gradativo da arquitetura com delineamento amostral mais robusto possibilitou realizar a coleta de dados em domicílios, em grupos específicos de escolares ou idosos em casas de repouso ou ILPI (Instituto de Longa Permanência de Idosos), Inquéritos em serviços de Atenção Primária em Saúde ou Hospitais, Estudo em grupos de tratamento específico para o agravo de interesse na pesquisa.

Estudo de coorte

Estudo de coorte é um tipo de pesquisa com modelo observacional e analítico que estuda um grupo de pessoas por um período de tempo, ou seja, longitudinal e prospectivo. O delineamento de pesquisa pressupõe uma sequência lógica com a antecipação das possíveis causas e a posterior busca de desfecho em um grupo de indivíduos selecionados. A investigação tem um acompanhamento diacrônico (evolução no tempo), tendo como um dos objetivos determinar diferenças na velocidade com que surgem os agravos nos subgrupos e quais os fatores de riscos.

O termo *coorte* vem da forma como o exército romano organizava suas tropas; este era dividido em Legiões de aproximadamente 5.000 soldados, e cada Legião Roma dividia-se em 10 coortes (500 soldados). O termo "estudo de coorte" é definido por um grupo de pessoas que têm características específicas e são observadas ao longo de um tempo ou período, que pode ser meses, anos ou décadas. Esses indivíduos podem ter em comum nascer em uma certa cidade, serem acometidos por um evento (fator de risco) ou serem submetidos a uma intervenção clínica ou de tratamento. Temos como exemplo a Coorte de nascidos na cidade de Pelotas/RS,[21] que tem o acompanhamento das crianças nascidas em Pelotas em 1982. Outro exemplo de estudo de coorte foram os Moradores de Goiânia, expostos pela radiação de césio 137 no ano de 1987. Vendo o impacto em longo prazo, pode-se também observar os trabalhadores de uma fábrica, acompanhando a exposição a fatores de risco provavelmente por substância toxica, assim acompanhando ao longo da vida as possíveis doenças que são diagnosticadas, avaliando o processo saúde-doença ao longo dos ciclos de vida na comunidade selecionada.

O delineamento do estudo de coorte é o mais potente para avaliar o Risco Relativo do aparecimento da doença e os fatores determinantes do processo de adoecimento, sendo um estudo longitudinal, avaliando ao longo do tempo as ocorrências nos indivíduos. O acompanhamento da população selecionada deve ser antes da ocorrência da doença; os que já apresentam a doença ou desfecho são excluídos do estudo. Assim, devem-se identificar ao longo da pesquisa os grupos de expostos e não expostos, comparando os grupos com os efeitos da exposição, como o hábito de fumar e não fumar, a frequência de números de cigarros-dia e aqueles que pararam de fumar e por quanto tempo. Comparando os grupos, pode-se avaliar o risco de apresentar doenças cardiovasculares ou câncer de pulmão, o acompanhamento dos participantes e a observação dos efeitos, sua incidência e sua severidade a morbidade/mortalidade ou qualidade de vida deles. Assim, em um grupo grande de pessoas podem ser avaliadas na mesma coorte muitas variáveis e um grupo maior doenças que venham a ocorrer durante o acompanhamento da coorte. A **Figura 10** mostra o modelo esquemático para análise longitudinal do grupo de estudo do tipo coorte.

As limitações de um estudo de coorte são o alto custo da pesquisa e ter uma fonte de financiamento constante enquanto durar o período da coorte. Outro ponto desfavorável é o longo tempo da pesquisa, o que pode levar a mudança dos pesquisadores ao longo do processo. Também ocorre a perda de participante do grupo selecionado inicialmente na pesquisa, pois algumas pessoas podem mudar de endereço ou abandonar a pesquisa; outro fator é a ocorrência de morte por outras causas. Assim, o número de pessoas a serem estudadas deve ser grande, de modo que o delineamento amostral deve ter como alinhamento a reposição das perdas

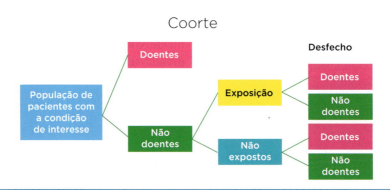

FIGURA 10 Modelo esquemático do tipo de estudo de coorte.

ao longo da pesquisa. Os estudos de coorte não são adequados para casos de doenças raras ou com baixa frequência na população.

A pesquisa no **Quadro 5**, conduzida por Teixeira et al.,[22] é sobre a perda dentária em idosos de uma coorte na cidade de São Paulo. Essa pesquisa está aninhada ao inquérito sobre Saúde, bem-estar e envelhecimento – SABE – que foi coordenado pela Organização Pan-Americana de Saúde (OPAS/OMS) como um inquérito multicêntrico sobre saúde e bem-estar de pessoas idosas em sete centros urbanos na América Latina e Caribe. O Centro para Demografia e Ecologia da Universidade de Wisconsin-Madison financiou a realização do SABE,[23] provendo o

Quadro 5	Exemplo de resumo de um estudo de coorte em idosos

Teixeira DSC, et al. (2016). Estudo prospectivo da perda dentária em uma coorte de idosos dentados.

Este trabalho teve como objetivo avaliar fatores associados à perda dentária entre idosos de 60 anos e mais de idade num período de observação de quatro anos. Uma coorte de idosos dentados representativa da população da cidade de São Paulo, Brasil, participou do estudo. O desfecho foi a incidência de dentes perdidos entre os anos de 2006 a 2010. As variáveis independentes características demográficas, socioeconômicas, de uso e acesso a serviços de saúde, comportamento, morbidade referida, estado cognitivo, capacidade funcional, estado da dentição e uso de prótese foram medidas em 2006 e o desfecho em 2010. Utilizaram-se modelos de regressão binomial negativa. Participaram 440 indivíduos dentados. A análise final mostrou maior probabilidade de perda dentária em idosos que utilizavam duas próteses removíveis (RR = 1,57; IC95%: 1,02-2,41), que avaliaram sua saúde bucal como regular (RR = 1,62; IC95%: 1,11-2,36), ou ruim/muito ruim (RR = 1,87; IC95%: 1,11-3,17), do sexo masculino (RR = 1,74; IC95%: 1,28-2,37), e que moravam sozinhos (RR = 2,03; IC95%: 1,11-3,72).

Fonte: Teixeira, et al. (2016).

delineamento desse estudo de coorte entre idoso acima de 60 anos de idade. O inquérito foi conduzido em Bridgetown (Barbados); Buenos Aires (Argentina); São Paulo (Brasil); Santiago (Chile); Havana (Cuba); Cidade do México (México); e Montevidéu (Uruguai), e a cada 5 anos novos inquéritos são realizados no Brasil. A pesquisa é conduzida pela Faculdade de Saúde Pública da USP, com financiamento da Fapesp (Fundação de Amparo à Pesquisa do Estado de São Paulo).

Estudo de caso-controle

O estudo de caso-controle é uma pesquisa observacional, longitudinal retrospectiva. A partir de casos (doenças) diagnosticados, busca-se no passado da pessoa os fatores que possam ser as possíveis causas da doença no momento presente (**Figura 11**). Assim, tem como base os prontuários médicos ou entrevista com as pessoas doentes. Para efeito de comparação, seleciona-se um grupo-controle que deve apresentar as mesmas características demográficas (sexo, idade, escolaridade) e econômicas (renda, local de moradia, saneamento básico), para realização das comparações e análise. No grupo-controle, os indivíduos não podem apresentar a doença pesquisada. Esse tipo de estudo é muito utilizado em doenças raras ou de baixa prevalência populacional; logo, parte-se dos casos e se faz uma retroavaliação das possíveis causas no passado.

A seleção dos casos é um ponto crítico, pois levam-se em conta os critérios de diagnósticos, estágio da doença quando o caso é incluído na pesquisa. Esse estudo parte de casos confirmados. Como estudo de doenças de baixa prevalência na população, é mais prudente a busca de caso em locais onde essas pessoas acometidas pela doença

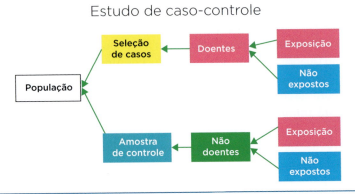

FIGURA 11   Modelo esquemático do tipo de estudo de caso-controle.

são atendidas, como um serviço ou hospital de referência para aquele agravo.

Na seleção dos indivíduos considerados como controles e na realização com o "pareamento", esse indivíduo controle deve apresentar a máxima similitude com o caso (doente). Assim, para cada caso tem-se como regra trabalhar um ou dois controles da mesma idade, sexo e condições econômicas e sociais. Desse modo, busca-se o controle entre vizinhos, parentes, que trabalham juntos ou estudam na mesma escola ou mantenham proximidade com o caso, realizando assim o processo de pareamento.

Limitações do estudo, busca de informações em banco de dados ou prontuários não estarem completas ou serem imprecisos, além de contar com a memória dos pacientes em relação a hábitos, comportamentos, estilos de vida e tempo/frequência de exposição a fatores de risco pesquisados, como as variáveis pesquisadas como possíveis fatores de risco/doença dos casos e controles, estão baseadas na memória passada ou em registros que não tinham como finalidade de pesquisa. Pode-se ter muitos vieses de dados, podendo assim fragilizar as conclusões da pesquisa. Dessa forma, a busca por pareamento mais preciso, a ampliação de variáveis de análise e a identificação de variáveis de "confundimento" (distorcem os resultados) possibilitam resultado e análises mais fidedignas.

Quanto aos resultados das pesquisas de caso-controle, não é possível realizar inferência de estatísticas para a população ou informar a prevalência do agravo para parâmetros populacionais. Por ser um estudo delineado em um grupo pequeno de casos comparado com um controle pareado e selecionado, as medidas possíveis realizadas são o nível de exposição aos fatores de risco à doença e a determinação da razão de chances (*odds ratio* – OR) entre casos e controle.

Um estudo emblemático foi o realizado por Gregg,[24] a partir de casos de crianças que haviam passado no oftalmologista por apresentar catarata congênita. A partir da consulta dos registros médicos do oftalmologista, identificou-se que mais que haviam sido contaminadas por rubéola durante a gestação; seus filhos tinham maiores chances de apresentar problemas de cataratas congênitas. O Quadro 6 apresenta informações a respeito da pesquisa de Teixeira et al.[25] sobre a fluorose dentária, em crianças de Fortaleza. Nesse estudo, considerou-se

Quadro 6 — Exemplo de resumo de um estudo de caso-controle sobre os fatores de risco e proteção para fluorose

Teixeira AKM, et al. (2010). Análise dos fatores de risco ou de proteção para fluorose dentária em crianças de 6 a 8 anos em Fortaleza, Brasil.

Objetivo: Investigar os fatores de risco ou de proteção para a fluorose dentária na dentição permanente de crianças de 6 a 8 anos em um bairro no Município de Fortaleza, Brasil.

Métodos: Esse estudo de caso-controle incluiu 67 crianças com fluorose nos incisivos superiores e inferiores permanentes erupcionados, conforme o índice de Dean, e 57 controles. A presença de fluorose foi determinada como variável dependente. Os dados acerca das variáveis independentes foram obtidos através de entrevistas com os pais das crianças. O teste exato de Fisher foi utilizado para verificar a existência de associação entre fluorose e as variáveis independentes. Foi calculada a razão de chances (*odds ratio*, OR) para verificar a associação e a probabilidade de fluorose no grupo-caso, ambos com significância de 95 por cento.

Resultados: Houve associação significativa da fluorose com tipo de moradia (própria, alugada ou ocupada), mas não com fonte de água para consumo ou uso de dentifrícios fluoretados e suplementos de flúor. Na análise univariada, o risco de fluorose foi maior em crianças que iniciaram o consumo de leite em pó reconstituído com água antes dos 2 anos de idade (OR = 4,53; IC95 por cento: 1,07 a 26,74) e nas que não mamaram (OR = 6,66; IC95 por cento: 1,61 a 38,62). Na análise multivariada, somente a amamentação apresentou associação com a fluorose (4,54; IC95 por cento: 1,21 a 16,66).

Conclusões: A amamentação se configurou como fator de proteção contra a fluorose. É preciso estabelecer critérios de classificação mais específicos para permitir a investigação de relações entre fluorose e classe socioeconômica.

Fonte: Teixeira, et al. (2016).

a razão de chances de condições sociais em relação à proteção para a fluorose dentária.

Há uma aproximação entre os dois tipos de estudo, o de coorte e o caso-controle. As diferenças que os aproximam. Embora os dois estudos sejam observacionais em um grupo de indivíduos e longitudinais, e haja observações e registros feitos ao longo do tempo do estudo, há diferenças marcantes. Os estudos de coorte têm início em grupo de pessoas saudáveis e a partir de causas (fatores de risco), o tempo e os eventos vitais, que irão definir os grupos acometidos pelas doença, ou seja, parte-se da causa para o efeito. Isto posto, é necessário um agravo com relativa prevalência entre a população, já o estudo de caso-controle tem um vetor inverso. Parte-se da doença e de grupos de doentes e buscam-se fatores de risco no histórico de vida. Outro ponto: os resultados são comparados no estudo de coorte através do cálculo de risco (risco relativo – RR). Já para o estudo de coorte utiliza-se o cálculo da razão de chances (*odds ratio* – OR). Outro ponto importante é que os estudos de coorte são muito mais caros e em alguns demora-se alguns anos para obter os primeiros resultados.

ESTILO DE ESCRITA

Escrever, escrever e escrever. Esse mantra é repetido muitas vezes. Vê-se com os alunos de diferentes estágios de formação graduação, mestrado e doutorado a grande dificuldade nesse processo. Em primeiro lugar, um grande problema na formação de nossos profissionais que não foram lapidados no período da educação básica no desenvolvimento das habilidades da escrita e da análise dos textos e ideias. Isso tem expressão direta na grande dificuldade de colocar no papel suas próprias ideias sobre o projeto. Um segundo ponto é o grande avanço tecnológico que cada vez mais afasta pessoas da escrita, limitando-se à escrita nas redes sociais; e um outro ponto é a grande dificuldade de exposição das dificuldades e limitações. Os alunos querem que a primeira tentativa da escrita seja perfeitamente irretocável. Uma ferramenta potente na escrita de projetos e artigos são os protocolos, ou seja, seguir as normas como o da ABNT (Associação Brasileira de Normas Técnicas) ou Normas de Vancouver, que são requisitos uniformes da Comissão Internacional de Editores de Revistas Médicas, adotados na área das ciências em saúde de todo o mundo.

Há também consenso entre os editores de revista sobre normas, dependendo dos tipos de estudos, conforme o **Quadro 7**, que apresenta uma sequência lógica na forma da escrita como na organização das ideias e conteúdo a serem apresentados, facilitando que tanto os autores dos artigos como os editores pontuem a avaliação baseada em parâmetros técnicos.

As revisões sistemáticas assumem um papel primordial na decisão clínica em relação a diagnóstico e tratamento, do dentista ou médico ou qualquer profissional da saúde. Será que a tomada de decisão deve ser de forma onipotente? Ou seja, baseada apenas em propaganda de revendedor ou nas preferências (e experiências) pessoais dos profissionais, embora seja esse profissional que irá tomar a decisão da compra e do uso dos produtos em seu paciente.

A nova pirâmide de evidências, proposta por Murad et al. **(Figura 12)**,[26] indica que

Quadro 7	Parâmetros para trabalhos e artigos científicos segundo o delineamento do estudo
Consort	Para relatos de ensaios clínicos e estudos randomizados
Prisma	Para revisão sistemática e metanálise
STROBE	Para estudos observacionais de epidemiologia: estudos transversais, caso-controle e estudos de coorte
Moose	Estudos de metanálise em estudos observacionais em epidemiologia
RATS	Estudos qualitativos

as menores evidências estão na base da pirâmide, na qual encontramos os relatos de um caso clínico e de uma série de casos em contraponto com o maior nível de evidências, que estão exatamente nas revisões sistemáticas e metanálises. Então, se um profissional busca o maior grau de evidência, deve ir ao topo da pirâmide.

> Será que decisões mais assertivas e baseadas na revisão sistemática de estudos publicados sobre eficácia, eficiência com rigor científico não são melhores argumentos que propagandas e preferências pessoais? Assim, apropriar-se de rotinas de leitura de artigos ou participar de grupos de pesquisas possibilita a formação de profissionais mais responsáveis com decisões clínicas mais fundamentadas e baseadas em evidências científicas.

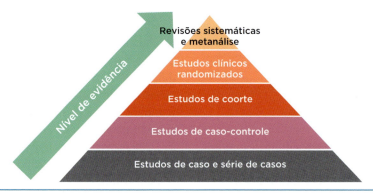

FIGURA 12 Nova pirâmide de evidência.[26]
Fonte: Adaptada de Murad et al., 2016.

Muito embora o avanço tecnológico tenha possibilitado a ampliação no acesso a informações e dados, atualmente estamos diante de um dilema – o excesso de publicações, que nos obriga a desenvolver habilidades para realizar um processo de seleção de artigos, identificando os que estão publicados em periódicos considerados relevantes e indexados, evitando artigos que apresentam erros de metodologia e viés de interpretação e análise dos resultados. A comunidade médica e odontológica, como também a população, repudia a prática de profissionais quando estes prescrevem tratamento errado ou receitam medicação ineficaz ao tratamento dos pacientes. É uma conduta a ser coibida e considerada antiética, mas muitas vezes nos deparamos com pesquisas pobres metodologicamente, que trazem conclusões equivocadas e divergentes nos resultados, utilizando assim para análise deles instrumentos estatísticos inadequados para os métodos empregados com viés na amostra. Embora a pressão por publicações leve a distorções dos resultados, conforme apresentado em artigos,[27-29] devemos ter um bom crivo na leitura de artigos relevantes e consistentes.

Para a realização de uma revisão sistemática com ou sem metanálise não é recomendado um voo solo, ou seja, trabalhar sozinho; é necessária sim a composição de uma equipe de trabalho para a realização do projeto de pesquisa e principalmente o treinamento dessa equipe (Okoli, 2019).[30] Também recomenda-se a utilização de um guia que é um conjunto mínimo de etapas que, segundo o Quadro 8, apresenta oito passos a serem seguidos.[30]

Há também para a condução e elaboração da pesquisa de revisão da literatura as diretrizes propostas pelo Prisma (em inglês, *Preferred Reporting Items for Systematic*

Quadro 8 — Um guia de oito passos para realizar uma revisão sistemática de literatura

1. Identifique o objetivo: o primeiro passo em qualquer revisão exige que os revisores identifiquem claramente o propósito da revisão e os objetivos pretendidos, o que é necessário para que a revisão seja explícita para seus leitores.

2. Planeje o protocolo e treine a equipe: para qualquer revisão que empregue mais de um revisor, os revisores precisam estar completamente esclarecidos e de acordo sobre o procedimento que seguirão, o que exige tanto um detalhado protocolo escrito quanto treinamento para todos os revisores a fim de garantir consistência em como executarão a revisão.

3. Aplique uma seleção prática: também chamada de seleção para inclusão, essa etapa exige que os revisores sejam explícitos sobre quais estudos consideraram para a revisão e quais eliminaram sem maior exame (uma parte muito necessária de qualquer revisão de literatura). Para os estudos excluídos, os revisores devem indicar suas razões práticas para não os considerar e justificar como o resultado da revisão ainda pode ser abrangente, dados os critérios práticos de exclusão.

4. Busque a bibliografia: os revisores precisam ser explícitos ao descrever os detalhes da pesquisa bibliográfica e precisam explicar e justificar como garantiram a abrangência da pesquisa.

5. Extraia os dados: após os revisores identificarem todos os estudos que devem ser incluídos, precisam extrair sistematicamente as informações aplicáveis de cada estudo.

6. Avalie a qualidade: também chamada de seleção para exclusão, os revisores precisam declarar explicitamente os critérios utilizados para julgar quais artigos serão excluídos por qualidade insuficiente. Os pesquisadores precisam classificar a qualidade de todos os artigos incluídos, dependendo das metodologias de pesquisa que empregam.

7. Sintetize os estudos: também conhecido como análise, este passo envolve combinar os fatos extraídos dos estudos, usando técnicas quantitativas ou qualitativas apropriadas ou ambas.

8. Escreva a revisão: além dos princípios e padrões a serem seguidos na escrita de artigos científicos, o processo de uma revisão sistemática de literatura precisa ser descrito com detalhes suficientes de maneira que outros pesquisadores possam, independentemente, reproduzir seus resultados.

Fonte: Okoli (2019).

Reviews and Meta-Analyses),[31] sendo compostas por 27 itens e um fluxograma para elaboração da pesquisa. O objetivo do Prisma é ajudar os autores a melhorarem o relato de revisões sistemáticas e metanálises,[31] apresentadas no **Quadro 9**, e o fluxo de informação com distintas fases e etapas de uma revisão sistemática, apresentado na **Figura 13**.

Os passos para a realização de uma revisão sistemática também são determinados em publicações do *Cochrane Handbook*,[32] produzidas pela Colaboração Cochrane, que recomenda que a revisão sistemática seja efetuada em passos, cada um deles no curso oferecido pelo Centro Cochrane do Brasil **(Quadro 10)**, Colaboração Cochrane (Higgins et al., 2019).[32] Uma revisão sistemática é uma revisão de uma pergunta formulada de maneira clara, que utiliza métodos sistemáticos e explícitos para identificar, selecionar e avaliar criticamente pesquisas relevantes, e coletar e analisar dados desses estudos que são incluídos na revisão. É recomendado que os protocolos de pesquisa

Quadro 9		Itens do *checklist* – Prisma a serem incluídos no relato de revisão sistemática ou metanálise
Tópico		**Itens do *checklist* – PRISMA**
Título	1	Identifique o artigo como uma revisão sistemática, metanálise ou ambos.
Resumo estruturado	2	Apresente um resumo estruturado incluindo, se aplicável: referencial teórico; objetivos; fonte de dados; critérios de elegibilidade; participantes e intervenções; avaliação do estudo e síntese dos métodos; resultados; limitações; conclusões e implicações dos achados principais; número de registro da revisão sistemática.
Introdução	3	Descreva a justificativa da revisão no contexto do que já é conhecido.
Objetivo	4	Apresente uma afirmação explícita sobre as questões abordadas com referência a participantes, intervenções, comparações, resultados e delineamento dos estudos (PICOS, acrônimo para: *P*, paciente/população; *I*, intervenção; *C*, comparação/controle; *O*, desfecho; *S*, especificações do tipo de estudo).
Método		
Protocolo e registro	5	Indique se existe um protocolo de revisão, se e onde pode ser acessado (p. ex., endereço eletrônico), e, se disponível, forneça informações sobre o registro da revisão, incluindo o número de registro.
Critérios de elegibilidade	6	Especifique características do estudo (p. ex., PICOS, extensão do seguimento) e características dos relatos (p. ex., anos considerados, idioma, a situação da publicação) usadas como critérios de elegibilidade, apresentando justificativa.
Fonte de informação	7	Descreva todas as fontes de informação na busca (p. ex., base de dados com datas de cobertura, contato com autores para identificação de estudos adicionais) e data da última busca.
Busca	8	Apresente a estratégia completa de busca eletrônica para pelo menos uma base de dados, incluindo os limites utilizados, de forma que possa ser repetida.
Seleção de estudos	9	Apresente o processo de seleção dos estudos (isto é, rastreados, elegíveis, incluídos na revisão sistemática, e, se aplicável, incluídos na metanálise).
Processo de coleta de dados	10	Descreva o método de extração de dados dos artigos (p. ex., formulários piloto, de forma independente, em duplicata) e todos os processos para obtenção e confirmação de dados dos pesquisadores.

continua

Capítulo 3 — Metodologia da pesquisa e comunicação científica — 53

Quadro 9	Itens do *checklist* – Prisma a serem incluídos no relato de revisão sistemática ou metanálise (*Continuação*)

Método (*continuação*)

Lista de dados	11	Liste e defina todas as variáveis obtidas dos dados (p. ex., PICOS, fontes de financiamento) e quaisquer suposições ou simplificações realizadas.
Risco de viés em cada estudo	12	Descreva os métodos usados para avaliar o risco de viés em cada estudo (incluindo a especificação se foi feito no nível dos estudos ou dos resultados), e como essa informação foi usada na análise de dados.
Medidas de sumarização	13	Defina as principais medidas de sumarização dos resultados (p. ex., risco relativo, diferença média).
Síntese dos resultados	14	Descreva os métodos de análise dos dados e combinação de resultados dos estudos, se realizados, incluindo medidas de consistência (p. ex., I2) para cada metanálise.
Risco de viés entre estudos	15	Especifique qualquer avaliação do risco de viés que possa influenciar a evidência cumulativa (p. ex., viés de publicação, relato seletivo nos estudos).
Análises adicionais	16	Descreva métodos de análise adicional (p. ex., análise de sensibilidade ou análise de subgrupos, metarregressão), se realizados, indicando quais foram pré-especificados.

Resultados

Seleção dos estudos	17	Apresente números dos estudos rastreados, avaliados para elegibilidade e incluídos na revisão, razões para exclusão em cada estágio, preferencialmente por meio de gráfico de fluxo.
Características dos estudos	18	Para cada estudo, apresente características para extração dos dados (p. ex., tamanho do estudo, PICOS, período de acompanhamento) e apresente as citações.
Risco de viés em cada estudo	19	Apresente dados sobre o risco de viés em cada estudo e, se disponível, alguma avaliação em resultados (ver item 12).
Resultados de estudos individuais	20	Para todos os desfechos considerados (benefícios ou riscos), apresente para cada estudo: (a) sumário simples de dados para cada grupo de intervenção e (b) efeitos estimados e intervalos de confiança, preferencialmente por meio de gráficos de floresta.
Síntese dos resultados	21	Apresente resultados para cada metanálise feita, incluindo intervalos de confiança e medidas de consistência.
Risco de viés entre estudos	22	Apresente resultados da avaliação de risco de viés entre os estudos (ver item 15).
Análises adicionais	23	Apresente resultados de análises adicionais, se realizadas (p. ex., análise de sensibilidade ou subgrupos, metarregressão [ver item 16]).

Discussão

Sumário da evidência	24	Sumarize os resultados principais, incluindo a força de evidência para cada resultado; considere sua relevância para grupos-chave (p. ex., profissionais da saúde, usuários e formuladores de políticas).
Limitações	25	Discuta limitações no nível dos estudos e dos desfechos (p. ex., risco de viés) e no nível da revisão (p. ex., obtenção incompleta de pesquisas identificadas, viés de relato).
Conclusões	26	Apresente a interpretação geral dos resultados no contexto de outras evidências e implicações para futuras pesquisas.
Financiamento	27	Descreva fontes de financiamento para a revisão sistemática e outros suportes (p. ex., suprimento de dados); papel dos financiadores na revisão sistemática.

Fonte: Galvão, et al. (2015).

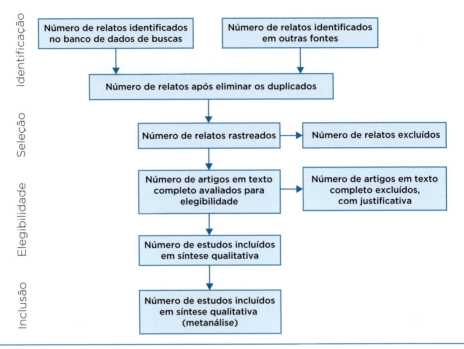

FIGURA 13 Fluxo da informação com as diferentes fases de uma revisão sistemática.
Fonte: Galvão, et al. (2015).[31]

| Quadro 10 | Manual Cochrane |

Manual Cochrane para revisões sistemáticas é o guia oficial que descreve em detalhes o processo de preparação e manutenção de revisões sistemáticas sobre os efeitos das intervenções de saúde. O manual inclui orientação sobre os métodos padrão aplicáveis a cada revisão (planejamento de uma revisão, pesquisa e seleção de estudos, coleta de dados, avaliação de risco de viés, análise estatística, GRADE (em inglês, *Grading the quality of evidence and the strength of recommendations*) e interpretação de resultados), bem como tópicos mais especializados (estudos não randomizados, efeitos adversos, intervenções complexas, equidade, economia, resultados relatados pelo paciente, dados individuais do paciente, metanálise prospectiva e pesquisa qualitativa).

Os Padrões MECIR (em inglês, *Methodological Expectations for Cochrane Intervention Reviews*) para a condução de uma Revisão de Intervenção Cochrane fornecem expectativas para a abordagem metodológica geral a ser seguida desde a concepção da revisão até a interpretação dos resultados no final. Eles devem ser consultados principalmente ao preparar o protocolo para a revisão. O protocolo descreve a questão da revisão, os critérios para considerar os estudos para a revisão e os métodos que serão seguidos para identificar, avaliar, resumir e sintetizar os estudos.

A Cochrane abriu o caminho ao disponibilizar protocolos aos leitores da Biblioteca Cochrane. Eles garantem a transparência em como as revisões são preparadas e permitem que os métodos planejados sejam avaliados. A especificação da questão da revisão (por meio da definição dos objetivos da revisão) e os critérios para a inclusão de estudos são essenciais para o sucesso da revisão, e as duas primeiras seções dos padrões tratam dessas tarefas. A seção a seguir aborda a seleção dos resultados de interesse, um aspecto importante que deve ser pré-especificado com cuidado para evitar a necessidade de decisões *post hoc* que podem ser influenciadas pelos dados.

sejam publicados como forma de garantir visibilidade e acessibilidade para as análises, e evitando a duplicidade de pesquisas a publicação de registro do protocolo deve ser realizada no sistema PROSPERO (em inglês, *International Prospective Register of Ongoing Systematic Reviews*).[33] Esse sistema para auxiliar a redação do protocolo utiliza o *checklist* Prisma.[31] Caso ao longo do desenvolvimento dele ocorra alguma modificação no protocolo, ele deve ser informado, documentado e justificado, garantindo assim a transparência da revisão sistemática.

Para evitar viés de análise na revisão sistemática, os métodos de seleção e análise dos dados são estabelecidos antes de a revisão ser conduzida, num processo rigoroso e bem definido.[34] A revisão sistemática inicia-se com a elaboração da questão clínica, ou seja, o objetivo principal, e de um projeto de revisão. A seguir é realizada uma ampla busca da literatura com o objetivo de se identificar o maior número possível de estudos relacionados à questão. Uma vez selecionados, aplicam-se critérios para avaliação da qualidade metodológica conforme o delineamento do estudo original.[35] Como as revisões realizadas pela Colaboração Cochrane avaliam efetividade de intervenções, apenas ensaios clínicos controlados, em sua maioria randomizados, são incluídos. Quando os estudos forem semelhantes, os resultados podem ser finalmente sintetizados numa metanálise.[36]

A pesquisa mostrada no Quadro 11, conduzida por Soares et al.,[37] determina a gravidade da cárie dentária em povos indígenas sul-americanos e teve como resultado na estratégia de busca recuperar 698 estudos, dos quais 70 artigos completos foram avaliados para elegibilidade e 28 foram incluídos na análise qualitativa. Finalmente, 18 artigos foram incluídos na metanálise. O ano de publicação variou de 1964 a 2018. Ceo-d

| Quadro 11 | Gravidade da cárie dentária em povos indígenas sul-americanos |

Soares, et al. (2019). Dental caries in South American Indigenous peoples: A systematic review.

Objetivo: Determinar a gravidade da cárie dentária em povos indígenas sul-americanos.

Métodos: Foi realizada uma revisão sistemática sobre a gravidade da cárie dentária em povos indígenas sul-americanos usando as seguintes bases de dados eletrônicas: MEDLINE/PubMed, SCOPUS, SciELO, LILACS e literatura cinza até março de 2018. A busca na literatura foi realizada até março de 2018. Sem restrições no idioma ou ano de publicação. A análise descritiva e metanálise dos estudos foram realizadas para determinar o índice ceo-d/CPO-D médio (dentes cariados, perdidos e obturados) e as tendências temporais para as faixas etárias selecionadas.

Resultados: A estratégia de busca recuperou 698 estudos, dos quais 70 artigos completos foram avaliados para elegibilidade e 28 foram incluídos na análise qualitativa. Finalmente, 18 artigos foram incluídos na metanálise. O ano de publicação variou de 1964 a 2018. Ceo-d médio para crianças de 5 anos foi 5,73 (IC 95% 4,67-6,79), e CPO-D médio para crianças de 12 anos foi 3,14 (IC 95% 1,88-4,40). O CPO-D estimado para 15-19 anos, 35-44 anos e 65-74 anos foi 5,53 (IC 95% 2,97-8,09), 19,41 (IC 95% 11,88-26,93) e 28,19 (24,83-31,55), respectivamente. O CPO-D foi maior do que o relatado em pesquisas com a população geral no Brasil, Chile, Uruguai e Venezuela para todas as faixas etárias com dados disponíveis. Heterogeneidade foi observada em todas as faixas etárias, variando de 79,7 a 99,7%.

Conclusão: A cárie dentária continua sendo um problema de saúde pública significativo para os povos indígenas sul-americanos. São necessárias estratégias de prevenção e tratamento que considerem as especificidades culturais.

Fonte: Soares et al. (2019).

médio para crianças de 5 anos foi 5,73 (IC 95% 4,67-6,79), e CPO-D médio para crianças de 12 anos foi 3,14 (IC 95% 1,88-4,40). O CPO-D estimado para 15-19 anos, 35-44 anos e 65-74 anos foi 5,53 (IC 95% 2,97-8,09), 19,41 (IC 95% 11,88-26,93) e 28,19 (24,83-31,55), respectivamente.

REFERÊNCIAS BIBLIOGRÁFICAS

1. CIHR – Canadian Institutes of Health Research. More about knowledge translation at CIHR: knowledge translation definition [Internet]. Ottawa (ON), Canada; 2016 [cited 2019 Aug 01]. Available from: cihr-irsc.gc.ca/e/29418.html#7.
2. Choi BC. Understanding the basic principles of knowledge translation. Journal of Epidemiology e Community Health. 2005;59(2):93-93.
3. OPAS/OMS. Disponível em: paho.org/bra/index.php?option = com_ contenteview = articleeid = 6101:covid19eItemid = 875#datas-noticificacoes who.int/docs/default-source/coronaviruse/situation-reports/20200814-covid-19-sitrep-207.pdf?sfvrsn = 2f2154e6_2eua = 1.
4. Minayo MCS. O desafio do conhecimento – Pesquisa Qualitativa em Saúde. 12. ed. São Paulo: Editora Hucitec; 2010.
5. Almeida Filho N. Epidemiologia sem Números: Uma Introdução Crítica à Ciência Epidemiológica. Rio de Janeiro: Campus; 1989.
6. Almeida Filho N, Rouquayrol MZ. Introdução à Epidemiologia Moderna. Rio de Janeiro: APCE/Abrasco; 1990.
7. Pereira M. Epidemiologia: teoria e prática. Rio de Janeiro: Guanabara Koogan; 1995.
8. Rouquayrol MZ, Almeida Filho N. Epidemiologia e Saúde. 6. ed. Rio de Janeiro: Medsi; 2003. p. 499-513.
9. Junqueira SR, Frias AC, Zilbovicius C, Araujo ME. Saúde bucal e uso dos serviços odontológicos em função do Índice de Necessidades em Saúde: São Paulo, 2008. Ciênc. Saúde Coletiva. abr. 2012;17(4):1015-1024.
10. Martins RS, Eduardo MBP, Nascimento AF. Tendência temporal da mortalidade por doenças infecciosas intestinais em crianças menores de cinco anos de idade, no estado de São Paulo, 2000-2012. Epidemiol Serv Saúde. jul.-set. 2016;25(3):541-552.
11. Viegas AR. Odontologia sanitária – aspectos preventivos da cárie dentária. São Paulo: Massao Ohno-USP; 1961.
12. Arnold FAJ, Likins RC, Russell AL, Scott DB. Fifteenth year of the Grand Rapids fluoridation study. J America Dental Assoc. 1962;65:780-5.
13. Chaves MM. Odontologia Social. 3. ed. Rio de Janeiro: Artes Médicas; 1986.
14. Buendia OC. Situação atual da fluoretação de águas de abastecimento público no Estado de São Paulo. Rev Saúde Pública. 1983;17:226-32.
15. Narvai PC. Cárie dentária e flúor: uma relação do século XX. Ciência e Saúde Coletiva. 2000;5(2):381-92.
16. Brasil. Ministério da Saúde. Divisão Nacional de Saúde Bucal. levantamento epidemiológico em Saúde Bucal: Brasil, zona urbana, 1986. Brasília: MS; 1988. (Série C. Estudos e Projetos).
17. Roncalli AG. Levantamento Epidemiológico em Saúde Bucal – 1ª etapa – Cárie Dental, 1996. Relatório Paralelo. 1998 [citado 22 jul. 2020]. Disponível em: saude.gov.br/bucal.
18. Brasil. Ministério da Saúde. Secretária de Atenção à Saúde. Departamento de Atenção Básica. Projeto SB Brasil 2003: condições de saúde bucal da população Brasileira 2002-2003: resultados principais. Brasília: Ministério da Saúde: 2004. [citado 22 jul. 2020]. Disponível em: 189.28.128.100/dab/docs/portaldab/documentos/04_0347_M.pdf.
19. Brasil. Ministério da Saúde. Secretaria de Vigilância em Saúde. Secretaria de Atenção à Saúde. Coordenação Nacional de Saúde Bucal. SB2010. Pesquisa Nacional de Saúde Bucal. Resultados principais. Brasília: MS; 2011 [citado 22 jul. 2020]. Disponível em: bvsms.saude.gov.br/bvs/publicacoes/pesquisa_nacional_saude_bucal.pdf.
20. Frias AC, Antunes JLF, Fratucci MVB, Zilbovicius C, Junqueira SR, Souza SF, Yassui EM. Estudo de base populacional sobre as condições periodontais e determinantes socioeconômicos em adultos residentes no município de Guarulhos (SP), Brasil, 2006. Revista Brasileira de Epidemiologia. 2011;14(3):495-507. doi.org/10.1590/S1415-790X2011000300014
21. Barros FC, Victora CG, Horta BL, Gigante DP. Metodologia do estudo da coorte de nascimen-

tos de 1982 a 2004-5. Pelotas, RS. Rev Saúde Pública. 2008;42(Supl. 2):7-15.

22. Teixeira DSC, Frazão P, Alencar GP, Baquero OS, Narvai PC, Lebrão ML, Duarte YAO. Estudo prospectivo da perda dentária em uma coorte de idosos dentados, Cad. Saúde Pública, Ago 2016; 32(8):08. Disponível em: doi.org/10.1590/0102-311X0001721.

23. Lebrão ML, Duarte YAO. SABE – Saúde, Bem-estar e Envelhecimento – O Projeto Sabe no município de São Paulo: uma abordagem inicial. Brasília: Organização Pan-Americana da Saúde; 2003.

24. Gregg NM. Congenital cataract following German measles in the mother. Trans Ophthalmol Soc Aust. 1941;3:35-46.

25. Teixeira AKM, Menezes LMB, Dias A, Alencar CHM, Almeida MEL. Análise dos fatores de risco ou de proteção para fluorose dentária em crianças de 6 a 8 anos em Fortaleza, Brasil. Rev. Panam. Salud Pública = Pan Am. J. Public Health. Dec. 2010;28(6):421-428.

26. Murad MH, Asi N, Alsawas M, Alahdab F. New evidence pyramid, Evid Based Med. 2016. Disponível em: dx.doi.org/10.1136/ebmed-2016-110401.

27. Pocock SJ, Hughes MD, Lee RJ. Statistical problems in the reporting of clinical trials. Asurvey of three medical journals. N Engl J Med. 1987;317:426-32.

28. Gotzsche PC. Methodology and overt and hidden bias in reports of 196 double-blind trials of non--steroidal anti-inflammatory drugs in rheumatoid arthritis. Controlled Clin Trials. 1989; 10:31-59.

29. Williams HC, Seed P. Inadequate size of negative clinical trials in dermatology. Br J Dermatol. 1993;128:317-26.

30. Okoli C. Guia para realizar uma revisão sistemática da literatura. Tradução de Duarte DWA. Revisão técnica e introdução de João Mattar. EaD em Foco, 2019;9 (1): e748. DOI: doi.org/10.18264/eadf.v9i1.748.

31. Galvão TF, Pansani TSA, Harrad D. Principais itens para relatar Revisões sistemáticas e Metanálises: A recomendação PRISMA, Tradução, Epidemiol. Serv. Saúde [on-line]. 2015;24(2) [cited 2020-09-07]:335-342. doi.org/10.5123/S1679-49742015000200017.

32. Higgins JPT, Thomas J, Chandler J, Cumpston M, Li T, Page MJ, Welch VA. (eds.). Cochrane Handbook for Systematic Reviews of Interventions version 6.0 (updated July 2019). Cochrane, 2019. Available from: training.cochrane.org/handbook. methods.cochrane.org/methodological-expectations-cochrane--intervention-reviews.

33. NIHS – Guidance notes for registering a systematic review protocol with PROSPERO, York, UK, May 2016. Disponível em: crd.york.ac.uk/prospero/.

34. Atallah NA, Castro AA. Revisão Sistemática e Metanálises. In: Evidências para melhores decisões clínicas. São Paulo: Lemos Editorial; 1998.

35. Clarke M, Horton R. Bringing it all together: Lancet-Cochrane collaborate on systematic reviews. Lancet. June 2, 2001;357:1728.

36. Mulrow CD. Rationale for systematic reviews. BMJ. 1994;309:597-599.

37. Soares GH, Pereira NF, Biazevic MGH, Braga MM, Michel-Crosato E. Dental caries in South American Indigenous peoples: A systematic review. Community Dent Oral Epidemiol. 4, 2019;47(2):142-152.

CAPÍTULO

4 Sistema Único de Saúde e Estratégia Saúde da Família

Sílvia Helena de Carvalho Sales-Peres | Gerson Aparecido Foratori Junior | Adriana Maria Fuzer Grael Tinós

INTRODUÇÃO

O Brasil é considerado o único país com mais de 200 milhões de habitantes que possui sistema de saúde público universal.[1] Pressupõe-se que o Sistema Único de Saúde (SUS) tenha sido inspirado no sistema público de saúde do Reino Unido (National Health Service – NHS), criado em 1948, uma vez que foram adotados os mesmos princípios básicos definidores deste último: universalidade, integralidade e gratuidade.[2]

O SUS foi instituído pela Constituição Federal de 1988, em seu artigo 196,* como forma de efetivar a saúde como um "direito de todos" e "dever do Estado"[3] e está regulado pela Lei n. 8.080/1990, a qual operacionaliza o atendimento público da saúde. Dessa forma, com o advento do SUS, toda a população brasileira passou a ter direito à saúde universal e gratuita, financiada com recursos provenientes dos orçamentos da União, dos Estados, do Distrito Federal e dos Municípios.

É importante ressaltar, no entanto, que as conquistas no âmbito da saúde, bem como a

implementação do SUS no Brasil, ocorreram somente após diversos anos de existência de um modelo de saúde biomédico hegemônico, sendo ele excludente, hospitalocêntrico e com foco na doença. A saúde pública era considerada precária e caracterizada quase que exclusivamente pelo baixo investimento à promoção de saúde e prevenção às doenças da população.

Dessa forma, diante do descontentamento e reivindicações de grande parcela da população, estudiosos, algumas vertentes políticas, profissionais e estudantes da área de saúde, iniciou-se o Movimento da Reforma Sanitária, que foi de extrema importância para as conquistas no setor de saúde e teve como o seu marco histórico a 8ª Conferência Nacional de Saúde, ocorrida em 1986. A seguir apresentaremos um breve resumo dos marcos históricos que precederam a criação e implementação do Sistema Único de Saúde.

HISTÓRICO DAS POLÍTICAS DE SAÚDE

A política pública de saúde antes do SUS: breve histórico

Até o surgimento do SUS, a atuação do Ministério da Saúde (MS) – instituído pela Lei n. 1.920, de 25 de julho de 1953 – junto

---

* Art. 196. "A saúde é direito de todos e dever do Estado, garantido mediante políticas sociais e econômicas que visem à redução do risco de doença e de outros agravos e ao acesso universal e igualitário às ações e serviços para sua promoção, proteção e recuperação."

com o apoio dos estados e municípios dava-se quase que exclusivamente na área de promoção de saúde e prevenção de doenças, ações estas dirigidas à população beneficiária sem qualquer tipo de discriminação. No âmbito do assistencialismo, suas ações eram desenvolvidas por meio de alguns poucos hospitais especializados, nas áreas de psiquiatria e tuberculose, voltadas apenas à parcela da população definida como indigente/pré-cidadãos, que eram aqueles que não tinham nenhum direito garantido através de vínculo trabalhista. No entanto, a grande participação do poder público na assistência à saúde acontecia através do Instituto Nacional da Previdência Social (INPS), criado em 1966, substituindo as Caixas de Aposentadorias e Pensões (CAPs) e, posteriormente, Institutos de Aposentadorias e Pensões (IAPs), que marcaram o início da Previdência Social brasileira.

Em 1970, com a criação do Sistema Nacional da Previdência e Assistência Social (Sinpas), houve uma reestruturação da política interna do Ministério da Previdência, e o INPS foi subdividido, surgindo, então, o Instituto Nacional de Assistência Médica da Previdência Social (Inamps), que passou a ser o órgão responsável pela assistência à saúde na esfera da Previdência. A assistência à saúde, prestada inicialmente por CAPs e IAPs, seguida pelo INPS e posteriormente pelo Inamps, era restrita à parcela da população que contribuía com parte do seu salário na garantia desse direito, ou seja, o acesso à assistência era um privilégio do trabalhador formal, que possuía uma carteira de trabalho, ou daquele que, a partir da década de 1970, passou a contribuir individualmente para a Previdência, como as empregadas domésticas, os trabalhadores rurais e os autônomos.[4-6]

Em razão de inúmeros países ao redor do mundo apresentarem um modelo de atenção em saúde extremamente oneroso, por ser hospitalocêntrico, centrado na doença e com baixos investimentos em prevenção, a Organização Mundial da Saúde (OMS) e o Fundo de Emergência Internacional das Nações Unidas para a Infância (Unicef) realizaram, em 1978, a I Conferência Internacional sobre Cuidados Primários de Saúde em Alma-Ata, no Cazaquistão. A Conferência de Alma-Ata trouxe a discussão de que os Sistemas de Saúde deveriam ser organizados de forma que os serviços hospitalares de alto custo fossem utilizados em menor escala. Para tanto, foi proposta a Atenção Primária à Saúde (APS), a qual se baseou na instituição de serviços locais de saúde centrados nas necessidades de saúde da população e fundados numa perspectiva interdisciplinar envolvendo médicos, enfermeiros, parteiras, auxiliares e agentes comunitários, bem como a participação social na gestão e controle de suas atividades.

No final dos anos 1970, surgiu o Movimento da Reforma Sanitária no Brasil, o qual foi caracterizado por descontentamento e reivindicações de profissionais de saúde, acadêmicos, lideranças sindicais e populares, partidos políticos e outros. Esse movimento surgiu com o intuito de reverter a lógica excludente da assistência à saúde, tendo como princípios: universalização do direito à saúde; integralização das ações de caráter preventivo (desenvolvidas pelo Ministério da Saúde) e curativo (de responsabilidade da Previdência); foco na promoção de saúde para que os pacientes se inserissem no sistema de saúde antes que fossem acometidos pela doença; descentralização da gestão administrativa e financeira para os Estados e Municípios; e participação da comunidade na gestão do sistema.

Ao mesmo tempo que o Movimento da Reforma Sanitária ganhava forças, a

Previdência entrava em profunda crise, decorrente da má aplicação dos recursos; do aumento dos custos dos serviços; da assistência baseada predominantemente no atendimento hospitalar, tendo o foco na doença e não no contexto geral no indivíduo; e dos privilégios concedidos ao setor privado, caracterizado por grandes desvios de verbas públicas.

Diante das declarações da Conferência de Alma-Ata acerca da Atenção Primária à Saúde e a fim de reestruturar o modelo assistencial de saúde, foram criadas, em 1983, as Ações Integradas de Saúde (AIS), que foram consideradas marcos da Atenção Primária à Saúde no Brasil. As AIS foram as primeiras experiências com um sistema de saúde mais integrado e articulado entre o Ministério da Previdência e Assistência Social, o Ministério da Saúde e as secretarias estaduais de saúde, promovendo a transferência financeira do Governo Federal para os demais entes federativos.[7]

Em março de 1986, houve a VIII Conferência Nacional de Saúde, que representou o momento culminante da Reforma Sanitária, e suas deliberações foram de extrema importância para a criação e estruturação do SUS. A realização dessa conferência com resultados positivos só foi possível por causa da existência de um movimento sanitário mobilizado e articulado com um repertório de propostas divergentes ao modelo biomédico (médico-assistencial) somado aos quadros técnico-políticos inseridos no Ministério da Saúde e no Ministério da Previdência e Assistência Social.

A princípio, o evento não resultou em mudanças estruturais do sistema de saúde, pois tal questão ainda era tratada de forma técnico-acadêmica e necessitava adquirir dimensão político-social. Mesmo assim, a VIII Conferência Nacional de Saúde, que se configurou como a "Constituinte da Saúde",

foi considerada um marco histórico da política de saúde brasileira, pois, pela primeira vez, contava-se com a participação da comunidade e dos técnicos na discussão de uma política setorial. Ressalta-se, portanto, que o seu relatório final tendo como fundamento "Saúde como um direito de todos e dever do Estado" foi o ponto de partida para a delimitação da nova política de saúde.[6,7]

Em 1987, foi criado o precursor do SUS, denominado Sistema Unificado e Descentralizado de Saúde (SUDS), o qual promoveu um avanço da política de descentralização da saúde e, principalmente, do orçamento, permitindo maior autonomia dos estados na programação das atividades no setor. O aumento no repasse de recursos financeiros aos estados e municípios, a diminuição das transferências ao setor privado e o reforço das decisões colegiadas geraram uma desconcentração do poder do Inamps na condução da assistência à saúde e, consequentemente, a sua desestabilização.[6,8]

O Sistema Único de Saúde (SUS)

Na Constituição Federal de 1988, a política de saúde é inserida no contexto da Seguridade Social. De acordo com o artigo 196, a saúde passa a ser um direito de todos e dever do Estado, e com a aprovação da Lei Orgânica da Saúde (Lei n. 8.080/1990),* o SUS passou a ser a base institucional da política pública de saúde. A referida lei, que data de 19 de setembro de 1990, conforme seu artigo 1º, passa a regular, em todo o território nacional, as ações e os serviços de saúde executados, isolada ou conjuntamente, em caráter permanente

---

* Lei n. 8.080, de 19 de setembro de 1990 – "Dispõe sobre as condições para a promoção, proteção e recuperação da saúde, a organização e o funcionamento dos serviços correspondentes e dá outras providências."

ou eventual, por pessoas naturais ou jurídicas de direito público ou privado.

Os princípios doutrinários do SUS são: I) a universalidade, caracterizada pelo acesso de todos os indivíduos aos serviços em todos os níveis de assistência; II) a integralidade, entendida como um conjunto articulado e contínuo das ações e serviços preventivos e curativos, individuais e coletivos, em todos os níveis de complexidade do sistema; III) a equidade da assistência, pressupondo o "tratamento desigual para os desiguais", em que é dada prioridade aos casos que demandam maior necessidade.[6,9] A seguir, é possível observar um mapa mental para facilitar a compreensão dos princípios doutrinários do Sistema Único de Saúde (Figura 1).

Cabe ressaltar que, previamente à promulgação da Constituição de 1988, utilizava-se o termo "igualdade" em vez do termo "equidade", e, posteriormente, muitos compreenderam esses termos como sinônimos, embora "equidade" seja o termo que figura na Lei.[10] No entanto, "igualdade" não deve ser confundida com "equidade". É evidente que os usuários devem ser vistos pelo sistema de forma igualitária, sem privilégios quanto à sua necessidade. É importante, sobretudo, destacar que o princípio da "equidade" refere-se ao respaldo oferecido à população, que leva em consideração as suas prioridades, por meio da análise da vulnerabilidade de cada caso. A "equidade" tem como objetivo diminuir as diferenças sociais, proporcionando atendimento desigual para necessidades desiguais, caracterizado como o princípio de justiça social.[11]

Já dentre os princípios organizacionais do SUS, destacam-se: I) a hierarquização dos serviços prestados, variando entre aqueles que demandam baixa densidade tecnológica (atenção básica), média densidade tecnológica (atenção secundária) e alta densidade tecnológica (atenção terciária); II) a regionalização dos serviços, que está relacionada à organização dos serviços por localização geográfica, de modo que todos os níveis de assistência sejam disponíveis aos usuários do SUS, mesmo que em municípios e/ou estados diferentes; III) a descentralização político-administrativa dos serviços, que consiste em redistribuir poder e responsabilidades entre os três entes

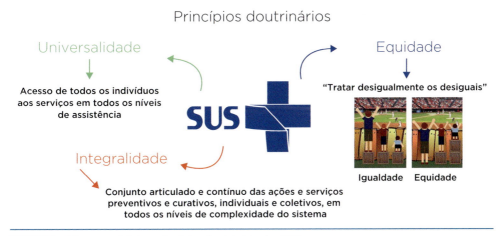

FIGURA 1   Mapa mental dos princípios doutrinário dos SUS.

federativos (Federação, estados e municípios), com ênfase na descentralização dos serviços para os municípios, a fim de prestar serviços com maior qualidade e garantir o controle e a fiscalização por parte dos cidadãos; IV) a participação da comunidade na gestão do sistema, através de Conselhos e das Conferências de Saúde, com o objetivo de formular estratégias, controlar e avaliar a execução da política de saúde; V) resolubilidade, a qual pressupõe que o serviço e os profissionais de saúde devem estar capacitados a enfrentar e resolver todos os problemas até o nível de sua competência; e VI) complementaridade do setor privado, que garante a participação da iniciativa privada no SUS de forma complementar, com preferência para entidades filantrópicas e entidades sem fins lucrativos.[6,9] A seguir, é possível observar um mapa mental para facilitar a compreensão dos princípios organizacionais do Sistema Único de Saúde (Figura 2).

Os princípios doutrinários e organizacionais do SUS são regulamentados pela Lei Orgânica da Saúde (Lei n. 8.080/1990). Tão importante quanto ela, foi a aprovação da Lei Complementar da Saúde – Lei n. 8.142, de 28 de dezembro de 1990,* que discorre sobre as Conferências e Conselhos de Saúde, os quais garantem a participação popular no sistema, fortalecendo a democracia e possibilitando que o próprio usuário entenda melhor o processo saúde-doença. Além disso, a lei trata também da alocação dos recursos do Fundo Nacional de Saúde (FNS), bem como do repasse de forma regular e automática para os municípios, estados e Distrito Federal.[6,12]

Com a finalidade de orientar o processo de descentralização, explicitando as competências e responsabilidades de cada esfera de governo e estabelecendo as condições

---

* Lei n. 8.142, de 28 de setembro de 1990: "Dispõe sobre a participação da comunidade na gestão do Sistema Único de Saúde – SUS e sobre as transferências intergovernamentais de recursos financeiros na área da saúde e dá outras providências."

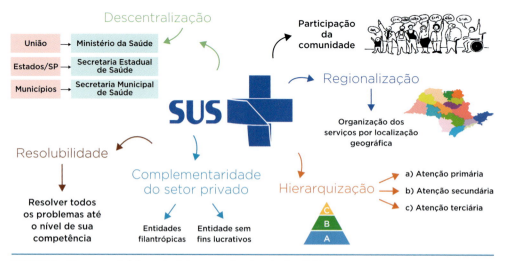

FIGURA 2 Mapa mental dos princípios organizacionais dos SUS.

necessárias para que estados e municípios possam assumir novas posições no processo de implantação do SUS, foram criadas as Normas Operacionais Básicas (NOB). Foram editadas, pelo Ministério da Saúde, quatro NOB na década de 1990 (NOB/91, NOB/92, NOB/93, NOB/96). Posteriormente, a NOB foi substituída pela Norma Operacional de Assistência à Saúde (NOAS), que teve duas edições (NOAS 01/2001 e NOAS 01/2002).[6]

Em agosto de 2004, foi organizada pelo Ministério da Saúde uma oficina denominada "Agenda do Pacto de Gestão", composta por representantes do Conselho Nacional de Secretários de Saúde (Conass), Conselho Nacional de Secretários Municipais de Saúde (Conasems) e do Ministério da Saúde, com o objetivo de discutir e revisar o processo normativo do SUS, sendo que os primeiros resultados obtidos constam da Portaria GM/MS n. 399, publicada em 22 de fevereiro de 2006, que define as diretrizes operacionais do Pacto pela Saúde. Subsequentemente, é publicada a Portaria GM/MS n. 698, que instituiu a nova forma de transferência dos recursos federais destinados ao custeio de ações e serviços de saúde em blocos de financiamento, bem como a Portaria GM/MS n. 699, em 3 de abril de 2006, que regulamenta as Diretrizes Operacionais dos Pactos Pela Vida e de Gestão. Dessa forma, o Pacto pela Saúde 2006 foi definido em três dimensões – Pacto pela Vida; Pacto em Defesa do SUS; Pacto de Gestão do SUS – a fim de qualificar a gestão pública do SUS, buscando maior efetividade, eficiência e qualidade de suas respostas e tornar a saúde uma política de Estado mais do que uma política de governo. Dentre as prioridades definidas no Pacto pela Vida, vale ressaltar o Fortalecimento da Atenção Básica/Primária.[13]

Atenção Básica (AB) ou Atenção Primária à Saúde (APS) é definida como um conjunto de ações de saúde no âmbito individual e coletivo que abrangem a promoção de saúde, prevenção de agravos, diagnóstico, tratamento e reabilitação. A APS, junto com a Atenção de Urgência e Emergência, a Atenção Psicossocial e os Serviços Essenciais de Acesso Aberto são considerados portas de entrada dos usuários no SUS.[14]

Na sua essência, a APS cuida das pessoas considerando a pluralidade delas e os contextos nos quais elas se inserem, ao invés de apenas tratar doenças ou condições específicas. Estima-se que essa esfera – que oferta atendimento abrangente, acessível e baseado na comunidade – possibilita resolver de 80% a 90% das necessidades e de problemas de saúde de um indivíduo ao longo de sua vida. Isso inclui um espectro de serviços que vão desde promoção da saúde e prevenção até controle de doenças crônicas e cuidados paliativos, considerando os determinantes sociais, econômicos, ambientais e comerciais da saúde, que geralmente estão além do setor da saúde.[15]

O fortalecimento da APS faz-se necessário para a efetivação do SUS. Nesse contexto, o Pacto pela Saúde 2006 (por meio do Pacto pela Vida), vem assumir a Estratégia Saúde da Família (ESF) como estratégia prioritária para o fortalecimento da Atenção Básica, sendo que o seu desenvolvimento deve considerar as diferenças locorregionais.[13] Na concepção teórica da ESF, os conceitos de universalidade e integralidade tornam-se concretos, auxiliando a rede básica de saúde na diminuição do fluxo dos usuários para a atenção complexa (média e alta complexidade).[16]

A implantação da ESF – denominada, na época, Programa Saúde da Família (PSF), cujo precursor foi o Programa de Agentes Comunitários de Saúde (PACS) – representou uma nova dinâmica de trabalho, uma nova forma de vínculo entre os membros de uma equipe, diferenciando-se do modelo biomédico tradicional, permitindo maior diversidade das ações e busca permanente do consenso. Com base na interdisciplinaridade e não mais na multidisciplinaridade, passou a estimular a permanente comunicação horizontal entre os membros de uma equipe. A ESF trouxe significativas mudanças profissionais em relação às abordagens individual, da família e da comunidade, diferenciando-se do modelo tradicional, que tratava o indivíduo de forma isolada de seu contexto familiar e dos valores socioculturais, com tendência generalizante e enfoque assistencialista.[17]

Cada equipe da ESF é responsável pelo acompanhamento de uma população adscrita, localizada em uma área delimitada, que configura um dos pressupostos básicos da estratégia: a territorialização. Além de demarcar os limites das áreas de atuação dos serviços, a territorialização tem outras finalidades consideradas complementares, que são: o reconhecimento do ambiente, população e dinâmica social existente nessas áreas e a de estabelecimento de relações horizontais com outros serviços adjacentes e verticais com centros de referência.[18]

As equipes devem ser constituídas por, no mínimo, médico generalista ou especialista em saúde da família ou médico de família e comunidade, enfermeiro generalista ou especialista em saúde da família, auxiliar ou técnico de enfermagem e agentes comunitários de saúde, podendo acrescentar a essa composição, como parte da equipe multiprofissional, os profissionais de saúde bucal.[19]

Portanto, a Estratégia de Saúde da Família permite a reflexão da valorização das famílias na agenda das políticas sociais brasileiras. Essa perspectiva é o pilar fundamental da Atenção Primária, tendo como objetivo expandir a Atenção Primária à Saúde em direção à inclusão de práticas preventivas, educativas e curativas. Dessa forma, aproximando-se da vida cotidiana, do contexto social da população e dos grupos mais vulneráveis.

A regionalização da saúde

A regionalização do SUS constitui estratégia prioritária do Ministério da Saúde, a fim de garantir o direito à saúde, reduzir desigualdades sociais e territoriais, promover a equidade e a integralidade da atenção, racionalizar os gastos, e otimizar os recursos e potencializar o processo de descentralização. Dentre suas várias contribuições, é possível destacar: fortalecimento da democratização através da participação comunitária, flexibilização da gestão dos serviços e seu ajuste às necessidades locais. Outro ponto fundamental seria o estabelecimento de relações mais cooperativas e solidárias para responder às demandas crescentes dos cidadãos por serviços de saúde mais resolutivos e de melhor qualidade.[20,21]

Nesse novo desenho operacional, as regiões de saúde são delimitações territoriais inseridas em um espaço geográfico contínuo, definidas pelos gestores municipais e estaduais de acordo com suas identidades culturais, econômicas e sociais, de redes de comunicação e infraestrutura de transporte compartilhado do território.[22]

Embora a regionalização estivesse prevista desde a Constituição Federal de 1988, como mecanismo de descentralização, integralidade e hierarquização da saúde, é apenas com a instituição da Norma Operacional da Assistência à Saúde (NOAS) que a regionalização passa a ganhar sentido e importância dentro do sistema.[21] A NOAS – 01/2001 regulamentou as diretrizes gerais para a organização regionalizada da assistência à saúde no Brasil; e com base em sua segunda edição (NOAS – 01/2002), os convênios entre o Ministério da Saúde e os demais níveis de governo consideraram as prioridades assistenciais de cada estado, subdividido em regiões e microrregiões definidas no Plano Diretor de Regionalização da Saúde (PDR).[23]

Em 2006, com o lançamento do Pacto pela Saúde, são preconizadas novas diretrizes para a regionalização do sistema de saúde, com base em um fortalecimento da pactuação política entre os entes federados, sobretudo na esfera municipal, e na diversidade econômica, cultural e social das regiões do país para a redefinição das "regiões de saúde". Dessa forma, o Pacto pela Saúde passou a representar um novo momento para a regionalização da saúde, rompendo com as normativas anteriores e possibilitando a incorporação de diferentes conteúdos do território nesse processo.[21]

No estado de São Paulo, particularmente, é possível perceber que o Pacto pela Saúde desencadeou um processo acelerado de retomada da discussão sobre o papel regional da Secretaria Estadual da Saúde, assim como de mobilização dos municípios para a criação das novas regiões de saúde.[21] Segundo Guimarães (2005), durante o período de vigência da NOAS, a delimitação das regiões de saúde no estado de São Paulo obedeceu à divisão das Diretorias Regionais de Saúde (DIR), representando a manutenção da mesma lógica de organização do sistema público de saúde em vigor naquele momento.[23]

Atualmente, a divisão administrativa da Secretaria de Estado da Saúde de São Paulo se faz através dos Departamentos Regionais de Saúde (DRS). O estado foi dividido em 17 Departamentos de Saúde, que têm a responsabilidade de coordenar as atividades da Secretaria de Estado da Saúde no âmbito regional e promover a articulação intersetorial, com os municípios e organismos da sociedade civil.[24]

A INSERÇÃO DA ODONTOLOGIA NO SERVIÇO PÚBLICO DE SAÚDE

Histórico das políticas de saúde bucal no Brasil

O início da assistência pública odontológica data de 1912, com a fundação das Clínicas Dentárias Escolares. O atendimento escolar no Brasil até 1952 mostrou-se rudimentar, principalmente em relação ao seu planejamento e ao tipo de serviço ofertado, tendo como uma das principais características a reprodução, no serviço público, do mesmo tipo de atenção dada nos consultórios particulares.[4] A partir de então, o Serviço Especial de Saúde Pública (SESP) implementou os primeiros programas de Odontologia sanitária, tendo como alvo principal a população em idade escolar, considerada epidemiologicamente mais vulnerável e, ao mesmo tempo, mais sensível às intervenções de saúde pública.

A principal ferramenta teórica utilizada pela Odontologia sanitária para diagnosticar e tratar os problemas de saúde bucal da comunidade foi o denominado Sistema Incremental, conceituado por Pinto (1989) apud Narvai (2006) como "método de trabalho que visa ao completo atendimento dental de uma população dada, eliminando suas necessidades acumuladas e posteriormente mantendo-a sob controle, segundo critérios de prioridades quanto a idades e problemas", prevendo "uma ação horizontal por meio de um programa preventivo, o qual controla a incidência dos problemas, e uma ação vertical por meio de um programa curativo, solucionando os problemas prevalentes. Paralelamente, um programa educativo fornece apoio a essas ações".[25] O Sistema Incremental foi o modelo hegemônico da área odontológica a partir de 1950 e perdurou até os anos 1980.

O Sistema Incremental resume-se em um programa intensivo e curativo, amparado em pobre metodologia preventivo-educativa, que tenta resolver em curto espaço de tempo problemas acumulados em uma pequena parcela populacional.[16] O Sistema Incremental tinha como foco os procedimentos curativos, pois acreditava que, ao realizar a restauração das lesões cariosas de grande parcela das crianças escolares, estas se tornariam adultos livres de cárie e reduziriam a prevalência da doença. Entretanto, o avanço nos conhecimentos de Cariologia permitiu compreendermos que o sucesso na abordagem da doença cárie só é alcançado quando os determinantes da doença são considerados. Dessa forma, ao negligenciar as ações preventivas e não compreender as particularidades das crianças quanto ao acesso à escova dental, fio dental, dentifrício com flúor, flúor na água de abastecimento e, acima de tudo, informação sobre higienização e alimentação adequada, o Sistema Incremental se mostrou ineficiente em diminuir a prevalência da doença.

Os novos conhecimentos sobre a prevenção e o controle da cárie dentária, somados às discussões acerca da precariedade do atendimento odontológico no setor público e aos resultados epidemiológicos insatisfatórios em todo o Brasil, possibilitaram o surgimento de novos programas, como a Odontologia Integral. Esse programa também foi chamado de Sistema Incremental Modificado e enfatizava a prevenção, reconhecia a cárie como doença infectocontagiosa, instituía o retorno programado para manutenção preventiva e valorizava o conceito de equipe odontológica, formada pelo cirurgião-dentista, pelo técnico de higienização dentária e pelo auxiliar de consultório dentário.[16]

Diante das críticas ao Sistema Incremental, surge, no final da década de 1980, o Programa Inversão da Atenção, contrariando as ações curativas do Sistema Incremental e da Odontologia Integral, ao descentralizar a atenção curativa clássica, buscando adequar o meio bucal para a eficácia dos métodos preventivos, ou seja, somente após o controle da doença o tratamento restaurador definitivo, reabilitação oral e posterior ampliação da cobertura populacional seriam realizados. Apesar de o Programa Inversão da Atenção ser contrário ao tratamento cirúrgico-restaurador, praticado no amplamente no modelo Incremental, existem críticas quanto à sua abrangência, visto que, mais uma vez, as escolas e creches foram alvos do atendimento odontológico, sendo, portanto, um modelo excludente.[16]

Outro modelo, o Modelo da Atenção Precoce, deu ênfase ao cuidado da clientela com idade inferior a 6 anos, a qual havia sido negligenciada desde a década de 1950, em virtude da força do modelo incremental. O Modelo da Atenção Precoce introduziu uma nova mentalidade junto à população e profissionais de saúde sobre a importância da prevenção da cárie dentária ainda na dentadura decídua. Nesse contexto, surge a Odontologia para bebês e as ações voltadas para gestantes.[16,26]

Em 2000, o Instituto Brasileiro de Geografia e Estatística (IBGE) publicou os dados da PNAD-1988 (Pesquisa Nacional por Amostra de Domicílios), os quais indicavam que quase 20% da população brasileira nunca havia ido ao dentista. Diante do longo processo de discussões que envolvia as entidades odontológicas e dos preocupantes dados do PNAD-1988, o governo da época possibilitou a inserção da equipe de saúde bucal no Programa de Saúde da Família.

A inclusão da saúde bucal na ESF se deu por meio da Portaria n. 1.444 de dezembro de 2000, por meio do estabelecimento dos incentivos financeiros para a inserção das Equipes de Saúde Bucal (ESB) no PSF. Entretanto, somente após a edição da Portaria GM/MS n. 267, de 6 de março de 2001, foram regulamentadas as normas e diretrizes para a inclusão das ESB nas suas duas modalidades possíveis de implantação:[27]

- **Modalidade I:** composta por 1 cirurgião-dentista e 1 auxiliar de saúde bucal.
- **Modalidade II:** composta por 1 cirurgião-dentista, 1 auxiliar de saúde bucal e 1 técnico de higiene dentária.

Com a criação do SUS e tendo seus princípios como eixos fundamentais, surge a possibilidade de reorganizar as ações de saúde bucal, favorecendo a inclusão dos adultos e das outras faixas etárias. Esse fato trouxe um enorme volume de necessidades de tratamento odontológico, levando em conta que os adultos constituem uma faixa etária bastante ampla (20 a 59 anos) e que por muitos anos foi desassistida.[28] Vale ressaltar ainda que, diante da transição demográfica, os idosos constituem o segmento da população brasileira que mais cresce;[29] e sob o ponto de vista epidemiológico, a condição de saúde bucal desse grupo populacional em diversos países é precária.[30]

Fatores como a alta prevalência e a precocidade da perda dentária, a desigualdade no acesso aos serviços odontológicos e a existência de mais de 55% de idosos edêntulos, constatados no Levantamento das Condições de Saúde Bucal da População Brasileira – SB

Brasil* – em 2003 tornaram evidente a necessidade da organização da média complexidade em Odontologia na efetivação do SUS. De acordo com o mesmo levantamento, a necessidade de algum tipo de prótese começa a surgir a partir da faixa etária de 15 a 19 anos de idade.[31] Dessa forma, a criação de uma nova Política Nacional de Saúde Bucal se fez necessária, criando-se, assim, o Brasil Sorridente.

A POLÍTICA NACIONAL DE SAÚDE BUCAL – BRASIL SORRIDENTE

Com o objetivo de corrigir distorções na aplicação dos recursos e efetivar novas ações para garantia da ampliação do acesso e qualificação da atenção dentro dos serviços ofertados pelo SUS, foi lançado, em 17 de março de 2004, o Brasil Sorridente, como Política Nacional de Saúde Bucal, apresentando como principais linhas de ação a viabilização da adição de flúor a estações de tratamento de águas de abastecimento público, a reorganização da Atenção Básica (especialmente por meio da ESF) e da Atenção Especializada (através da implantação de Centros de Especialidades Odontológicas – CEO e Laboratórios Regionais de Próteses Dentárias).[28]

Até o lançamento do Brasil Sorridente, a assistência odontológica pública no Brasil era restrita quase que totalmente aos serviços básicos, com a realização de procedimentos mais simples, como os de extração dentária, restauração, pequenas cirurgias e aplicação de flúor. Além disso, existia uma

---

*O SB Brasil 2003 foi o maior e mais amplo levantamento em saúde bucal já feito no país até aquele momento. Reuniu, ao todo, informações de mais de 100 mil exames, realizados em todas as regiões do país, e mapeou a saúde bucal do povo brasileiro.

grande demanda reprimida e os serviços odontológicos especializados, no âmbito do SUS, correspondiam a não mais do que 3,5% do total de procedimentos clínicos odontológicos. A oferta dos serviços de atenção secundária e terciária era baixa, comprometendo o estabelecimento de adequados sistemas de referência e contrarreferência em saúde bucal. Desde a criação do Brasil Sorridente, houve um aumento da oferta de serviços de atenção básica no setor odontológico, porém a expansão da rede assistencial de atenção secundária e terciária não acompanhou esse crescimento.[32]

A inclusão social se constitui em um importante diferencial da Política Nacional de Saúde Bucal com relação ao que era feito pelo setor público na área odontológica previamente. O Programa Brasil Sorridente valorizou o cuidado não apenas da criança, da gestante e daqueles que podiam pagar pelo tratamento, mas também reafirmou a importância da atenção direcionada a todos os brasileiros que utilizam a rede pública.[33]

As abordagens multi e interdisciplinar das equipes de saúde bucal são importantes para o desenvolvimento das condutas preventivas, como: atividades educativas, orientação em grupo, ação coletiva de aplicação tópica de flúor gel, de escovação supervisionada, de exame bucal com finalidade epidemiológica, primeira consulta odontológica programática, aplicação de selantes, aplicação tópica de flúor, evidenciação de placa bacteriana, selamento provisório de cavidade, profilaxia profissional e escavação (técnica de restauração atraumática).

As estratégias de promoção de saúde devem ser planejadas pela equipe de saúde bucal de forma sistematizada e o seu desenvolvimento deve ser programático com avaliação longitudinal. O conhecimento dos determinantes de saúde da população

e, consequentemente, do processo saúde-doença é importante para a efetividade das estratégias. Ademais, considerar os aspectos referentes ao ciclo da vida é uma forma de individualizar o paciente para o planejamento das estratégias de saúde.

Além da Atenção Primária, outra importante frente de atuação do Brasil Sorridente são os Centros de Especialidades Odontológicas (CEOs). O tratamento oferecido nesses centros é uma continuidade do trabalho realizado pela rede de atenção básica e, quando presentes, pelas equipes de saúde bucal inseridas na Estratégia da Família. Os CEOs são unidades de saúde, participantes do Cadastro Nacional de Estabelecimentos de Saúde (CNES), classificadas como Clínica Especializada ou Ambulatório de Especialidade e estão preparados para oferecer à população, no mínimo, os serviços de diagnóstico bucal, com ênfase no diagnóstico e detecção do câncer de boca; periodontia especializada; cirurgia oral menor dos tecidos moles e duros; endodontia; e atendimento a portadores de necessidades especiais. De acordo com os recursos físico-estruturais, os CEOs podem ser classificados em tipo I – com três cadeiras odontológicas; tipo II – com quatro ou mais cadeiras; e tipo III – com, no mínimo, sete cadeiras odontológicas.[34]

Dentre os critérios gerais para Referência ao Centro de Especialidades Odontológicas, é importante destacar que devem ser encaminhados, preferencialmente, pacientes em tratamento nas Unidades Básicas de Saúde, nas Unidades de Saúde da Família ou referenciados de outros Centros de Especialidades ou Hospitais. O encaminhamento deverá ser feito por meio de formulários de referência/contrarreferência, acompanhados ou não de exames complementares e radiografias. Após o término do tratamento, o paciente será encaminhado para a unidade de saúde de origem para conclusão do tratamento e manutenção, com o formulário de contrarreferência devidamente preenchido, constando a identificação do profissional, diagnóstico e tratamentos realizados.[28]

CONSIDERAÇÕES FINAIS

A Constituição de 1988 mudou o panorama brasileiro no âmbito da saúde. Os modelos de atenção à saúde hegemônicos, centrados na prática médica, somados à precariedade no acesso e serviços de saúde antes de 1988, caracterizados por seu perfil excludente, exigiram uma reforma no sistema de saúde do país. O Sistema Único de Saúde foi um divisor de águas na história do sistema de saúde brasileiro. Seus princípios doutrinários e organizacionais são fundamentais para garantir a promoção, prevenção, tratamento e reabilitação de todos aqueles que necessitarem. O SUS enfrenta diversas barreiras atualmente; entretanto, seus princípios devem ser sempre levados em consideração a fim de que o sistema seja aprimorado e possa evoluir ao longo dos anos, melhorando ainda mais o acesso e a resolubilidade para a população.

A ESF é considerada uma política importante que atua na reorganização da atenção básica, promovendo mudança do atual modelo hegemônico de saúde, com interação constante e intensa de trabalhadores de diferentes categorias em um território previamente determinado. Essa estratégia tem o acolhimento e o vínculo como eixos fundamentais e tem como objetivo garantir atenção integral aos indivíduos e famílias de maneira igualitária. Dessa forma, a Estratégia Saúde da Família também deve ser considerada um meio de construção da cidadania.

Por fim, a atuação da equipe de saúde bucal na Atenção Primária é considerada uma ferramenta de melhoria da qualidade de vida da população, através da abordagem do indivíduo e do coletivo em sua pluralidade. As ações curativas têm sua importância; entretanto, a promoção de saúde e proteção específica são protagonistas, com base nos princípios e diretrizes do Sistema Único de Saúde. A Política Nacional de Saúde Bucal deve sempre ser pauta das políticas públicas, sendo priorizada pelos dirigentes em todos os níveis federativos. O investimento no Programa Brasil Sorridente é necessário para melhorar a qualidade dos serviços que são prestados e ampliar cada vez mais o acesso a tais serviços, tanto na atenção básica quanto nos Centros de Especialidades Odontológicas.

REFERÊNCIAS BIBLIOGRÁFICAS

1. Observatório de Análise Política em Saúde (OAPS). SUS é único sistema público de saúde que atende mais de 200 milhões de pessoas. Acesso em: 3 nov. 2020. Disponível em: analisepoliticaemsaude.org/oaps/noticias/9beecf4ad16d38b194a13624781a489e/.
2. Tanaka OY, Oliveira VE. Reforma(s) e Estruturação do Sistema de Saúde Britânico: lições para o SUS. Saúde Soc. 2007;16(1):7-17.
3. Brasil. Constituição (1988). Constituição da República Federativa do Brasil. Brasília, DF: Senado Federal; 1988.
4. Costa JFR, Chagas LDC, Silvestre RM (Orgs.). A política nacional de saúde bucal do Brasil: registro de uma conquista histórica. Brasília: Organização Pan-Americana da Saúde, 2006. 67 p. (Série Técnica Desenvolvimento de Sistemas e Serviços de Saúde; 11).

5. Lima ALGS, Pinto MMS. Fontes para a história dos 50 anos do Ministério da Saúde. História, Ciências, Saúde. Manguinhos. 2003;10(3): 1037-1051.

6. Lucchese PTR. Políticas públicas em Saúde Pública. Projeto: Informação para Tomadores de Decisão em Saúde Pública – ITD. São Paulo: BIREME/OPAS/OMS, 2002. 172 p.

7. Brasil. Ministério da Saúde. Secretaria de Gestão Estratégica e Participativa. A construção do SUS: histórias da Reforma Sanitária e do Processo Participativo/Ministério da Saúde, Secretaria de Gestão Estratégica e Participativa. Brasília: Ministério da Saúde, 2006. 300p.

8. Brant LM. O Papel do Estado no Sistema Único de Saúde: uma investigação teórico-bibliográfica e prática em Minas Gerais. Pontifícia Universidade Católica de Minas Gerais, Belo Horizonte; 2004.

9. Brasil. Lei n. 8.080, de 19 de setembro de 1990. Dispõe sobre as condições para a promoção, proteção e recuperação da saúde, a organização e o funcionamento dos serviços correspondentes e dá outras providências. Diário Oficial da União. 20 set. 1990; 182:1.

10. Escorel S. Equidade em saúde. Acesso em: 4 nov. 2020. Disponível em: sites.epsjv.fiocruz.br/dicionario/verbetes/equsau.html#:~:text=Na%20 lei%208.080%2F90%2C%20que,entre%20 os%20princ%C3%ADpios%20reitores%20do.

11. Pontes APM, Cesso RGD, Oliveira DC, Gomes AMT. O princípio de universalidade do acesso aos serviços de saúde: o que pensam os usuários? Esc Anna Nery. 2009;13(3):500-507.

12. Brasil. Lei n. 8.142, de 28 de Setembro de 1990. Dispõe sobre a participação da comunidade na gestão do Sistema Único de Saúde (SUS) e sobre as transferências intergovernamentais de recursos financeiros na área da saúde e dá outras providências. Diário Oficial da União. 31 dez. 1990;25694:1.

13. Brasil. Ministério da Saúde. Portaria n. 399/GM de 22 de fevereiro de 2006. Divulga o Pacto pela Saúde 2006 – Consolidação do SUS e aprova as Diretrizes Operacionais do Referido Pacto. Brasília: Ministério da Saúde; 2006.

14. Brasil. Ministério da Saúde. Secretaria de Atenção à Saúde. Portaria n. 648/GM, de 28 de março de 2006. Aprova a Política Nacional de Atenção Básica, estabelecendo a revisão de diretrizes e normas para a organização da Atenção Básica para o Programa Saúde da Família (PSF) e o Programa de Agentes Comunitários de Saúde (PACS). Brasília: Ministério da Saúde.

15. OPAS – Organização Pan-Americana de Saúde. Atenção Primária à Saúde. Acesso em: 4 nov. 2020. Disponível em: paho.org/bra/index. php?option=com_content&view=article&id= 5858:folha-informativa-atencao-primaria-de- -saude&Itemid=843.

16. Nickel DA, Lima FG, Silva BB. Modelos assistenciais em saúde bucal no Brasil. Cad. Saúde Pública. 2008;24(2):241-246.

17. Brasil. Ministério da Saúde. Secretaria de Políticas de Saúde. Departamento de Atenção Básica. Cadernos de Atenção Básica. Programa Saúde da Família. Caderno 1: A Implantação da Unidade de Saúde da Família. Brasília, 2000. Acesso em: 4 nov. 2020. Disponível em: bvsms. saude.gov.br/bvs/publicacoes/caderno_atencao_basica_n1_p1.pdf.

18. Pereira MP, Barcellos C. O território no programa de saúde da família. Hygeia. 2006;2(2): 47-55.

19. Brasil. Ministério da Saúde (Brasil) Portaria MS/GM no 2.488, de 21 de outubro de 2011. Aprova a Política Nacional de Atenção Básica, estabelecendo a revisão de diretrizes e normas para a organização da Atenção Básica, para a Estratégia Saúde da Família (ESF) e o Programa de Agentes Comunitários de Saúde (PACS). Diário Oficial da União. 24 out. 2011;1:48-55.

20. Gil AC, Licht RHG, Yamauchi NI. Regionalização da saúde e consciência regional. Hygeia. 2006;2(3):35-46.

21. Viana ALD, Ibañez N, Elias PEM, Lima LD, Albuquerque MV, Iozzi FL. Novas perspectivas para a regionalização da saúde. São Paulo em Perspectiva. 2008;22(1):92-106.

22. Peiter PC, Barcellos C, Rojas LBI, Gondim GMM. Espaço geográfico e epidemiologia. In: Brasil. Ministério da Saúde. Abordagens Espaciais na Saúde Pública. Série B. Textos Básicos de Saúde. Série Capacitação e Atualização em Geoprocessamento em Saúde. V. 1. Brasília: Ministério da Saúde, 2006. 136 p.

23. Guimarães RB. Regiões de saúde e escalas geográficas. Cad. Saúde Pública. 2005;21(4):1017-1025.

24. São Paulo. Departamentos Regionais de Saúde – MPSP [homepage na internet]. Acesso em: 5 nov. 2020. Disponível em: mpsp.mp.br/portal/page/portal/cao_civel/aa_ppdeficiencia/aa_ppd_saude/DRS.pdf.

25. Narvai PC. Saúde bucal coletiva: caminhos da odontologia sanitária à bucalidade. Rev Saúde Pública. 2006;40(esp):141-147.

26. Oliveira AGRC, Arcieri RM, Unfer B, Costa ICC, Moraes E, Saliba NA. Modelos assistenciais em saúde bucal no Brasil: tendências e perspectivas. Ação Coletiva. 1999;2:9-13.

27. Mattos GCM, Ferreira e Ferreira E, Leite ICG, Greco RM. A inclusão da equipe de saúde bucal na Estratégia Saúde da Família: entraves, avanços e desafios. Cien Saude Colet. 2014;19(2):373-382.

28. Brasil. Ministério da Saúde. Secretaria de Atenção à Saúde. Departamento de Atenção Básica. Saúde Bucal. Brasília: Ministério da Saúde, 2006. 92p. (Cadernos de Atenção Básica, 17; Série A. Normas e Manuais Técnicos). 2006.

29. Lima-Costa MF, Barreto SM, Giatti L. Condições de saúde, capacidade funcional, uso de serviços de saúde e gastos com medicamentos da população idosa brasileira: um estudo descritivo baseado na Pesquisa Nacional por Amostra de Domicílios. Cad. Saúde Pública. 2003;19(3):735-743.

30. Gaião LR, Almeida MEL, Heukelbach J. Perfil epidemiológico da cárie dentária, doença periodontal, uso e necessidade de prótese em idosos residentes em uma instituição na cidade de Fortaleza, Ceará. Rev Bras Epidemiol. 2005;8(3):316-23.

31. Brasil. Ministério da Saúde. Secretaria de Atenção à Saúde. Departamento de Atenção Básica. Coordenação Nacional de Saúde Bucal. Projeto SB Brasil 2003 Condições de saúde bucal da população brasileira 2002-2003. Resultados Principais. Brasília; 2004.

32. Brasil. Ministério da Saúde. Secretaria de Atenção à Saúde. Departamento de Atenção Básica. Coordenação Nacional de Saúde Bucal. Diretrizes da Política Nacional de Saúde Bucal. Brasília: Ministério da Saúde. 2004; 16 p.

33. Pucca Jr GAA. Política nacional de saúde bucal como demanda social. Cien Saude Colet. 2006;11(1):243-246.

34. Brasil. Ministério da Saúde. Secretaria de Atenção à Saúde. Departamento de Atenção Básica [homepage na internet]. Brasil Sorridente. Atenção especializada. Acesso em: 5 nov. 2020. Disponível em: aps.saude.gov.br/ape/brasilsorridente/atencaoespecializada.

CAPÍTULO

5 Saúde e trabalho em Odontologia

Sílvia Helena de Carvalho Sales-Peres | Ana Virginia Santana Sampaio Castilho |
Marcelo Salmazo Castro | Marta Artemísia Abel Mapengo Domingos |
Sabrina Marilene Rufino Moreno | Ana Carolina da Silva Pinto | Eliel Soares Orenha

INTRODUÇÃO

A compreensão da relação saúde-trabalho-doença como resultado exclusivo da ação isolada de um agente patogênico no corpo do trabalhador, ou mesmo com a interação de vários agentes, constitui a base teórica e conceitual das práticas convencionais na atenção à saúde e de saúde ocupacional.[1] À medida que a saúde ocupacional avança para uma proposta interdisciplinar, ainda com base na prevenção e relacionada com o ambiente de trabalho, corpo do trabalhador, incorpora-se a teoria da multicausalidade. Teoria esta que representa um conjunto de fatores de risco para a produção de doença, avaliada através da clínica e de indicadores ambientais e biológicos de exposição e efeito.[2]

Os conceitos de Saúde do Trabalhador e Saúde Bucal no âmbito do SUS propõe uma reorganização da saúde bucal em todos os níveis de atenção. Dessa forma, um novo espaço de práticas e relações a serem construídas com possibilidades de reorientar o processo de trabalho e a própria inserção da saúde bucal no âmbito dos serviços de saúde. É decorrente da superação das práticas uma nova forma de se produzir o cuidado em saúde bucal, a possibilidade de aumento de cobertura, de efetividade na resposta às demandas da população e de alcance de medidas de caráter coletivo, de ganhos nos campos do trabalho em equipe, das relações com os usuários e da gestão.[3]

O trabalho odontológico é do tipo estático e promove no cirurgião-dentista e sua equipe um desgaste considerável, uma vez que exige contração muscular contínua para que a posição de trabalho seja mantida. Dessa forma, a implementação de instruções sobre ergonomia e orientações quanto à postura correta, menor desgaste físico no uso dos instrumentais e adequação do ambiente odontológico durante o tratamento dos pacientes é de extrema importância, para adequar o ambiente de trabalho para o profissional, sendo ele seguro, saudável e confortável.

ERGONOMIA

A palavra "ergonomia" vem dos termos gregos *ergon* (trabalho) e *nomos* (normas, leis) para denotar a ciência do trabalho. Ergonomia é uma ciência multidisciplinar relacionada à compreensão de conhecimentos científicos relativos ao ser humano que visa à melhor adaptação das situações de trabalho aos trabalhadores. Ergonomistas devem levar em consideração a interação dos seres humanos com fatores físicos, cognitivos, sociais, organizacionais e do ambiente de trabalho.[4]

Ergonomia em Odontologia compreende todos os aspectos de organização, gerenciamento e métodos de trabalho necessários para oferecer cuidados em saúde bucal eficientes para os pacientes, de tal forma que o cirurgião-dentista trabalhe com satisfação e seja capaz de evitar riscos à saúde no exercício do seu trabalho. A ergonomia em Odontologia pode ser definida como a adaptação do ambiente e dos sistemas de trabalho ao dentista e à sua equipe, no que diz respeito à sua capacidade física e psicológica, para um funcionamento saudável, seguro e confortável da sua atividade.[5]

A Ergonomia tem vasta aplicação em diferentes ramos da atividade profissional e procura definir a divisão de tarefas entre operadores, instrumentos e equipamentos e a carga de trabalho para cada operador. Ao realizar determinado procedimento, a maioria dos profissionais preocupa-se com o que está sendo feito e não com a maneira como o trabalho está sendo realizado **(Figura 1)**. O desenvolvimento dessas habilidades de autocorreção implica o conhecimento de técnicas que facilitem essa mudança comportamental.[5,6] No entanto, observamos a não aplicação dos conhecimentos de ergonomia na prática. Alguns estudos mostraram que é grande a ocorrência de problemas articulares, musculares, lombares e de várias doenças profissionais relacionadas à má postura, à falta de planejamento ergonômico de equipamentos, do ambiente de trabalho, dos sistemas de trabalho, entre outros.[8,9]

De acordo com a European Society of Dental Ergonomics (ESDE), a ergonomia aplicada à Odontologia tem como objetivo principal buscar mecanismos para prevenir doenças relacionadas à prática odontológica, buscando produtividade com qualidade de vida.[10] É fundamental evitar ou corrigir hábitos de trabalho inadequados que podem causar danos ao profissional e acarretar problemas de saúde ocupacional entre os profissionais de Odontologia.

A Odontologia é uma profissão desgastante e estressante, causadora de danos à saúde,

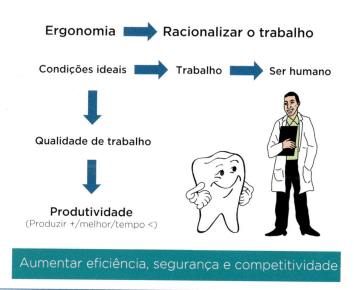

FIGURA 1 Ergonomia e sua relação com o aumento da produtividade.

tanto físicos como psicológicos. É de extrema importância a aplicação dos conhecimentos de Ergonomia, uma vez que o exercício profissional obriga a um trabalho físico que exige adequação a mais perfeita em relação ao equipamento, sem a qual decorrerão graves prejuízos, quer sob o ponto de vista de alterações da saúde, quer o econômico. A adequação do operador com o equipamento e com o instrumental frequentemente não é observada na realização do procedimento, assumindo o profissional posturas inadequadas de trabalho.[11] A busca por um melhor campo visual e adoção de posturas estáticas e prolongadas, predispõe o profissional a adquirir distúrbios osteomusculares relacionados ao trabalho (DORT). Os DORT decorrem, entre outros, da ação de fatores biomecânicos que incidem na região de pescoço, ombros, costas, coluna vertebral e membros superiores, devido essencialmente à postura inadequada, à repetitividade de movimentos, à compressão mecânica e à força excessiva.[5,12]

Distúrbios osteomusculares relacionados ao trabalho (DORT)

Distúrbios osteomusculares relacionados ao trabalho (DORT) são lesões de músculos, de tendões, de fáscias, de vasos sanguíneos e nervos, da cintura escapular e do pescoço, principalmente, ocasionadas pela utilização biomecanicamente incorreta dessas estruturas, que resultam em dor, fadiga, parestesia, edema, rigidez, tendinites e tenossinovites, queda de desempenho no trabalho, incapacidade temporária e conforme o caso pode evoluir para síndromes dolorosas crônicas capazes de reduzir o limiar de sensibilidade dolorosa do indivíduo podendo conduzir sua incapacidade funcional.[7,8,11]

A literatura científica indica que cerca de 65% dos dentistas, ou seja, dois em cada três

sofrem de problemas musculoesqueléticos que variam na sua gravidade, mas que envolvem um ou mais dos seguintes sintomas: desconforto, dor, dificuldade no funcionamento e perda de tempo de trabalho. O risco de incapacidade, parcial ou total, como consequência de apenas fatores físicos ou de uma combinação de fatores mentais e físicos é considerável. A tensão muscular aumenta em proporção com o estresse e o mesmo acontece com a carga muscular, mais ainda a carga física é já frequentemente elevada.[6]

Estudos relataram alta prevalência de cirurgiões-dentistas que sofrem de dores crônicas nas regiões lombar e cervical (costas e pescoço), tornando o distúrbio osteomuscular o mais frequente.[7-9] Movimentos repetitivos, posições estáticas de trabalho, uso de ferramentas vibratórias estão entre os fatores de riscos mais frequentes. As posturas não recomendadas mais frequentemente identificadas entre os profissionais da área odontológica são: flexão do pescoço, inclinação e rotação do tronco, levantamento de ombros, curvatura da coluna vertebral e posicionamento incorreto dos membros inferiores.[13]

Racionalização do trabalho

Na Odontologia, a ergonomia tem como objetivo racionalizar o trabalho, eliminar manobras não produtivas, produzir mais e melhor na unidade de tempo e proporcionar maior conforto e segurança ao profissional e ao paciente. Para a melhor racionalização do trabalho, preconiza-se o trabalho a quatro mãos, com a presença do cirurgião-dentista e do auxiliar com o objetivo de aumentar a produtividade.[11]

Dessa forma, a ergonomia busca relacionar posição e movimentos que o cirurgião-dentista, sua equipe e o paciente deverão adotar para oferecer o melhor rendimento e o menor desgaste físico. A organização da atividade laborativa e dos elementos que compõem o posto de trabalho permite oferecer um ambiente confortável, seguro e saudável, contribuindo para a eficiência produtiva.[14] Um posto de trabalho corresponde ao local onde as atividades são executadas. O posto de trabalho consiste em proporcionar de forma adequada todos os materiais necessários para a realização da tarefa de forma confortável, eficiente e segura. Os materiais necessários para a realização das atividades devem estar ao alcance do trabalhador, como forma de evitar esforços desnecessários e também como forma de tornar mais ágil a atividade.

Em princípio, todo trabalho pode ser simplificado e racionalizado. Se cada ato profissional for decomposto, veremos que ele abrange tempos, ações e movimentos. Quanto melhor for aproveitado o tempo e quanto mais consistentes e racionalizados forem os movimentos, mais produtivo será o trabalho.

A simplificação das atividades laborais do CD pode ser dividida em: estudo dos tempos, movimentos e ações. O estudo dos tempos é de extrema importância na definição da capacidade produtiva. A análise do estudo dos tempos e movimentos é o instrumento fundamental para se racionalizar o trabalho da melhor maneira possível. Dessa forma, este é executado melhor e mais economicamente por meio da análise, ou seja, da divisão de todos os movimentos necessários para a realização e execução de cada operação de uma tarefa.[11,15] A análise das ações é destinada a produção de trabalho.

Os estudos dos tempos basicamente compreendem:

- **Tempo profissional:** é aquele dedicado ao exercício da profissão, com atendimento aos pacientes ou aperfeiçoamento em cursos, congressos, jornadas ou similares.
- **Tempo útil:** ação efetiva no paciente, desde o começo da intervenção até o final.
- **Tempo despendido produtivo:** é aquele destinado à realização de um procedimento. Abrange aproximadamente 40% do tempo total de realização. Nesse tempo é que se concentra o trabalho do Auxiliar de Saúde Bucal (ASB). É considerado como trabalho produtivo aquele que gera lucro.
- **Tempo despendido improdutivo:** também conhecido como tempo de espera. É aquele que interrompe o fluxo de trabalho. Não pode ser eliminado, mas pode ser minimizado.[11]

O conjunto de atos destinados à produção de um trabalho compreende dois tipos de ações:

- **Ações diretas (ou irreversíveis):** são realizadas na boca do paciente exclusivamente pelo cirurgião-dentista. Exigem formação técnico-científica.
- **Ações indiretas (reversíveis):** são realizadas fora ou dentro da boca, mas não requerem formação universitária para quem as realiza. São as ações que devem ser delegadas a outra pessoa adequadamente preparada para essas tarefas, ou seja, o ASB (auxiliar em saúde bucal) ou o TSB (técnico em saúde bucal).

Quando as ações diretas e indiretas são realizadas simultaneamente, tem-se o aumento de produtividade, bem como a situação de conforto e a melhoria de qualidade de trabalho, com manifesta diminuição do processo de fadiga.

A classificação geral da *movimentação* (cinética) das mãos e dos braços permite os seguintes tipos de movimentos:

1. Dedos.
2. Dedos e punho.
3. Dedos, punho e antebraço.
4. Dedos, punho, antebraço e braço.
5. Dedos, punho, antebraço, braço e coluna vertebral.

O movimento ideal é aquele contido até o nº 3, aquele em que o cirurgião-dentista realiza suas tarefas (alcança, move, gira, posiciona, aplica pressão, apreende e descarta instrumentos) mantendo os cotovelos o mais próximo possível do tronco, isto é, que o instrumental, o material e as pontas ativas estejam dentro do chamado espaço ideal de apreensão (aproximadamente a 0,5 m da boca do paciente). O movimento nº 4 é realizado dentro do chamado espaço máximo de apreensão (todo o conjunto de trabalho está além de 0,5 m da boca do paciente), o que exige a extensão de todo o braço. A coluna vertebral merece atenção especial, os movimentos de lateralidade e torção devem ser evitados.[11]

Posições de trabalho

A prática da Odontologia se faz de forma muito estática, gerando sobrecarga para os sistemas osteomuscular e circulatório. A alternância frequente de posição para aqueles que trabalham sentados é de fundamental importância para evitar ou prevenir esses problemas.[5]

As posições de trabalho do cirurgião-dentista, do paciente e do auxiliar podem ser demonstradas de acordo com um mostrador de relógio, onde o centro corresponde ao eixo dos ponteiros tomado a partir da boca do paciente na cadeira clínica **(Figura 2)**.

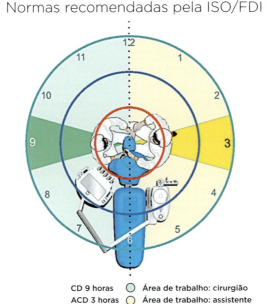

FIGURA 2 Posições de trabalho do cirurgião-dentista e auxiliar segundo Norma ISO 4073.

Fonte: Arquivo pessoal dos autores.

Posicionamento do profissional

O cirurgião-dentista precisa alterar seu modo estático de trabalhar, fazer tantos movimentos quanto possível durante o tratamento do paciente, alternando constantemente sua posição, evitando levantar os braços e dobrar a cabeça e a parte superior do corpo. O objetivo é sentar-se sempre em uma postura de trabalho correta, fazendo movimentos e girando a cabeça do paciente conforme necessário. O profissional deve se mover ao redor do paciente para mudar sua posição e adequar a melhor posição de trabalho, girando a cabeça do paciente o máximo possível. Ao se mover, ele produz um relaxamento dos músculos do corpo, necessários para uma postura adequada. O centro das posições de trabalho que um dentista usa é em torno da posição das 11 horas, mas ele pode alternar a postura entre entre 9h e 12h30.[5]

Os cirurgiões-dentistas devem realizar um trabalho mais dinâmico e incorporando, assim, o máximo de movimentos possíveis. O profissional deve sentar-se ativo e passivo alternadamente para uma prática mais dinâmica:

- Sentar-se ativo (dinâmico): postura sentada sem apoiar no encosto.
- Sentar-se passivo (estático): postura sentada apoiada no encosto.[5]

Posicionamento do paciente na cadeira

A posição supina é aquela em que o paciente é posicionado em decúbito dorsal, com a cabeça e os joelhos no mesmo plano. É a posição de descanso natural máximo, pois oferece maior superfície de contato do corpo, aumenta o índice de relaxamento, diminui a tensão e, com isso, dificulta o movimento repentino do paciente. A posição supina é extremamente vantajosa tanto para o cirurgião-dentista quanto para o paciente porque permite o máximo de relaxamento ao paciente e o profissional tem a oportunidade de assumir e manter uma posição saudável de trabalho. Sempre que possível, deve ser a posição adotada. Essa postura permite ao cirurgião-dentista ter visão direta e indireta na maxila e mandíbula.[11]

Posicionamento do auxiliar

A posição do ASB vai depender do tratamento indicado para o paciente. A localização do auxiliar corresponde à de 2h a 3h, para o CD destro. Esse profissional deve ser bem treinado para integração entre profissional e equipe, melhorando na qualidade de trabalho.

O modelo apresentado na **Figura 3** demonstra a possibilidade da construção de dois consultórios em uma área inferior a 30 m^2 (trinta metros quadrados), exibindo a viabilidade técnica da edificação em pequenas áreas.

Em relação à economia e à falta de espaços nos grandes centros, onde os aluguéis muitas vezes podem comprometer a saúde financeira do CD, tornando insustentável o negócio, é importante compreender que há a possibilidade de agregar qualidade do trabalho em um ambiente compacto e que, ao mesmo tempo, assegura ao CD condições de distribuição da clínica em dois consultórios. Isso viabiliza o ingresso de outro profissional **(Figura 4)**.

Adoção de postura saudável de trabalho

A adoção de uma postura adequada pelo cirurgião-dentista proporciona condições ideais de trabalho, conforto físico e

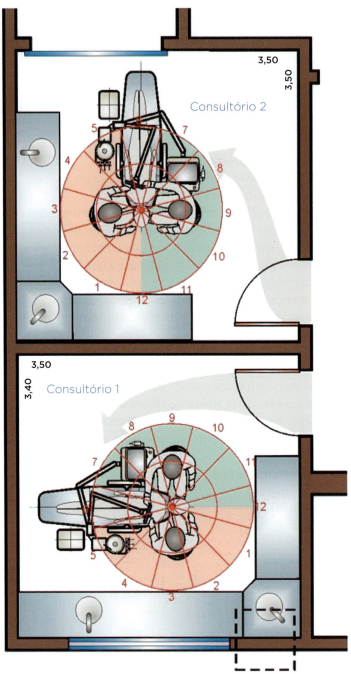

FIGURA 3 Da entrada do paciente a distribuição e otimização dos espaços.

Fonte: Arquivo pessoal dos autores.

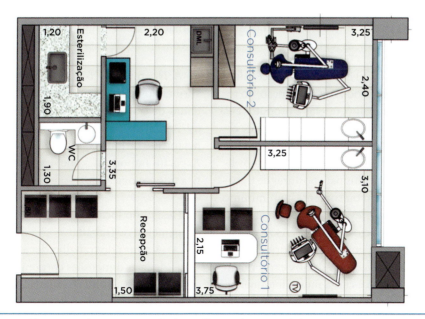

FIGURA 4 Clínica com área compacta (até 40 m²) com dois consultórios.
Fonte: Arquivo pessoal dos autores.

psicológico durante a execução do trabalho e é fundamental para prevenir os distúrbios osteomusculares.

A prática da odontologia envolve precisão e controle nas tarefas que exigem uma atenção especial na concentração, resistência física e mental do cirurgião-dentista. A abordagem terapêutica ideal e o sucesso da prática envolvem condições especiais de trabalho para o profissional e sua equipe num ambiente ergonômico. A postura saudável de um cirurgião-dentista proporciona condições de trabalho adequadas (acesso, de visibilidade e de controle na boca), conforto físico e psicológico ao longo da execução dos atos clínicos. Embora o tema da postura do dentista seja tratado nos cursos de graduação e especialização sobre ergonomia em odontologia, muitos profissionais não sabem bem o assunto o suficiente, nem as questões teóricas e, portanto, nem a aplicabilidade prática. O risco e a perspectiva das lesões musculoesqueléticas relacionadas com posturas inadequadas devem determinar ao cirurgião-dentista tomar ações corretivas posturais e medidas de compensação, a fim de limitar os efeitos negativos do trabalho em uma má postura.[16]

Uma das condições necessárias à adoção de uma postura saudável de trabalho é a utilização de equipamentos ergonomicamente concebidos. Esses equipamentos devem estar de acordo com as normas ISO (*International Organization for Standardization*) e ABNT (Associação Brasileira de Normas Técnicas) aplicadas à odontologia. É de vital importância que dentistas e toda a equipe estejam familiarizados com essas normas para obtenção de uma postura saudável por razões preventivas.[11]

As Normas ISO 11226 e ISO 6385 referem-se a requisitos que devem ser adotados para um posicionamento adequado de trabalho.

Norma ISO 11226: "Ergonomia – Avaliação de posturas estáticas no trabalho"

A Norma ISO 11226:2013 fornece informações aos envolvidos na concepção, no redesenho de trabalho, tarefas e produtos aos quais se aplicam os conceitos básicos de ergonomia em geral e posturas de trabalho em particular. Essa norma especifica os limites recomendados para posturas de trabalho estáticas sem ou somente com mínimo esforço externo, levando em conta ângulos corporais e aspectos do tempo. As recomendações relativas aos riscos e à proteção da saúde baseiam-se em estudos experimentais com relação a carga musculoesquelética, desconforto/dor e resistência/fadiga relacionados às posturas estáticas de trabalho.

Os principais requisitos descritos na Norma ISO são:

1. Sentar-se em uma postura ativa, simétrica e vertical. O tronco pode inclinar-se para a frente no máximo 20°, mas a inclinação lateral e as rotações devem ser evitadas. A cabeça pode inclinar-se para a frente no máximo 25°. Posições extremas e movimentos extremos das mãos e dos braços, incluindo levantar os ombros, devem ser evitados.
2. Para conseguir uma forma de trabalho dinâmica, os cirurgiões-dentistas devem movimentar-se tanto quanto possível durante a realização de procedimentos odontológicos, de forma a alternar a carga e a relaxar os músculos e a coluna vertebral.
3. Assegurar uma forte estrutura de apoio muscular através da prática de esportes e/ou exercícios físicos: esse aspecto é especialmente importante para a recuperação da fadiga muscular e para aumentar a força muscular e, assim, ser capaz de manter uma postura correta.

Norma ISO 6385: Princípios ergonômicos na concepção de sistemas de trabalho

A Norma ISO 6385:2004 oferece os "Princípios ergonômicos no design de sistemas de trabalho" e contém entre outros, os "Princípios gerais de orientação para planejamento de todo o ambiente de trabalho". Aspectos importantes que se aplicam à prática odontológica são:

1. Design do local de trabalho e do equipamento de trabalho:
   - A altura de trabalho deve ser adaptada às dimensões corporais do operador e ao tipo de trabalho realizado. Assento e superfície de trabalho devem ser concebidos como uma unidade para permitir adequada postura corporal, tronco ereto, peso corporal devidamente suportado, cotovelos ao lado do corpo e braços aproximadamente na horizontal.
   - O assento deve ser ajustado às características anatômicas e fisiológicas individuais.
   - Deve ser concebido espaço suficiente para os movimentos corporais, de cabeça, braços, mãos, pernas, pés etc.
2. A concepção do trabalho deve evitar esforço excessivo ou desnecessário nos músculos, articulações, ligamentos, no aparelho respiratório e circulatório. A exigência de força deve situar-se dentro de limites fisiológicos desejáveis. O operador deve poder alternar entre estar sentado e estar de pé. O movimento corporal deve ser preferido em detrimento da imobilidade prolongada.
3. Concepção do ambiente de trabalho:
   - A iluminação deve possibilitar percepção visual ótima para as atividades exigidas.

- Na seleção das cores para a sala e para o equipamento de trabalho deve ter-se em consideração o seu efeito na distribuição da luminosidade, qualidade do campo de visão e na percepção de cores de segurança.

Postura de trabalho clássica

Esta ainda é a postura mais adotada pelos profissionais de Odontologia no Brasil. De acordo com o paradigma clássico da posição sentada de trabalho, Nixon[17] afirmava que a coxa deve estar paralela ao solo e deve haver um ângulo de 90 graus entre o fêmur e o conjunto tíbia-fíbula, na região poplítea. Segundo o autor, dessa forma o peso corporal estará devidamente distribuído entre a região sacral, a porção posteroinferior do fêmur e as tuberosidades isquiáticas, e a porção plantar dos pés.

Postura de trabalho odontológico preconizada pela ESDE

A Sociedade Europeia de Ergonomia Odontológica (ESDE) foi criada devido à necessidade dos membros integrantes do Grupo de Trabalho em Ergonomia e Higiene da Federação Dentária Internacional (FDI) de ter uma estratégia para potencializar a organização e o desenvolvimento da ergonomia odontológica.

A ESDE recomenda parâmetros para posicionamento saudável de trabalho. A característica fundamental dessa proposta, que acarreta diversas outras alterações, estabelece que o ângulo da região poplítea (região formada pelo ângulo posterior entre o fêmur e o conjunto tíbia-fíbula) deve variar de 110 a 125° e não de 90°, como preconiza a chamada postura clássica. O aumento do ângulo da região poplítea de 90° para no mínimo 110° e máximo de 125° visa a diminuir a retificação da coluna vertebral na região lombar, causada pela rotação posterior da pelve sempre que esse ângulo for menor que 110°.

O cirurgião-dentista deve adotar uma forma dinâmica de trabalho, procurando alternar entre sentar-se com e sem o apoio de costas. Esse aspecto é possível em razão da maior angulação na poplítea, entre 110° e 125°, o que evita que ocorra a rotação posterior da pelve e assim a manutenção

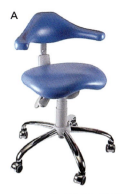 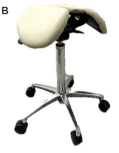

FIGURA 5 Modelos de Mocho. **A.** Mocho KAVO com apoio de braço e assento com inclinação lateral. **B.** Mocho Salli Slim tipo sela.

Fonte: Arquivo pessoal dos autores.

da curvatura lombar é facilitada (Figura 5). Desse modo, os cirurgiões-dentistas devem atentar-se para a realização de um trabalho mais dinâmico, incorporando o máximo de movimentos possíveis nas atividades.[5]

Condições ambientais

As condições gerais do ambiente físico e o conforto ambiental são fatores de extrema importância para o cirurgião-dentista, que passa boa parte do seu dia em uma sala fechada e concentrado no tratamento de seus pacientes. As condições ambientais desfavoráveis, como iluminação inadequada, excesso de calor, ruídos e vibrações são fatores que causam desconforto e podem provocar danos à saúde, afetando o desempenho do cirurgião-dentista.[18]

A elaboração de uma planta para analisar os espaços necessários, para que a clínica odontológica possa atender tanto às necessidades do paciente como permitir que o CD tenha prazer em passar o dia todo dentro dela. Pontos a serem observados são: estacionamento para clínica, recepção, banheiros para pacientes e outro para equipe odontológica, área de expurgo, sala de esterilização e espaço fechado para o compressor (Figuras 6 e 7).

Os fatores térmicos influenciam muito para que o trabalho seja executado confortavelmente. O calor excessivo em ambientes de trabalho proporciona cansaço e sonolência.

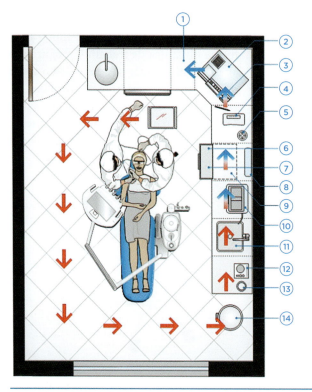

Legenda
1 Armazenamento
2 Autoclave
3 Monitoramento físico
4 Identificação e validade dos pacotes
5 Monitoramento químico e biológico
6 Gavetas com materiais limpos
7 Gavetas com invólucros para embalagem
8 Papel-toalha absorvente
9 Preparação e separação das coleções
10 Lavadora ultrassônica
11 Pia de inox com torneira giratória
12 Coletor de materiais recicláveis
13 Coletor de materiais perfurocortantes
14 Coletor de materiais sólidos descartáveis

FIGURA 6 Planta baixa de uma Sala Clínica Odontológica e seus itens.
Fonte: Arquivo pessoal dos autores.

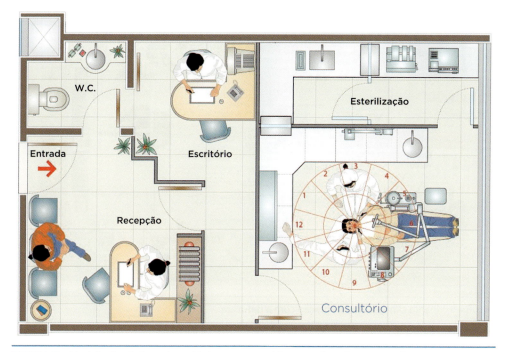

FIGURA 7 Modelo de clínica odontológica e seus ambientes colocados em escala.

Fonte: Arquivo pessoal dos autores.

O ambiente de trabalho deve permitir o controle da temperatura, para que não fique extremamente frio ou quente. A temperatura ideal deve ficar em torno de 21 ou 22°C.[18]

A iluminação natural com acesso visual ao verde, por meio de vidros e janelas, oferece um atrativo adicional a todos. A arquitetura de interiores ligada ao paisagismo adotada na **Figura 8** proporciona um meio ambiente equilibrado a harmônico com valorização da sustentabilidade, sendo esta responsável por promover nos ambientes a iluminação natural, gerando a todos sensações de contato com a natureza, estabelecendo maior qualidade de vida e eliminando as sensações de desconforto comuns nas clínicas odontológicas.

A recepção não pode ser transformada em sala de espera. O paciente deve ficar o menor tempo possível aguardando para ser atendido, de preferência chegar e já ser atendido. Deve ser ampla com boa circulação de ar, poltronas afastadas para evitar qualquer contaminação.

Independentemente do tempo de espera para o atendimento, o ambiente deve ser confortável em nível que o paciente se sinta seguro e acolhido. Ainda na **Figura 8**, temos a demonstração de um ambiente integrado com TV e objetos lúdicos que atraem a atenção de adultos e crianças. Outro diferencial a ser oferecido é demonstrado na **Figura 9** (e que atualmente é imperativo) é a disponibilização da internet da alta velocidade para todos os pacientes. Essa disponibilização pode ocorrer através de *check-in* nas redes sociais, o que promove a clínica.

A sala de anamnese deve oferecer um lugar arejado, sempre que possível à parte da sala clínica, evitando assim a contaminação em outros ambientes.

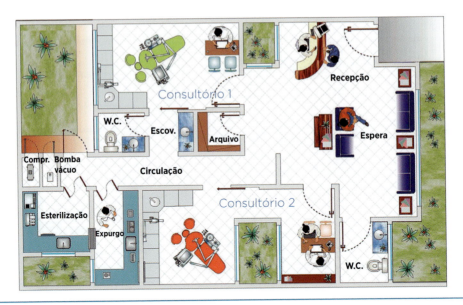

FIGURA 8 Planta clínica com integração com a natureza.

Fonte: Arquivo pessoal dos autores.

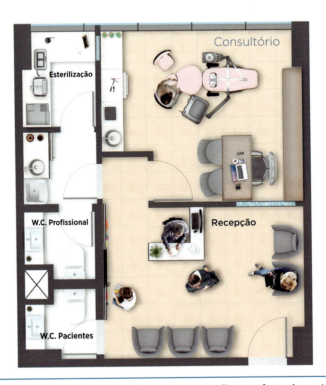

FIGURA 9 Ambiente com disponibilização de meios para melhor conforto do paciente.

Fonte: Arquivo pessoal dos autores.

A sala clínica deve ter um espaço ergonômico, isto é, espaço suficiente para todos os itens que compõem o consultório, tais como armários, pia, equipo odontológico, refletor, mocho do CD e mocho da auxiliar, num espaço de 9 m² (Figura 10).

A iluminação da cavidade oral tem uma importância especial, já que determina a capacidade do profissional para ver a área de trabalho. Mais ainda, o conforto visual influencia fortemente a postura da cabeça e tronco durante o tratamento de um paciente. Exigências de alcance e manipulação também influenciam largamente a postura que se adota e as posições das extremidades superiores. Uma organização ergonômica adequada no local de trabalho e dos equipamentos é de extrema importância para o conforto do cirurgião-dentista.[5]

A sala de esterilização deve ser bem dimensionada dentro da clínica para facilitar o setor de recebimento de materiais contaminados, lavagem e esterilização. A Figura 11 demonstra a viabilidade de aglutinar em pequenos espaços a rotina para higiene e esterilização dos materiais odontológicos, resguardando os princípios de biossegurança.

O compressor deve ser colocado em espaço fechado, de preferência na área externa, para evitar emitir ruídos, prejudicando a saúde dos profissionais e dos pacientes.

De acordo com as normas da *The Occupational Safety and Health Act* (OSHA), o limite máximo do tempo de ruído de tolerância para preservação eficaz da audição do cirurgião-dentista no ambiente fica em torno de 80 decibéis (dBA).[19] Os fabricantes atestam que seus equipamentos estão abaixo desse limite. Os ruídos podem provocar interferência na concentração, diminuindo o desempenho do profissional e em casos mais graves podem provocar lesões no aparelho auditivo.[18,20]

A distribuição adequada de todos os espaços dentro de uma clínica odontológica faz a diferença no combate às doenças

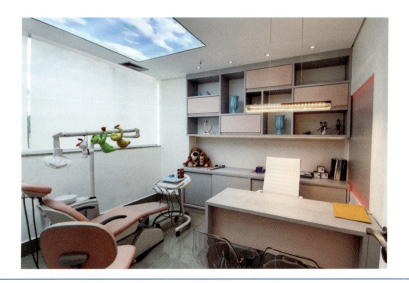

FIGURA 10   Sala clínica disposta em 9 m².

Fonte: Arquivo pessoal dos autores.

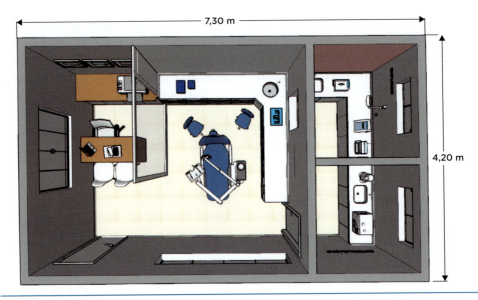

FIGURA 11 Consultório compacto com área de esterilização.
Fonte: Arquivo pessoal dos autores.

ocupacionais da equipe odontológica, permitindo uma melhor qualidade de vida para todos os envolvidos. A **Figura 12** demonstra uma clínica de alto padrão com cuidados de acessibilidade, além de oferecer um centro cirúrgico para procedimentos de alta complexidade.

ORGANIZAÇÃO E RACIONALIZAÇÃO DO TRABALHO[21-24]

A organização e a racionalização do trabalho do cirurgião-dentista envolvem a ampliação dos recursos humanos na Odontologia, com a inserção das categorias auxiliares (ASB, TSB E TPD), o que permite aumentar sua produtividade e qualidade do trabalho. Como consequência, o trabalho, que antes era focado e limitado ao cirurgião-dentista, foi descentralizado, diminuindo seu custo-hora principalmente no âmbito da saúde pública. Sendo assim, o sucesso profissional do cirurgião-dentista não depende mais única e exclusivamente de suas habilidades e de seus conhecimentos científicos, mas também de sua capacidade de organização, administração e racionalização do trabalho.[25]

As principais vantagens da inclusão do pessoal auxiliar na clínica odontológica são o aumento da eficiência e da otimização do processo de trabalho, aumento da qualidade técnica e da produtividade, mais conforto e segurança no atendimento e a redução dos custos operacionais.[26] Para o cirurgião-dentista, essa inclusão acabou reduzindo o desgaste físico, o estresse e a fadiga. Além disso, contribuiu positivamente na racionalização do trabalho e reduzindo o estresse físico e mental.[27]

Dessa forma, o cirurgião-dentista deve executar os procedimentos irreversíveis e delegar ao pessoal auxiliar todos os reversíveis, realizando um tratamento odontológico mais econômico, mais eficiente e menos desgastante, tanto para a equipe quanto

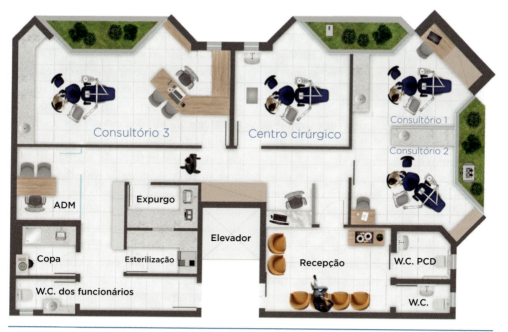

FIGURA 12 Clínica de alto padrão.
Fonte: Arquivo pessoal dos autores.

para o paciente, tornando os processos de trabalho dinâmicos com condutas racionais e produtivas.[28]

A importância da participação do pessoal auxiliar na divisão das tarefas e atividades, além da organização do trabalho odontológico, é conhecida. Entretanto, nem sempre as condições físicas do consultório permitem o trabalho auxiliado e em alguns casos os auxiliares (TSB e ASB) não desempenham todas as ações a eles permitidas. Fato este que pode ocorrer pela falta de preparo da equipe de saúde bucal e/ou por desconhecimento dos profissionais sobre suas competências previstas por lei, como descrito no Capítulo 6.[29]

Os ambientes coletivos devem atender a critérios para o posicionamento do paciente, da equipe de saúde bucal e dos equipamentos, conforme os princípios de ergonomia e de simplificação e racionalização do trabalho odontológico. No trabalho em equipe são adotadas técnicas de trabalho a quatro mãos (CD/TSB + ASB) e técnicas de trabalho a seis mãos (CD/TSB + ASB instrumentador + ASB preparador).[30]

O trabalho a quatro mãos visa a conseguir o máximo de produtividade, diminuindo o desgaste físico e aumentando o conforto para o paciente. A seleção de equipamentos e o desenvolvimento de técnicas, para o trabalho a quatro mãos, devem ter como objetivo obter a máxima eficiência operacional e o aumento da produtividade. Esse equipamento deve ser selecionado e organizado para facilitar o operador e o assistente, sendo que o resultado final deve obter a melhor acessibilidade e visibilidade para ambos durante qualquer procedimento clínico.[31] Dessa maneira, torna-se necessária a presença de ASB, para executar as funções de preparador e instrumentador, exclusivamente.[32]

O conceito de Odontologia a quatro mãos é baseado em um conjunto de critérios que definem as condições para que a eficiência possa ser alcançada, sendo necessários os seguintes critérios:[33]

1. Os equipamentos devem ser ergonomicamente projetados para minimizar movimentos desnecessários.
2. A equipe operacional e o paciente devem estar sentados confortavelmente em equipamento com design ergonômico.
3. Economia de movimentos executados.
4. Utilizar bandejas pré-organizadas.
5. O CD deve delegar todas as tarefas para as quais os auxiliares estão legalmente qualificados.
6. O tratamento do paciente deve ser planejado com antecedência e em sequência lógica.

Os tratamentos odontológicos ocorrem em torno da boca do paciente. Dessa maneira, a equipe odontológica deve estar ciente das relações espaciais em torno do paciente e para facilitar esta área de trabalho foi dividida em "zonas ou áreas de atividade". As zonas de atividade são identificadas usando a boca do paciente, como a face de um relógio. As zonas são invertidas para o operador canhoto.[33]

Para o operador destro, a zona do operador se estende das 7 às 12 horas, a zona do assistente das 2 às 4 horas, a zona de transferência do instrumento das 4 às 7 horas e a zona estática das 12 às 2 horas do relógio. O operador muda de posição, dependendo da arcada dentária e do dente a ser tratado. A zona estática, que é a zona de menor atividade, é aquela onde ficam os instrumentos usados com pouca frequência.[34]

Para o operador canhoto, a posição muda, assim como a posição dos equipamentos, localizando-se à esquerda da cadeira do paciente. Sendo as mais indicadas as posições 3 e 1h, que correspondem às 9 e 11h do dentista destro, respectivamente.[35]

Para facilitar a compreensão entre as distâncias entre a boca do paciente e a disposição no consultório (A, B e C), na zona de transferência são dispostos instrumentais, turbinas de alta e baixa rotação e mochos do cirurgião-dentista e da auxiliar, situando-se a 50 cm. A área de trabalho, na qual são colocados os equipos, fica a 100 cm da boca do paciente, e a área útil do consultório, onde as pias e os armários são dispostos, fica a 150 cm (Figura 13).

Durante qualquer caso cirúrgico complexo, como cirurgias endodônticas e cirurgias de enxerto ósseo, o trabalho a seis mãos se torna significativo para isolamento, retração, abertura de material etc. Enquanto o primeiro auxiliar permanece sincronizado com o operador na operação, o segundo auxiliar antecipa a necessidade de ambos, o assistente primário e o operador.[34]

A verdadeira prática da Odontologia a quatro mãos exige que sejam seguidas técnicas apropriadas para acomodar o paciente e a equipe operacional, transferência de instrumentos, controle de infecções e que, durante todos esses procedimentos, seja dada preocupação à conservação do movimento e não apenas à adição de pessoas e mãos para ato operatório. Também exige que a seleção de equipamentos seja baseada no domínio do assistente e nas boas práticas ergonômicas.[36]

MERCADO DE TRABALHO

Introdução

O exercício da Odontologia tem passado por transformações significativas. Transformações que vieram com a incorporação da tecnologia nos equipamentos

Normas recomendadas pela ISO/FDI

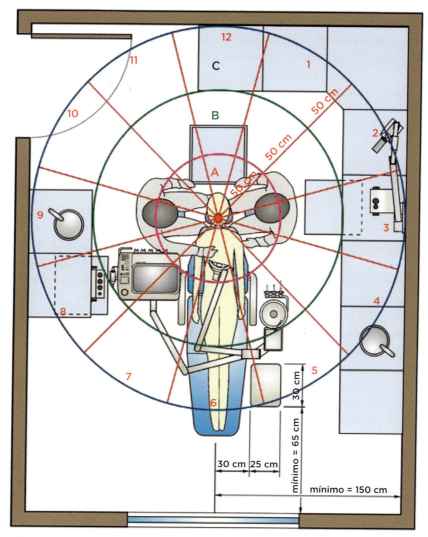

ISO: International Standards Organization
FDI: Fédération Dentaire Internationale

A, zona de transferência (instrumentos, pontas dos equipos e mochos)
B, área de trabalho (mesas auxiliares e corpo dos equipos)
C, área útil do consultório (pias e armários fixos).

FIGURA 13 Disposição do equipamento dentro da sala clínica, tomando por referência a boca do paciente.
Fonte: Arquivo pessoal dos autores.

e materiais, simplificando técnicas e proporcionando uma melhora exponencial da qualidade dos procedimentos estéticos e funcionais. Esse avanço tecnológico trouxe modificações no mercado de trabalho odontólogico. Nota-se uma diminuição do exercício liberal, o aumento da Odontologia empresarial através de franquias, dos sistemas de saúde privados de convênios, bem como o aumento do número de profissionais vinculados ao sistema público de saúde.[37]

Campos de atuação do profissional de Odontologia

Cirurgião-dentista autônomo

O primeiro curso de Odontologia do Brasil foi instituído em 1884, junto aos cursos de Medicina do Rio de Janeiro e Bahia.[38] Desde então, a profissão de cirurgião-dentista foi regulamentada por muitas leis, sendo a última a Lei n. 5.081 de 24 de agosto de 1966.[39] A principal vertente de trabalho, após essa regulamentação, foi como profissional liberal, por sua demanda de mão de obra ser reduzida, rentabilidade financeira assegurada e também aliada à falta de investimentos governamentais. Porém, apesar de o modelo liberal ainda ser a forma de trabalho mais almejada dos egressos da Odontologia, essa tendência vem se revertendo nas últimas décadas.

A nova construção socioeconômica do processo de trabalho do cirurgião-dentista (CD) corroborou para que esse profissional fosse submetido a novas formas de produção, gestão, consumo e controle de sua força produtiva, principalmente através da inserção dos sistemas de saúde privados, que reduziram a sua autonomia e promoveram um aviltamento dos rendimentos financeiros.[40] O total de beneficiários de planos exclusivamente odontológicos superou a marca histórica de 26 milhões em 2019. De acordo com a Nota de Acompanhamento de Beneficiários (NAB), do Instituto de Saúde Suplementar (IESS), o número de usuários cresceu 7,2% em 2019, tendo um incremento de 1,7 milhão somente nesse ano.

Essa tendência teve como fator preponderante a explosão de credenciamentos de novos cursos de Odontologia no Brasil. Somente no período de 1992 a 2015, houve um incremento de 159,1% nas vagas de Faculdades de Odontologia no país[41,42] (Figura 14).

A concentração de cirurgiões-dentistas por quantidade de população preconizada pela Organização Mundial de Saúde é de 1 cirurgião-dentista para cada 1.500 habitantes.[43] Utilizando esse dado, podemos traçar

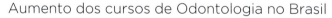
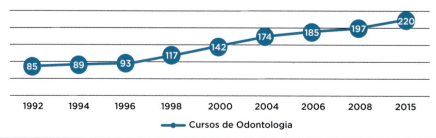

FIGURA 14 Número de cursos de Odontologia no Brasil – 1992 a 2015.

relações do contingente de profissionais em determinado espaço geográfico e a distribuição dos cirurgiões-dentistas pelo território nacional[44,45] (Tabela 1).

Esses dados podem ser comprovados pelas estatísticas de profissionais registrados no Brasil. Em 2020, 338.016 profissionais estavam inscritos no CFO.

Analisando os dados apontados na Tabela 1, verificamos que em todas as regiões brasileiras os números ficam além da proporção preconizada pela OMS. Apesar desse cenário nebuloso, o mercado para a Odontologia autônoma ainda está em expansão. Entretanto, o profissional terá que trilhar um caminho de alto conhecimento técnico-científico, aliado às novas técnicas de marketing permitidas pelo código de ética odontológica, empreendedorismo e de gestão empresarial.

Cirurgião-dentista assalariado

Além da opção de trabalho autônomo, o cirurgião-dentista encontra algumas formas de trabalho com emprego assalariado, seja ela no setor privado ou no setor público. No setor privado há ofertas de trabalho em clínicas particulares, associações ou sindicatos que prestam serviços assistenciais aos seus associados e empresas que mantêm o serviço para os seus funcionários. Já no setor público existem opções de trabalho em prefeituras, escolas, postos de saúde, forças armadas, bem como gestores de serviços públicos. Nesse tipo de trabalho, há opção de vínculos com dedicação exclusiva ou até mesmo vínculos por período, o que possibilita ao profissional dividir o seu tempo com um trabalho autônomo. Vale ressaltar que os vínculos públicos tiveram um aumento exponencial com a inserção de equipe de saúde bucal no Programa Saúde da Família, que ocorreu em 2000. Até então, seja pela preferência do profissional de atuar como autônomo ou pela falta de investimento público na área de saúde bucal, poucas eram as vagas disponíveis para os profissionais no setor público. Segundo dados do Ministério da Saúde, no primeiro ano de funcionamento do PSF eram 2.000 equipes de saúde bucal implantadas, sendo que em 2009 esse número saltou para 17.818.[46] No ano de 2020, de acordo com o Ministério da Saúde, para realizar a cobertura de Atenção Primária, o país possui 46.444 equipes ESF-equivalentes.[47]

Profissionais da educação

Outra vertente de trabalho do cirurgião-dentista é a possibilidade de atuar como docente em universidades públicas ou privadas,

Tabela 1	Distribuição dos dentistas por região		
Região	**Habitantes**	**Dentistas**	**Dentista/habitantes**
Região Norte	18.430.980	16.718	1.102,4
Região Nordeste	57.071.654	56.140	1.016,6
Região Centro-Oeste	16.297.074	27.641	589,6
Região Sudeste	88.371.433	178.377	495,4
Região Sul	29.975.984	54.533	549,6
Brasil	210.147.125	338.016	621,7

sendo responsável pela formação dos futuros profissionais, bem como trabalhar na educação continuada em pós-graduação, ou como pesquisador científico nessas universidades.

Dentista empresário

O surgimento das mídias sociais facilitando a divulgação e consolidação de marcas e serviços, aliado ao grande número de profissionais lançados no mercado de trabalho anualmente, propiciaram o surgimento de oportunidades para empreendedores entrarem no mercado de saúde bucal, através da implementação de franquias ou redes de clínicas. Muitos profissionais optam pelo modelo de franquia, por este oferecer planos de negócios prontos e testados no mercado, o que, na visão daqueles profissionais, garante maior credibilidade e confiabilidade do paciente. Esse modelo de negócio está em franca expansão.

Segundo a Associação Brasileira de Franchising (ABF), o segmento de saúde, beleza e bem-estar, no qual estão inseridas as franquias odontológicas, obteve, de 2016 para 2017, um crescimento de 12%, e de 2018 para 2019, 9,2%.[48] Além da vantagem da exposição da marca, as franquias oferecem pesquisa de mercado, padronização e treinamento de equipes de trabalho, plano de gestão financeira e marketing, além do suporte jurídico. Porém, apesar de todas essas vantagens descritas anteriormente, vale ressaltar que, para se tornar um franqueado, o profissional deverá estar ciente de que, além do investimento inicial para aquisição da franquia, os contratos estipulam um valor mensal a título de *royalties* sobre o faturamento, além da necessidade de seguir a filosofia implementada pelo franqueador, o que poderá cercear a liberdade de decisão do profissional.

Outra frente de trabalho do dentista empreendedor é a promoção de cursos destinados a formação profissional (atualizações, aperfeiçoamentos e especializações), gestão e marketing ou até mesmo à preparação de candidatos para concursos públicos **(Figura 15)**.

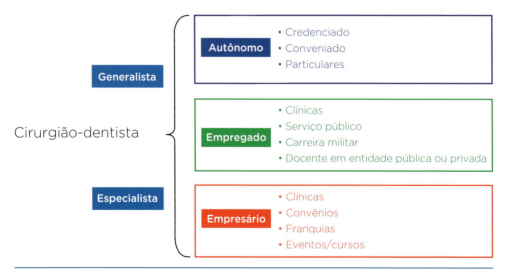

FIGURA 15 Possibilidades de trabalho do cirurgião-dentista.

BIOSSEGURANÇA

A biossegurança engloba uma série de condutas e medidas técnicas, administrativas e educacionais, a serem utilizadas pelos profissionais da área de saúde, na tentativa de prevenir acidentes e infecção cruzada em ambientes biotecnológicos, hospitalares e clínicas ambulatoriais.[49] Fato este que é de fundamental importância na prática odontológica, uma vez que o cirurgião-dentista e sua equipe estão expostos a uma vasta quantidade de microrganismos transmitidos pelo sangue e saliva dos pacientes, que podem conter agentes etiológicos de doenças infecciosas, mesmo sem apresentar sinais e sintomas clínicos da doença. Por outro lado, os equipamentos utilizados na prática odontológica geram aerossóis que ficam em suspensão no ambiente e são capazes de contaminar a equipe profissional e o paciente.[50]

A contaminação de instrumentos odontológicos e dos profissionais envolvidos são o principal motivo de ocorrerem as infecções cruzadas entre os pacientes. A infecção cruzada é a troca de microrganismos de um indivíduo para o outro em um ambiente clínico.[51] Assim, medidas como lavagem, desinfecção e esterilização dos materiais devem ser realizadas pela equipe odontológica, seguindo rigorosamente todos os procedimentos de assepsia, para evitar a propagação de patógenos entre pacientes, do paciente para o profissional, do profissional para outros pacientes e entre profissionais, principalmente na relação clínica/laboratorial.[52]

Risco de transmissão de infecções

O Ministério da Saúde, em seu Manual de Controle de Infecção Hospitalar para objetos inanimados, recomenda a classificação de Spaulding, de acordo com o risco de transmissão de infecção.[47] Na Odontologia, na qual o contato entre o paciente e o instrumental é frequente, também se usa essa classificação. Os materiais são divididos em artigos críticos, semicríticos e não críticos.

Artigos críticos são todos aqueles que penetram nos tecidos, no sistema vascular e em outros órgãos isentos de microbiota própria. Instrumentos que tocam em pele e mucosa não íntegras também são considerados críticos. Esses artigos devem estar esterilizados ao serem utilizados.

Artigos semicríticos são todos aqueles que entram em contato apenas com mucosa íntegra, capaz de impedir a invasão dos tecidos. Esses artigos também devem estar esterilizados, porém aceita-se desinfecção apenas para aqueles itens que não podem ser esterilizados por procedimentos físicos.

Artigos não críticos são todos aqueles que entram em contato com pele íntegra e ainda os que não entram em contato direto com o paciente. Esses artigos devem ser desinfetados.[50]

Medidas de proteção em biossegurança

São um conjunto de medidas de controle universal de infecção eficazes na redução do risco ocupacional e de transmissão de microrganismos nos serviços de saúde:[51]

- Uso de equipamentos de proteção individual e imunização.
- Prevenção da exposição a sangue e fluidos corpóreos.
- Prevenção de acidentes com instrumentos perfurocortantes.
- Manejo adequado nos acidentes de trabalho que envolvam sangue e fluidos orgânicos.

- Controle nos procedimentos de descontaminação e do destino de dejetos e resíduos nos serviços de saúde.

Medidas para proteção do profissional

Na Odontologia, a distância entre paciente e profissional é pequena. O cirurgião-dentista se posiciona muito próximo à boca do paciente, existindo a possibilidade de, ao falar, lançar partículas de saliva sobre ele. Está presente também o risco gerado pelo uso de alta rotação para remoção de tecido dentário ou materiais de restaurações que geram partículas que podem ser arremessadas no rosto do profissional e seu auxiliar. Além disso, há possibilidade de contaminação cruzada. Assim, medidas de proteção deverão ser empregadas durante o atendimento para proteger não só o cirurgião-dentista e sua equipe, como também o próprio paciente.[51,52]

Lavagem das mãos

Lavar as mãos com água e sabão promove a remoção das células descamativas, suor, pelos, sujeira, oleosidade da pele, além de bactérias transitórias e algumas residentes. Deve-se lavar as mãos sempre antes e após a retirada de EPI, no início e ao final dos procedimentos, mesmo sendo estes realizados com luvas, após tocar superfícies e objetos no ambiente de trabalho, após manusear prontuários, próteses, moldagens e modelos.

- Técnica de lavagem das mãos: deve-se retirar anéis, relógio e pulseira. Abrir a torneira com a mão dominante e molhar as mãos sem encostar na pia. Colocar sabão degermante líquido 2 a 4 mL na palma da mão e ensaboar palma e dorso das mãos, espaços interdigitais, polegar, articulações, unhas e extremidades dos dedos e punhos por aproximadamente 30 segundos. Enxaguar as mãos em água corrente, retirando totalmente o resíduo da espuma e os fragmentos de sabão. Enxugar em papel-toalha, fechar a torneira com o mesmo papel-toalha utilizado para enxugar as mãos, caso ela não seja acionada por pedal ou por cotovelo ou também não seja fotossensível.

Diferentes técnicas de desinfecção

Glutaraldeído

Produz desinfecção de alto nível e de ação rápida. É conhecido como o melhor desinfetante para esterilização a frio. Pode destruir todos os tipos de microrganismos (bactérias, fungos esporulados, bacilo da tuberculose e vírus) se usado na concentração e forma correta. Porém, é contraindicado por oferecer riscos ao usuário. Pode causar irritação nos olhos, na pele e no trato respiratório. Deve ser manipulado só em recipientes fechados e ambiente bem ventilado, mantendo a temperatura baixa da solução para reduzir a concentração do produto no ar. Manipular com luvas de nitrilo. É proibido em alguns países por não ser biodegradável.

Hipoclorito de sódio

Produz desinfecção de nível intermediário e tem amplo espectro de atividade antimicrobiana. Muito utilizado, pois apresenta rápida atividade antimicrobiana, fácil uso, solúvel em água, relativamente estável, não tóxico na concentração indicada, baixo custo, não pigmenta os materiais, não inflamável e incolor. Porém, pode provocar irritação de mucosas, ser menos eficiente em meio ambiente orgânico e ter efeito corrosivo em metais. Devido ao seu mecanismo de ação ser por oxidação, parece ter algum efeito contra o vírus SARS-CoV-2, mas há controvérsias na literatura.

Iodofórmio

Nível de desinfecção baixo a intermediário, apresentando ação bactericida, micobactericida e virucida. Para ação fugicida requer mais tempo de contato. Apresenta melhores resultados se usado como antisséptico do que como desinfetante. Não é espericida e pode causar pigmentações, não é inflamável, tem efeito irritante nas membranas e mucosas. Materiais orgânicos remanescentes na superfície podem levar a neutralização da capacidade desinfetante do iodine; por isso, é necessário um contato maior do desinfetante para completar a desinfecção.

Álcool

Apresenta nível intermediário de desinfecção, incluindo o álcool isopropílico e o etílico a 70%. O álcool isopropílico geralmente é usado como antisséptico. Superfícies de consultórios também podem ser desinfetadas com álcool isopropílico 70%. Álcool etílico é mais potente na atividade bactericida do que bacteriostática. Também atua sobre o bacilo da tuberculose, fungos e vírus. Não são indicados como desinfetantes de moldes dentários, por causarem alterações nas superfícies deles. Também não são indicados para desinfecção de bases acrílicas de próteses.

Fenóis

Nível de desinfecção intermediário, em baixas concentrações, promove lise de bactérias em crescimento do tipo *E. coli*, *Staphylococcus* e *Streptococcus*. Com propriedades antifúngicas e antivirais podem ser usados em bochechos, sabonetes e limpeza de superfícies. Não são indicados para desinfecção de moldes. Uso incompatível com látex, acrílico e borracha.

Clorexidine

Possui nível intermediário com ação desinfetante e antisséptica, usada como substância antipútrida. Sendo utilizado em enxaguatórios orais e sabonetes. É bactericida, virucida e micobacteriostático. Sua atividade diminui na presença de material orgânico, uma vez que é dependente do pH. Moldes também podem ser imersos em clorexidine para uma desinfecção efetiva. Seu uso também é indicado para desinfecção de próteses que contenham componentes metálicos, durante processo laboratorial.

Água ionizada

O ozônio (O_3) é uma molécula gasosa inorgânica, apresenta ação antimicrobiana, anti-hipóxica, analgésica e imunoestimulatória. Usada para desinfecção de águas, cavidade oral e dentaduras e moldes.

Ácido peracético

O seu alto nível de desinfecção apresenta características como pH favorável, boa capacidade antimicrobiana e baixa toxicidade. Sugere propriedades para a desinfecção de moldes na rotina odontológica. É utilizado na proporção de 1% para desinfecção de moldes; sua capacidade antimicrobiológica foi comprovada em estudo microbiológico, porém estudos de estabilidade dimensional não foram encontrados.

Assim como os cuidados com instrumentais e equipamentos são de extrema importância, também deve-se ter um controle rigoroso com a limpeza e desinfecção de moldes e próteses durante as fases de produção, nas quais são enviados para laboratórios e retornam para o consultório, pois apresentam um grande potencial de contaminação cruzada.

A utilização de enxaguatórios para reduzir a carga viral de SARS-CoV-2 no pré-tratamento vem sendo proposta, embora não haja uma concordância entre os autores. Os enxaguatórios que se mostraram com os melhores resultados foram o Listerine e povidone-iodine.[53] Essas informações estão detalhadas no Capítulo 17.

Ainda se encontram outros produtos para desinfecção de superfícies e molde odontológicos, tais como irradiação por micro-ondas e a radiação ultravioleta. Entretanto, as evidências científicas nesses casos são inconclusivas.

Terminologia ou conceitos em biossegurança[50]

- **Antissepsia:** uso em tecido vivo de uma substância bactericida ou bacteriostática capaz de impedir a proliferação de microrganismos.
- **Área crítica:** áreas de procedimentos onde o risco de contato com sangue ou secreções humanas seja concreto.
- **Área semicrítica:** áreas onde transitam pacientes e materiais sem o risco iminente de contato com secreções e sangue humano.
- **Assepsia:** é o método empregado para impedir que determinado meio seja contaminado.
- **Contaminação:** ato de sujar objetos inanimados ou matéria viva com material danoso, potencialmente infeccioso ou indesejável.
- **Deserdação:** remoção ou redução de microrganismos da pele por meio químico mecânico.
- **Descontaminação:** é o processo de desinfecção ou esterilização terminal de objetos e superfícies contaminados com microrganismos patogênicos, de forma a torná-los seguros para manipulação.
- **Desinfecção:** é a eliminação de microrganismos, por meio físico ou químico, que destrói microrganismos presentes em objetos inanimados, mas não necessariamente os esporos bacterianos.
- **Desinfetante de alto nível:** produto químico capaz de eliminar vida microbiana, apresentando capacidade tuberculicida.
- **EPC – Equipamento de Proteção Coletiva:** estufa, autoclave, luvas, vacinas, ar-condicionado, exaustor, sinalização etc.
- **EPI – Equipamento de Proteção Individual:** máscaras, gorros, visor facial ou óculos, avental com mangas sanfonadas, jaleco, luvas borrachoides, luvas de látex, botas, avental impermeabilizado.
- **Esterilização:** processo físico ou químico que destrói todos os tipos de microrganismos, inclusive os esporulados.
- **FINAO:** Ficha de Notificação de Acidentes em Odontologia.
- **Hamper:** saco ou vasilhame em que se deposita roupa utilizada no bloco (cirúrgica ou ambulatório).
- **Infecção cruzada:** é a infecção causada pela transmissão de microrganismos de um paciente para outro indivíduo, geralmente pelo pessoal do staff, ambiente ou fômite.
- **Infecção odontológica:** a infecção adquirida após a intervenção do profissional, quando puder ser relacionada com o procedimento realizado e que se manifesta durante o tratamento e logo após a alta.

- **Janela imunológica:** é o intervalo entre a infecção e a possibilidade de detecção de anticorpos anti-HIV por técnicas laboratoriais.
- **Limpeza:** procedimento de higiene utilizando água, sabão e ação mecânica (escovação e fricção) com a finalidade de eliminar toda a sujeira e reduzir o número de microrganismos presentes.
- **Material perfurocortante:** materiais pontiagudos, fios ortodônticos, agulhas, lâminas de bisturis, fragmentos de vidro, ampolas, limas, matriz e outros que apresentem as mesmas características.
- **Notificação compulsória de doenças:** registro das doenças listadas como problemas de saúde do país e de interesse internacional, e ainda as erradicadas ou em processo de erradicação.
- **Notificação de Infecção Odontológica/ NIO:** infecção que se apresenta imediatamente o procedimento odontológico ou durante o período de restabelecimento, que tenha relação com a região da intervenção, presença ou referência dos sinais e sintomas.
- **Período de incubação:** período em que o indivíduo se encontra contaminado, mas não apresenta sinais clínicos da doença, varia de uma patologia para outra.
- **Prevenção e Controle de Infecção/PCI:** ações desenvolvidas visando à prevenção e ao controle de infecção odontológica.
- **Reservatório:** local onde os patógenos conseguem sobreviver fora do organismo e de onde podem ser transferidos, direta ou indiretamente a pacientes.
- **Resíduos:** todo material gerado, resultante do processo de trabalho no consultório, pode ser biológico ou não, sendo classificado em potencialmente infectante ou doméstico.
- **Segregação:** operação de separação dos resíduos no momento e local de geração.

CONSIDERAÇÕES FINAIS

Além de possuir um equipamento que permita trabalhar corretamente, é importante que o cirurgião-dentista aplique o conhecimento necessário do uso correto desses equipamentos. Possuir um bom equipamento não é garantia de que o profissional trabalhará numa postura correta. O conhecimento em Ergonomia é determinante para adoção de uma postura de trabalho saudável (ESDE). Estudos mostraram que o adequado treinamento ergonômico nas faculdades de Odontologia e cursos de pós-graduação podem contribuir para diminuir a prevalência de DORT.

Ações preventivas, como alternância de postura, alongamento e a prática diária de exercícios, são fundamentais para manter a tonicidade muscular e promover melhor funcionamento do organismo como um todo e consequente prevenção de distúrbios osteomusculares. A adoção de uma postura saudável de trabalho é fundamental para prevenção das DORT e de futuros danos na vida profissional e pessoal do cirurgião-dentista.

Embora o cenário não seja o mais favorável devido ao alto número de profissionais formados anualmente, à concentração desses profissionais nas regiões mais desenvolvidas e à crescente mercantilização da Odontologia, as perspectivas de mercado odontológico ainda estão favoráveis, graças ao aumento de oportunidades no setor público através do crescimento das equipes de saúde bucal na atenção primária do SUS e à cada vez maior preocupação e busca dos brasileiros pela melhoria das suas condições de saúde bucal.

O recém-formado deverá ter em mente que, para enfrentar um mercado de trabalho cada vez mais competitivo e desafiador, sua capacitação deverá ser constante, sempre em busca dos avanços que a ciência proporciona na melhoria de técnicas, equipamentos e materiais. Ademais, conhecer e aplicar os critérios rigorosos de biossegurança aliados a uma forte comunicação no sentido de captar, envolver e manter seus pacientes.

REFERÊNCIAS BIBLIOGRÁFICAS

1. Lamas AE, Blank VL. Saúde do trabalhador e a atenção odontológica: entre um novo modelo de atenção e a superespecialização. Saúde Soc. [Internet]. 2008 Dez; 17(4): 103-110.
2. Minayo-Gomez C, Thedim-Costa SMF. A construção do campo da saúde do trabalhador: percurso e dilemas. Cad. Saúde Pública [Internet]. 1997 [cited 2020 Nov 17]; 13(Suppl 2): S21-S32.
3. Gomez CM, Vasconcellos LCF, Machado JMH. Saúde do trabalhador: aspectos históricos, avanços e desafios no Sistema Único de Saúde. Ciênc & Saúde Col. 2018;23(6): 1963-1970.
4. International Ergonomics Association – IEA. About IEA – Introduction. Acesso em: 04/11/2014]. Disponível em: iea.cc/about/index.html.
5. Hokwerda O, Wouters JAJ, de Ruijter RAG, Zijlstra-Shaw S. Ergonomic requirements for dental equipment: guidelines and recommendations for designing, constructing and selecting dental equipment. European society of Dental Ergonomics (ESDE); 2007. Disponível em: esde.org/files/publication/14ergonomic_requirements_for_dentalequipment._april2007.pdf. Acesso em: 27 maio 2020.
6. International organization for standardization – ISO (2004). ISO 6385: 2004(E) – Ergonomics – Ergonomic principles in the design of work systems. Geneva, Switzerland: International Organization for Standardization.
7. Regis Filho GI, Michels G, Sell I. Lesão por esforço repetitivo/distúrbios osteomusculares relacionado ao trabalho em cirurgiões-dentistas. Rev Bras Epidemiol. Santa Catarina. 2005;9(3):346-359.
8. Alexandre PCB, Silva ICM, Souza LMG, Câmara VM, Palcios M, Meyer A. Musculoskeletal Disorders Among Brazilian Dentists, Archives of Environmental & Occupational Health; 2001.
9. Fernandez de Grado G, Denni J, Musset AM, Offner D. Back pain prevalence, intensity and associated factors in French dentists: a national study among 1004 professionals. Eur Spine J. 2019;28(11):2510-2516.
10. European Society of Dental Ergonomics. Ergonomic requirements for dental equipment: guidelines and recommendations for designing, constructing and selecting dental equipment. Hokwerda O, Wouters JAJ, de Ruijter RAG, Zijlstra-Shaw S, eds. [S.l]: 2007. Disponível em: esde.org/files/publication/14ergonomic_requirements_for_dentalequipment._april2007.pdf. Acesso em: 12 fev. 2017.
11. Naressi WG, Orenha ES, Naressi SCM. Ergonomia e biossegurança em Odontologia. São Paulo: Artes Médicas. 2013. 128 p. (ABENO: Odontologia Essencial: clínica).
12. Delleman NJ, Haslegrave CM, Chaffin DB. Working Postures and Movements – Tools for Evaluation and Engineering. Boca Raton, New York and Washington: CRC Press LLC; 2004.
13. De Sio S, et al. Ergonomic risk and preventive measures of musculoskeletal disorders in the dentistry environment: an umbrella review. Peer J. 2018; 6:e4154.
14. Dul J, Weerdmeester B. Ergonomia prática. São Paulo: Edgard Blücher, 2004.
15. Vital PKR, et al. Estudo de tempos e movimentos: analisando a prestação de serviço em um consultório odontológico. XXXIV encontro nacional de engenharia de produção. Engenharia de Produção, Infraestrutura e Desenvolvimento Sustentável: a Agenda Brasil+10 Curitiba, PR, Brasil, 7 a 10 de outubro de 2014.

16. Pirvu C, Pătraşcu I, Pîrvu D, Ionescu C. The dentist's operating posture – ergonomic aspects. J Med Life. 2014;7(2):177-82.

17. Nixon GS. Chairside ergonomics. Int Dent J. 1971;21(2):270-7.

18. Yui KCK, Lencioni CSB, Orenha ES, Torres CRG. Ergonomics Principles Applied to the Dental clinic. In: Modern Operative Dentistry. Principles for Clinical Practice. 2019:43-75.

19. Lourenço EA, Berto JMRB, Duarte SB, Greco JPM. Ruído em Consultórios Odontológicos pode Produzir Perda Auditiva. Rev Arq Int Otorrinolaringol. 2011;15(1):84-8.

20. Coelho A, et al. Análise de ruídos em laboratórios e clínicas de prótese dentária. Bauru: FOB-USP; 2003.

21. Grandjean E. Ergonomia: ajustando a tarefa ao homem. Saúde & Trab. 1987;1(2):141-3.

22. Wisner A. Por dentro do trabalho-ergonomia: método e técnica. São Paulo: FTD; 1987.

23. Castilho AVSS. Atendimento odontológico: eficácia do treinamento e requisitos dos equipamentos para reduzir riscos ergonômicos [dissertação]. Bauru (SP): Universidade de São Paulo; 2017.

24. Naressi GN. Ergonomia em Odontologia: O Consultório – sua instalação, o ambiente físico de trabalho, o equipamento e a distribuição na sala clínica. GNATUS. Brasília, v. 1, 3 ed, p. 36, s/d.

25. Petromilli P, Sasso N, Luiz R, Carolina A, Souza D. Avaliação de Cirurgiões-Dentistas Quanto ao Uso de Pessoal Auxiliar na Organização do Atendimento Clínico. 2004; p. 25-32.

26. Paranhos LR, Ricci ID, Tomasso S, Salazar M, Siqueira DF. Análise da relação entre o cirurgião-dentista e o pessoal auxiliar. Rev Odonto Ciênc. 2008;23(4):365-370.

27. Leite DDO, Souza RC. Impacto do trabalho auxiliado na qualidade de vida do cirurgião--dentista. Suely Carvalho Mutti NARESSI. 2017;(October 2011).

28. Garcia PPNS, Terence RL, Souza AC. Avaliação de cirurgiões-dentistas quanto ao uso de pessoal auxiliar na organização do atendimento clínico. Revista de Odontologia da UNESP. 2004;33(1):25-32.

29. Costa AO, Silva LP, Saliba O, Garbin AJI, Moimaz SAS. A participação do auxiliar em saúde bucal na equipe de saúde e o ambiente odontológico. Rev Odontol. UNESP [Internet]. 2012;41(6):371-376.

30. Frazão P. Sistemas de trabalho de alta cobertura na assistência odontológica na perspectiva do Sistema Único de Saúde. São Paulo: FUNDAP, 1997. Cadernos de Saúde Bucal. p.135-50.

31. Singh N, Jain A, Sinha N, Chauhan A, Rehman R. Application of Four-Handed Dentistry in Clinical Practice: A Review. 2014;1(1):8-13.

32. Kriger L, Moyses SJ, Moyses ST. Ergonomia e biossegurança em Odontologia [recurso eletrônico]. São Paulo: Artes Médicas, 2013. 128 p.: il. color.; 28 cm. – (ABENO: Odontologia Essencial: clínica). ISBN 978-85-367-0179-0.

33. Finkbeiner BL. Four-Handed Dentistry: Instrument Transfer. The Journal of Contemporary Dental Pratice. 2001;2(1):57-76.

34. Dalai DR, Bhaskar DJ, Gupta V, Singh N. Four Handed Dentistry: An Indispensable Part for Efficient Clinical Practice. International Journal of Advanced Health Sciences. 2014; 1(1):16-20.

35. Maciel-Júnior AO, Catai CE. Análise ergonômica do trabalho cirurgião-dentista – Dentística Restauradora – Estudo de Caso. Revista Gestão Industrial. 2015;11(4):117-133.

36. Finkbeiner BL, Muscari M. Let ergonomics and true four-handed dentistry help you. Todays FDA. 2011;23(1):34-7, 39.

37. Brasil. Ministério da Saúde. Secretaria de Atenção à Saúde. Departamento de Atenção Básica. Avaliação normativa do Programa Saúde da Família no Brasil: monitoramento da implantação e funcionamento das Equipes de Saúde da Família: 2001/2002. Brasília: Ministério da Saúde; 2004.

38. Menezes JD. Instituição de ensino odontológico no Brasil: a verdade definitiva. Fortaleza: Expressão Gráfica; 2001.

39. Brasil. Lei n. 5.081, de 24 de agosto de 1966. Disponível em: planalto.gov.br/ccivil_03/leis/L5081.htm. Acesso em: 27 maio 2020.

40. Garcia PPN, Cobra S, Spoto C. Condições de Trabalho e Satisfação de Cirurgiões-Dentistas Credenciados por Convênios Odontológicos. Revista de Odontologia da UNESP. 2004;33(3):115-122.

41. Brasil. INEP. Estatística da Graduação Superior – Graduação. Brasília 2009. Disponível em: inep.gov.br/sinopses-estatisticas-da-educacao-superior. Acesso em: 27 maio 2020.

42. Revista da ABENO. 2018;18(1):63-73. Disponível em: DOI: doi.org/10.30979/ver.abeno.v18il.399. Acesso em: 27 maio 2020.

43. Jeunon FA, Santiago MO. A formação de recursos humanos e o mercado de trabalho em odontologia. Rev. do CROMG, Belo Horizonte. maio/jun. 1999;5(2):79-94.

44. Brasil. IBGE. Estimativa populacional Brasil. Acesso em: 25 maio 2020. Disponível em: ibge.gov.br.:estimativa_dou_2019_sobre_o_ano_2018.xls.

45. CFO – Estatística de profissionais ativos no Brasil. Disponível em: website.cfo.org.br/estatisticas/quantidade-geral-de-entidades-e-profissionais-ativos/.

46. Morita MC, Haddad AE, Araújo ME. Perfil atual e tendências do cirurgião-dentista brasileiro. Maringá. Dental Press; 2010. 96p ISBN 978-85-88020-54-2.

47. Brasil. Ministério da Saúde – Secretaria de Atenção Primária à Saúde. Disponível em: aps.saude.gov.br/noticia/6815. Acesso em: 17 nov. 2020.

48. Associação Brasileira do Frachising. Acesso em: 1 out. 2020. Disponível em: abf.com.br/numeros-do-franchising/.

49. Brasil. Ministério da Saúde. Revista do Controle de Infecção Hospitalar. Brasília; 1995.

50. Bahia. Secretaria da Saúde. Superintendência de Vigilância e Proteção da Saúde. Diretoria de Vigilância e Controle Sanitário. Brasil. Universidade Federal da Bahia. Instituto de Ciências da Saúde. Manual de Biossegurança. Salvador. 2001. Biossegurança nas atividades de Cirurgiões Dentistas. Diretoria de Vigilância e Controle Sanitário – DIVISA 5 – Rosângela Góes Rabelo.

51. Jorge AOC. Princípios de Biossegurança em Odontologia. Rev. Biociênc. Taubaté. jan.-jun. 2002;8(1):7-17.

52. Sartoli IAM, Bernardes SR, Soares D. Biossegurança e Desinfecção de materiais de moldagem para profissionais de prótese dentária (Cirurgiões Dentistas e TPD). CFO; 2020.

53. Meister TL, Brüggemann Y, Todt D, Conzelmann C, Müller JA, Groß R, et al. Virucidal Efficacy of Different Oral Rinses Against Severe Acute Respiratory Syndrome Coronavirus 2. The Journal of Infectious Diseases. 2020 Sep;222(8):1289-1292.

Recursos humanos na Odontologia: Da formação à comunicação

CAPÍTULO 6

Ana Carolina da Silva Pinto | Marcelo Salmazo Castro | Eliel Soares Orenha | Sílvia Helena de Carvalho Sales-Peres

INTRODUÇÃO

Recursos humanos em Odontologia podem ser entendidos como uma estratégia laboral, com amplo poder de decisão e de influência sobre a direção do trabalho odontológico. Dessa forma, o desempenho do cirurgião-dentista depende da participação de auxiliares, em diferentes níveis de complexidade.

Em cada um dos campos de ação da Odontologia, desde a clínica geral até a reabilitação oral, devem-se analisar os níveis de complexidade do trabalho odontológico. O desenvolvimento profissional e os níveis de complexidades do trabalho foram evoluindo, desde as etapas de seleção, treinamento, utilização, supervisão e aprendizado contínuo da equipe técnica e auxiliar de saúde bucal.

As ações para a promoção da saúde bucal, bem como da saúde integral, no âmbito público e/ou privado, são relevantes para melhorar a qualidade de vida das pessoas. Profissionais de saúde, auxiliares em saúde bucal (ASB) e técnicos em saúde bucal (TSB) são fundamentais no desenvolvimento de ações que buscam coletivamente, por meio da educação em saúde, inibir fatores que cooperam para aumentar a ocorrência de doenças bucais. O Código de Ética Odontológica versa sobre a prática profissional de todos os trabalhadores de saúde, como ASB e TSB, objetivando informar e orientar processos de trabalho.

FORMAÇÃO DE RECURSOS HUMANOS

Os recursos humanos, quando relacionados aos cuidados de saúde, podem ser definidos como todo o conjunto de pessoas em ações cujo objetivo principal é melhorar a saúde pública e individual. Sendo, portanto, incluídas as equipes clínicas, como médicos, enfermeiros, farmacêuticos e dentistas, e não clínicas – aqueles que não prestam serviços diretamente, mas são essenciais para o desempenho dos sistemas de saúde.[1]

Por esse motivo, o treinamento e a capacitação dos recursos humanos são fundamentais para garantir uma força de trabalho consciente e preparada para atender às necessidades de saúde atuais e futuras da população do seu país. Uma força de trabalho adequadamente treinada e competente é essencial para qualquer sistema de saúde bem-sucedido.[2]

O recurso humano é o componente de maior peso tanto no aspecto econômico quanto na qualidade dos serviços de saúde. Por isso, quanto mais qualificada é a força de trabalho, maior o seu custo.[3]

Na Odontologia, isso não poderia ser diferente. Mesmo o cirurgião-dentista sendo a figura central dessa equipe, a força de trabalho precisou se modificar e ganhar novos membros, possibilitando um atendimento cada vez melhor e mais amplo.

Tanto na rede pública como na privada, os auxiliares e técnicos são fundamentais para a realização do atendimento odontológico, e essa equipe de trabalho precisa ser preparada e treinada para garantir o melhor tratamento para cada paciente, suprindo as necessidades individuais e se adequando a elas.

A história da prática da Odontologia no Brasil é antiga, mas a sua regulamentação é recente e precisamos conhecê-la para entendermos como os recursos humanos foram se moldando para chegar ao que são atualmente.

A partir da linha do tempo resumida na Figura 1, conhecemos sobre a formação dos recursos humanos em Odontologia, mas devemos lembrar que, tanto em saúde de forma geral quanto na Odontologia, esses recursos são mutáveis e buscam se desenvolver e adequar à evolução e exigências da sociedade, viabilizando melhorar e garantir o atendimento da população.

A profissão de cirurgião-dentista surgiu em razão da necessidade do tratamento dentário. A partir das melhorias e do desenvolvimento da Odontologia, percebeu-se que havia necessidade de incorporação de novos profissionais para garantir um tratamento mais efetivo e abrangente.

Com a busca constante para ampliar seus conhecimentos e tornar seus métodos de trabalho mais eficientes, sem prejuízo de tempo ou ergonomia de trabalho, surgiu a necessidade de pessoal auxiliar, sendo então delegadas funções a indivíduos de nível educacional intermediário, qualificados, semiqualificados ou, até mesmo, sem qualquer preparo para o trabalho no consultório odontológico.[14]

Para garantir que os profissionais trabalhem com qualidade e dentro das normas exigidas, é imprescindível a criação de cursos superiores (Odontologia) e técnicos (ASB, TSB e TPD), além de Conselhos para regulamentar e fiscalizar a formação desses profissionais.

Dessa maneira, podemos dividir os profissionais que trabalham com a Odontologia pelo nível de formação educacional. Suas competências são estabelecidas por lei e estão descritas na Tabela 1.

Vale a pena ressaltar alguns artigos do Código de Ética Odontológica para os membros da equipe de saúde bucal, tanto os artigos que relacionam o que é permitido quanto os que esclarecem o que é vedado:[15]

Art. 9º. Constituem deveres fundamentais dos inscritos e sua violação caracteriza infração ética: [...]
III – zelar e trabalhar pelo perfeito desempenho ético da Odontologia e pelo prestígio e bom conceito da profissão; [...]
V – exercer a profissão mantendo comportamento digno;
VI – manter atualizados os conhecimentos profissionais, técnico-científicos e culturais, necessários ao pleno desempenho do exercício profissional;
VII – zelar pela saúde e pela dignidade do paciente;
VIII – resguardar o sigilo profissional;
IX – promover a saúde coletiva no desempenho de suas funções, cargos e cidadania, independentemente de exercer a profissão no setor público ou privado; [...]
XI – apontar falhas nos regulamentos e nas normas das instituições em que trabalhe, quando as julgar indignas para o

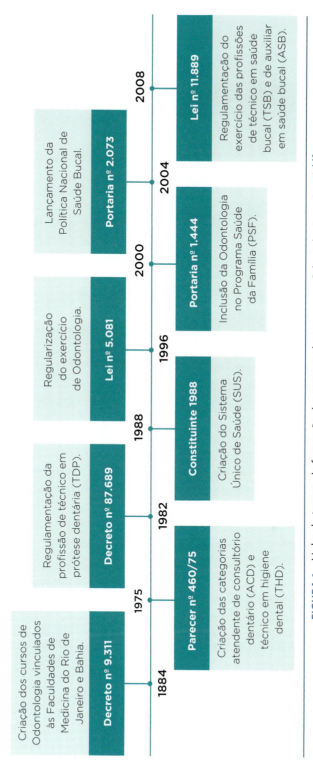

FIGURA 1 Linha do tempo da formação dos recursos humanos em Odontologia no Brasil.[4-13]

Tabela 1 Competências dos profissionais da Odontologia conforme formação educacional

COMPETÊNCIAS			
Cirurgião-dentista (CD) (nível superior)	**Técnico em saúde bucal (TSB) (nível técnico)**	**Auxiliar em saúde bucal (ASB) (nível técnico)**	**Técnico em prótese dentária (nível técnico)**
I – Praticar todos os atos pertinentes à Odontologia decorrentes de conhecimentos adquiridos em curso regular ou em cursos de pós-graduação. II – Prescrever e aplicar especialidades farmacêuticas de uso interno e externo, indicadas em Odontologia. III – Atestar, no setor de sua atividade profissional, estados mórbidos e outros, inclusive para justificação de faltas ao emprego. (Redação dada pela Lei n. 6.215, de 1975) IV – Proceder à perícia Odontolegal em foro civil, criminal e trabalhista e em sede administrativa. V – Aplicar anestesia local e troncular. VI – Empregar a analgesia e a hipnose, desde que comprovadamente habilitado, quando constituírem meios eficazes para o tratamento. VII – Manter, anexo ao consultório, laboratório de prótese, aparelhagem e instalação adequadas para pesquisas e análises clínicas relacionadas aos casos específicos de sua especialidade, bem como aparelhos de raio X, para diagnóstico, e aparelhagem de fisioterapia. VIII – Prescrever e aplicar medicação de urgência no caso de acidentes graves que comprometam a vida e a saúde do paciente. IX – Utilizar, no exercício da função de perito odontólogo, em casos de necropsia, as vias de acesso do pescoço e da cabeça.	* Sempre sob a supervisão do CD. I – Participar do treinamento e capacitação de Auxiliar em Saúde Bucal e de agentes multiplicadores das ações de promoção à saúde. II – Participar das ações educativas atuando na promoção da saúde e na prevenção das doenças bucais. III – Participar na realização de levantamentos e estudos epidemiológicos, exceto na categoria de examinador. IV – Ensinar técnicas de higiene bucal e realizar a prevenção das doenças bucais por meio da aplicação tópica do flúor, conforme orientação do cirurgião-dentista. V – Fazer a remoção do biofilme, de acordo com a indicação técnica definida pelo cirurgião-dentista. VI – Supervisionar, sob delegação do cirurgião-dentista, o trabalho dos auxiliares de saúde bucal. VII – Realizar fotografias e tomadas de uso odontológicos exclusivamente em consultórios ou clínicas odontológicas. VIII – Inserir e distribuir no preparo cavitário materiais odontológicos na restauração dentária direta, vedado o uso de materiais e instrumentos não indicados pelo cirurgião-dentista. IX – Proceder à limpeza e à antissepsia do campo operatório, antes e após atos cirúrgicos, inclusive em ambientes hospitalares. X – Remover suturas. XI – Aplicar medidas de biossegurança no armazenamento, manuseio e descarte de produtos e resíduos odontológicos. XII – Realizar isolamento do campo operatório. XIII – Exercer todas as competências no âmbito hospitalar, bem como instrumentar o cirurgião-dentista em ambientes clínicos e hospitalares.	* Sempre sob a supervisão do CD ou do TSB. I – Organizar e executar atividades de higiene bucal. II – Processar filme radiográfico. III – Preparar o paciente para o atendimento. IV – Auxiliar e instrumentar os profissionais nas intervenções clínicas, inclusive em ambientes hospitalares. V – Manipular materiais de uso odontológico. VI – Selecionar moldeiras. VII – Preparar modelos em gesso. VIII – Registrar dados e participar da análise das informações relacionadas ao controle administrativo em saúde bucal. IX – Executar limpeza, assepsia, desinfeção e esterilização do instrumental, equipamentos odontológicos e do ambiente de trabalho. X – Realizar o acolhimento do paciente nos serviços de saúde bucal. XI – Aplicar medidas de biossegurança no armazenamento, transporte, manuseio e descarte de produtos e resíduos odontológicos. XII – Desenvolver ações de promoção da saúde e prevenção de riscos ambientais e sanitários. XIII – Realizar em equipe levantamento de necessidades em saúde bucal. XIV – Adotar medidas de biossegurança visando ao controle de infecção.	I – Executar a parte mecânica dos trabalhos odontológicos. II – Ser responsável, perante o Serviço de Fiscalização respectivo, pelo cumprimento das disposições legais que regem a matéria. III – Ser responsável pelo treinamento de auxiliares e serventes do laboratório de prótese odontológica.

exercício da profissão ou prejudiciais ao paciente, devendo dirigir-se, nesses casos, aos órgãos competentes; [...]

XIV – assumir responsabilidades pelos atos praticados [...];

XV – resguardar sempre a privacidade do paciente;

XVI – não manter vínculo com entidade, empresas ou outros desígnios que os caracterizem como empregado, credenciado ou cooperado quando as mesmas se encontram em situação ilegal, irregular ou inidônea;

XVII – comunicar aos Conselhos Regionais sobre atividades que caracterizem o exercício ilegal da Odontologia e que sejam de seu conhecimento.

Art. 41. § 1º – É vedado aos técnicos em prótese dentária, técnicos em saúde bucal, auxiliares de prótese dentária, bem como aos laboratórios de prótese dentária fazerem anúncios, propagandas ou publicidade dirigida ao público em geral.

§ 2º – Aos profissionais citados no § 1º, com exceção do auxiliar em saúde bucal, serão permitidas propagandas em revistas, jornais ou folhetos especializados, desde que dirigidas aos cirurgiões-dentistas, e acompanhadas do nome do profissional ou do laboratório, do seu responsável técnico e do número de inscrição no Conselho Regional de Odontologia.

O inciso IV do art. 10 da Lei n. 11.889/2008 veda ao ASB "fazer propaganda de seus serviços, mesmo em revistas, jornais ou folhetos especializados da área odontológica", sendo a Lei hierarquicamente superior à Resolução do CFO (Res. CFO n. 118/2012), estando, portanto, proibido qualquer tipo de anúncio pelo ASB.

DAS PENALIDADES E SUAS APLICAÇÕES

Art. 51. Os preceitos deste Código são de observância obrigatória e sua violação sujeitará o infrator e quem, de qualquer modo, com ele concorrer para a infração, ainda que de forma indireta ou omissa, às seguintes penas previstas no artigo 18 da Lei n. 4.324, de 14 de abril de 1964:

I – advertência confidencial, em aviso reservado;

II – censura confidencial, em aviso reservado;

III – censura pública, em publicação oficial;

IV – suspensão do exercício profissional até 30 (trinta) dias;

V – cassação do exercício profissional *ad referendum* do Conselho Federal.

Art. 57. Além das penas disciplinares previstas, também poderá ser aplicada pena pecuniária a ser fixada pelo Conselho Regional, arbitrada entre 1 (uma) e 25 (vinte e cinco) vezes o valor da anuidade.

Para que o exercício profissional do Auxiliar em Saúde Bucal (ASB) e do Técnico em Saúde Bucal (TSB) ocorra legalmente, estes deverão estar inscritos no Conselho Regional de Odontologia, havendo assim a garantia de respaldo legal para a prática de suas atribuições.

Lei n. 11.889, de 24 de dezembro de 2008 Regulamenta o exercício das profissões de Técnico em Saúde Bucal – TSB e de Auxiliar em Saúde Bucal – ASB.

Art. 3º. O Técnico em Saúde Bucal e o Auxiliar em Saúde Bucal estão obrigados a se registrar no Conselho Federal

de Odontologia e a se inscrever no Conselho Regional de Odontologia em cuja jurisdição exerçam suas atividades. [...]
§ 5º Os valores das anuidades devidas aos Conselhos Regionais pelo Técnico em Saúde Bucal e pelo Auxiliar em Saúde Bucal e das taxas correspondentes aos serviços e atos indispensáveis ao exercício das profissões não podem ultrapassar, respectivamente, 1/4 (um quarto) e 1/10 (um décimo) daqueles cobrados ao cirurgião-dentista.

Art. 4º (*Vetado.*) Parágrafo único. A supervisão direta será obrigatória em todas as atividades clínicas, podendo as atividades extraclínicas ter supervisão indireta. [...]

Art. 6º. É vedado ao Técnico em Saúde Bucal:
I – exercer a atividade de forma autônoma;
II – prestar assistência direta ou indireta ao paciente, sem a indispensável supervisão do cirurgião-dentista;
III – realizar, na cavidade bucal do paciente, procedimentos não discriminados no art. 5º desta Lei; e
IV – fazer propaganda de seus serviços, exceto em revistas, jornais e folhetos especializados da área odontológica.

Art. 7º (*Vetado.*)

Art. 8º (*Vetado.*)
Parágrafo único. A supervisão direta se dará em todas as atividades clínicas, podendo as atividades extraclínicas ter supervisão indireta. [...]

Art. 10. É vedado ao Auxiliar em Saúde Bucal:

I – exercer a atividade de forma autônoma;
II – prestar assistência, direta ou indiretamente, a paciente, sem a indispensável supervisão do cirurgião-dentista ou do Técnico em Saúde Bucal;
III – realizar, na cavidade bucal do paciente, procedimentos não discriminados no art. 9º desta Lei; e
IV – fazer propaganda de seus serviços, mesmo em revistas, jornais ou folhetos especializados da área odontológica.

Art. 11. O cirurgião-dentista que, tendo Técnico em Saúde Bucal ou Auxiliar em Saúde Bucal sob sua supervisão e responsabilidade, permitir que esses, sob qualquer forma, extrapolem suas funções específicas responderá perante os Conselhos Regionais de Odontologia, conforme a legislação em vigor.

O cirurgião-dentista para alcançar o sucesso profissional deve desenvolver habilidades, atitudes, conhecimento científico e ser inovador. Dessa forma, deve criar oportunidades e ter iniciativa, agregando valor aos procedimentos odontológicos; enfrentar os obstáculos com determinação; assumir desafios e responder por eles; fazer sempre mais e melhor, superando as expectativas do paciente; disposição para assumir a posição de líder, fazendo sacrifício profissional em colaboração com os funcionários e favor dos pacientes; realizar busca de informações constante sobre seus pacientes, fornecedores e concorrentes; estabelecer metas para o crescimento do seu negócio, tanto em longo prazo como em curto; organização de tarefas com prazos definidos, por meio de planejamento e monitoramento sistemático; deve desenvolver uma rede de contatos com pessoas-chave, para ampliar seu consultório;

além de ter autoconfiança para agir e manter todos da equipe confiantes no sucesso do trabalho (Figura 2).

RACIONALIZAÇÃO DO TRABALHO

A ampliação dos recursos humanos na Odontologia, com a inserção das categorias auxiliares (ASB, TSB e TPD), teve como objetivo racionalizar o trabalho e aumentar sua produtividade e qualidade.

Com isso o trabalho, que antes era focado e limitado ao cirurgião-dentista, foi descentralizado, diminuindo seus custos principalmente no âmbito da saúde pública.

Sendo assim, o sucesso profissional do cirurgião-dentista não depende mais única e exclusivamente de suas habilidades e conhecimentos científicos, mas também de sua capacidade de organização, administração e racionalização do trabalho.[18]

As principais vantagens da inclusão do pessoal auxiliar na clínica odontológica foram: o aumento da eficiência e da otimização do processo de trabalho, aumento da qualidade técnica e da produtividade, mais conforto e segurança no atendimento e a redução dos custos operacionais.[14]

Para o cirurgião-dentista essa inclusão acabou reduzindo o desgaste físico, o estresse e a fadiga. Além disso, contribuiu positivamente na racionalização do trabalho, poupando-o do estresse físico e mental.[19]

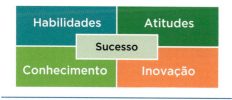

FIGURA 2 Esquema de sucesso em Odontologia.

Dessa forma, o cirurgião-dentista só deveria executar os procedimentos irreversíveis e delegar ao pessoal auxiliar todos os reversíveis, realizando um tratamento odontológico mais econômico, mais eficiente e menos desgastante, tanto para a equipe quanto para o paciente, tornando os processos de trabalho dinâmicos com condutas racionais, produtivas e atuais.[20]

Fica evidente que os cirurgiões dentistas devem reconhecer a importância da participação do pessoal auxiliar na divisão das atividades e na organização do trabalho odontológico.

Entretanto, nem sempre as condições físicas do consultório permitem o trabalho auxiliado, e em alguns casos os auxiliares (TSB e ASB) não desempenham todas as ações a eles permitidas. Isso pode ocorrer pela falta de preparo da equipe de saúde bucal e/ou por desconhecimento dos profissionais sobre suas competências previstas por lei.[21]

Por esse motivo, os ambientes coletivos devem atender a critérios para posicionamento do paciente, da equipe de saúde bucal e dos equipamentos, conforme os princípios de ergonomia, e de simplificação e racionalização do trabalho odontológico.

No trabalho em equipe são adotadas técnicas de trabalho a quatro mãos (CD/TSB + ASB) e técnicas de trabalho a seis mãos (CD/TSB + ASB instrumentador + ASB preparador).[22]

O objetivo do trabalho a quatro mãos é conseguir o máximo de produtividade, diminuindo o desgaste físico e aumentando o conforto para o paciente. Dessa maneira, torna-se necessária a presença de ASB para executar as funções de preparador e instrumentador, exclusivamente.[23]

A seleção de equipamentos e o desenvolvimento de técnicas, para o trabalho a quatro mãos, devem ter como objetivo obter a

Saúde Coletiva e Epidemiologia na Odontologia

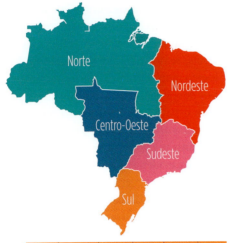

FIGURA 3   Número de profissionais distribuídos nas macrorregiões brasileiras.[16]

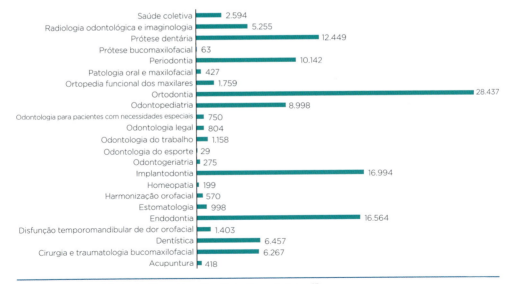

FIGURA 4   Quantidade de Cirurgiões-Dentistas Especialistas.[17]

Fonte: website.cfo.org.br/estatisticas/quantidade-geral-de-cirurgioes-dentistas-especialistas

máxima eficiência operacional e o aumento da produtividade. Esse equipamento deve ser selecionado e organizado para facilitar o trabalho do operador e do assistente, sendo que o resultado final deve obter a melhor acessibilidade e visibilidade para ambos durante qualquer procedimento clínico.[24]

O conceito de odontologia a quatro mãos é baseado em um conjunto de critérios que definem as condições para que a eficiência possa ser alcançada, sendo necessários os seguintes critérios:

1. Os equipamentos devem ser ergonomicamente projetados para minimizar movimentos desnecessários.
2. A equipe operacional e o paciente devem estar sentados confortavelmente.
3. Economia de movimentos deve ser praticada.
4. Bandejas predefinidas devem ser utilizadas.
5. O cirurgião-dentista deve atribuir todas as tarefas legalmente delegáveis aos auxiliares qualificados.
6. O tratamento do paciente deve ser planejado com antecedência e sequência lógica.[25]

Os tratamentos odontológicos giram em torno da boca do paciente. Dessa maneira, a equipe odontológica deve estar ciente das relações espaciais em torno do paciente e, para facilitar, esta área de trabalho é dividida em quatro "zonas de atividade". As zonas de atividade são identificadas usando a face do paciente como a face de um relógio. As zonas são invertidas para o operador canhoto.[25]

As quatro zonas são:

a) zona do operador;
b) zona do assistente;
c) zona de transferência;
d) zona estática.

Para o operador destro, a zona do operador se estende das 7 às 12 horas, a zona do assistente das 2 às 4 horas, a zona de transferência do instrumento das 4 às 7 horas e a zona estática das 12 às 2 horas. O operador muda de posição, dependendo da arcada dentária e do dente a ser tratado. A zona estática, que é a zona de menor atividade, é aquela onde ficam os instrumentos usados com pouca frequência.[26]

Para o operador canhoto, a posição muda, assim como a posição dos equipamentos, localizando-se à esquerda da cadeira do paciente. Sendo as mais indicadas as posições 3 e 1 horas, que correspondem às 9 e 11 horas do dentista destro, respectivamente.[27]

Durante qualquer caso cirúrgico complexo, como cirurgias endodônticas, cirurgias de enxerto ósseo, o trabalho a seis mãos se torna significativo para isolamento, retração, abertura de material etc. Enquanto o primeiro auxiliar permanece sincronizado com o operador na operação, o segundo auxiliar antecipa a necessidade de ambos.[26]

A verdadeira prática da odontologia a quatro mãos exige que sejam seguidas técnicas apropriadas para acomodar o paciente e a equipe operacional, transferência de instrumentos, controle de infecções e que, durante todos esses procedimentos, seja dada preocupação à conservação do movimento e não apenas à adição de pessoas e mãos para o operatório. Também exige que a seleção de equipamentos seja baseada no domínio do assistente e nas boas práticas ergonômicas.[28]

COMUNICAÇÃO EM SAÚDE

A comunicação é um elemento fundamental para a promoção de saúde, já que possibilita a troca de informações entre as instituições, as comunidades e os indivíduos.

Assim, a democratização da informação se torna um importante fator para aumentar a qualidade e garantir a universalidade da saúde brasileira. Comunicação em saúde diz respeito ao estudo e utilização de estratégias de comunicação para informar e para influenciar as decisões dos indivíduos e das comunidades no sentido de promoverem a sua saúde.[29]

A comunicação em saúde é considerada estratégica para o desenvolvimento de ações de promoção da saúde. Por isso, é necessária constante atualização e busca por melhorias permanentes nos modos de informar e comunicar para que as informações cheguem de maneira satisfatória a toda a população.[30]

Para se comunicar com o público sobre assuntos relacionados à saúde, os meios de comunicação podem ser muito eficazes, já que conseguem atrair e induzir as pessoas a entenderem novas ideias levando a geração de ações de prevenção de doenças. O aspecto cultural é um fator determinante para a interpretação e o entendimento da mensagem.[31]

Um importante instrumento para a ampliação dos direitos da cidadania é a relação da saúde com a comunicação. Isso porque tais relações representam matrizes para se estabelecer um novo padrão de conexões sociais entre agentes de saúde e os cidadãos.[32]

Para atuar na área da saúde, é necessário compreender o processo de comunicação, buscando desenvolver habilidades para facilitar a transmissão e compreensão da informação. Contudo, muitas vezes formas equivocadas de comunicação são utilizadas pelos profissionais e instituições de saúde. Muitas das dificuldades estão relacionadas ao "não saber ouvir" e usar linguagens incompreensíveis ao receptor.[33] Dessa maneira, percebemos que o reconhecimento da comunicação, como um importante e essencial instrumento de trabalho, para os profissionais de saúde está mais presente no discurso que na prática.

A boa comunicação profissional-paciente é um elemento fundamental para um atendimento/consulta de alta qualidade, por poder influenciar na capacidade dos pacientes de recordarem as recomendações dadas pelo médico/cirurgião-dentista, alcançar a satisfação e entender a importância do tratamento. A falta de uma boa comunicação entre o profissional e o paciente interfere negativamente na capacidade do paciente de entender seu diagnóstico e opções de tratamento.[34]

A realização de uma forma de comunicação adequada com pacientes odontológicos resultou em uma redução da ansiedade do paciente durante a consulta, menor chance de apresentação de queixas formais contra o cirurgião-dentista e redução no número de reclamações por negligência médica. Assim, a boa comunicação não aumenta apenas a qualidade e a quantidade de informações, mas também melhora a sensibilidade do dentista em relação às emoções dos pacientes e melhora a eficiência do diagnóstico e a capacidade de tomada de decisão.[35]

Para se estabelecer uma boa relação entre cirurgião-dentista e paciente devemos fazer uso não apenas da comunicação verbal, mas também da comunicação não verbal. Muitas vezes o paciente demonstra o que está sentindo por sinais, ou seja, de forma não verbal, através do choro, lábio rígido, olhos apertados, expressão facial, sudorese, tremores e frequência cardíaca elevada.[36]

Além disso, para melhorar essa relação o paciente deve ter a sensação de que é ouvido e compreendido pelo cirurgião-dentista. Para isso, o profissional deve exibir comportamento de escuta, que não é apenas o ato de ouvir, mas também demonstrar e informar ao paciente que ele está sendo ouvido.[36]

O contato visual é outro fator muito importante e que ajuda na comunicação, já que ao olhar para o paciente o profissional demonstra estar prestando atenção.[37]

A comunicação é fundamental para que a informação seja entendida pelo paciente, para que este tenha mais chances de aderir ao tratamento ou as formas de prevenção recomendados pelo cirurgião-dentista. Por isso, devemos nos atentar à forma e ao jeito de nos comunicamos, para termos certeza de que a mensagem foi entendida da maneira correta pelo paciente.

Dessa forma, podemos notar a importância de uma boa e adequada comunicação em saúde, sendo ela usada de maneira ampla como em campanhas de promoção de saúde ou na relação direta profissional paciente no consultório.

CONSIDERAÇÕES FINAIS

Diante das abordagens apresentadas neste capítulo, pode-se verificar que o modelo assistencial de uma sociedade deve levar em consideração as diferenças socioeconômicas, políticas e culturais, para que possa realmente oferecer efeitos benéficos.

Na Odontologia, a participação dos recursos humanos, para a prestação de serviços, quer seja promocional, preventivo e curativo, favorece, melhora e acelera a realização da atenção em saúde bucal. Devemos considerar o Código de Ética Odontológica, no sentido de delegar funções para equipe dentro dos critérios citados acima. A reflexão sobre os recursos humanos em Odontologia engloba fatores gerais de política, economia com enfoque na atenção dos serviços de saúde bucal e organização dos serviços. A competência de liderança do cirurgião-dentista deve ser o norteador, para o desenvolvimento do trabalho odontológico, com a implantação de políticas de educação permanente, para reciclagem constante de todos os membros da equipe, permitindo adoção de conhecimentos científicos vigentes e novas práticas por todos. Ademais, destaca-se a importância da utilização adequada dos meios de comunicação para ampliar a transmissão e compreensão da informação, juntamente com o contato visual, que aproxima o profissional do paciente e ressalta a atenção dada às informações apresentadas durante o atendimento odontológico.

REFERÊNCIAS BIBLIOGRÁFICAS

1. WHO – The world health report 2006 – Working together for health. Geneva, World Health Organization, 2006. Disponível em: who.int/whr/2006/en/index.html. Acesso em: 27 nov. 2020.
2. Kabene SM, Orchard C, Howard JM, et al. A importância da gestão de recursos humanos na atenção à saúde: um contexto global. Hum Resour Health 4, 20 (2006). doi.org/10.1186/1478-4491-4-20.
3. Kovaleski DF, Boing AF, Recursos humanos auxiliares em saúde bucal: retomando a temática. 2005;34(4):161-5.
4. Saliba NA, Moimaz SAS, Garbin CAS, Diniz DG. Dentistry in Brazil: Its History and Current Trends. 2009;(February):225-
5. Tomasso S, Ricci ID, Scanavini MA. Atribuições e implicações legais dos profissionais auxiliares da odontologia: visão do próprio auxiliar. 2009;77-85.

6. Narvai PC, Recursos humanos para promoção da saúde bucal: um olhar no início do século XXI. 2001;116-34.
7. Pereira W. Uma história da odontologia no Brasil. Histórias e Perspectivas, Uberlândia. 2012;8(47):147-73.
8. Manual do TSB e ASB. Conselho Regional de Odontologia de São Paulo. São Paulo. Vol. 1. Disponível em: crosp.org.br/uploads/folder/57 dac9108cd86bba7425f99f68043b2f.pdf. Acesso em: 27 nov. 2020.
9. Brasil. Lei 6.710 de 5 de novembro de 1979. Dispõe sobre a profissão de Técnico em Prótese Dentária e determina outras providências. Disponível em: planalto.gov.br/ccivil_03/leis/L6710.htm. Acesso em: 27 nov. 2020.
10. Brasil. Decreto 87.689 de 11 de outubro de 1982. Regulamenta a Lei 6.710 de 5 de novembro de 1979. Disponível em: planalto.gov.br/ccivil_03/decreto/1980-1989/d87689.htm. Acesso em: 27 nov. 2020.
11. Cascaes AM, Dotto L, Bomfim RA, et al. Tendências da força de trabalho de cirurgiões-dentistas no Brasil, no período de 2007 a 2014: estudo de séries temporais com dados do Cadastro Nacional de Estabelecimentos de Saúde. 2018;27(1):1
12. Brasil. Constituição (1988). Constituição da República Federativa do Brasil: promulgada em 5 de outubro de 1988. 4. ed. São Paulo: Saraiva, 1990.
13. Brasil. Lei n. 11.889, de 24 de dezembro de 2008: regulamenta o exercício das profissões de Técnico em Saúde Bucal – TSB e de Auxiliar em Saúde Bucal – ASB. Diário Oficial da União, Brasília. Dez. 2008;251(1):2. Disponível em: http://www.planalto.gov.br/ccivil_03/_Ato2007-2010/2008/Lei/L11889.htm
14. Paranhos LR, Ricci ID, Tomasso S, Salazar M, Siqueira DF. Análise da relação entre o cirurgião-dentista e o pessoal auxiliar. Rev Odonto Ciênc. 2008;23(4):365-370.
15. CROSP. Código de Ética Odontológica. Disponível em: crosp.org.br/uploads/etica/6ac4d2e1ab8cf02b189238519d74fd45.pdf. Acesso em: 28 nov. 2020.
16. CROSP. Quantidade geral de profissionais e entidades ativas. Disponível em: website.cfo.org.br/estatisticas/quantidade-geral-de-enti-

dades-e-profissionais-ativos/. Acesso em: 28 nov. 2020.
17. CFO. Quantidade geral de cirurgiões-dentistas especialistas. Acesso em: 28 nov. 2020. Disponível em: website.cfo.org.br/estatisticas/quantidade-geral-de-cirurgioes-dentistas-especialistas/.
18. Petromilli P, Sasso N, Luiz R, Carolina A, Souza D. Avaliação de Cirurgiões-Dentistas Quanto ao Uso de Pessoal Auxiliar na Organização do Atendimento Clínico. 2004;25-32.
19. Leite DO, Souza RC, Naressi, SCM, Nicodemo D, Orenha ES, Koga KS. Impacto do trabalho auxiliado na qualidade de vida do cirurgião-dentista. Braz. Dent. Sci; 14(1/2): 27-33, 2011.
20. Garcia PPNS, Terence RL, Souza AC. Avaliação de cirurgiões-dentistas quanto ao uso de pessoal auxiliar na organização do atendimento clínico. Revista de Odontologia da UNESP. 2004;33(1):25-32.
21. Costa AO, et al. A participação do auxiliar em saúde bucal na equipe de saúde e o ambiente odontológico. Rev Odontol. UNESP, Araraquara. Dec. 2012;41(6):371-376. Disponível em: dx.doi.org/10.1590/S1807-25772012000600001. Acesso em: 18 jun. 2020.
22. Frazão P. Sistemas de trabalho de alta cobertura na assistência odontológica na perspectiva do Sistema Único de Saúde. In: ARAÚJO, M E (org). Odontologia em saúde coletiva. São Paulo: Faculdade de Odontologia da Universidade de São Paulo, 1999. p. 100-18.
23. Naressi WG, Naressi SCM, Orenha ES. Ergonomia e biossegurança em odontologia. São Paulo: Artes Médicas, 2013. 128 p.: il. color.; 28 cm. ABENO: Odontologia Essencial: clínica. ISBN 978-85-367-0179-0.
24. Singh N, Jain A, Sinha N, Chauhan A, Rehman R. Application of Four-Handed Dentistry in Clinical Practice: A Review. 2014;1(1):8-13.
25. Finkneiner BL. Four-Handed Dentistry: Instrument Transfer. The Journal of Contemporary Dental Pratice. 2001;2(1):1-12.
26. Dalai DR, Bhaskar DJ, Gupta V, Singh N. Four Handed Dentistry: An Indispensable Part for Efficient Clinical Practice. International Journal of Advanced Health Sciences. May 2014;1(1).
27. Catai RE. Revista Gestão Industrial Análise Ergonômica do Trabalho Cirurgião-Dentista

– Dentística Restauradora – Estudo de Caso Ergonomic Working Surgeon Dentist Analysis – Restorative Dentistry – Case Study. 2015; 117-33.

28. Finkbeiner B. Let ergonomics and true four-handed dentistry help you. 2006.

29. Teixeira JAC. Comunicação em saúde Relação Técnicos de Saúde – Utentes. Notas Didácticas; p. 615-620.

30. Instituto Nacional de Câncer – INCA. O desafio da comunicação em saúde. Novas políticas buscam a democratização desse instrumento para a prevenção e o controle do câncer. Rede Câncer. Agosto 2007; (2):16-20.

31. Devani SMR. Comunicação em saúde: variáveis que interferem na recepção da mensagem. BIS. Boletim do Instituto de Saúde (Impresso). ISSN 1518-1812.

32. Aoki T, Paulo UDS, Paulo S. Intercom – Sociedade Brasileira de Estudos Interdisciplinares da Comunicação. 2012;1-14 pp.

33. Martins BM, Ferreira de Araujo, TCC. Comunicação no contexto de reabilitação: O encontro entre enfermeiro e paciente. Psicologia Argumento; abr./jun. 2008; 26(53):109-116.

34. Tran AN, Haidet P, Street RL, Malley KJO. Empowering communication: A community-based intervention for patients. 2004;3991 (October 2017):2-8.

35. Khalifah AM, Celenza A. Teaching and Assessment of Dentist-Patient Communication Skills: A Systematic Review to Identify Best-Evidence Methods. Journal of Dental Education. January 2019;83(1):16-31.

36. Smith AJE. Série: Communicatie in de tandartspraktijk. Met communicatie bouwen aan een goede tandarts – patiëntrelatie. Ned Tijdschr Tandheelkd 2019; 126:37-44.

37. Bensing JM, Kerssens JJ, Pasch M. Patient-directed gaze as a tool for discovering and handling psychosocial problems in general practice. J Nonverbal Behav. 1995;19:223-242.

CAPÍTULO 7

Saúde bucal e qualidade de vida

Maria Gabriela Haye Biazevic | Edgard Michel-Crosato |
Amanda Silva Aragão | Nayara Fernanda Pereira

INTRODUÇÃO, DEFINIÇÕES E CONCEITOS HISTÓRICOS

Em 1948, a Organização Mundial da Saúde (OMS) definiu saúde como um completo estado de bem-estar físico, mental e social e não meramente ausência de doença ou enfermidade.[1] Esse conceito tem sido utilizado em diversos contextos para justificar a importância de viver bem. Por outro lado, considerando o envelhecimento populacional e a coexistência de enfermidades crônicas, tem sido questionado se corresponde a um conceito realista que pode ser alcançado por todos. A pergunta que tem sido feita frequentemente é: é possível viver com saúde mesmo quando convivemos com algum diagnóstico? Intuitivamente, sabemos que sim.

Na década de 1970, no Canadá, as autoridades de saúde começaram a questionar de que forma o conceito de saúde da OMS poderia ser revertido em investimentos financeiros nos serviços de saúde, tais como possível compra e disponibilização de equipamentos de alta complexidade. Realizou-se então um estudo aprofundado sobre os fatores que determinam a saúde das populações, e o Informe Lalonde (Lalonde era o nome do ministro de saúde da época)[2] concluiu que existem alguns determinantes que toda comunidade deveria levar em consideração para alcançar melhores níveis de saúde. Tais fatores não estavam relacionados apenas à disponibilidade de profissionais de saúde e de unidades de atendimento de alta complexidade, mas mais importante era o estilo de vida das pessoas.

Ficou definido que o ambiente, influências genéticas e biológicas, acesso a serviços de saúde e também estilo de vida individual contribuem para alcançar melhores indicadores de saúde em comunidades. Dessa forma, decidiram que os investimentos em saúde para atingir os objetivos propostos deveriam ser feitos em todas as áreas que abrangiam o dia a dia dos cidadãos, incluindo considerar, por exemplo, o tempo necessário para se deslocar ao trabalho, disponibilidade de locais para realização de atividade física próximo das residências e o encorajamento do consumo de alimentos saudáveis.

Todos esses determinantes de saúde possuem influência na saúde das populações, tendo o potencial de causar impacto de maneira mais positiva do que somente ter acesso a serviços de saúde. A partir de então, o conceito que passou a ser muito difundido foi o da Promoção da Saúde, que até hoje reconhece que iniciativas em diversos níveis (não somente focadas na disponibilidade de serviços médicos) possuem impacto mais positivo que somente o investimento de orçamento público em instalações de saúde. Dessa forma, outros fatores também demonstraram influenciar na saúde das populações, e não somente a presença de uma enfermidade. Nesse contexto, o conceito de qualidade de vida emergiu como uma possibilidade de responder às questões anteriores, nas quais o estilo de vida individual está relacionado com a saúde dos indivíduos, e esses conceitos não podem ser dissociados.

A OMS definiu qualidade de vida como a "percepção de um indivíduo com relação à sua posição na vida, no contexto do sistema de cultura e valores nos quais ele vive e em relação aos seus objetivos, expectativas, padrões e preocupações".[3] Esse conceito inclui as percepções individuais e as aspirações pessoais, já que considera que cada indivíduo é diferente do outro e que suas experiências pessoais mostram que cada um possui objetivos diversos em sua vida pessoal.

Assim, qualidade de vida é um conceito individual e subjetivo, e se fizermos o exercício de perguntar a cada um o que é qualidade de vida, cada cidadão responderá de maneira diferente, já que não possui o mesmo objetivo de vida. Em resumo, poderíamos perguntar: em que medida a vida é boa para você? Ou, qual é a diferença entre a vida que você tem hoje e a vida que você gostaria de viver? Nessa última pergunta, quanto maior a distância entre a vida que você vive agora e a vida que gostaria de viver, pior será a avaliação individual da qualidade de vida.

Considerando que cada pessoa constitui um indivíduo com diferentes experiências e percepções, um mesmo diagnóstico pode impactar duas pessoas de modo diferente. Digamos, por exemplo, que um atleta que se preparara para as próximas Olimpíadas tropeça e bate o joelho a 15 dias da competição; isso pode resultar em impedimento em

participar do evento, após 4 anos de preparação ininterrupta. A mesma situação, ocorrida em um estudante, pode deixá-lo de fora de alguns jogos do campeonato de sua escola, mas esse estudante continuará realizando a maioria de suas atividades de vida diária. Assim, o impacto da mesma condição pode ser totalmente diferente para cada indivíduo e certamente, se perguntarmos para o atleta e para o estudante de que modo avaliam sua qualidade de vida naquele momento, as respostas poderão ser bem diferentes. Além disso, existem pessoas que costumam ser mais otimistas e outras mais pessimistas no seu modo geral de viver, e, portanto, cada uma perceberá sua condição de vida de acordo com uma ótica individual.

Com a elevação da expectativa de vida das populações, conviveremos com mais agravos crônicos ao longo da vida, e o conceito inicial de saúde da OMS se torna obsoleto; em outras palavras, há pouca possibilidade de que os cidadãos vivam, ao longo dos anos, com total ausência de doença ou enfermidade. Assim, o debate que se coloca é: de que forma essa condição afeta a qualidade de vida dos indivíduos?

Alguns instrumentos foram criados para verificar a qualidade de vida. São geralmente instrumentos validados que fazem ao participante diversas perguntas sobre de que maneira alguns aspectos da vida estão sendo realizados. A OMS publicou, em diversos idiomas, o *World Health Organization Quality of Life* (WHOQoL),[4] um instrumento com 100 questões que gera um escore de qualidade de vida; mais tarde, o WHOQoL-Bref[5] com 26 questões foi publicado, mais simples. Ambos os instrumentos consideram domínios da vida que podem afetar a qualidade de vida, conforme segue: saúde física, psicológica, nível de independência, relações sociais, ambiente e espiritualidade/

religiosidade/crenças pessoais. No Brasil, ambos instrumentos estão validados.[6,7]

O WHOQoL foi elaborado para ser uma medida genérica de qualidade de vida, podendo ser aplicado em comunidades, e não necessariamente ser aplicado a pessoas com algum agravo à saúde. Outro instrumento bastante citado na literatura, e que foi criado como sendo específico para a área da saúde, é o *Short Form 36 Health Questionnaire* (SF-36),[8] com questões mais associadas a doenças, mas ainda considerando em que extensão a condição de saúde do participante afeta a qualidade de vida. Esse instrumento também possui versão validada para a língua portuguesa do Brasil.[9]

IMPORTÂNCIA E UTILIZAÇÃO NA ÁREA DA MEDICINA E DA ODONTOLOGIA

Qualidade de vida relacionada à saúde é um conceito importante para o cuidado, podendo facilitar a comunicação entre profissionais e pacientes, medir a definição de sucesso nos tratamentos, levando em consideração a opinião e percepção dos indivíduos, sendo uma ferramenta importante na indicação e escolha de terapêuticas. Além disso, é fundamental nas discussões e nas aplicações clínicas que envolvem prognóstico e sobrevida, pois equilibra as disposições do paciente em passar por determinados tratamentos e por efeitos colaterais.[10]

Em saúde, cuja própria definição extrapola a simples ausência de doença, é importante mensurar a autopercepção do paciente, a fim de melhor conhecer os impactos relacionados à saúde. Normalmente, a maioria das pesquisas ou aplicações clínicas sobre qualidade de vida envolve dores crônicas ou doenças e/ou tratamentos que demandam longo comprometimento por parte do paciente; por isso, levantamos na literatura as especialidades médicas com mais pesquisas nessa área.

Existem 55 especialidades médicas regulamentadas de acordo com a resolução do Conselho Federal de Medicina (CFM) n. 2.221/2018.[11] Foi realizada uma busca na base de dados *PubMed* (março de 2020) com a finalidade de identificar a produção de artigos científicos sobre qualidade de vida relacionada à saúde em áreas médicas, e observou-se que todas as especialidades possuíam publicações sobre esse assunto.

A busca foi realizada da seguinte forma: "(qualidade de vida [MeSH Terms]) e nome da especialidade médica", com os termos em inglês, restrita aos cinco últimos anos (até março de 2020). A seguir, são demonstradas as especialidades que mais publicaram artigos sobre qualidade de vida.

A Tabela 1 mostra a grande quantidade de publicações na área de oncologia clínica, apresentando mais do que o dobro de publicações realizadas em comparação à segunda especialidade, medicina esportiva. A possível razão para esse número maior na área de oncologia deve-se por conta da mortalidade e morbidade da doença ou dos seus tratamentos, claramente afetando o dia a dia do paciente. Além desses números, outra especialidade, a radioterapia, também é relacionada a pacientes oncológicos, mostrando ser fundamental o estudo da qualidade de vida nesses pacientes.

Para oncologia, a mensuração da qualidade de vida é tão importante que alguns fármacos, como a gencitabina, foram aprovados como primeira linha de tratamento após um estudo relatar melhora na qualidade de vida dos pacientes, assim como para defender o uso de quimioterapia em câncer de pulmão de não pequenas células avançado.[12] Outro destaque importante refere-se

Tabela 1 | Número de artigos relacionando especialidade médica e qualidade de vida, busca feita em 3 de março de 2020 na Base de dados PubMed

Especialidade	Formato da busca	Artigos
Oncologia clínica	(quality of life [MeSH Terms]) AND Oncology	12.491
Medicina esportiva	(quality of life [MeSH Terms]) AND Sports	5.462
Urologia	(quality of life [MeSH Terms]) AND Urology	4.835
Psiquiatria	(quality of life [MeSH Terms]) AND Psychiatry	4.229
Neurologia	(quality of life [MeSH Terms]) AND Neurology	2.476
Cirurgia Geral	(quality of life [MeSH Terms]) AND General surgery	2.669
Pediatria	(quality of life [MeSH Terms]) AND Pediatrics	2.248
Radioterapia	(quality of life [MeSH Terms]) AND Radiotherapy	2.140
Pneumologia	(quality of life [MeSH Terms]) AND Pneumology	1.727
Dermatologia	(quality of life [MeSH Terms]) AND Dermatology	1.655

ao papel da saúde e da qualidade de vida na medicina esportiva, observando-se diversos estudos que enfatizam o benefício de prática esportiva na qualidade de vida, diferentemente das demais especialidades médicas, que acabam mensurando o impacto que as doenças causam na saúde.

Na área da Odontologia, o cenário é semelhante, com diversas especialidades contendo pesquisas dedicadas ao tema. Um conceito que tem sido bastante debatido nas últimas décadas corresponde aos tratamentos que têm potencial para melhorar a prática clínica diária, uma vez que a intenção é abordar o indivíduo como um todo, analisando sua autopercepção de sua própria saúde bucal, relacionando-a com as orientações do profissional. É importante enfatizar que ao falar em saúde bucal o foco não deve ser a cavidade oral, mas sim o indivíduo, percebendo a forma como condições bucais afetam sua qualidade de vida.

Para a realização das avaliações de qualidade de vida são utilizados instrumentos de pesquisa que têm função de ajudar o indivíduo a identificar e relatar a situação sob a sua perspectiva. Os instrumentos, a partir do tipo de abordagem, são classificados em genéricos ou específicos, e possuem vantagens e desvantagens.

Instrumentos genéricos são compostos por perguntas mais abrangentes, visando à aplicação em populações e condições de saúde variadas, e podem também comparar qualidade de vida entre diferentes condições de saúde. Os específicos, por sua vez, apresentam perguntas mais direcionadas para sintomas e aspectos particulares de um agravo à saúde, por esse motivo tendem a ser mais sensíveis para determinadas avaliações. Pode-se utilizar medidas genéricas e específicas isoladas ou combinadas. É fundamental que os instrumentos utilizados sejam adequados para a finalidade pretendida, ou seja, a escolha do instrumento depende do objetivo do estudo; por isso, é importante analisá-lo bem e detalhar o motivo da escolha.

A forma como o instrumento de pesquisa deve ser aplicado no estudo não deve ser de escolha da equipe de pesquisa, mas sim o recomendado pelos autores que o desenvolveram.[13] Além disso, existem dois modos para realizar a aplicação do instrumento: a entrevista, na qual o pesquisador faz as perguntas diretamente ao paciente, e de forma autoadministrada, quando o próprio paciente lê e responde às perguntas.

O formato de entrevista tem vantagens, pois permite que pessoas de diferentes níveis de escolaridade possam participar, mas seu ponto negativo é a possibilidade de influência do entrevistador no momento da pergunta. Por isso, ele deve estar bem atento e treinado para não exercer esse papel de influenciador. Em instrumentos autoadministrados, há a possibilidade de falhas na interpretação das perguntas, bem como pode haver ausência de respostas que os participantes não entenderam ou não quiseram responder.[13]

Existem vários instrumentos buscando avaliar a qualidade de vida e é um desafio para o pesquisador escolher instrumentos que possam garantir bons resultados para a finalidade específica de sua pesquisa. Para auxiliar nessa busca, elencamos instrumentos utilizados na literatura internacional para mensurar qualidade de vida relacionada à saúde bucal. A Tabela 2 apresenta instrumentos devidamente validados para a língua portuguesa do Brasil, suas indicações e o tipo de escala utilizada.

O *Oral Health Impact Profile* (OHIP) é um instrumento classificado como genérico, originalmente desenvolvido com 49 questões (OHIP-49).[14] É bastante utilizado, e mostra o perfil de impacto de doenças, podendo servir para melhorar serviços de saúde mediante seus resultados.

Em 1997, foi desenvolvido o OHIP-14, com apenas 14 questões objetivando facilitar e aumentar a taxa de resposta e consequentemente melhorar o gerenciamento de dados.[25] Ambos possuem 7 domínios: limitação funcional, dor física, desconforto psicológico, incapacidade física, incapacidade psicológica, incapacidade social e deficiência. As perguntas devem ser respondidas em relação à frequência de ocorrência nos 6 meses anteriores à enquete, por meio de uma escala que varia de "nunca" (escore 0) a "frequentemente" (escore 4), podendo resultar entre 0 e 56, em que pontuações mais altas indicam pior qualidade de vida. Esse instrumento, assim como o de 49 questões, é usado para medir o impacto que as condições bucais apresentam na qualidade de vida, podendo ser utilizado em qualquer população, em diferentes desfechos bucais ou em momentos diferentes de um tratamento, por exemplo. No Brasil foi validado para crianças[26] e para adultos.[27]

O *Child's and Parent's Questionnaire about Teeth Appearance* foi inicialmente desenvolvido e validado para as populações dos Estados Unidos e do México,[15] e representa um dos primeiros esforços em desenvolver um instrumento padronizado para estimar o impacto das percepções estéticas (incluindo a fluorose dentária) em culturas diferentes.

Compreende uma versão para as crianças e outra para os pais, com questões de ordem física, psicológica e social, além das percepções sobre alteração de cor e outras condições estéticas relacionadas aos dentes. As opções de resposta para os 12 itens e subitens são apresentadas sob a forma de múltipla escolha. Os três primeiros itens investigam sobre o quanto a criança, nos dois meses anteriores, se sentiu incomodada (domínio físico do conceito de saúde), preocupada (domínio psicológico) e impedida de sorrir (domínio social) devido à aparência dos seus dentes, segundo a opinião de seus pais e dela própria. As respostas a esses itens são registradas e codificadas como: não sei (0), nada (0), muito pouco (1),

Tabela 2 — Instrumentos que correlacionam qualidade de vida e odontologia validados na Língua Portuguesa do Brasil. Busca feita em 3 de março de 2020 na Base de dados PubMed

Instrumento	Indicação	Tipo de escala	Artigos
Oral Health Impact Profile (OHIP)[14]	Avaliar se ocorreu alguma dificuldade no dia a dia devido a problemas bucais	Escala com 5 opções variando de "nunca" a "frequentemente"	892
Child's and Parent's Questionnaire about Teeth Appearance[15]	Estimar o impacto das percepções estéticas com uma versão para as crianças e outra para os pais	12 itens e subitens apresentados sob a forma de múltipla escolha	227
McGill Pain Questionnaire (MPQ)[16]	Medir experiência subjetiva de dor	Escala numérica de 1 a 6	217
Oral Impact on Daily Performance (OIDP)[17]	Avaliar o impacto de problemas bucais na capacidade de praticar atividades diárias	Instrumento misto, com perguntas fechadas e abertas	214
Child Perceptions questionnaire (CPQ)[18,19]	Avaliar a percepção da criança sobre o impacto de problemas orais na vida	Escala com 5 opções variando de "nunca" a "frequentemente"	159
Early Childhood Oral Health Impact Scale (ECOHIS)[20]	Avaliar o impacto de problemas de saúde bucal na qualidade de vida de crianças pré-escolares e suas famílias	Escala numérica variando de 0 (nunca) a 4 (frequentemente) e 5 (não sei)	138
Family Impact Scale (FIS)[21]	Avaliar condição oral ou orofacial de uma criança em quatro domínios relacionados às atividades, emoções dos pais, conflitos e finanças familiares	Resposta de 0 a 4 baseadas na frequência em que os eventos ocorrem	119
Quality of Masticatory Function Questionnaire (QMFQ)[22]	Avaliar dificuldade e frequência de mastigação em pacientes edêntulos	Escala com 5 opções de respostas que variam de "sempre" a "nunca" ou "muito" a "nenhuma dificuldade"	96
Orofacial Esthetic Scale (OES-Pt)[23]	Avaliar qualidade de vida relacionada à estética, pela aparência orofacial	Escala de 0 (muito insatisfeito) a 10 (muito satisfeito)	96
Corah's Dental Anxiety Scale[24]	Avaliar o estresse causado pelos procedimentos odontológicos	Respostas de A a E variando de "relaxado" a "extremamente ansioso"	70

um pouco (2) e muito (3). Um item adicional com quatro subitens avalia a percepção das crianças e dos seus pais sobre aparência, posicionamento, cor e saúde de seus dentes (ou de seus filhos), sendo que as cinco opções de resposta estão numa escala com gradações variando da melhor condição (0) à pior condição possível (4). O entrevistado também responde se há preocupação (1) ou não (0) no que tange a essa classificação de seus dentes (ou de seus filhos). O último item solicita do entrevistado sua opinião sobre a satisfação ou insatisfação com a cor dos dentes, de acordo com a seguinte frase:

"A cor dos meus dentes (ou dos dentes do meu filho) é agradável e bonita", e as opções de resposta variam de concordo totalmente (0) a discordo totalmente (4).[28]

O *McGill Pain Questionnaire*[16] foi desenvolvido com o intuito de avaliar pessoas com dor significativa e quantificar a experiência subjetiva de dor, não apenas dentária, mas qualquer tipo de dor experimentada pelo participante. A literatura relata estudos em Odontologia com o uso do instrumento. Essa experiência sensorial pode ser monitorada ao longo do tempo, e os intervalos de aplicações do instrumento dependem do objetivo do estudo ou conforme o acompanhamento clínico dos pacientes. Ele pode também determinar eficácia de intervenções, avaliar qualidade sensorial, afetiva e avaliativa do processo doloroso por meio de 27 questões que podem resultar em escores de 0 a 78, e quanto maior a pontuação, maior a dor. Cada questão tem uma quantidade de opções diferentes, podendo haver apenas duas opções de resposta, ou até 6 opções; nessas questões, o participante responde como sente essa dor, quão forte é a dor, e como ela muda com o tempo. Esse instrumento possui uma versão modificada, com 20 questões divididas em grupos: sensorial (itens 1-10), afetivo (itens 11-15), avaliativo (item 16) e diversos (itens 17-20). Além disso, é medida a intensidade atual da dor por meio de uma escala de 0-5. Possui versão de adaptação transcultural feita para a língua portuguesa do Brasil.[29]

O *Oral Impact on Daily Performance* (OIDP)[17] tem a finalidade de avaliar a frequência e severidade de impactos bucais que limitam a realização de atividades. Formado por itens que envolvem desempenho físico, psicológico e social, que são divididos em 8 atividades: comer, falar, lavar os dentes, dormir, sorrir, manter o estado emocional, atividade profissional e contato com as pessoas. A primeira pergunta questiona se o problema bucal causou dificuldade para a primeira atividade (p. ex., comer); caso a resposta do participante seja "sim", outras três perguntas são realizadas (sobre gravidade, frequência e problemas percebidos); em caso negativo, avança-se para a pergunta seguinte, que trata de outra atividade e assim por diante. Cada participante responde entre 8 e 32 questões e as respostas têm uma pontuação que pode ser calculada, podendo variar de 0 a 200. Quanto maior o escore, maior é o impacto nas atividades diárias. Esse instrumento foi validado para o português do Brasil.[30]

O *Child Perceptions Questionnaire* (CPQ) é um instrumento específico que avalia a qualidade de vida relacionada à saúde bucal em crianças; pode ser realizado no formato autoadministrado ou em entrevista, e possui dois tipos de acordo com faixas etárias: CPQ 8-10[18] e CPQ 11-14.[19] Ambos possuem 4 domínios: sintomas orais, limitações funcionais, bem-estar emocional e bem-estar social, com perguntas que devem ser respondidas por meio de uma escala: nunca (0), uma vez / duas vezes (1), às vezes (2), frequentemente (3) e todos os dias / quase todos os dias (4), e quanto maior a pontuação, piores os impactos na qualidade de vida da criança.

O CPQ 8-10 é composto por 25 questões distribuídas nos quatro domínios já citados. A pontuação total pode variar de 0 a 100 (pior impacto da condição bucal na qualidade de vida da criança), e os itens devem ser respondidos de acordo com situações que ocorreram nas 4 semanas que antecederam a administração do questionário.

No CPQ 11-14, as crianças são questionadas em relação a situações que ocorreram nos últimos 3 meses em 37 itens, podendo resultar em nenhum impacto na qualidade de vida (escore 0) ou máximo impacto das condições orais (escore 148). Ambos foram validados no Brasil.[31]

O questionário *Early Childhood Oral Health Impact Scale* (ECOHIS) é um instrumento utilizado para avaliar o impacto que problemas de saúde bucal podem gerar na qualidade de vida de crianças e de suas famílias. Foi desenvolvido para crianças de idade pré-escolar (3 a 5 anos) e, devido à idade das crianças, as perguntas são respondidas pelos pais.[20] É composto por 13 itens que foram selecionados dentre os 36 que compõem o instrumento *Child Oral Health Quality of Life Instrument* (COHQOL). As 13 questões são divididas em duas subescalas, a da criança, que tem domínio de sintoma infantil, função infantil, psicologia infantil e autoimagem infantil e interação social, e a da família, que possui o domínio de sofrimento dos pais e o da função da família. São cinco opções de resposta baseadas na frequência com que o evento ocorreu (0 = nunca; 1 = quase nunca; 2 = ocasionalmente; 3 = frequentemente; 4 = com muita frequência; 5 = não sabe). As respostas são calculadas com um somatório, após a exclusão das respostas "não sei"; sendo assim, as pontuações podem variar de 0 a 36 (subescala criança) e de 0 a 16 (subescala família), e resultados mais elevados indicam pior qualidade de vida relacionada à saúde bucal. Foi realizada a avaliação semântica desse instrumento e também sua validação para o Brasil.[32,33]

O *Family Impact Scale* (FIS) consiste em 14 itens que tentam capturar o efeito da condição oral ou orofacial de uma criança, dividido em quatro domínios relacionados às atividades dos pais e da família (5 perguntas), emoções dos pais (4 perguntas), conflito familiar (4 perguntas) e finanças familiares (1 pergunta). As perguntas foram feitas sobre a frequência dos eventos nos três meses anteriores. As opções de resposta foram: "Nunca" (pontuação 0); "Uma ou duas vezes" (1); "Às vezes" (2); "Frequentemente" (3); e "Todos os dias" ou "Quase todos os dias" (4). Também foi permitida uma resposta "Não sei". A pontuação do FIS pode variar de 0 a 56, para a qual uma pontuação mais alta denota maior grau de impacto das condições orais da criança sobre o funcionamento dos pais-cuidadores e da família como um todo.[21,34]

O *Quality of Masticatory Function Questionnaire* (QMFQ) foi desenvolvido originalmente para adultos de língua francesa, já com uma versão em inglês. É um instrumento para pacientes que usavam próteses parciais ou completas que moravam em Montreal (Canadá),[22] e consiste em 28 questões relacionadas à dificuldade e frequência de mastigação de diferentes tipos de alimentos, em uma escala autoaplicada, com 5 opções de respostas que variam de "sempre" a "nunca" ou "muito" a "nenhuma dificuldade". Além disso, os domínios carnes, frutas e legumes também apresentam uma alternativa a ser verificada (não aplicável – N/A) se o participante não costuma comer esses alimentos. Um escore alto indica mais impactos negativos na qualidade da função mastigatória. Esse instrumento foi adaptado e validado para o português do Brasil.[35]

A *Orofacial Esthetic Scale* (OES-Pt) trata de estética orofacial. Apresenta 8 itens que avaliam a aparência do rosto, perfil, boca, alinhamento dentário, forma dentária, cor do dente, gengivas e impressão geral, medidos em uma escala numérica de classificação de 11 pontos de 0, muito insatisfeito, até 10, muito satisfeito.[23,36]

A *Corah's Dental Anxiety Scale* é usada para avaliar o estresse causado no consultório e em procedimentos odontológicos, elaborada em quatro itens, em forma de perguntas sobre "como você se sente?", contendo cinco possíveis respostas: a) relaxado; b) um pouco desconfortável; c) tenso; d) ansioso; e) tão ansioso a ponto de sentir-se mal ou parar a respiração.[24] Esse questionário foi validado em muitos idiomas e para diversas culturas, inclusive para o português, por uma equipe de Portugal,[37] mas, segundo os autores, pode ser utilizado para a população brasileira, já que não apresenta especificidades culturais. Diferentemente dos anteriores, ele mensura a qualidade de vida relacionada a tratamentos odontológicos e não sobre a saúde bucal em si, sendo muito útil para o cuidado integral com o paciente.

É importante notar que tanto instrumentos genéricos (como o OHIP, p. ex.) quanto específicos (como o OES-Pt) podem ser usados na Odontologia e que ainda existem outros que podem ser utilizados, de acordo com o objetivo a ser alcançado pelo estudo. Teve-se a intenção de mostrar alguns para clarear a visão sobre o assunto e para facilitar futuras investigações em relação aos instrumentos existentes; saber a quantidade de questões, para qual público é direcionado, qual o tipo de escala, se o instrumento foi adaptado e validado para o país no qual será utilizado e se tem boas propriedades psicométricas (que garantem validade, confiabilidade para que possa ser realmente aplicado). Todas essas são informações importantes e que devem ser pesquisadas e analisadas antes da decisão da escolha do instrumento mais adequado. Por ser uma medida subjetiva, a qualidade de vida geralmente é empregada como complementar a medidas clínicas, sendo de grande importância no entendimento do quadro geral dos indivíduos, sendo por isso bastante utilizada.

EXEMPLOS DE APLICAÇÃO NO BRASIL E CONSIDERAÇÕES FINAIS

Listamos a seguir alguns estudos em que os autores tiveram a oportunidade de trabalhar utilizando a qualidade de vida associada a alguns desfechos em Odontologia no Brasil. Dessa forma, os leitores poderão observar as possiblidades de aplicação em suas pesquisas.

A posição do terceiro molar pode afetar o grau de *expertise* necessário para sua remoção, e também a experiência de dor pós-operatória do paciente. Nesse estudo, o objetivo foi verificar possíveis associações entre a saúde bucal relacionada à qualidade de vida e a posição de terceiros molares inferiores em pacientes que iriam passar pelo procedimento de remoção desses elementos, durante a primeira semana do pós-operatório.[38] Foi utilizado o OHIP-14, e os autores observaram que "os pacientes portadores de dentes associados a maiores dificuldades de extração em função de sua posição apresentaram pontuação mais alta no OHIP-14 e pior qualidade de vida relacionada à saúde bucal" no pós-operatório.[38]

Em algumas situações, a motivação dos pacientes para buscar por tratamento não é a mesma que geraria uma indicação de tratamento cirúrgico por parte do profissional. Nesse estudo, o objetivo foi verificar se os indicadores de saúde bucal relacionados com qualidade de vida poderiam ajudar profissionais e pacientes a chegar a um senso comum para a correta realização de procedimentos cirúrgicos na área de ortodontia.[39] Concluiu-se que ambas as opiniões devem ser levadas em consideração quando da realização do planejamento do tratamento, já que a qualidade de vida relacionada à saúde bucal é uma importante variável a ser considerada para a aceitação do tratamento a ser realizado.[39]

O objetivo desse outro estudo foi verificar o impacto das condições de saúde bucal na qualidade de vida de idosos; o OHIP-14 foi utilizado para avaliar a qualidade de vida, seguida dos critérios da OMS para verificar a necessidade de prótese.[40] A média OHIP-14 foi mais alta (resultando em pior qualidade de vida) entre os idosos que necessitavam e que não utilizavam prótese maxilar, e resultados similares foram encontrados para o uso de prótese inferior.[40]

O instrumento *University of Washington Quality of Life* (UW-QoL) foi utilizado para analisar a sobrevida e a qualidade de vida de pacientes com carcinoma de boca e orofaringe, imediatamente e após um ano de realização de cirurgia para remoção do tumor.[41] "Os sobreviventes apresentaram significativamente [...] piores escores de qualidade de vida global e especificamente por domínios. Mastigação apresentou a maior redução (piora na habilidade de mastigar): de 74,0 antes da cirurgia a 34,0 um ano após. A ansiedade foi o único domínio que aumentou [...]".[41] O estudo mostrou que, mesmo quando um indicador clínico é bom (nesse caso, houve remoção do tumor e sobrevivência após 1 ano), a saúde bucal impacta a qualidade de vida e a realização de atividades diárias dos pacientes.

Um outro estudo verificou a prevalência de fluorose em escolares e os possíveis impactos nas atividades diárias.[42] Nesse estudo, o *Oral Impacts on Daily Performance* (OIDP) foi utilizado para verificar a associação. Alguns poucos participantes mencionaram que tinham dificuldades em realizar a higiene oral e que a ingestão e o prazer de se alimentar ficou prejudicado por causa de sua condição bucal. Considerando que a prevalência de fluorose foi verificada em graus muito baixos no grupo estudado, não foi observado que essa condição afetou as atividades diárias e a qualidade de vida das crianças.[42]

Em um estudo que associou o índice de dentes cariados, perdidos e obturados (CPO-D) e qualidade de vida entre adolescentes, os resultados mostraram "uma correlação positiva e estatisticamente significativa entre maiores escores do OHIP (pior qualidade de vida) e dentes cariados; uma correlação positiva e limítrofe entre OHIP-14 e CPO-D; e uma correlação inversa entre dentes íntegros e OHIP-14".[43] Concluindo, esses instrumentos possuem o potencial de mostrar associação com condições clínicas negativas presentes e observadas pelo cirurgião-dentista.

Na realização de transplantes de células tronco hematopoiéticas, a mensuração dos graus de mucosite e o impacto da condição na qualidade de vida está bem documentada.[44] Após aplicação de três escalas que mensuram qualidade de vida (OHIP-14, PROMS e OMQoL) em associação com citocinas pró-inflamatórias na saliva (IL-6 e TNF-α), observou-se que "maiores concentrações de IL-6 e TNF-α estiveram associadas a pior qualidade de vida, de acordo com todos os índices [...]. A mucosite esteve também associada com os escores de qualidade de vida".[44]

Em conclusão, a dimensão da saúde bucal relacionada à qualidade de vida deve ser incluída em levantamentos epidemiológicos, para verificar de que forma esses aspectos podem ser considerados no contexto em que o cidadão se insere. E pode também ser incluída em todas as áreas clínicas da Odontologia, auxiliando os pacientes e os profissionais a planejar um tratamento mais personalizado e individualizado, de acordo com o estilo de vida.

REFERÊNCIAS BIBLIOGRÁFICAS

1. WHO. Preamble to the Constitution of WHO as adopted by the International Health Conference, New York, 19 June – 22 July 1946; signed on 22 July 1946 by the representatives of 61 States (Official Records of WHO, no. 2, p. 100) and entered into force on 7 April 1948. The definition has not been amended since 1948.
2. Lalonde M. A new perspective on the health of Canadians. A working document. Ottawa: Government of Canada, 1974.
3. The WHOQOL Group. World Health Organization. WHOQOL: measuring quality of life. Geneva: WHO; 1997 (MAS/MNH/PSF/97.4).
4. The WHOQOL Group. The World Health Organization Quality of Life Assessment (WHOQOL): development and general psychometric properties. Soc Sci Med. 1998 Jun; 46(12):1569-85.
5. The WHOQOL Group. Development of the World Health Organization WHOQOL--BREF quality of life assessment. Psychol Med. 1998 May;28(3):551-8. doi: 10.1017/s0033291798006667.
6. Fleck MP, Louzada S, Xavier M, Chachamovich E, Vieira G, Santos L, Pinzon V. Application of the Portuguese version of the instrument for the assessment of quality of life of the World Health Organization (WHOQOL-100). Rev Saúde Pública. 1999 Apr;33(2):198-205. doi: 10.1590/s0034-89101999000200012.
7. Fleck MP, Louzada S, Xavier M, Chachamovich E, Vieira G, Santos L, Pinzon V. Application of the Portuguese version of the abbreviated instrument of quality life WHOQOL-bref. Rev Saúde Pública. 2000 Apr;34(2):178-83. doi: 10.1590/s0034-89102000000200012.
8. Ware JE Jr, Sherbourne CD. The MOS 36-item short-form health survey (SF-36). I. Conceptual framework and item selection. Med Care. 1992 Jun;30(6):473-83.
9. Ciconelli RM. Tradução para o português e validação do questionário genérico de avaliação de qualidade de vida "Medical outcomes study 36-item short form health survey (SF-36) [tese]. São Paulo: Universidade Federal de São Paulo--Escola Paulista de Medicina; 1997.
10. Haraldstad K, et al. A systematic review of quality of life research in medicine and health sciences. Quality of Life Research 2019;1-10.
11. Conselho Federal de Medicina. CFM atualiza lista de especialidades. Brasília, 2019. Disponível em: portal.cfm.org.br/index.php?option=com_content&view=article&id=28053:cfm-atualiza--lista-de-especialidades&catid=3. Acesso em: 1 abr. 2020.
12. Villano JL, List MA, Vokes EE. The importance of quality-of-life measurements in oncology. Clin Lung Cancer. 2002;4(2):110.
13. Silva SB, Cabral TdM, Pinto TMP, Durand LB. Instrument of self-perception and knowledge of dental erosion: cross-cultural adaptation to the Brazilian population. Brazilian Oral Research. 2015;29:1-2.
14. Slade GD, Spencer AJ. Development and evaluation of the Oral Health Impact Profile. Community Dent. Health. 1994;11(1): 3-11.
15. Martínez-Mier EA, Maupomé G, Soto-Rojas AE, Ureña-Cirett JL, Katz BP, Stookey GK. Development of a questionnaire to measure perceptions of, and concerns derived from, dental fluorosis. Community Dent Health. 2004;21:299-305.
16. Melzack R. The McGill Pain Questionnaire: major properties and scoring methods. Pain. 1975;1:277-299.
17. Adulyanon S, Sheiham A. Oral Impacts on Daily Performances. In: Measuring oral health and quality of life. Slade GD, ed. Chapel Hill: University of North Carolina. 1997;151-160.
18. Jokovic A, Locker D, Tompson B, Guyatt G. Questionnaire for measuring oral health-related quality of life in eight- to ten-year-old children. Pediatr Dent. 2004;26(6):512-518.
19. Jokovic A, Locker D, Stephens M, Kenny D, Tompson B, Guyatt G. Validity and reliability of a questionnaire for measuring child oral--health-related quality of life. J Dent Res. 2002;81(7):459-463.

20. Pahel BT, Rozier RG, Slade GD. Parental perceptions of children's oral health: The Early Childhood Oral Health Impact Scale (ECOHIS). Health Qual Life Outcomes. 2007;5:6.

21. Locker D, Jokovic A, Stephens M, Kenny D, Tompson B, Guyatt G. Family impact of child oral and oro-facial conditions. Community Dent Oral Epidemiol. 2002;30:438-48.

22. Muller K, Morais J, Feine J. Nutritional and anthropometric analysis of edentulous patients wearing implant overdentures or conventional dentures. Braz. Dent. J. 2008;19(2):145-150.

23. Larsson P, John MT, Nilner K, Bondemark L, List T. Development of an Orofacial Esthetic Scale in prosthodontic patients. Int J Prosthodon. 2010;23(3):249-56.

24. Corah NL. Development of a dental anxiety scale. J Dent Res. 1969;48(4):596-596.

25. Slade GD. Derivation and validation of a short--form oral health impact profile. Community Dent Oral Epidemiol. 1997;25(4): 284-90.

26. Ferreira CA, Loureiro CA, Araújo VE. Psychometrics properties of subjective indicator in children. Rev Saúde Publ. 2004;38(3):445-52

27. Oliveira BH, Nadanovsky P. Psychometric properties of the Brazilian version of the Oral Health Impact Profile – short form. Community Dent Oral Epidemiol. 2005;33:307-14.

28. Furtado GES, Sousa MLR, Barbosa TS, Wada RS, Martínez-Mier EA, Almeida MEL. Perceptions of dental fluorosis and evaluation of agreement between parents and children: validation of a questionnaire. Cad. Saúde Pública. 2012;28(8):1493-1505.

29. Varoli FK, Pedrazzi V. Adapted Version of the McGill Pain Questionnaire to Brazilian Portuguese. Braz Dent J. 2006;17(4):328-335.

30. Abegg C, Fontanive VN, Tsakos G, Davoglio RS, Oliveira MMC. Adapting and testing the oral impacts on daily performances among adults and elderly in Brazil. Gerodontology. 2015;32:46-52.

31. Barbosa TS, Tureli MCM, Gavião MBD. Validity and reliability of the Child Perceptions Questionnaires applied in Brazilian children. BMC Oral Health. 2009;9:13.

32. Tesch FC, Oliveira BH, Leão A. Equivalência semântica da versão em português do instrumento Early Childhood Oral Health Impact Scale. Cad. Saúde Pública. 2008;24(8):1897-1909.

33. Scarpelli AC, Oliveira BH, Tesch FC, Leão AT, Pordeus IA, Paiva SM. Psychometric properties of the Brazilian version of the Early Childhood Oral Health Impact Scale (B-ECOHIS). BMC Oral Health. 2011;11:19.

34. Barbosa TS, Gavião MBD. Evaluation of the Family Impact Scale for use in Brazil. J. Appl. Oral Sci. [online]. 2009;17(5):397-403.

35. Hilasca-Mamani M, Barbosa TS, Fegadolli C, Castelo PM. Validity and reliability of the quality of masticatory function questionnaire applied in Brazilian adolescents. CoDAS. 2016;28(2):149-154.

36. Campos LA, Marôco J, John MT, Santos-Pinto A, Campos JA. Development and psychometric properties of the Portuguese version of the Orofacial Esthetic Scale: OES-Pt. PeerJ. 2020;8(3):e8814.

37. Hu LW, Gorenstein C, Fuentes D. Portuguese version of Corah's Dental Anxiety Scale: transcultural adaptation and reliability analysis. Depression and anxiety. 2007;24(7):467-471.

38. Negreiros RM, Biazevic MGH, Jorge WA, Michel-Crosato E. Relationship between oral health-related quality of life and the position of the lower third molar: postoperative follow--up. J Oral Maxillofac Surg. 2012;70(4): 779-86.

39. Valladares-Neto J, Biazevic MG, Paiva JB, Rino-Neto J. Oral health-related quality of life in patients with dentofacial deformity: a new concept in decision-making treatment? Oral Maxillofac Surg. 2014 Sep;18(3):265-70. doi: 10.1007/s10006-013-0427-0.

40. Biazevic MG, Michel-Crosato E, Iagher F, Pooter CE, Correa SL, Grasel CE. Impact of oral health on quality of life among the elderly population of Joaçaba, Santa Catarina, Brazil. Braz Oral Res. 2004 Jan-Mar;18(1):85-91.

41. Biazevic MG, Antunes JL, Togni J, de Andrade FP, de Carvalho MB, Wünsch-Filho V. Survival and quality of life of patients with oral and oropharyngeal cancer at 1-year follow-up of tumor resection. J Appl Oral Sci. 2010 May--Jun;18(3):279-84.

42. Michel-Crosato E, Biazevic MG, Crosato E. Relationship between dental fluorosis and quality

of life: a population based study. Braz Oral Res. 2005 Apr-Jun;19(2):150-5.

43. Biazevic MG, Rissotto RR, Michel-Crosato E, Mendes LA, Mendes MO. Relationship between oral health and its impact on quality of life among adolescents. Braz Oral Res. 2008 Jan-Mar;22(1):36-42.

44. Pereira NF, Silva PVRD, Fukuoka CY, Michel--Crosato E, Gonçalves AS, Alves FA, Vieira GMM, Biazevic MGH. Measurement of oral health quality of life among patients who underwent haematopoietic stem-cell transplantation. Braz Oral Res. 2018 Jul 23;32:e78. doi: 10.1590/1807-3107BOR-2018.vol32.0078.

Vigilância epidemiológica e sistemas de informação em saúde

CAPÍTULO 8

Jaqueline Vilela Bulgareli | Álex Moreira Herval |
Manoelito Ferreira Silva Junior | Karine Laura Cortellazzi

INTRODUÇÃO

O termo Vigilância à Saúde (VS) no Brasil apresenta diferentes grafias, como "vigilância da saúde" ou "vigilância em saúde". Essa variação de termos e conceitos pode derivar da natureza polissêmica e multidimensional nas formas de aplicação nos serviços de saúde e nas pesquisas realizadas em diferentes contextos e períodos históricos.[1]

Antes de conceituar VS, porém, devem-se observar as possíveis dimensões de "vigiar". Embora exista uma convergência no sentido de realizar uma observação atenta sobre algo ou alguém, a sua forma de atuação pode ser meramente fiscalizatória ou associada ao ato de cuidado, e assim atingir o objetivo final, de uma proteção efetiva.[2] Uma fiscalização punitiva desconexa da possibilidade de mudança de comportamento ou aprendizagem sob o processo avaliado pode se tornar uma ação passiva de proteção transitória da coletividade.[3]

Até chegar na dimensão e organização atual da VS de hoje, houve um longo percurso histórico de como pensar e fazer saúde no Brasil. Até o século XX, as políticas públicas de saúde eram quase inexistentes. A partir do início do século XX, quando começaram a surgir algumas iniciativas no eixo de saúde pública, pôde-se verificar uma íntima relação com as necessidades dos agentes econômicos da época, como a característica agroexportadora do Brasil e a preservação da qualidade desses produtos. Sendo assim, a saúde pública estava restrita àquilo que a medicina privada da época não dava conta de resolver, e por isso mais preocupada no âmbito econômico.[4]

As práticas sanitaristas da época eram pontuais e isoladas, ou seja, em um modelo campanhista, com investimento em pesquisas de cunho meramente biológico dos problemas emergentes, e suas ações de controle eram totalitárias, atreladas à figura dos guardas sanitários.[5] Apesar das ações apresentarem certo grau de êxito, conseguiram resolver apenas algumas morbidades e com efeito em curto prazo, e por isso, novas formas de fazer mostraram-se necessárias.

À medida que o conceito de saúde foi mudando ao longo do tempo, as necessidades e a forma do cuidado também passaram por grandes mudanças. No entanto, cabe destacar conceitos ultrapassados, ainda presentes na sociedade e nas rotinas dos serviços de saúde, tais como: o entendimento de saúde como ausência de doença ou o inatingível completo bem-estar físico, psíquico e social, da Organização Mundial de Saúde (OMS).

Na atualidade, o conceito ampliado de saúde convoca e desafia a uma ação orquestrada sobre os Determinantes Sociais da Saúde, entendida como todos os fatores econômicos, sociais, psicológicos, culturais, étnico-raciais, comportamentais que impactam diretamente a vida e o trabalho das pessoas.[6] Nesse sentido, no Brasil, tem-se visto uma reorganização dos serviços de saúde do modelo assistencial hegemônico em saúde, conhecido como modelo biomédico, para um modelo alternativo de atenção à saúde, denominado de vigilância à saúde ou modelo sanitarista.[7]

Nessa nova lógica de se fazer saúde no Brasil, a VS ganha centralidade, e é o passo inicial para ações coordenadas para responder às reais necessidades verificadas.

A VS é compreendida como o processo de coleta, análise e interpretação sistemática dos dados acerca dos agravos específicos de saúde que afetam a população, essenciais ao planejamento, implementação e avaliação da prática de saúde coletiva, estando integrada com a rápida disseminação das informações para todos os responsáveis por sua prevenção e controle.[1] A VS se refere ao conjunto articulado de ações destinadas a controlar determinantes, riscos e danos à saúde de populações que vivem em determinados territórios, sob a ótica da integralidade do cuidado, o que inclui tanto a abordagem individual quanto a coletiva dos problemas de saúde.[8]

LEGISLAÇÃO E COMPONENTES DA VIGILÂNCIA EM SAÚDE

Após a criação do Sistema Único de Saúde (SUS), apesar de as ações de VS estarem presentes na Lei Orgânica de Saúde n. 8080, de 19 de setembro de 1990,[9] muito tempo depois, foi mais bem detalhada na Portaria GM n. 3.252, de 22 de dezembro de 2009, quando ficou mais claro sobre o papel dos gestores estaduais e municipais.[10]

Além disso, a Portaria definiu os seis componentes da VS,[10] sendo:

- Vigilância sanitária.
- Vigilância epidemiológica.
- Promoção da saúde.
- Vigilância da situação de saúde.
- Vigilância em saúde ambiental.
- Vigilância da saúde do trabalhador.

A Portaria GM n. 1.378, de 9 de julho de 2013,[11] revogou a Portaria anterior,[10] regulamentou as responsabilidades e definiu as diretrizes para execução e financiamento das ações de VS pela União, Estados, Distrito Federal e Municípios. Além disso, a portaria definiu o Sistema Nacional de Vigilância Sanitária, com responsabilidade sob o componente da vigilância sanitária sob a tutela da Agência Nacional de Vigilância Sanitária (Anvisa), e do Sistema Nacional de Vigilância em Saúde, através da Secretaria de Vigilância em Saúde (SVS/MS), a qual se responsabiliza pelos demais componentes da VS.

No presente capítulo, iremos dar ênfase ao componente da Vigilância Epidemiológica.

CONCEITO DE VIGILÂNCIA EPIDEMIOLÓGICA

A Lei Orgânica da Saúde n. 8.080, de 19 de setembro de 1990, define vigilância epidemiológica como: "um conjunto de ações que proporciona o conhecimento, a detecção ou prevenção de qualquer mudança nos fatores determinantes e condicionantes de saúde individual ou coletiva, com a finalidade de recomendar e adotar as medidas de prevenção e controle das doenças ou agravos".[9] Sendo assim, a vigilância epidemiológica tem o papel de fornecer informações atualizadas sobre a ocorrência de doenças e agravos para auxiliar na tomada de decisões dos profissionais de saúde. Nesse sentido, a elaboração do diagnóstico da situação de saúde permite que o município ou a equipe de saúde identifique o perfil da população, os agravos de saúde e as ações e serviços ofertados. Para tanto, a vigilância epidemiológica constitui-se importante ferramenta para o planejamento e a organização dos serviços de saúde, no sentido de monitorar o estado de saúde das populações e subsidiar políticas públicas promotoras de ambientes seguros e saudáveis.

Os sistemas de vigilância epidemiológica foram organizados no Brasil por meio da incorporação das ações de prevenção e controle. Sabe-se que não há um modelo ideal de vigilância que possa ser reproduzido ou totalmente copiado em outras regiões do mundo, uma vez que precisam ser considerados o cenário epidemiológico e as condições apresentadas pelos sistemas de saúde. Diante desse cenário, Silva Junior[12] propõe alguns elementos essenciais para a prática de vigilância:

1. O caráter de atividade contínua, permanente e sistemática.
2. O foco dirigido para determinados resultados específicos, procurando estabelecer os objetivos e as metas a serem alcançados.
3. A utilização de dados diretamente relacionados com práticas de saúde pública, principalmente aqueles referentes à morbidade e à mortalidade.
4. O sentido utilitário, pragmático da atividade que estabelece o controle de doenças e não apenas ampliar o conhecimento sobre ela.

BREVE HISTÓRICO DA VIGILÂNCIA EPIDEMIOLÓGICA

No final do século XIX, a prática de vigilância restringia-se a coleta de dados relevantes, compilação, avaliação e divulgação para as autoridades de saúde e o público em geral, tendo como objetivo principal a detecção precoce de doentes com vistas ao seu isolamento.[13] A expressão "vigilância epidemiológica" passou a ser internacionalmente divulgada a partir da 21ª Assembleia da OMS, realizada em 1968. Na ocasião, ela foi definida como o "estudo epidemiológico de uma enfermidade considerada como um processo dinâmico que abrange a ecologia dos agentes infecciosos, o hospedeiro, os reservatórios e vetores, assim como os complexos mecanismos que intervêm na propagação da infecção e a extensão com que essa disseminação ocorre".[14]

Cita-se nas décadas de 1960 e 1970 a "campanha de erradicação da varíola" e a criação de Sistemas de Vigilância Epidemiológica pela OMS como alguns episódios que propiciaram a disseminação da vigilância como um instrumento de saúde pública.[13] No Brasil, na década de 1970, destacou-se a implantação do Sistema Nacional de Vigilância Epidemiológica, que reorganizou e padronizou o sistema de informação de doenças de notificação compulsória em âmbito nacional. Em 1977, foi implantado o Sistema Nacional de Laboratórios de Saúde Pública, que incluiu a criação de redes estaduais e o início da reorganização de Institutos de Pesquisa. As medidas tomadas nesse período foram os primeiros passos para uma reorganização no sistema de saúde, o início da reformulação do setor regulatório da Saúde e no controle de doenças.[15]

O sucesso desse período constitui um marco importante da história da Saúde Pública brasileira,[15] mesmo antes da criação do SUS. No entanto, na década de 1980, a prioridade das ações concentrou-se no controle das doenças infecciosas re-emergentes e na integração dos sistemas de vigilância de todos os países pela OMS,[2] o que demonstrou uma efetividade limitada de suas ações às doenças específicas, especialmente de natureza infectocontagiosa específica, e viu-se limitada no processo de transição epidemiológica. E por isso, após a criação do SUS e a necessidade de maior resolutividade, ampliou sua abrangência com a inclusão de ações relacionadas às condições crônico--degenerativas e causas externas.

Em decorrência da melhor estruturação dos serviços de saúde nos últimos anos, a VE tornou-se mais sensível e ágil, e por isso passa a aplicar novas estratégias, entre as quais se destaca a vigilância de fatores de risco, cujas informações se tornam subsídios para o desenvolvimento de programas de saúde. O uso interligado de grandes bases de dados de saúde é considerado, atualmente, como fundamental na dimensão e proposição de respostas rápidas.

ÍNDICES E INDICADORES DA VIGILÂNCIA EPIDEMIOLÓGICA

O estado de saúde de uma população pode ser medida por meio de eventos negativos, como doença (morbidade) ou morte (mortalidade), ou por eventos positivos, como qualidade de vida. As principais formas de medidas de saúde são os índices e indicadores de saúde.

Indicadores de saúde

Define-se indicadores de saúde como variáveis que refletem a situação de saúde das pessoas numa comunidade de forma ampliada, somando índices ou informações qualitativas. Os indicadores de saúde são utilizados para analisar a situação de saúde da população, fazer comparações, avaliar mudanças ao longo do tempo e a execução de ações de saúde.

Pensando na difusão de informações sobre a situação e tendências da saúde nos países da América Latina, foi criada pelo Ministério da Saúde e pela Organização Pan-Americana da Saúde (Opas), em 1995, a Rede Interagencial de Informações para a Saúde (RIPSA). Os indicadores disponíveis para o uso de informação em processos decisórios no SUS são classificados em: demográficos, socioeconômicos, mortalidade morbidade, fatores de risco e de proteção, recursos e de cobertura.[16]

Indicadores de saúde bucal

Os indicadores de saúde bucal servem para direcionar a utilização dos recursos odontológicos nos serviços de saúde bucal da atenção básica. Assim, institui ferramenta importante para avaliar o impacto da aplicação desses recursos na população[17] e na implementação de políticas públicas de forma equânime. A Tabela 1 mostra os principais indicadores de acesso e de utilização avaliados na atenção básica em saúde bucal.

Principais indicadores de saúde

Os indicadores de saúde referem-se a uma população específica e a um intervalo de tempo determinado. São expressos em coeficientes e proporções. A mortalidade e a morbidade são os principais indicadores utilizados na saúde.

O indicador de mortalidade é representado pelo número absoluto de óbitos de uma população num certo período de tempo, ou seja, é o coeficiente geral de mortalidade dessa população no período considerado. Indica o impacto da mortalidade no aumento da população e pode ser afetado pela distribuição da idade. Embora a maioria dos países apresente um declínio contínuo da mortalidade

Tabela 1	Indicadores de acesso e utilização em saúde bucal
INDICADOR DE UTILIZAÇÃO DO SERVIÇO	
Indicador de saúde bucal	**Descrição**
*Cobertura de 1ª Consulta Odontológica (COB)	Indica o acesso da população em geral à assistência odontológica individual. Consultas de urgência e emergência não estão incluídas nesse indicador
*Cobertura da ação coletiva escovação dental supervisionada	Percentual de cobertura referente à média de usuários que tiveram acesso à escovação dental com orientação/supervisão de um profissional treinado
*Média de procedimentos odontológicos básicos individuais	Número médio de procedimentos odontológicos básicos, clínicos e/ou cirúrgicos realizados, por indivíduo, na população residente em determinado local e período
*Proporção de procedimentos odontológicos especializados em relação às ações odontológicas individuais	Proporção de procedimentos odontológicos especializados em relação às demais ações individuais odontológicas realizadas no âmbito do SUS
INDICADOR DE ACESSO A SAÚDE BUCAL	
Indicador	**Descrição**
**Cobertura populacional estimada das equipes de saúde bucal (ESB) da Estratégia Saúde da Família (ESF)	Representa o número de ESB da ESF implantadas (modalidades I e II) × 3.450 pessoas em relação à população no mesmo local e período
**Cobertura populacional estimada pelas ESB	Soma da carga horária dos cirurgiões-dentistas/40, multiplicada por 3.000, dividida pela população no mesmo local e período⁻

Fonte: *Departamento de Informática do SUS. Pacto pela Saúde 2010/2011. **Os indicadores de interesse em saúde bucal definidos pelo PIAB, de acordo com a Portaria GM/MS n. 1580 de 19 de julho de 2012.

em todas as idades, uma vez que o declínio da fertilidade resulta em um envelhecimento da população. Para Malta (2019), a meta de redução de mortes é de 25% até 2025, comparada com a tendência atual de declínio.[18]

Saber a idade das pessoas que morrem constitui informação importante para conhecer a mortalidade de uma determinada população específica. A mortalidade infantil é um indicador utilizado para avaliar a qualidade de vida e as condições de saúde das crianças. Analisa os óbitos de crianças menores de 1 ano, considerando mortalidade neonatal (crianças até 28 dias) e a mortalidade infantil tardia (crianças entre 28 dias e 1 ano).

A morbidade é um outro indicador muito utilizado para avaliar uma doença (ou grupo de doenças) específica. Difere-se da mortalidade, que analisa a morte relacionada a consequência de alguma doença, agravo ou evento em saúde. Assim como a mortalidade, a morbidade refere-se a uma população e a um período de tempo determinado. Na prática, esses indicadores podem ser analisados em conjunto, exemplo disso é o resultado descrito num estudo em que os autores relatam a presença de 240 mil casos confirmados (morbidade), e 16 mil óbitos (mortalidade) por Covid-19 na cidade do Rio de Janeiro, até maio de 2020.[19]

Índices de Saúde Bucal

Por Índice de Saúde entende-se a indicação numérica do estado de saúde de uma população. Esse valor estabelece diferenças de intensidade de uma doença ou condição de saúde. A Tabela 2 representa os índices dos agravos de saúde bucal mais prevalentes.

Sabe-se que os valores elevados dos índices que mensuram os agravos da doença cárie e periodontal indicam piores condições de saúde bucal da população, que estão associadas a alguns fatores, como condições socioeconômicas desfavoráveis, a dificuldade de acesso aos serviço e flúor; hábitos deletérios, como alto consumo de açúcares e hábito de fumar.

Os resultados encontrados dos dados dos índices bucais revelam desigualdades marcantes entre populações, locais e tempo na distribuição das doenças. Ademais, contribuem para subsidiar ações de prevenção das doenças, implementar planejamento e avaliação de políticas e ações voltadas à melhoria da saúde bucal.

ASPECTOS CONCEITUAIS DO SISTEMA DE INFORMAÇÃO EM SAÚDE

Para o desenvolvimento de estratégias de vigilância epidemiológica é necessário

Tabela 2	Índices mais utilizados na doença cárie e doença periodontal		
Doença	**Índices**	**Descrição**	**Interpretação**
Cárie dentária	CPO-D	Número médio de dentes permanentes cariados (C), perdido (P) e obturados (O), em determinado espaço geográfico e ano	Estima a experiência presente e passada da doença cárie na dentição
Cárie dentária	ceo-d	Número médio de dentes decíduos cariados (c); dentes com extração indicada por cárie (e); e obturados (o)	Prevalência e severidade de cárie na dentição decídua
Doença periodontal	CPI	Índice Periodontal Comunitário	Verifica a ocorrência de sangramento, cálculo e presença de bolsa periodontal (rasa e profunda)
Doença periodontal	PIP	Perda de Inserção Periodontal	Reporta em número e proporção de sítios afetados pela doença periodontal em determinados níveis de severidade

Fonte: WHO, 2013.[20]

um processo contínuo de coleta e análise de dados sobre eventos relacionados à saúde (dados vitais, morbidades e mortalidade). Esse processo tem como objetivo gerar informações capazes de subsidiar o planejamento e a implementação de ações de saúde específicas para a comunidade.

Antes de continuar essa discussão, é fundamental entender os conceitos de *dados, informação, conhecimento* e *inteligência* que são utilizados na análise da situação de saúde e proposição de políticas de saúde. *Dado* é o elemento mais simples desse processo, sendo um valor quantitativo que não sofreu nenhum tipo de processamento analítico. Podemos exemplificar como dados de saúde os registros dos profissionais de saúde sobre a saúde, condições socioeconômicas ou mesmo tratamentos realizados. *Informação* é composta por um conjunto de dados que, juntos, formam algum significado relacionado à realidade. Os índices e indicadores citados anteriormente são exemplos de informações geradas a partir de dados de saúde. *Conhecimento*, por sua vez, é a associação da informação com as experiências, os aprendizados e as percepções sobre a realidade.[21] Podemos dizer, assim, que o conhecimento é resultado da interpretação das informações. Por fim, *Inteligência* é a capacidade de utilizar o conhecimento de forma estratégica para intervir de modo eficiente sobre a realidade. No campo da saúde, a inteligência é fundamental para desenvolver um diálogo entre o controle social, as políticas de saúde, as ações planejadas e a tomada de decisão pautada nas informações de saúde.[21]

A coleta de dados de saúde, e sua consequente transformação em informação, devem se constituir como uma ação rotineira para os serviços de saúde. Por meio da coleta de dados dos prontuários, podemos ter informação de quantas pessoas adoeceram, quantas tiveram cárie dentária, quantas pessoas foram tratadas, quantas pessoas foram curadas, entre outras informações. Por meio do conhecimento produzido, a partir dessas informações, é possível criar ou implementar estratégias de cuidado que, quando usadas com inteligência, são efetivas para mudar a realidade de saúde específica de uma comunidade ou município.

Para auxiliar nesse processo de coleta de dados de saúde e sua transformação em informação, diversos Sistemas de Informação em Saúde têm sido propostos ao longo do tempo. Compreende-se como Sistema de Informação em Saúde um conjunto de componentes (computadorizados ou informatizados) interligados cuja finalidade é coletar e armazenar dados de saúde; analisar, processar e armazenar informações de saúde; e promover a disseminação de informações para profissionais de saúde e gestores. Os Sistemas de Informação em Saúde são desenvolvidos para melhorar a qualidade, eficiência e eficácia dos serviços de saúde.[22] Além disso, eles auxiliam no melhor atendimento ao paciente, oferecem ferramentas que auxiliam os profissionais de saúde, reduzem erros no processo de cuidado ao paciente e qualificam a gestão dos serviços de saúde, com relatórios que possibilitam a análise de custos, benefícios e oferta de ações de saúde.[23]

Os Sistemas de Informação em Saúde brasileiros começaram a ser implementados antes mesmo da criação do SUS e foram organizados de acordo com os diferentes tipos de eventos relacionados à saúde.[21] Na Tabela 3 são apresentados os sistemas mais comuns utilizados pelo Ministério da Saúde.

Os Sistemas de Informação em Saúde de âmbito nacional são gerenciados pelo Departamento de Informática do Sistema Único de Saúde (Datasus). Esse departamento,

Tabela 3	Quadro demonstrativo dos dados e exemplos de informações extraídas dos principais Sistemas de Informação em Saúde do Ministério da Saúde.	
Sistema	**Dados coletados**	**Informação extraída**
Sistema de Informação de Mortalidade (SIM)	Dados demográficos e de mortalidade relacionados aos óbitos são coletados do Declaração de Óbito	Estatísticas de Mortalidade; Indicador de Mortalidade Precoce
Sistema de Informação de Nascidos Vivos (SINASC)	Dados demográficos e relacionados aos nascimentos são coletados do Declaração de Nascimento	Indicadores de gestação e puerpério Volume de vacinas necessárias por unidade geográfica para calendário vacinal de crianças
Sistema de Informação de Agravos de Notificação (SINAN)	Dados de doenças e agravos de saúde coletados principalmente das Fichas de Notificação	Incidência de doenças por região Ocorrência de doenças com potencial epidêmico
Sistema de Informação do Programa Nacional de Imunização (SI-PNI)	Dados de vacinação e eventos adversos relacionados a imunizantes informados pelas secretarias de saúde	Indicadores de cobertura vacinal Informação sobre estoque de imunizantes
Sistema de Informação em Saúde para a Atenção Básica (SISAB)	Dados obtidos do Prontuário Eletrônico do Paciente sobre a situação de saúde e as ações e serviços de saúde realizados pela Atenção Básica	Indicadores de desempenho das equipes de Atenção Básica Indicadores de assistência em saúde

Fonte: Ministério da Saúde. Secretaria de Vigilância em Saúde. Disponível em: http://bvsms.saude.gov.br/bvs/svs/inf_sist_informacao.php

vinculado ao Ministério da Saúde, é responsável por coletar e processar dados de saúde informados por meio dos diferentes Sistemas de Informação em Saúde brasileiros. O Datasus também é responsável pela disseminação de informações de saúde que auxiliam gestores e pesquisadores a analisarem a situação de saúde de suas localidades, possibilitando as proposições políticas que buscam qualificar as ações e serviços de saúde.

Por meio do site do Datasus tem-se acesso a informações sobre: indicadores de saúde, pactuações, produção dos diferentes serviços do SUS, dados epidemiológicos e de mortalidade, estrutura da rede assistencial (pública e privada), estatísticas vitais (mortalidade, morbidade e natalidade), demográficas e socioeconômicas, resultado de pesquisas (Pesquisa Nacional de Saúde, Pesquisa Nacional por Amostra de Domicílios, Vigilância de Violências e Acidentes) e informações orçamentárias do SUS.

Apesar de todos os Sistemas de Informação em Saúde do Ministério da Saúde serem geridos por um único departamento, ainda existe uma profunda fragmentação entre os diversos sistemas de abrangência nacional. Essa fragmentação é resultado do processo histórico de criação dos Sistemas de Informação em Saúde, que foram criados de forma compartimentalizada por diversos órgãos públicos que atuam na saúde ou dentro de programas de saúde verticais coordenados pelo Ministério da Saúde.[10]

A inexistência de uma efetiva integração entre esses sistemas promove a perda de dados e a produção de informações incompletas. Além disso, em diversas vezes, exige dos profissionais de saúde e gestores uma duplicidade de trabalho para inserir o mesmo dado em sistemas diferentes. Como consequência disso, gestores e profissionais de saúde não se sentem seguros em pautar suas decisões nas informações geradas pelos sistemas de informação.[24]

Após a implantação do SUS, novos Sistemas de Informação em Saúde foram criados para atender às demandas de expansão do SUS, mas ainda seguindo uma lógica de fragmentação. É notório que um dos princípios doutrinários do SUS, a universalidade, tem se apoiado na expansão da Atenção Básica. Para coletar dados dessas equipes que atuam na Atenção Básica (altamente capilarizadas no território nacional) foi proposto o Sistema de Informação da Atenção Básica (SIAB). Esse sistema era responsável por coletar dados agrupados de produtividade, características do território e características sanitárias da população atendida pela Atenção Básica, inclusive os dados das equipes de saúde bucal.[25]

Com o fortalecimento da Atenção Básica, sua importância crescente para o SUS e também pelo avanço da informática, o SIAB se tornou obsoleto. Foi proposto um novo sistema de informação, o Sistema de Informação em Saúde da Atenção Básica (Sisab).[11] Somou-se a esse novo sistema uma estratégia de modernização e unificação dos Sistemas de Informação em Saúde de abrangência nacional, a Estratégia e-SUS. Essa estratégia atualmente está organizada apenas para Unidades Básicas de Saúde e tem como objetivo modernizar a Atenção Básica, reduzindo a carga de trabalho dedicada a informar dados de saúde para o Ministério da Saúde e trazendo dados mais detalhados.

O e-SUS da Atenção Básica (e-SUS AB) está organizado para coletar dados de duas fontes principais: o Prontuário Eletrônico do Cidadão (PEC) e as Fichas de Coleta de Dados Simplificada (CDS). O PEC é a estratégia principal de coleta de dados dos pacientes atendidos pelas equipes de Atenção Básica. Nesse prontuário informatizado, os profissionais de nível superior preenchem as informações relativas aos atendimentos do paciente, realizando a evolução dos atendimentos prestados ao paciente. O CDS permite o registro integrado e simplificado dos dados da Atenção Básica através de um conjunto de fichas, demonstrado na Tabela 4.[11]

NOTIFICAÇÃO COMPULSÓRIA

Para que ocorra o controle de doenças e agravos, faz-se necessário o abastecimento de dados e informações atualizadas sobre a ocorrência deles. Sendo assim, notificar os agravos e doenças pelos profissionais de saúde torna-se a principal fonte dessas informações.

A seleção de determinadas doenças e agravos de notificação compulsória obedece a alguns critérios como gravidade, potencial de disseminação, vulnerabilidade e medidas de controle disponíveis. A lista das doenças notificáveis é revisada frequentemente, já que podem sofrer alterações relacionadas a situação epidemiológica da doença, como pelo surgimento de agentes novos das doenças, e por modificações no Regulamento Sanitário Internacional.

Como vimos neste capítulo, no tópico aspectos conceituais dos Sistemas de

Tabela 4	Composição das fontes de dados utilizados pelo e-SUS AB
Prontuário Eletrônico do Cidadão (PEC)	**Coleta de Dados Simplificada (CDS)**
■ Folha de Rosto ■ Evolução do Paciente (Anotações SOAP) ■ Lista de Problemas e Condições ■ Acompanhamento do Paciente ■ Antecedentes e Histórico ■ Dados Cadastrais	■ Ficha de Cadastro Individual ■ Ficha de Cadastro Domiciliar ■ Ficha de Atendimento Individual ■ Ficha de Atendimento Odontológico ■ Ficha de Atividades Coletivas ■ Ficha de Procedimentos ■ Ficha de Visita Domiciliar

Informação e Saúde, o Sistema Nacional de Agravos de Notificação (Sinan) inclui os dados coletados sobre as doenças de notificação compulsória.

Diante da suspeita ou confirmação de doença e agravo em paciente, deve-se comunicar à autoridade de saúde competente. A notificação compulsória é obrigatória para os médicos, outros profissionais de saúde ou responsáveis pelos serviços públicos e privados de saúde, que prestam assistência ao paciente.[26] Além deles, outros profissionais de estabelecimentos públicos ou privados educacionais, de cuidado coletivo, serviços de hemoterapia, unidades laboratoriais, instituições de pesquisa ou qualquer cidadão que tenha conhecimento deve realizar a notificação.

Algumas doenças ou agravos de notificação compulsória estão, consequentemente, relacionadas com agravos de saúde bucal.

Como exemplo, citam os casos de violência tão comuns em nosso país e que por vezes apresentam sinais de agressões visíveis em face e boca. Nesse caso, cabe ao profissional cirurgião-dentista ou ao responsável pelo serviço de saúde realizar a notificação às autoridades. No estudo de Egry,[27] os autores apresentam o Fluxo de Atenção definido no documento norteador (Figura 1) nos casos de violência infantil identificados por profissionais da Atenção Primária em Saúde, incluindo o profissional cirurgião-dentista.

No Brasil, as normas relativas à notificação compulsória de doenças encontram-se na Lei n. 6.259, de 30 de outubro de 1975, conhecida como Lei de Vigilância Epidemiológica e no Decreto n. 78.231, de 12 de agosto de 1976, seu regulamento. A lei determina serem de notificação compulsória os casos suspeitos ou confirmados de certas doenças que, de acordo

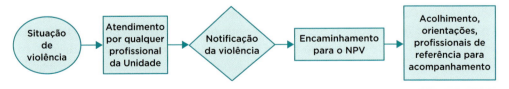

FIGURA 1 Fluxograma síntese do Fluxo de Atenção às situações de violência, a partir dos documentos norteadores. NPV: Núcleo de Prevenção de Violência.

Fonte: Egry et al. (2018).[27]

com o Regulamento Sanitário Internacional, possam requerer medidas de isolamento ou quarentena; as doenças constantes elaboradas pelo Ministério da Saúde para cada e os acontecimentos excepcionais de agravo à saúde.

As penalidades administrativas, civis e penais são aplicadas a quem descumprir o dever de notificar (Lei n. 6.437, de 20 de agosto de 1977. Art. 10 – Configura infrações à legislação sanitária federal, estabelece as sanções respectivas, e dá outras providências). Devido ao fato de a notificação compulsória fornecer aos gestores de saúde elementos para empregar medidas de proteção à coletividade – e, assim, reduzir, prevenir, conter a propagação pelo contágio e até erradicar doenças –, já se torna razão suficiente a aplicação de tal penalidade.

As Portarias do Ministério da saúde que definem a lista nacional de notificação compulsória de doenças, agravos e eventos de saúde pública nos serviços de saúde públicos e privados em todo o território nacional são atualizadas periodicamente.

Recentemente foi incluída a notificação compulsória do novo coronavírus. Os laboratórios públicos e particulares devem fazer notificação obrigatória ao Ministério da Saúde de todos os resultados de testes de diagnóstico do novo coronavírus, segundo a Portaria n. 1.792, de 21 de julho de 2020. Os laboratórios que não cumprirem essa determinação ficam sujeitos a sanções por infração sanitária.

APLICABILIDADE DA VIGILÂNCIA EPIDEMIOLÓGICA EM SAÚDE BUCAL

A avaliação e as ferramentas de resolutividade para o enfrentamento de determinada doença ou agravo de saúde sugere o

envolvimento de áreas distintas do conhecimento, como o serviço de saúde, a gestão pública e a pesquisa, somados aos aspectos biológicos, sociais, econômicos e políticos de uma sociedade.

Ao considerar a VE no ambiente da Odontologia, mantêm-se os conceitos previamente estabelecidos neste capítulo dentro do contexto da saúde bucal, e será explicado dentro de uma diversidade de possibilidades.

a) No serviço de saúde

Nos serviços de saúde, a VE tem o potencial de contribuir para práticas de cuidado mais efetivas, ao permitir o conhecimento personalizado sobre as condições de saúde do território e ao possibilitar a compreensão sobre a eficácia de ações anteriormente implementadas. Nesse sentido, os Sistemas de Informação em Saúde serão fundamentais para a composição do diagnóstico situacional do território.

b) Na gestão

A epidemiologia como meio de trabalho significa reconhecê-la como ferramenta de gestão. Serve como instrumento de gestão para a formulação de políticas, aplicação do planejamento e avaliação das ações em saúde.[28] Nessa perspectiva, a gestão em saúde utiliza a VE para analisar a situação de saúde, identificando as condições de vida dos grupos sociais, organiza os processos de trabalho e desenvolve tecnologias, na elaboração e teste de modelos assistenciais.[29]

Portanto, a VE propõe a incorporação de um coletivo organizado, numa gestão ampliada da saúde para além do conhecimento dos fatores clínico-epidemiológicos individuais e coletivos, abrangendo, dessa forma, aspectos que afetam grupos sociais, principalmente os mais vulneráveis, em função de suas condições de vida e saúde num contexto sociopolítico determinante no modo como a vida acontece. A **Figura 2** mostra essa interface prática do modelo político-sanitário da saúde no contexto do Sistema Único de Saúde.

c) **Na pesquisa**

Um problema bem reconhecido nos países em desenvolvimento, como o Brasil, são sistemas ineficientes para coleta de dados, e assim o uso desses dados em pesquisas científicas pode apresentar dados com sub ou supernotificação. Uma ciência forte depende do uso de métodos seguros para responder a problemas presentes na sociedade e sua aplicabilidade no desenvolvimento social. E por isso há um processo contínuo na sistematização na produção de dados, seja na melhoria dos sistemas de informação, como também na capacitação dos profissionais atuantes nos setores serviços de saúde que produzem e/ou coletam os dados, mas ainda em uma velocidade aquém do que se espera.

Além do uso da pesquisa por profissionais do próprio sistema de saúde, como um instrumento de garantia de sua autossustentação, há também o vínculo com centros de pesquisas, e em especial as universidades. Essa articulação serve para o usufruto de ações mais seguras e benéficas,[15] seja na compreensão de dados vinculados ao serviço,

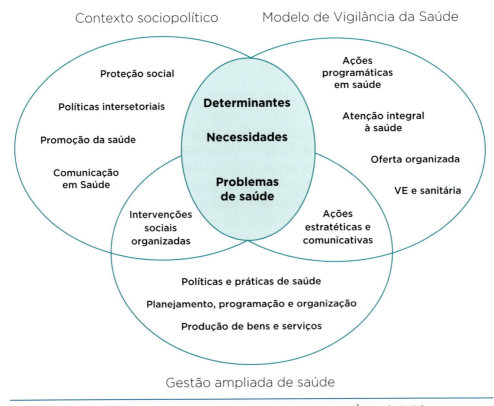

FIGURA 2 Modelo político-sanitário da saúde no contexto do Sistema Único de Saúde.

Fonte: Adaptada de Teixeira CF, Paim JS, Vilasbôas AL;[7] Arreaza, 2010.[13]

como também na possibilidade na elaboração de pesquisas que gerem novos dados.

Podem-se citar diversas pesquisas em âmbito nacional que são articuladas entre serviço e universidade, tais como a Pesquisa Nacional de Saúde (PNS) e a Pesquisa Nacional de Saúde Bucal, denominada SB Brasil, executadas em 2003 e 2010, e com nova coleta a ser realizada provavelmente em 2021.

CONSIDERAÇÕES FINAIS

Nos últimos anos, tem-se visto uma prática estratégica de Estado no cuidado em saúde em âmbito local, regional, estadual e federal, relevantes à gestão dos sistemas locais de saúde. Mesmo com um recurso financeiro escasso comparado a outros setores da própria saúde, tem alcançado alto nível de abrangência e resolutividade. Nessa lógica, tem-se no trabalho da VS o embate sobre a perspectiva de todos os brasileiros dependerem das suas ações e por isso usarem o Sistema Único de Saúde (SUS), que não se preocupa apenas com as práticas assistencialistas, mas também com a atenção à saúde de forma integralizada.

O processo histórico de protagonismo e importância da vigilância epidemiológica como meio de condução de um modelo de atenção à saúde da população brasileira mostra sua inegável importância da vigilância epidemiológica para o contexto dos serviços de saúde, tanto na reformulação das práticas de cuidado quanto na proposição de ações estratégicas para o enfrentamento de condições de saúde que afetam a saúde da comunidade.

Nessa perspectiva, a utilização de medidas de saúde, como os índices e indicadores em saúde, é vista como instrumentos essenciais para conhecer e mensurar morbimortalidade na população. Mas podem e precisam também ser capazes de considerar eventos mais abrangentes, tais como a qualidade de vida.

Com relação aos Sistemas de Informação em Saúde, como meio de facilitação do trabalho da VE, é possível observar um importante avanço, partindo de um cenário de fragmentação para um cenário de interoperatividade (capacidade de um sistema de se comunicar de forma transparente com outro sistema). Contudo, esse é um processo em constante construção, sendo necessário estar em avanço. No caso do e-SUS, a estratégia ainda se encontra inserida apenas na Atenção Básica, sendo necessário avançar para outros serviços da Rede de Atenção à Saúde, como os serviços especializados, serviços hospitalares, sistema de apoio e logísticos do SUS. Outro ponto de avanço do e-SUS é a sua integração nacional, permitindo a adequação da estratégia à maior mobilidade da população.

Por fim, sugere-se a realização de parcerias com instituições de pesquisa, ensino e extensão no apoio às ações de vigilância e avaliação de medidas adotadas pelos serviços de saúde e gestão.

REFERÊNCIAS BIBLIOGRÁFICAS

1. Moysés SJ, Pucca Jr. GA, Paludetto J. M, Moura L de. Avanços e desafios à Política de Vigilância à Saúde Bucal no Brasil. Rev. Saúde Pública [Internet]. 2013 Dec [cited 2020 Nov 14]; 47(Suppl3): 161-167. Disponível em: scielo.br/scielo.php?script=sci_arttext&pid=S0034-89102013000900161&lng=en. doi.org/10.1590/S0034-8910.2013047004329.

2. Silva-Junior MF, Fonseca EP, Fonseca SGO, Puello SCP, Franca RG. Vigilância em Saúde. Fique de olho no seu município! Vigiar ou proteger? In: Pereira AC, Bulgareli JV, Testoni G, Cavalcante DFB. (Org.). Guia Prático da Gestão Pública em Saúde. 1. ed. Piracicaba: ADM Gestão em Educação e Saúde, 2017. p. 307-330.

3. Campos FE, Werneck GAF, Tonon LM, orgs. Vigilância sanitária. Belo Horizonte: Coop-Med; 2001.

4. Acurcio FA. Evolução histórica das políticas de saúde no Brasil. Acesso em: 11 nov. 2020. Disponível em: farmacia.ufmg.br/cespmed/text1.htm.

5. Mascarenhas RS. História da saúde pública no Estado de São Paulo. Revista de Saúde Pública. 1973;7:433-446.

6. Buss PM, Pellegrini Filho A. A saúde e seus determinantes sociais. Physis: Revista de Saúde Coletiva. 2007;17(1):77-93.

7. Teixeira CF, Paim JS, Vilasbôas AL. SUS: modelos assistenciais e vigilância da saúde. In: Rozenfeld S, org. Fundamentos da vigilância sanitária. Rio de Janeiro: Fiocruz; 2000.

8. Brasil. Ministério da Saúde (MS). Diretrizes Nacionais da Vigilância em Saúde. Brasília; 2010. Acesso em: 12. nov. 2020. Disponível em: bvsms.saude.gov.br/bvs/ publicacoes/pacto_saude_volume13.pdf.

9. Brasil. Lei n. 8.080, de 19 de setembro de 1990. Acesso em: 1 nov. 2020. Dispõe sobre as condições para a promoção, proteção e recuperação da saúde, a organização e o funcionamento dos serviços correspondentes e dá outras providências [internet]. Diário Oficial da União. 1990a set 20. Disponível em: planalto.gov.br/ccivil_03/leis/l8080.htm.

10. Brasil. Ministério da Saúde. Portaria no 3.252, de 22 de dezembro de 2009. Aprova as diretrizes para execução e financiamento das ações de Vigilância em Saúde pela União, Estados, Distrito Federal e Municípios e dá outras providências. Acesso em: 21 out. 2020. Disponível em: ebah.com.br/content/ABAAABVloAG/portaria-3-252.

11. Brasil. Ministério da Saúde. Portaria n. 1.378, de 9 de julho de 2013. Acesso em: 18 out. 2020. Regulamenta as responsabilidades e define diretrizes para execução e financiamento das ações de Vigilância em Saúde pela União, Estados, Distrito Federal e Municípios, relativos ao Sistema Nacional de Vigilância em Saúde e Sistema Nacional de Vigilância Sanitária [internet]. Disponível em: bvsms.saude.gov.br/bvs/saudelegis/gm/2013/prt1378_09_07_2013.html.

12. Silva Junior JB. Epidemiologia em serviço: uma avaliação de desempenho do Sistema Nacional de Vigilância em Saúde. 318 f. Tese (Doutorado em Saúde Coletiva) – Faculdade de Ciências Médicas, Campinas, 2004.

13. Arreaza ALV, Moraes JC. Vigilância da saúde: fundamentos, interfaces e tendências. Ciênc. saúde coletiva [Internet]. 2010 July [cited 2020 Nov 11];15(4):2215-2228. Disponível em: scielo.br/scielo.php?script=sci_arttext&pid=S1413-81232010000400036&lng=en. doi.org/10.1590/S1413-81232010000400036.

14. Raska K. National and international surveillance of communicable diseases. WHO Chron. 1966;20:315-21.

15. Waldman EA. Os 110 anos de Vigilância em Saúde no Brasil. Epidemiol. Serv. Saúde. 2012;21(3):365-366.

16. RIPSA. 2012. Disponível em: fichas.ripsa.org.br/2012/.

17. Tamaki EM, Tanaka OY, Felisberto E, Alves CKA, Drumond Junior M, Bezerra LCA, et al. Metodologia de construção de um painel de indicadores para o monitoramento e a avaliação da gestão do SUS. Ciênc Saúde Coletiva. 2012;17:839-49.

18. Malta DC, Andrade SSCA, Oliveira TP, Moura L, Prado RR, Souza MFM. Probabilidade de morte prematura por doenças crônicas não transmissíveis, Brasil e regiões, projeções para 2025. Rev Bras Epidemiol. 2019;22:e190030.

19. Rodrigues NCP, Andrade MKN, Monteiro DLM, Lino VTS, Reis IN, Frossard VC, et al. Morbidade e mortalidade por COVID-19 em 2020: o caso da cidade do Rio de Janeiro. J. Bras. Pneumol. [Internet]. 2020 [citado 2020 Nov 12]; 46(5):e20200341. Disponível em: scielo.br/scielo.php?script=sci_arttext&pid=S1806-37132020000501005&lng=pt.Epub02-Nov-2020. doi.org/10.36416/1806-3756/e20200341.

20. World Health Organization. Oral Health Surveys: basic methods. 5. ed. Geneva, 2013.

21. Pinheiro ALS, Andrade KTS, Silva DO, Zacharias FCM, Gomide MFS, Pinto IC. Gestão da saúde: o uso dos sistemas de informação e o compartilhamento de conhecimento para a tomada de decisão. Texto & Contexto Enfermagem. 2016;25(3):1-9.

22. Marin HF. Sistemas de informação em saúde: considerações gerais. Journal of Health Informatics. 2010;2(1): 20-23.

23. Cintho LM, Machado RR, Moro CMC. Métodos para avaliação de sistema de informação em saúde. Journal of Health Informatics. 2016;8(2):41-48.

24. Vidor AC, Fisher PD, Bordin R. Utilização dos sistemas de informação em saúde em municípios gaúchos de pequeno porte. Revista de Saúde Pública. 2011;45(1):24-30.

25. Soares EVB. Atenção Básica e Informação: análise do Sistema de Informação em Saúde para Atenção Básica (SISAB) e estratégia e-SUS AB e suas repercussões para uma gestão da saúde com transparência. [trabalho de conclusão de curso]. Brasília, DF: Universidade de Brasília; 2016.

26. Brasil. Ministério da Saúde (MS). Portaria n. 1.271, de 6 de junho de 2014. Define a Lista Nacional de Notificação Compulsória de doenças, agravos e eventos de saúde pública nos serviços de saúde públicos e privados em todo o território nacional, nos termos do anexo, e dá outras providências. Diário Oficial da União. 2014; 7 Jun.

27. Egry EY, Apostolico MR, Morais TCP. Notificação da violência infantil, fluxos de atenção e processo de trabalho dos profissionais da Atenção Primária em Saúde. Ciênc. saúde coletiva [Internet]. 2018 Jan [citado 2020 Nov 12];23(1):83-92. Disponível em:scielo.br/scielo. php?script=sci_arttext&pid=S141381232018000100083&lng=pt.doi.org/10.1590/141381232018231.22062017.

28. Schraiber LB, et al. Planejamento, gestão, e avaliação em saúde: identificando problemas. Ciência & Saúde Coletiva. 1999;4(2):221-242.

29. Paim JS. Por um planejamento das práticas de saúde. Ciência & Saúde Coletiva. 1999;4(2): 243-24.

CAPÍTULO

9 Epidemiologia das doenças bucais

Sílvia Helena de Carvalho Sales-Peres | Marcelo Salmazo Castro |
Gerson Aparecido Foratori Junior | Marta Artemísia Abel Mapengo Domingos |
Ana Virginia Santana Sampaio Castilho | Ana Carolina da Silva Pinto |
Rogério Bertevello | Guilherme Janson

INTRODUÇÃO

A Epidemiologia é o estudo da frequência, da distribuição e dos determinantes de estados ou eventos relacionados à saúde em populações específicas e a aplicação desses estudos no controle dos problemas de saúde.[1] Enquanto a clínica se dedica ao estudo da doença no indivíduo, analisando caso a caso e buscando a solução para um indivíduo, o principal foco da Epidemiologia é melhorar a saúde das populações.

A Epidemiologia originou-se das observações de Hipócrates sobre fatores ambientais que influenciavam a ocorrência de doenças. A relação entre a Epidemiologia e a evolução do processo saúde/doença foi marcada por quatro períodos. Inicialmente, acreditava-se que a doença se originava de forças sobrenaturais ou magias, relacionadas aos deuses e demônios ou forças do mal. Seguida pela teoria miasmática, que defendia que as doenças eram provenientes de matéria orgânica em putrefação nos solos e lençóis freáticos contaminados. Em um período subsequente, a etapa microbiológica ou biológica, na qual eram identificados os agentes etiológicos e os seus meios de transmissão, os problemas de prevenção e

cura das doenças, sem considerar os demais determinantes causais relacionados ao hospedeiro e ao ambiente. Essa foi a época da teoria da unicausalidade. Por fim, a doença foi relacionada à causalidade múltipla e incorporando os aspectos sociais ou psicossociais no processo de adoecer, como resultante da interação do ser humano com os fatores biológicos, químicos e físicos. Esse período se pauta na abordagem multicausal, que considera que a doença ocorre devido a diversos fatores determinantes, inter-relacionados e dinâmicos. A intervenção deve abranger os fatores multicausais em múltipla direção.

A distribuição das doenças em grupos humanos específicos passou a ser medida em larga escala com os achados de John Snow, o qual relacionou o risco de contrair cólera em Londres ao consumo de água contaminada com esgoto no centro dessa cidade (1954). John proporcionou uma das mais espetaculares conquistas da Epidemiologia, sendo conhecido como o pai da Epidemiologia. Ele relacionou também o exame de processos físicos, químicos, biológicos, sociológicos e políticos.[2]

A Epidemiologia procura identificar as causas que interferem no padrão de distribuição das doenças e dos agravos à saúde.

E ainda proporciona dados essenciais para o planejamento, a execução e a avaliação das ações de prevenção, controle e tratamento das doenças, bem como para estabelecer prioridades, além de identificar fatores etiológicos na gênese das doenças. Diante disso, deve-se ressaltar que a Epidemiologia é o principal instrumento para o diagnóstico das condições de saúde nas coletividades e componente fundamental do planejamento e da avaliação das ações em Saúde Coletiva. Em Saúde Bucal não é diferente, também busca verificar os níveis de saúde e doença na população (Figura 1).[3]

A epidemiologia bucal visa a direcionar as políticas de acordo com as necessidades da comunidade, procurando manter os indivíduos com saúde, promovendo ações de ampla cobertura, não somente específicas para uma doença. A Atenção Primária em Saúde bucal relaciona condições sistêmicas e bucais, como a proposta de alimentação saudável, que previne a obesidade e a cárie dentária. Ademais, o *diabetes mellitus* também está relacionado aos hábitos alimentares.

Vários indicadores de saúde são utilizados para descrever a distribuição da doença na população. Para a escolha do indicador, devemos observar três fatores: sua eficiência (custo e benefício), sua eficácia (obtenção dos objetivos propostos) e sua efetividade (resultados). Os indicadores nos apresentam dados por meio de frequências absolutas e relativas (índices, coeficientes ou taxas).[4]

Os indicadores epidemiológicos podem ser divididos em demográficos, socioeconômicos e de saúde. Os indicadores demográficos se relacionam com a natalidade, fecundidade e expectativa de vida. Os indicadores socioeconômicos mensuram a produção de bens de consumo, renda da população, nível de escolaridade, entre outros. Já os indicadores de saúde se relacionam com morbidade, mortalidade, incapacidade e bem-estar. Dentre os principais indicadores podem se citar: a) mortalidade/sobrevivência; b) morbidade/gravidade/incapacidade; c) nutrição/crescimento e desenvolvimento; d) aspectos demográficos; e) condições

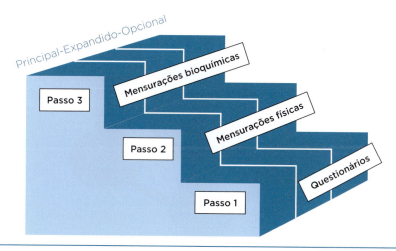

FIGURA 1 Estruturas da abordagem da OMS-STEPWISE para vigilância de doenças crônicas.

Fonte: Adaptada de Petersen et al. (2005).[7]

socioeconômicas; f) saúde ambiental; e g) serviços de saúde.

Prevalência é definida como a proporção de uma população que tem a doença em um determinado momento. Estudos transversais são comumente utilizados para realizar estudos de prevalência porque examinam a doença em um determinado momento. As medidas de prevalência incluem tanto os novos casos como os casos existentes, elas não fornecem uma imagem completa da história natural da doença. Incidência é uma medida da ocorrência de novos casos durante um período especificado em uma população em risco de ter a doença. Enquanto a prevalência se refere a casos novos e casos existentes da doença, a incidência enfoca apenas os casos novos. Para estimar a incidência, todos os indivíduos no denominador (população em risco) devem ter o potencial de estar no numerador (aqueles que desenvolvem a doença). As estimativas de incidência requerem acompanhamento longitudinal. O desenho do estudo de escolha é o estudo de coorte envolvendo indivíduos em risco de desenvolver a doença, sem a doença na inclusão, e que são acompanhados ao longo do tempo e avaliados em relação ao desenvolvimento da doença. Finalmente, a incidência também depende da frequência da doença, da definição dos casos e da população em risco.[5]

A epidemia pode ser definida como a propagação de uma nova doença em um grande número de indivíduos, sem imunização adequada para tal, em uma região específica. A pandemia diz respeito a uma doença que se alastrou em escala mundial, em mais de dois continentes. Já a endemia não está relacionada a uma questão quantitativa. É quando uma doença que se manifesta com frequência e somente em determinada região, de causa local.[6]

Serão apresentados e discutidos índices de saúde bucal, para descrever a distribuição dos desfechos na população, como cárie dentária, fluorose, doenças periodontais, maloclusão, desgaste dentário, lesões bucais em tecidos moles (Figura 2).

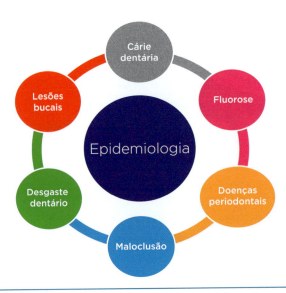

FIGURA 2 Epidemiologia das doenças bucais: cárie dentária, fluorose, doenças periodontais, maloclusão, desgaste dentário e lesões bucais em tecidos moles.

De forma didática, iremos apresentar na Tabela 1 os desfechos, índices e suas referências.

CÁRIE DENTÁRIA E FLUOROSE

Etiologia

Nas últimas décadas, inúmeros avanços científicos transformaram a odontologia e com isso, vários conceitos, formas de diagnóstico e tratamentos foram revistos e modernizados. Hoje, a etiologia da cárie dentária é vista como a manifestação clínica de uma disbiose, causada por microbioma oral e açúcar-dependente.[27,28] A instalação desses sinais clínicos está relacionada à associação de fatores etiológicos e comportamentais que interagem entre si e causam um desequilíbrio da relação desmineralização-remineralização do esmalte dentário, proporcionando condições fisiológicas determinantes para o aumento de desmineralizações do esmalte que, quando não tratadas precocemente, poderão evoluir para cavitações e perda de estrutura dental.[29]

O primeiro modelo para explicar a etiologia da cárie dentária foi proposto em 1960 por Keyes, no qual somente a interação dos fatores determinantes (dieta, hospedeiro e microrganismos) seria necessária para instalação da lesão cariosa. Em 1978, o fator tempo foi adicionado a esse modelo de interação por Newbrun (Figura 3, A). Porém, em 1990, Manji e Fejerskov trouxeram novos

Tabela 1	Distribuição de desfechos, índices e referências	
Desfechos	**Índices**	**Referências**
Cárie dentária	ceo-d e ceo-s	Narvai, 2000[8]
	CPO-D e CPO-S	Narvai, 2000[8]; Twetman et al., 2009[9]; Pinto VG, 2019[10]
	ICDAS	Ismail et al., 2007[11]
Fluorose	Dean	WHO, 1997[12]
Doenças periodontais	Índice de placa visível	Ainamo e Bay, 1975[13]
	Índice de sangramento à sondagem	Ainamo e Bay, 1975[13]
	Classificação de gengivite	Trombelli et al., 2018[14]
	Índice periodontal comunitário (IPC)	WHO, 1997[12]
	Classificação de periodontite	Eke et al., 2012;[15] Tonetti, Greenwell e Kornman, 2018[16]
Maloclusão	Classificação de Angle	Angle, 1899[17]
	Índice de estética dental (DAI)	WHO, 1997[12]
	Índice de necessidade de tratamento (IOTN)	Brook e Shaw, 1989[18]
	Índice de avaliação por pares (PAR)	Richmond et al., 1992[19]
Desgaste dentário/erosão	Índice de erosão	Eccles, 1979[20]
	Índice de desgaste	Smith e Knight, 1984[21]
	Índice de erosão	O'Brien, 1994[22]
	Índice de desgaste (IDD)	Sales-Peres et al., 2008[23]
	Índice de erosão (BEWE)	Bartlett et al., 2008[24]
	Índice de erosão (IDD-E)	Sales-Peres et al., 2013[25]
Lesões em tecidos moles		WHO, 2013[26]

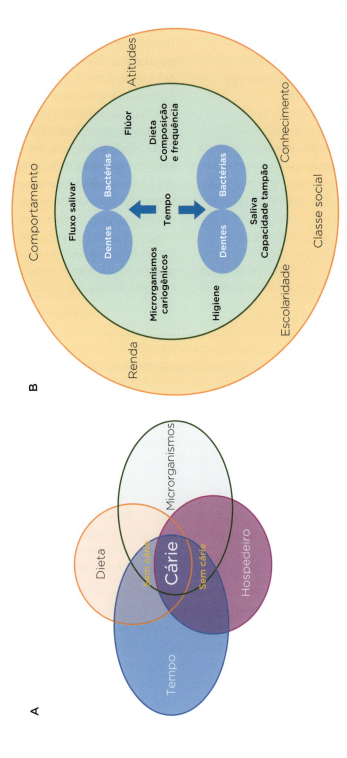

FIGURA 3 Diagramas adaptados dos fatores etiológicos da cárie dentária proposto por Newbrun em 1978 (A) e Manji e Fejerskov, 1990 (B).

estudos, propondo um diagrama explicando que, além da presença dos fatores etiológicos determinantes, a instalação da doença pode ser influenciada por fatores modificadores que estão associados às questões sociais, econômicas e comportamentais (Figura 3, B).[30] O conhecimento da relação e interdependência desses fatores é essencial para o desenvolvimento de estratégias de controle e prevenção da cárie dentária.[31]

No Brasil, além dos fatores citados anteriormente, as políticas públicas de acesso ao abastecimento de água e a inclusão de flúor a ela foram preponderantes para a redução dos índices de cárie dentária. A introdução de fluoreto na água de abastecimento público tem um maior impacto nas regiões mais carentes, onde as condições sociais não permitem o acesso a outras formas de prevenção.[32] Contudo, apesar do benefício inexorável da utilização do fluoreto de forma sistêmica na prevenção e diminuição da prevalência da cárie, não se pode deixar de considerar que, quando os fluoretos são utilizados constantemente em doses elevadas no período de desenvolvimento do germe dentário, há a possibilidade de aumento dos casos de fluorose dentária.[33,34] A fluorose tem como característica clínica o aumento da porosidade da superfície do esmalte, que vai desde linhas brancas e opacas até situações em que ocorre perda localizada de esmalte associada ou não a pigmentação.[35]

Para mensuração dos dados da prevalência da cárie dentária nos dentes permanentes, foram instituídos os índices CPO-D (dentes permanentes) e ceo-d (dentes decíduos), que por serem métodos de fácil aplicação e confiáveis são os mais utilizados (Tabela 2). Com eles conseguimos mensurar a média total do número de dentes cariados, perdidos e obturados e, assim, obtermos um índice de comparação entre diferentes populações, o qual norteará as políticas públicas de prevenção da cárie dentária.[36-38]

A OMS (2013)[26] propôs códigos para identificação da condição dentária em dentes permanentes (números) e em dentes decíduos (letras), bem como códigos para identificação das condições e das necessidades de tratamento dos elementos dentários (Tabela 3).

O cálculo do índice CPO-D e seus componentes de um indivíduo se dá pela somatória de "Cariados" + "Perdidos" + "Obturados" nos dentes permanentes. A medida global CPO pode ser calculada: CPO = C + P + O.

Sendo:

C = dentes classificados nos códigos 1 e 2;
P = dentes com código 4 e 5;
O = dentes com código 3.

Em levantamentos epidemiológicos, o CPO de uma população é:

Tabela 2		
Índices	**Unidades**	**Componentes**
ceo-d	Dentes decíduos	"cariados", "extraídos", "obturados"
ceo-s	Superfícies de dentes decíduos	"cariados", "extraídos", "obturados"
CPO-D	Dentes permanentes	"Cariados", "Perdidos", "Obturados"
CPO-S	Superfícies de dentes permanentes	"Cariados", "Perdidos", "Obturados"

Fonte: Klein e Palmer, 1937.[39]

148 Saúde Coletiva e Epidemiologia na Odontologia

Tabela 3	Códigos e condições empregados nos índices ceo-d e CPO-D		
Código			**Condição**
Dentes decíduos	**Dentes permanentes**		
Coroa	Coroa	Raiz	
A	0	0	Hígido
B	1	1	Cariado
C	2	2	Restaurado, com cárie
D	3	3	Restaurado, sem cárie
E	4	–	Perdido devido à cárie
-	5	–	Perdido por outras razões
F	6	–	Selante de fissura
G	7	7	Apoio de ponte, coroa ou venner/implante
–	8	8	Coroa não erupcionada. Raiz não exposta
T	T	–	Traumatismo
–	9	9	Não registrado

Fonte: WHO, 2013.[26]

Média do CPO-D = somatório CPO-D de todos os indivíduos examinados/ número total de pessoas examinadas.

O perfil da doença cárie dentária vem se modificando; existem regiões com baixa prevalência de cárie e algumas com a doença concentrada, fenômeno conhecido com a polarização da cárie dentária. Para avaliar a desigualdade de cárie dentária na população foi proposto o Índice Significativo de Cárie (SIC *Index*). É representado pelo valor médio do CPO-D calculado para um terço do grupo examinado que apresenta os valores mais elevados de cárie dentária.[30]

Os índices ceo-d, ceo-s, CPO-D e CPO-S são capazes de identificar prevalência e severidade de cárie dentária. Entretanto, devido à descoberta de novas técnicas de diagnósticos e a tratamentos desenvolvidos com a evolução das pesquisas científicas e pelo fato de o índice CPO-D não considerar as lesões e cavitações iniciais como lesões de mancha branca, outros índices foram desenvolvidos para o aprimoramento dos dados de investigação científica e dos levantamentos epidemiológicos. Foi desenvolvido o International Caries Detection and Assessment System (ICDAS) para proporcionar aos clínicos, epidemiologistas e pesquisadores um sistema que permita a detecção e o diagnóstico de cárie padronizados, em diferentes ambientes e situações. A inclusão de critério que mensura lesões não cavitadas de cárie tem a finalidade de melhorar a sensibilidade dos estudos epidemiológicos e ensaios clínicos relacionados a ela, especialmente em populações com baixa prevalência de cárie dentária, em que as lesões apresentam uma progressão muito lenta. Este é um índice viável para uso em estudos epidemiológicos com aceitável confiabilidade, para detectar lesões de cárie não cavitadas e cavitadas.[40] Para a avaliação da cárie dentária pode-se utilizar o Índice ICDAS[38] (Tabela 4).

Tabela 4	Registro de restaurações e selantes segundo o código ICDAS
Código	**Registro de restaurações e selantes**
0	Coroa hígida
1	Selante parcial
2	Selante total
3	Restauração de resina
4	Restauração de amálgama
5	Coroa de aço
6	Coroa veener/porcelana
7	Restauração perdida ou deficiente
8	Restauração temporária

Tabela 5	Diagnóstico para lesão de cárie segundo o código ICDAS
Código	**Diagnóstico para lesão de cárie**
0	Saudável: nenhuma evidência de cárie após secagem prolongada
I	Primeira alteração visual no esmalte: opacidade ou descoloração (branco ou marrom) visível nas fissuras após secagem prolongada
II	Distinta mudança visual do esmalte quando molhado, a lesão deve ser visível quando seca
III	Cavidade em esmalte localizada (sem sinal clínico de envolvimento de dentina) visualizada quando molhado e depois prolongada secagem
IV	Sombreamento da dentina subjacente
V	Cavidade com dentina visível: desmineralização visível com dentina;
VI	Coroa veener/porcelana

O código do ICDAS utiliza dois dígitos para cada dente ou superfície, sendo o primeiro dígito referente ao registro de restaurações e selantes (Tabela 4) e o segundo dígito relativo ao diagnóstico de cárie dentária, lesões de cárie ou ausência da lesão (Tabela 5). O registro é realizado por dente, o qual corresponderá ao pior resultado das várias superfícies dele.

O ICDAS permite identificar os sinais iniciais de lesões de cárie e interromper o curso da doença, evitando que ela venha a atingir a dentina e acabe causando dor ao indivíduo (Tabela 6).

A prevenção da progressão da cárie dentária deve ocorrer o mais precocemente possível, isto é, em qualquer estágio da doença, como se pode observar na Figura 4.

Os estágios de gravidade da lesão cariosa são importantes sinais para o diagnóstico e tratamento do paciente, sendo que se deve iniciar pela avaliação do risco de cárie do paciente, verificar as lesões de cárie por meio dos códigos do ICDAS (Figura 5) e da utilização de informações adicionais, tais como como radiografias, para se chegar ao diagnóstico. Seguindo assim ao correto procedimento odontológico a ser realizado no paciente.

Tabela 6	Comparação dos códigos e critérios da OMS (CPO-D) e ICDAS, para pesquisas epidemiológicas		
Códigos da OMS	**Códigos ICDAS**	**Critérios de detecção visual de lesões de cárie**	
0, A (hígido)	00	Hígido	
	01	Não cavitado	Lesões de cárie em esmalte (visualmente)
	02		
	03	Descontinuidade de superfície	
0, B (coroa cariada)	04, 14, 24	Não cavitado	Lesões de cárie evidentes em dentina (visualmente)
	05, 15, 25, 80-85	Cavitado	
	06, 16, 26, 86		

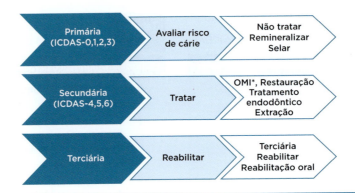

FIGURA 4 Níveis de prevenção, códigos do ICDAS e procedimento a ser oferecido ao paciente. OMI: Odontologia de mínima intervenção. ICDAS: *International Caries Detection and Assessment System*.

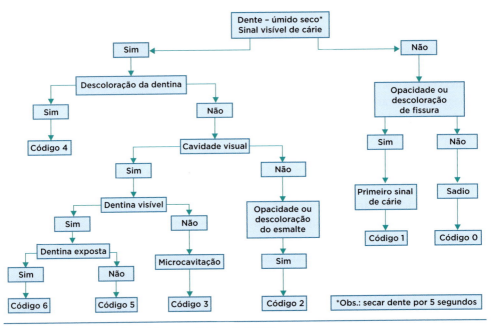

FIGURA 5 Fluxograma dos códigos e critérios do ICDAS.

Epidemiologia da cárie dentária

Os levantamentos epidemiológicos são de extrema importância para o planejamento das ações públicas de saúde. A partir dos dados coletados, é possível planejar e executar as ações de saúde, bem como avaliar as previamente executadas. A partir da interpretação desses dados, comparações das prevalências em diferentes períodos de tempo e áreas geográficas são obtidas, permitindo executar ações públicas preventivas de acordo com a necessidade específica de cada região, propiciando que os investimentos públicos e a promoção da saúde sejam mais efetivos.[41]

OMS (Organização Mundial de Saúde) e FDI World Dental Federation (Federação Odontológica Internacional) reuniram-se para estabelecer as metas do ano 2000 para a saúde bucal (Tabela 7).

Epidemiologia da cárie dentária no exterior

Em 2004, a OMS realizou o seu último levantamento mundial com aferições da prevalência da cárie dentária. Por meio dos dados coletados, verificamos um declínio da prevalência de cárie dentária aos 12 anos na maioria dos países. De acordo com o índice de classificação da OMS, os países da América do Norte, Europa Ocidental, Oceania, metade sul da Ásia e África apresentaram dados considerados como "baixos" ou "muito baixos" (Figura 6).

O nível baixo de CPO-D encontrado nos países desenvolvidos ou em desenvolvimento pode ser explicado pelo provável maior acesso a produtos fluoretados e serviços de saúde mais eficazes. Em contrapartida, no continente africano a explicação provável está no reduzido acesso e consumo de produtos derivados do açúcar. Na América Latina e na metade norte da Ásia, os dados obtidos foram classificados como "médios" e em poucos países foram classificados como "altos".[42] O acesso ao flúor parece contribuir significativamente para redução da cárie dentária em todo o mundo.

Na comparação com os índices epidemiológicos anteriores (1969, 1985 e 1993), é possível observar um declínio acentuado dos índices CPO-D no mundo todo.

Epidemiologia da cárie dentária no Brasil

No Brasil, quatro levantamentos epidemiológicos foram realizados sobre a supervisão do Ministério da Saúde, sendo o primeiro em 1986 e o último em 2010. Com os dados obtidos, podemos avaliar a prevalência da doença cárie e das políticas preventivas de saúde pública que foram realizadas nesses últimos anos. Com relação à prevalência da cárie dentária, a Figura 7 demonstra uma diminuição significativa da prevalência da cárie dentária no Brasil. No intervalo de 14 anos o CPO-D médio brasileiro das crianças de 12 anos obteve uma diminuição considerável, passando de uma classificação "alta" para "baixa", dados esses similares aos obtidos nos países desenvolvidos ou em desenvolvimento segundo a Organização Mundial da Saúde, como podemos observar na Figura 7.[43]

Em todas as regiões brasileiras, a diminuição foi expressiva, porém nas regiões Norte e Nordeste o CPO-D médio passou da classificação "alta" para "média". Na região

Tabela 7	Metas para o ano 2000 comparadas aos dados do SB Brasil	
Idade	**Meta da OMS para 2000**	**SB Brasil 2003**
5	50% ceo = zero	40%
12	CPO-D ≤ 3,0	CPO-D = 2,78
18	80% com todos os dentes	55%
35-44	75% com 20 ou mais dentes	54%
65-74	50% com 20 ou mais dentes	10%

152 Saúde Coletiva e Epidemiologia na Odontologia

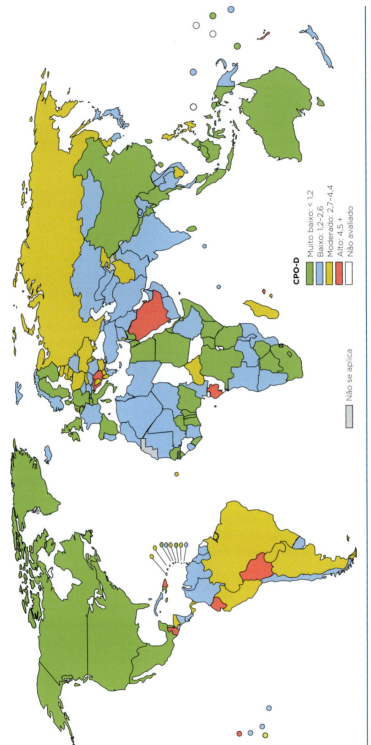

FIGURA 6 Mapa com a distribuição da cárie dentária aos 12 anos no mundo, 2014 (Petersen, 2016).[42]

Epidemiologia das doenças bucais

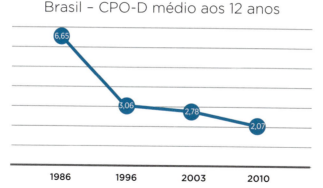

FIGURA 7 CPO-D médio Brasil.
Fonte: Ministério da Saúde.[30]

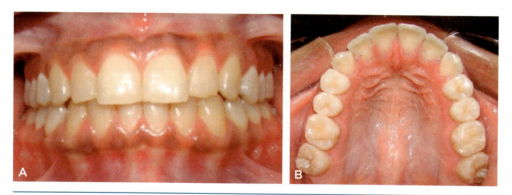

FIGURA 8 Condição bucal saudável para cárie dentária.
Fonte: Arquivo pessoal dos autores.

Norte, o valor caiu de 7,5 para 3,1; e na Nordeste, de 6,9 para 2,7 **(Figura 9)**.

Esses valores reforçam a tese de que os fatores modificadores socioeconômicos exercem forte influência na prevalência da cárie dentária e não devem ser subestimados na elaboração do planejamento das ações de saúde pública, para que as medidas de prevenção sejam regionalizadas, levando em conta os fatores educacionais, culturais e econômicos de cada região, aumentando assim a sua eficácia.

Em suma, o levantamento SB Brasil 2010[44] teve como principais resultados para cada grupo etário os seguintes índices: ceo-d (5 anos) = 2,3; CPO-D (12 anos) = 2,1; CPO-D (15-19 anos) = 4,2; CPO-D (35-44 anos) = 16,3; CPO-D (65-74 anos) = 27,1. O declínio do CPO-D entre 12 e 15-19 anos tem sido um achado comum em diferentes estudos no Brasil **(Tabela 6)**. Os resultados para o grupo de 35 a 44 anos mostraram queda de 19%, tendo uma redução significativa dos componentes "cariado" e "perdido", enquanto o componente "obturado" cresceu em termos relativos. Isso significa que a população adulta de 35 a 44 anos apresentou menor prevalência

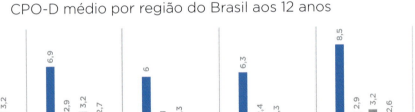

FIGURA 9   CPO-D médio aos 12 anos por região brasileira.

de lesão cariosa e também maior acesso a serviços odontológicos de caráter restaurador em detrimento aos procedimentos mutiladores.[45] Entre os idosos de 65 e 74 anos, o CPO-D praticamente não se alterou e o maior componente foi o "extraído", apresentando grande necessidade de reabilitação protética.

As condições bucais na faixa etária de 35 a 44 anos, geralmente trabalhadores ativos, demonstram melhoras, como dito anteriormente, mas apresentando ainda perdas dentárias em maiores proporções que as metas do ano 2000, para a faixa etária que seria 50% sem nenhuma perda dentária.

No estado de São Paulo, um levantamento estadual realizado pela Secretaria de Estado de Saúde com crianças de 12 anos e o SB São Paulo com as demais faixas etárias, ambos em 2015, obtiveram valores de CPO-D menores que a média nacional, exceto na faixa etária dos maiores de 65 anos. O fato de o CPO-D de São Paulo ser menor que o das outras regiões pode estar relacionado a melhor qualidade e acesso aos serviços de saúde, bem como a melhores índices socioeconômicos de sua população[50] (Tabela 9).

Perda dentária

A cavidade bucal tem grande influência na qualidade de vida tanto no nível biológico quanto no psicológico e social, através da autoestima, autoexpressão, comunicação e estética facial. Entretanto, quando ocorre a evolução das doenças bucais sem que haja a interrupção, o indivíduo pode perder dentes.

Tabela 8	CPO-D médio por faixa etária no Brasil de 1986 a 2010			
Idade	1986	1996	2003	2010
12	6,65	3,06	2,78	2,07
15 a 19	12,68	–	6,17	4,25
35 a 44	22,5	–	20,13	16,75
65 a 74	–	–	27,79	27,53

Fonte: Ministério da Saúde, 1986, 1996, 2003 e 2010.[43,46-49]

Tabela 9 — Comparação entre faixas etárias do CPO-D Brasil 2010 e CPO-D São Paulo 2015[40]

Idade	SB Brasil 2010	SB São Paulo 2015
12	2,07	1,90
15 a 19	4,25	3,57
35 a 44	16,75	15,84
65 a 74	27,53	28,22

A falta de acesso ao tratamento odontológico tem sido um fator significativo para essa ocorrência. A perda dentária está diretamente relacionada aos problemas na vida diária, tais como função em comer, mastigar ou falar; e social como mudanças no comportamento, insatisfação com a aparência, prejuízo na aceitação social, dificuldade de acesso ao mercado de trabalho. Ademais, a perda dentária impacta negativamente a qualidade de vida do indivíduo.

Diante dos resultados encontrados às metas anteriores e a heterogeneidade dessas metas nas diversas populações do mundo, as novas metas para 2020 propõem adaptação em termos de percentuais de incremento na proporção de livres de cárie aos 6 anos, redução do CPO-D aos 12 anos, com especial ênfase ao componente "cariado", e reduções nos números de extrações devido às lesões cariosas aos 18, 35-44 e 65-74 anos.[51] Para o CPO-D de indivíduos aos 12 anos de idade, considerado padrão de comparação internacional, espera-se que os países atinjam o índice de 1,5. As propostas de Hobdell et al. para 2020 incluíram alguns parâmetros a serem alcançados por cada país. Ênfase tem sido dada ao reforço nos métodos preventivos já amplamente conhecidos relacionados ao controle da cárie dentária, além da melhoria no acesso aos serviços de saúde bucal.

Por outro lado, vários fatores contribuíram para a diminuição da prevalência da cárie dentária no Brasil, porém a introdução de fluoretos na água de abastecimento das cidades brasileiras e nos dentifrícios teve um fator preponderante, tendo um efeito no sentido inverso para fluorose.[8,10,52,53]

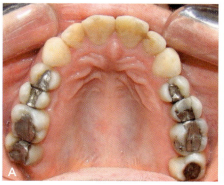
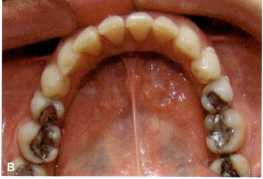

FIGURA 10 Distribuição de cárie dentária nas arcadas superior e inferior.
Fonte: Arquivo pessoal dos autores.

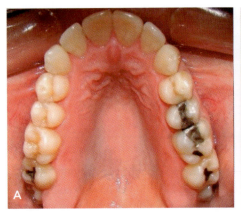
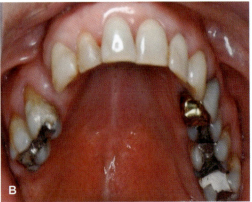

FIGURA 11 Condições bucais em adultos entre 35 e 44 anos sem e com perdas dentárias.

Fonte: Arquivo pessoal dos autores.

A fluorose dentária ocorre durante o período de formação dos dentes, ocasionado por um defeito de desenvolvimento do esmalte durante sua mineralização, devido à ingestão excessiva de fluoretos por tempo prolongado, provenientes de múltiplas fontes, especialmente água e dentifrício fluoretados.[54]

Ao se analisar a relação risco-benefício da fluoretação da água de abastecimento público, observa-se ser benéfica na promoção de saúde pública e minimizando as dificuldades de acesso aos serviços de saúde.[55]

A prevalência é alta e a severidade da fluorose é baixa, não sendo considerada como um problema de saúde pública. Fato este que não impacta a função nem a estética dentária, uma vez que na maioria dos casos é de grau leve ou muito leve.

Em levantamentos epidemiológicos, a fluorose dentária é avaliada em crianças aos 12 anos de idade, por meio do índice de Dean.[56] Os níveis do índice de fluorose de Dean são: (0) normal; (1) questionável; (2) muito leve; (3) leve; (4) moderado; e (5) severo, de acordo com as alterações estéticas

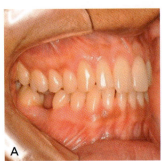
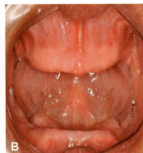
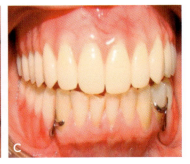

FIGURA 12 Perda de um elemento dentário (**A**), edentulismo (**B**) e com uso de prótese parcial removível (**C**).

Fonte: Arquivo pessoal dos autores.

e estruturais provocadas pelo consumo excessivo de flúor nos dois dentes mais acometidos. Em caso de dúvidas sobre a presença ou não de fluorose, deve-se considerar o dente como normal (Tabela 10).

Esse índice é calculado a partir da média aritmética dos graus atribuídos a cada indivíduo (Tabela 11) de acordo com a seguinte fórmula:

$$\Sigma\ (Frequência \times grau)/n$$

n = número de sujeitos da amostra

A interpretação do índice de fluorose comunitária é muito importante para que se possam traçar estratégias em saúde bucal, buscando o máximo do benefício do flúor em relação à cárie e evitando seu efeito colateral, que são os diferentes níveis de fluorose.

A distribuição da fluorose no último levantamento epidemiológico em saúde bucal no Brasil (SB Brasil, 2010)[44] demonstrou que 16,7% das crianças apresentaram fluorose e, destas, 15,1% em graus leve ou muito leve, 10,8% e 4,3%, respectivamente. Já o grau severo, que não é aceito esteticamente, foi encontrado em apenas 1,5% das crianças avaliadas. Ao observarmos na Figura 13, pode-se verificar que a prevalência de fluorose ocorreu em regiões onde há maior concentração de renda.

Tabela 10	Códigos, classificação e critérios do Índice de Dean[56]	
Código	**Classificação**	**Características clínicas**
0	Normal	O esmalte apresenta-se translúcido, de estrutura vitriforme, superfície lisa, lustrosa, usualmente de cor branco-creme pálido
1	Questionável	O esmalte mostra discretas aberrações na translucidez que podem ir desde pequenos traços esbranquiçados até manchas ocasionais
2	Muito leve	Pequenas e opacas áreas brancas espalhadas pelo dente não envolvendo mais que 25% da superfície (1 a 2 mm a partir do topo da cúspide)
3	Leve	Áreas brancas não envolvendo mais que 50% da superfície
4	Moderada	Toda a superfície está afetada; as superfícies estão sujeitas ao desgaste; manchas marrons frequentes
5	Severa	Toda a superfície está afetada, e há hipoplasia com mudança da anatomia dentária; manchas marrons, erosões e aparência de corrosão

Tabela 11	Códigos, classificação e critérios do Índice de Dean	
Índice	**Classificação**	**Interpretação**
0,0 a 0,4	Negativo	Índice sem importância para a saúde pública sob o ponto de vista da fluorose, porém de alto valor sob o ponto de vista de prevenção de cárie
0,4 a 0,6	Zona limítrofe	
0,6 a 1,0	Leve	
1,0 a 2,0	Médio	Recomendada a remoção de excesso de flúor na água
2,0 a 3,0	Grave	
3,0 a 4,0	Muito grave	

Fonte: Dean, 1934.[56]

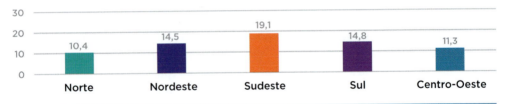

FIGURA 13 Distribuição percentual de crianças de 12 anos com fluorose no Brasil por regiões.

O uso do flúor como medida de promoção de saúde bucal tem contribuído efetivamente para reduzir desigualdades em saúde e o impacto de doenças bucais sobre a qualidade de vida dos indivíduos. Diante do panorama epidemiológico da cárie dentária *vs.* fluorose dentária no Brasil, a implementação de políticas públicas em saúde deve analisar o perfil regional, adotando o controle racional do uso do flúor, para minimizar a ocorrência de fluorose e maximizar a proteção específica em relação à cárie dentária, além de garantir o direito de cada cidadão ao acesso de medidas coletivas seguras, acesso à informação, autonomia de escolhas e participação nas decisões que influenciam sua vida e saúde.

A doença cárie dentária continua sendo o maior problema de saúde pública. Fato este que levou à elaboração de metas para 2020, que sugerem a adaptação na redução de percentuais de incremento: 1. crianças aos 5-6 anos de idade na proporção de livres de cárie; 2. aos 12 anos de idade redução no valor do CPO-D, com enfoque no componente "Cariado"; 3. idade 15-18 anos no percentual no componente "Perdido", devido às lesões de cárie; 4. para 35-44 anos no percentual no componente "Perdido"; e 5. para 65-74 anos no percentual no componente "Perdido" devido às lesões de cárie. Na idade índice (12 anos) é esperado que o padrão internacional alcance o índice ≤ 1,5.[51]

A OMS se pauta na melhoria do acesso aos serviços de saúde bucal e no uso de sistema de informação para serem pactuados de acordo com as realidades locais, regionais e nacionais. Espera-se que o sistema integre a promoção e o cuidado em saúde bucal, com enfoque voltado ao empoderamento das pessoas na atenção à saúde e ao controle dos determinantes de saúde.

DOENÇAS PERIODONTAIS

Etiologia e classificações

As doenças periodontais representam condições inflamatórias que acometem as estruturas de sustentação dos dentes. A gengivite é caracterizada pela inflamação do tecido gengival sem comprometimento ósseo e sua forma branda a moderada é comum na maioria dos adultos, os quais podem até apresentar certo grau de perda de inserção clínica periodontal ao longo da vida. Uma menor parcela da população apresenta as formas graves e generalizadas da doença periodontite, tendo o envolvimento ósseo de forma mais severa. Portanto, as doenças periodontais podem se manifestar de várias formas, apresentando diferentes sinais clínicos e evolução, o que reflete nas diferenças relevantes nos fatores etiológicos e na suscetibilidade do hospedeiro.

No passado, as doenças periodontais eram entidades únicas e isoladas, causadas principalmente pelo acúmulo de placa, e inicialmente manifestada por gengivite marginal que, devido a falta de higiene bucal adequada, evoluía para periodontite, promovendo perda óssea contínua e subsequente perda dentária. No entanto, mais recentemente, entendeu-se que não existe uma relação simples de causa e efeito entre o volume da placa supragengival e a presença de periodontite.[57]

Diversas são as classificações das doenças periodontais, as quais se diferenciam de acordo com os parâmetros clínicos empregados, conhecimentos sobre a microbiologia, imunologia e fatores de risco, e sua associação com doenças sistêmicas. A maioria das condições periodontais nos estágios iniciais apresenta os sinais clínicos de edema, vermelhidão, aumento de fluido nos sulcos gengivais e presença de sangramento (provocado ou espontâneo), que caracterizam o quadro de gengivite. Portanto, os sinais clínicos de inflamação da gengivite são anatomicamente restritos ao tecido periodontal de proteção, ou seja, a gengiva. Em contrapartida, nas situações em que a inflamação periodontal evolui para um quadro de infecção, então denominado periodontite, clinicamente há o acometimento e destruição dos tecidos periodontais de suporte ou de inserção (osso alveolar, ligamento periodontal e/ou cemento radicular).[58]

Ao longo do tempo, diferentes causas foram atribuídas às doenças periodontais, desde associações com desnutrição, avitaminose, atrofia e degeneração por desuso, defeitos constitucionais, traumas de oclusão até chegar às teorias aceitas na atualidade. Como destacado anteriormente, atualmente acredita-se que as doenças periodontais são causadas por biofilmes microbianos, os quais, por sua vez, induzem uma resposta imunoinflamatória do hospedeiro, que pode ser modificada por condições sociais, comportamentais, sistêmicas e genéticas. As evidências mais recentes, por exemplo, sustentam que o tabagismo, além de algumas doenças multifatoriais, como a obesidade, diabetes melito e síndrome metabólica, podem causar alterações nas múltiplas respostas imunoinflamatórias, podendo aumentar a prevalência e a severidade das doenças periodontais. O avanço da idade, o gênero masculino, a osteoporose, o baixo nível socioeconômico e o consumo de álcool também são apontados como fatores de risco para gengivite e periodontite.[57]

Os parâmetros clínicos que comumente são levados em consideração para avaliação e classificação das doenças periodontais são: profundidade de sondagem (PS), perda de inserção clínica (PIC), sangramento gengival à sondagem (SS) e placa dentária.

a) *Profundidade de sondagem (PS)*

Corresponde à distância da margem gengival ao ponto mais apical do fundo de sulco/bolsa. Cada dente deve ser avaliado em 6 sítios: mesial, centro e distal da face vestibular; e mesial, centro e distal da face lingual/palatina.

b) *Perda de inserção clínica (PIC)*

Para que a perda de inserção clínica seja calculada, a recessão e a hiperplasia gengival devem ser consideradas. A recessão e a hiperplasia correspondem à distância da margem gengival até a junção cemento-esmalte. Quando há recessão gengival, a distância da margem gengival até a junção cemento-esmalte é considerada positiva, havendo exposição do cemento. Quando ocorre hiperplasia, o valor é negativo e percebe-se que a margem gengival se encontra deslocada para a coroa. Essas avaliações devem ser realizadas nos mesmos seis sítios de cada dente previamente descritos e em todos os dentes presentes.

A PIC corresponde à soma da profundidade de sondagem com a recessão gengival/hiperplasia gengival, em milímetro, de acordo com as seguintes fórmulas:

1 – NCI = profundidade de sondagem
+ recessão gengival

2 – NCI = profundidade de sondagem
+ (– hiperplasia)

c) Sangramento gengival após à sondagem (SS)

Refere-se à presença ou à ausência de sangramento após a sondagem do sulco gengival com sonda periodontal, mesmo na ausência de características clínicas visíveis de alterações marginais. O sangramento de cada sítio examinado (mesial, centro e distal, na vestibular e palatina/lingual) deve ser registrado.

A partir disso, alguns índices e classificações foram elaborados a fim de contribuir para o diagnóstico clínico e tratamento dos pacientes. A seguir abordaremos sobre alguns índices e classificações, como: índice de placa, índice de SS e diferentes classificações das doenças periodontais, como classificação de Trombelli et al. (2018)[14]; classificação de Eke et al. (2012)[15]; e classificação de Tonetti, Greenwell, Kornman (2018)[16].

Índice de placa

Para o exame do índice de placa, a gengiva e os dentes devem ser secados com jato de ar e o uso de algodão ou gaze deve ser evitado para não interferir na placa dentária propriamente dita. Durante o exame, a sonda periodontal deve ser percorrida ao longo das superfícies do dente na região supragengival e, assim, o índice deve ser registrado (Tabela 12).[58]

Índice de sangramento à sondagem

Esse índice registra a presença ou ausência de sangramento gengival após a medição da profundidade de sondagem com a sonda. Nesse índice, o escore "1" é registrado quando se observa sangramento até 15 segundos após sondagem até o fundo do sulco gengival ou bolsa periodontal. Quando nenhum sangramento é observado, registra-se "0".[58]

Índice periodontal comunitário (IPC)

Esse índice foi proposto pela Organização Mundial da Saúde (OMS) a partir de 1997, para ser empregado nos levantamentos de condições periodontais. Com o auxílio de uma sonda IPC, as arcadas são divididas em sextantes e os dentes indicados para exame são: 17/16; 11; 26/27; 37/36; 31; e 46/47. Os sextantes devem ser examinados

Tabela 12	Registro do índice de placa
Código	**Definição**
0	Ausência de depósitos de placa dentária
1	Presença de placa bacteriana não visível à margem gengival, apenas identificada percorrendo-se a superfície dentária com a ponta de uma sonda periodontal
2	Presença de placa bacteriana não abundante, próximo à margem gengival, visível a olho nu
3	Presença de placa bacteriana abundante na margem gengival e na coroa dentária

quando houver dois ou mais dentes presentes, os quais não podem estar indicados para exodontia. Caso um dos molares não esteja presente, não será substituído. Além disso, se os dois dentes índices não estiverem presentes, outros dentes do mesmo sextante serão examinados e será imputado o maior valor (código) encontrado (Tabela 13). As superfícies distais dos terceiros molares não devem ser examinadas devido à presença, geralmente, de "falsas bolsas". Para indivíduos com menos de 20 anos de idade, são examinados os dentes 16, 11, 26, 36, 31e 46. Em indivíduos com menos de 15 anos de idade, apenas sangramento gengival e cálculo dentário são registrados.[58]

Classificação de Trombelli et al. (2018)[14]

Trombelli et al. classificaram os pacientes como periodontalmente saudáveis ou com diagnóstico de gengivite e, ainda, categorizaram a gengivite em localizada e generalizada.[14] Um paciente com periodonto intacto (sem bolsas associadas à inserção clínica e perdas ósseas) é diagnosticado como um "quadro de gengivite" caso apresente 10% ou mais dos sítios com sangramento após a sondagem. "Gengivite localizada" corresponde à prevalência de 10 a 30% dos sítios com sangramento após a sondagem, enquanto "gengivite generalizada" corresponde a 30% ou mais dos sítios com sangramento após a sondagem.

Classificação de Eke et al. (2012)[15]

Para a classificação de periodontite de acordo com Eke et al., faz-se necessário avaliar a PS e PIC dos elementos dentários. A PS corresponde à medida da margem gengival livre até o fundo da bolsa periodontal, enquanto o PIC é medido a partir da junção cemento-esmalte até a base da bolsa periodontal.[15]

Estudos de base populacional apontam que um menor viés dos dados é encontrado quando todos os dentes presentes em boca são avaliados, com exceção dos terceiros molares. E ainda, quando seis sítios de cada dente são acessados (mesial, centro e distal na vestibular; e mesial, centro e distal na palatina ou lingual).

De acordo com Eke et al., o indivíduo já é diagnosticado com periodontite quando apresenta a presença de dois ou mais sítios interproximais com PIC de ≥ 3 mm (não no mesmo dente), ou dois ou mais sítios

Tabela 13	Registros do índice periodontal comunitário
Código	**Definição**
0	Hígido
1	Presença de sangramento observado após a sondagem
2	Presença de cálculo e toda a área escura da sonda IPC visível
3	Bolsa periodontal entre 4-5 mm (área escura da sonda IPC parcialmente visível)
4	Bolsa periodontal de 6 mm ou mais (toda a área escura da sonda IPC abaixo da margem gengival)
X	Sextante excluído (menos de dois dentes presentes)
9	Sextante não registrado ou não examinado

interproximais com PS de ≥ 4 mm (não no mesmo dente) ou um sítio com PS de ≥ 5 mm. Ademais, categoriza a periodontite em: leve, moderada e severa (Tabela 14).

Classificação Tonetti, Greenwell e Kornman (2018)[16]

Mais recentemente, Tonetti, Greenwell e Kornman propuseram uma nova classificação da periodontite.[16] O indivíduo é diagnosticado com a periodontite se: 1) a PIC interproximal for detectável em ≥ 2 dentes não adjacentes ou se for detectável PIC vestibular de ≥ 3 mm com bolsa periodontal > 3 mm em ≥ 2 dentes, sendo necessário que essa PIC não esteja relacionada a causas não periodontais, tais como: 1) recessão gengival de origem traumática; 2) cárie dentária que se estende na área cervical do dente; 3) presença de PIC na distal de um segundo molar e associada à má posição ou extração de um terceiro molar; 4) lesão endodôntica drenando através do periodonto marginal; e 5) a ocorrência de uma fratura radicular vertical. Posteriormente, os indivíduos diagnosticados com periodontite são classificados nos estágios I, II, III e IV, de acordo com a complexidade, severidade, extensão e distribuição da doença.

Epidemiologia das doenças periodontais

Como foi mencionado anteriormente, diversos índices e classificações para gengivite e periodontite têm sido usados ao longo do tempo e, por isso, há uma grande dificuldade de comparação entre os estudos, o que prejudica os dados epidemiológicos nessa área. A utilização de diferentes metodologias para classificar as doenças periodontais, bem como as divergências nos estudos com relação ao tamanho da amostra, treinamento e calibragem dos examinadores, número de sítios/dentes examinados e a taxa de indivíduos elegíveis examinados podem sub ou superestimar a verdadeira estimativa dos danos, fato este que exige uma cautela na interpretação dos dados.

Epidemiologia das doenças periodontais no exterior

Tendo em vista os aspectos anteriormente mencionados acerca das divergências metodológicas dos estudos que buscaram avaliar a condição periodontal, diferentes estimativas das doenças periodontais vêm sendo relatadas em diversos países ao redor do mundo. Estudos epidemiológicos realizados

Tabela 14	Classificação da periodontite proposta por Eke et al. (2012)[15]
Classificação	**Definição**
Sem periodontite	Sem evidência de periodontite leve, moderada e severa
Periodontite leve	≥ 2 sítios interproximais com PIC de ≥ 3 mm (não no mesmo dente), ou ≥ 2 sítios interproximais com PS de ≥ 4 mm (não no mesmo dente) ou 1 sítio com PS de ≥ 5 mm
Periodontite moderada	≥ 2 sítios interproximais com PIC ≥ 4 mm (não no mesmo dente) ou ≥ 2 sítios interproximais com PS ≥ 5 mm (não no mesmo dente)
Periodontite severa	≥ 2 sítios interproximais com PIC ≥ 6 mm (não no mesmo dente) e ≥ 1 sítio interproximal com PS ≥ 5 mm

na Europa encontraram uma prevalência de PIC $\geq$ 4 mm entre 20 e 84% para indivíduos de 35 a 44 anos.[57]

Na Itália, a prevalência encontrada foi de 41% e 35% de periodontite moderada e grave, respectivamente. Na Noruega, metade dos indivíduos mostraram periodontite, sendo 9% deles diagnosticados com periodontite grave. Com base no índice periodontal comunitário, a Alemanha apresentou 51% de adultos entre 35 e 44 anos com bolsas superficiais e 22% com bolsas profundas. Esses mesmos parâmetros foram avaliados na França (13% e 10%), Grécia (20% e 6%), Holanda (48% e 7%), Portugal (38% e 8%) e Reino Unido (62% e 13%). Nos Estados Unidos, 8,7%, 30%, 8,5% de prevalência foram encontrados para a forma leve, moderada e grave, respectivamente, sendo que em 2015 a doença acometeu aproximadamente 46% da população adulta do país. No Canadá, 10% da população adulta apresentou periodontite grave, enquanto cerca de 45% apresentaram graus leves ou moderados, com variações conforme a idade, etnia e sexo.[57]

Em países africanos, em especial no Quênia, observam-se variações na prevalência de doença leve e moderada entre 75 e 95%, principalmente ao levar em consideração a faixa etária. Uma menor prevalência da população adulta do Quênia apresenta os quadros mais graves, situando-se entre a faixa de 3 e 38%, também em função da idade da população e da perda dentária. Em Gana, 32% e 5% da população adulta entre 35 e 44 anos apresentaram bolsas superficiais e profundas, respectivamente. Esses mesmos dados foram obtidos do Egito (40% e 16%), Lesoto (28% e 6%), Benin (1% e 1%) e República Democrática do Congo (4% e 1%) e também na Turquia (29% e 6%) e Paquistão (24% e 6%).[57]

A prevalência de bolsas superficiais e profundas na população adulta de 35-44 anos

também foi avaliada na Tanzânia (9% e 1%), Índia (40% e 19%), Indonésia (36% e 6%), Tailândia (35% e 11%), China (32% e 4%), Japão (48% e 8%), Austrália (50% e 28%), Hong Kong (57% e 17%) e Nova Zelândia (44% e 4%).[57]

Para compreensão das variações na prevalência da periodontite nos diferentes países destacados anteriormente, devem-se também contextualizar as divergências entre as nações acerca do perfil demográfico e socioeconômico, além de considerar as características relacionadas ao modelo de atenção em saúde bucal, ao padrão e acesso de serviços odontológicos. Ademais, é importante considerar outras características populacionais, como a epidemia de infecção pelo HIV, a prevalência de comorbidades, como diabetes e obesidade, o tabagismo e o padrão de higiene bucal. Esses fatores são determinantes na incidência e na progressão das doenças periodontais e, consequentemente, também desempenham um papel de modificação no perfil epidemiológico da doença (Figura 14).

Epidemiologia das doenças periodontais no Brasil

Um levantamento epidemiológico nacional pioneiro realizado em 1986 mostrou que, no grupo de 35 a 44 anos, 21% tinham bolsas superficiais, enquanto 6,5% tinham bolsas profundas. Quando foi feita uma projeção para toda a população de 15 a 79 anos, percebeu-se que uma elevada proporção de problemas periodontais se concentrava em adultos jovens.[58]

Em 2003, outro levantamento epidemiológico em nível nacional foi realizado. Nesse levantamento, diversas regiões (urbanas e rurais) de todas as macrorregiões do país foram consideradas, tendo uma amostra representativa de diferentes faixas etárias. Comparativamente aos estudos sobre

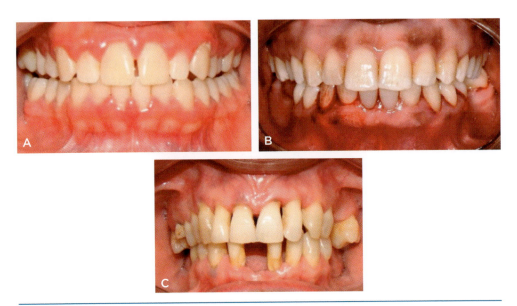

FIGURA 14 Paciente com biofilme dentário (**A**), paciente com sangramento (**B**) e paciente com periodontite (**C**).

Fonte: Arquivo pessoal dos autores.

gengivite em outros países, observa-se que, em 2003, o Brasil apresentou situação semelhante aos demais países da América do Sul, América Central e da África, no que se refere à prevalência da doença, porém com menos frequência de quadros graves do que se observa nos países africanos e em alguns países da América do Sul e América Central.[58]

O último inquérito em nível nacional, o SB Brasil 2010, ocorreu nos mesmos padrões do de 2003 e ele encontrou alta prevalência de sangramento (45,8%) nos adultos de 35-44 anos, sendo que mais da metade deles (51,3%) tinha até 3 mm de PIC e 18,2% apresentavam PIC ≥ 4 mm. É importante destacar que esse levantamento mostrou que 15,3% de toda a população avaliada tinha periodontite moderada a grave (presença de pelo menos um sextante com PIC ≥ 4 mm). Uma comparação dos dados das doenças periodontais encontrados nos levantamentos epidemiológicos de 2003 e 2010 encontra-se na **Tabela 15**. Após o último inquérito nacional, Kassebaum et al. mostraram, através de uma revisão sistemática baseada em metarregressão, que 18,5% da população brasileira apresenta periodontite crônica grave.[59]

MALOCLUSÃO

Etiologia e classificações

A maloclusão é definida como uma alteração do desenvolvimento e crescimento dos arcos dentários que afeta os dentes, ossos, músculos e nervos. Determinados casos de maloclusão mostram irregularidades apenas no posicionamento dos dentes. Outros podem apresentar dentes alinhados ou bem-posicionados, existindo, todavia, uma relação basal anormal. As maloclusões podem ser dentárias, esqueléticas e dentoesqueléticas.[60] A maloclusão causa danos estéticos e/ou funcionais, interferindo de forma negativa na

Tabela 15	Comparação dos resultados encontrados em diferentes faixas etárias para as doenças periodontais nos levantamentos epidemiológicos nacional de 2003 e 2010					
	Condição periodontal (CPI)					
Idade	SB Brasil 2003			SB Brasil 2010		
	Sangramento	Bolsas 4-5 mm	Bolsas ≥ 6 mm	Sangramento	Bolsas 4-5 mm	Bolsas ≥ 6 mm
	N (%)	N (%)	N (%)	N (%)	N (%)	N (%)
15-19	3.160 (18,77%)	200 (1,19%)	26 (0,15%)	455 (9,9%)	515 (8,9%)	32 (0,6%)
35-44	1.339 (9,97%)	1.056 (7,86%)	285 (2,12%)	217 (1,9%)	1.436 (15,1%)	316 (4,4%)
65-74	175 (3,27%)	238 (4,45%)	99 (1,85%)	24 (0,1%)	227 (2,5%)	70 (0,8%)

qualidade de vida do indivíduo.[61] O predomínio de maloclusão justifica-se pela etiologia multifatorial, incluindo os fatores genéticos e inúmeros fatores ambientais que, somados, contribuem para o surgimento dos diferentes tipos de maloclusão.[62,63] A Organização Mundial de Saúde (OMS) refere que as maloclusões se encontram em terceiro lugar na escala de prioridades entre os problemas odontológicos de saúde pública mundial, superadas pela cárie e pelas doenças periodontais.[64] Segundo a OMS e um estudo sobre "a carga de doenças bucais e os riscos para a saúde bucal à nível global e regional", há 10% de taxas de prevalência de maloclusões.[65]

Índices

Vários índices ortodônticos foram desenvolvidos para estimar a prevalência de maloclusões e quantificar a gravidade das maloclusões em populações e comunidades.[66] Esses índices são estudados para medir a gravidade da maloclusão, e a necessidade de tratamento ortodôntico. A classificação de Angle tornou-se um dos pilares da ortodontia como ferramenta amplamente utilizada, na definição das discrepâncias oclusais sagitais.[66,67] Posteriormente, outros índices ortodônticos foram desenvolvidos

também para avaliar, possibilitar a quantificação da necessidade de tratamento e avaliação da severidade das maloclusões. O Dental Aesthetic Index (DAI), Index of Complexity, Outcome and Need (ICON) e a Peer Assessment Rating (PAR) estão entre os índices ortodônticos mais usados.[68] O Dental Aesthetic Index, índice de avaliação de oclusopatias, foi proposto por Naham et al., em 1986, na quarta edição do Manual da OMS. Nesse índice, são obtidas 11 medidas, considerando-se três grandes dimensões a serem avaliadas: a dentição, o espaço e a oclusão propriamente dita, e em indivíduos a partir de 12 anos de idade.[12]

Critérios usados para a Classificação de Angle

Classe I (neutroclusão)

Alteração de posicionamento dentário na qual existe uma relação anteroposterior normal entre a maxila e a mandíbula. A crista triangular da cúspide mesiovestibular do primeiro molar permanente superior oclui no sulco mesiovestibular do primeiro molar permanente inferior. Assim, foi considerado como sendo Classe I o indivíduo que, tendo a relação molar descrita, apresentasse uma ou mais das seguintes características: giroversão, diastema, mordida cruzada, mordida aberta, mordida profunda e/ou atresia de arcada dentária.

Classe II (distoclusão)

Oclusopatia na qual se observa uma "relação distal" da mandíbula relativamente à maxila. O sulco mesiovestibular do primeiro molar permanente inferior oclui posteriormente à cúspide mesiovestibular do primeiro molar permanente superior, sendo:

- **Divisão 1:** distoclusão na qual os incisivos superiores estão tipicamente em vestibuloversão.
- **Divisão 2:** distoclusão na qual os incisivos centrais superiores estão quase em sua posição normal anteroposteriormente ou apresentam uma leve linguoversão, enquanto os incisivos laterais superiores apresentam uma inclinação vestibular e mesial.

Classe III (mesioclusão)

Oclusopatia em que há relação "mesial" da mandíbula com a maxila. O sulco mesiovestibular do primeiro molar permanente inferior oclui anteriormente à cúspide mesiovestibular do primeiro molar permanente superior.

Critérios utilizados para o DAI

- **Ausência de incisivo, canino e pré-molar.**
  São considerados os números de incisivos, caninos e pré-molares permanentes ausentes, nas arcadas superior e inferior. Nesse índice, devem estar presentes 10 dentes em cada arcada; portanto, se houver menos de 10, a diferença é o número de ausentes. Foi verificada a história da ausência de todos os dentes anteriores, com a finalidade de saber se as extrações foram realmente feitas com finalidade estética. Os dentes não foram registrados como ausentes se: os espaços estivessem fechados; um dente decíduo estivesse na posição de seu sucessor que ainda não havia irrompido; ou um incisivo, canino ou pré-molar ausente estivesse substituído por prótese fixa.

- **Apinhamento na região de incisivos.**
  A região dos incisivos das arcadas superior e inferior foi examinada para verificação de apinhamentos. O apinhamento na região dos incisivos é a condição na qual o espaço disponível entre os caninos direito e esquerdo é insuficiente para acomodar todos os quatro incisivos em um alinhamento normal. O apinhamento na região dos incisivos foi registrado como se segue:
  - 0 = sem apinhamento;
  - 1 = apenas uma região com apinhamento;
  - 2 = ambas as regiões com apinhamento.

- **Espaçamento na região de incisivos.**
  Para essa condição, são consideradas as arcadas superior e inferior. Conforme preconizado, quando medido na região de incisivos, o espaçamento representa a condição na qual o total de espaço disponível entre os caninos direito e esquerdo excede o requerido para acomodar todos os quatro incisivos em um alinhamento normal. Se um ou mais incisivos tiverem uma superfície interproximal sem nenhum contato interdentário, a região a ser registrada como apresentando espaçamento. O espaço oriundo de um dente decíduo recentemente esfoliado não deve ser considerado quando estiver

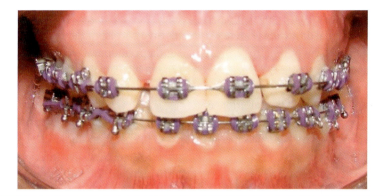

FIGURA 15 Paciente em tratamento ortodôntico apresentando sobremordida profunda.

Fonte: Arquivo pessoal dos autores.

claro que a substituição pelo dente permanente ocorreria em breve. O registro considera:
- 0 = sem espaçamento;
- 1 = uma região com espaçamento;
- 2 = ambas as regiões com espaçamento.
- Diastema.

Deve ser considerado o espaço em milímetros entre os pontos de contato das superfícies mesiais dos incisivos centrais maxilares.

- **Desalinhamento maxilar anterior.**
São considerados os posicionamentos e as rotações em relação ao alinhamento normal dos dentes nos quatro incisivos da arcada superior. O local dos desalinhamentos entre dentes adjacentes deve ser medido através da sonda periodontal IPC. A ponta da sonda deve ser colocada em contato com a superfície vestibular do dente que estiver posicionado mais lingualmente ou rotacionado, enquanto a sonda deve ser mantida no sentido

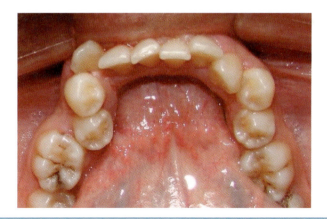

FIGURA 16 Apinhamento na região anterior inferior.

Fonte: Arquivo pessoal dos autores.

paralelo ao plano oclusal e em ângulo reto com a linha normal da arcada (Figura 17). O desalinhamento em milímetros estimado pelas marcas da sonda.

- **Desalinhamento mandibular anterior.**
  Considera-se a medição conforme anteriormente descrito para a arcada superior.

- **Overjet maxilar anterior.**
  É a medida da relação horizontal entre os incisivos superior e inferior com os dentes em oclusão cêntrica. A distância entre a borda incisal-vestibular do incisivo superior mais proeminente e a superfície vestibular do incisivo correspondente a ser medida com a sonda periodontal paralela ao plano oclusal (Figura 18). Para incisivos de oclusão em topo, o escore considerado deve ser zero.

- **Overjet mandibular anterior.**
  O *overjet* mandibular deve ser registrado quando algum incisivo inferior se apresentar protruído, anteriormente ou vestibularmente, em relação ao incisivo superior oposto, ou seja, em mordida cruzada (Figura 19). A medida deve ser realizada da mesma forma que para a arcada superior.

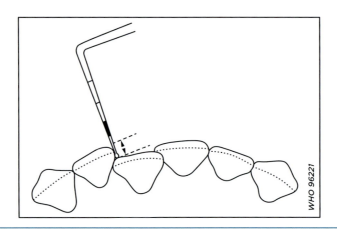

FIGURA 17 Irregularidade anterior da maxila medida com a sonda CPI.[47]

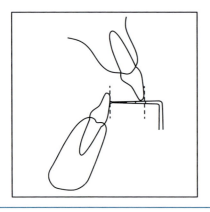

FIGURA 18 *Overjet* maxilar anterior.[47]

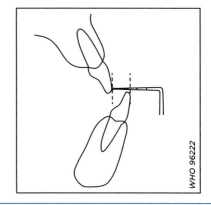

FIGURA 19 *Overjet* mandibular anterior.[47]

- **Mordida aberta vertical anterior.**
  A ausência de sobreposição vertical entre qualquer um dos pares de incisivos opostos, com a medição realizada pela sonda periodontal (Figura 21).

- **Relação molar anteroposterior.**
  Avaliação frequentemente baseada na relação dos primeiros molares permanentes superiores e inferiores. Quando a avaliação não pode ser feita com base nos primeiros molares, pela ausência desses ou por outro motivo (cárie, erupção incompleta etc.), a relação entre caninos e pré-molares pode ser considerada. Os lados direito e esquerdo serão avaliados com os dentes em oclusão e somente o maior desvio da relação molar normal será registrado, considerando-se os índices:

  - 0 = normal;
  - 1 = meia cúspide – o primeiro molar inferior deslocado meia cúspide para mesial ou para distal da relação oclusal normal;

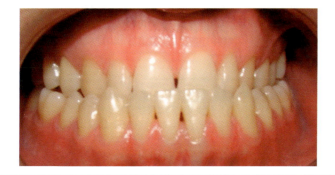

FIGURA 20 Paciente *overjet* mandibular anterior e mordida cruzada posterior.
Fonte: Arquivo pessoal dos autores.

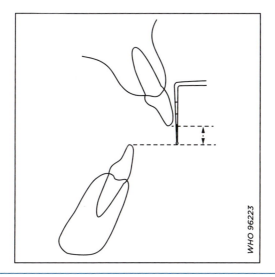

FIGURA 21 Medição da mordida aberta vertical anterior com a sonda CPI.[47]

- 2 = uma cúspide – o primeiro molar inferior deslocado uma cúspide inteira ou mais para a mesial ou distal da relação oclusal normal.

Após a soma dos escores obtidos no DAI, os indivíduos serão classificados de acordo com a severidade apresentada (Tabela 17).

Critérios usados para o índice IOTN

O Índice de Necessidade de Tratamento Ortodôntico (Index of Orthodontic Treatment Need – IOTN), preconizado por Brook e Shaw (1989),[18] coloca os vários problemas de maloclusão em uma escala combinada com outra relativa de percepções de inadequadas estéticas. O índice IOTN é composto por uma escala de dez pontos que utiliza uma série de fotografias com os quais o paciente se identifica e é categorizado conforme a Tabela 18.[69]

Critérios usados para o índice PAR

O índice PAR (*Peer Assessment Rating*) tem sido amplamente utilizado para avaliação da severidade das maloclusões e dos efeitos dos tratamentos corretivos. O índice PAR foi desenvolvido por Richmond et al., em 1992, para medição dos resultados dos tratamentos, levando em consideração as

Tabela 16	Códigos, critérios e exemplos para o DAI[12]	
Dimensão	**Situação**	**Código – Critério**
Dentição	Condição da dentição	Número de incisivos molares e pré-molares que causam problemas estéticos
Espaço	Apinhamento no segmento incisal	0. Sem apinhamento 1. Apinhamento em 1 segmento 2. Apinhamento em 2 segmentos
	Espaçamento no segmento incisal	0. Sem espaçamento 1. Espaçamento em 1 segmento 2. Espaçamento em 2 segmentos
Oclusão	*Overjet* maxilomandibular Mordida aberta anterior Relação molar anteroposterior	Medida da sobressalência anterior em milímetros Medida em milímetros 0. Normal 1. Relação de ½ classe II 2. Relação de classe II total 3. Relação de ½ classe III 4. Relação de classe III total

Tabela 17	Classificação da maloclusão com relação à severidade[12]	
Severidade da maloclusão	**Indicação de tratamento**	**DAI**
Sem anormalidade ou oclusopatia leve	Sem necessidade ou necessidade leve	≤ 25
Maloclusão definida	Eletivo	26-30
Maloclusão definida	Altamente desejável	31-35
Maloclusão definida	Fundamental	≥ 36

Tabela 18	Componente de saúde bucal do Índice de Necessidades de Tratamento Ortodôntica (IONT)[18]	
Nível	**Critério diagnóstico**
5 (Grande necessidade de tratamento)	
5.i	Erupção impedida por apinhamento, má posição, supranumerário, dente decíduo retido ou qualquer causa patológica
5.h	Ausência extensiva de dentes exigindo reposição (mais de um dente perdido em cada quadrante) e requerendo ortodontia prévia
5.a	*Overjet* maior que 9 mm
5.m	*Overjet* reverso maior que 3,5 mm, acompanhado por dificuldades de mastigação ou fala informados pelo paciente
5.p	Lábio leporino e fissura palatina
5.s	Dentes decíduos impactados
4 (Necessidade de tratamento)	
4.h	Ausência menos extensiva de dentes requerendo ortodontia prévia ou mantenedor de espaço para reduzir exigências de prótese
4.a	*Overjet* maior que 6 mm, mas menor que 9 mm
4.b	*Overjet* reverso maior que 3,5 mm, mas sem problemas mastigatórios ou de fala
4.m	*Overjet* reverso maior que 1 mm e menor que 3,5 mm, acompanhado por problemas mastigatórios ou de fala
4.c	Mordida cruzada anterior ou posterior com mais de 2 mm de discrepância entre as posições de contato (forcado para trás) e intercúspides
4.l	Mordida cruzada posterior lingual sem que haja contato oclusal em um ou em ambos os segmentos bucais
4.d	Afastamento severo dos dentes, maior que 4 mm
4.e	Mordida aberta lateral ou anterior maior que 4 mm
4.f	*Overbite* aumentado ou completo com trauma gengival ou de palato
4.t	Dentes parcialmente erupcionados, pontiagudos e impactados contra os dentes adjacentes
4.x	Presença de dentes supranumerários
3 (Necessidade moderada de tratamento)	
3.a	*Overjet* maior que 3,5 mm, mas menor ou igual a 6 mm, com inaptidão labial
3.b	*Overjet* reverso maior que 1 mm e menor ou igual a 3,5 mm
3.c	Mordida cruzada anterior ou posterior com discrepância maior que 2 mm e menor ou igual a 4 mm
3.d	Afastamento do ponto de contato dos dentes maior que 2 mm e menor ou iguala 4 mm
3.e	Mordida lateral ou anterior maior que 2 mm e menor ou igual a 4 mm
3.f	*Overbite* profundo completo nos tecidos gengival ou palatal, mas com ausência de trauma

continua

Tabela 18	Componente de saúde bucal do Índice de Necessidades de Tratamento Ortodôntica (IONT)[18] (*Continuação*)	
Grau	**Critério diagnóstico**	
2 (Sem necessidade de tratamento)		
2.1	*Overjet* maior que 3,5 mm e menor ou igual a 6 mm com aptidão labial	
2.b	*Overjet* reverso maior que 0 mm e menor ou igual a 1 mm	
2.c	Mordida cruzada anterior ou posterior com discrepância menor ou igual a 1 mm entre as posições de contato (forcado para trás) e intercúspides	
2.d	Afastamento do ponto de contato dos dentes maior que 1 mm e menor ou igual a 2 mm	
2.e	Mordida aberta lateral ou anterior maior que 1 mm e menor ou igual a 2 mm	
2.f	*Overbite* maior ou igual a 3,5 mm sem contato gengival	
2.g	Oclusão pré-normal ou pós-normal sem outras anomalias (inclui discrepâncias de até meia unidade)	
1 (Nenhum)		
1.	Maloclusão muito pequena incluindo afastamento do ponto de contacto inferior a 1 mm	

alterações oclusais, e tem sido considerado um método seguro, confiável e válido. Há basicamente dois métodos de se avaliar a melhora oclusal por meio do índice PAR: 1 – pela redução do escore do índice PAR e 2 – pela porcentagem de redução do escore do índice PAR. O índice PAR não consegue mensurar efeitos iatrogênicos, tais como lesões de esmalte, perdas ósseas e reabsorções radiculares apicais, como discutido previamente. O índice PAR é calculado a partir de 11 componentes, segmento superior direito, segmento anterossuperior, segmento superior esquerdo, segmento inferior direito, segmento anteroinferior, segmento inferior esquerdo, oclusão posterior direita, oclusão posterior esquerda, *overjet*, *overbite* e linha média.[19]

- ■ **Segmentos posteriores e anterior**
  Os arcos dentários são divididos em três segmentos: posterior esquerdo, posterior direito e anterior. Os escores são computados para ambos os arcos, superior e inferior. Os segmentos posteriores incluem do ponto de contato anatômico mesial dos primeiros molares permanentes até o ponto de contato anatômico distal dos caninos. O segmento anterior inclui do ponto de contato anatômico mesial do canino de um lado até o ponto de contato anatômico mesial do lado oposto. As características oclusais avaliadas são apinhamento, espaçamento e dentes impactados. Os deslocamentos são caracterizados pela menor distância entre os pontos de contato de dentes adjacentes, paralela ao plano oclusal. Os deslocamentos entre os primeiros, segundos e terceiros molares não são computados, pois são extremamente variáveis. Considera-se um dente impactado quando o espaço para esse dente é menor ou igual a 4 mm. Caninos impactados são computados no segmento anterior. Os escores dados para os deslocamentos encontram-se na Tabela 19.

Tabela 19	Critérios de aplicação dos escores para os componentes do índice PAR[19]			
	Relações oclusais	**Grau de discrepância**	**Escore**	**Peso**
Oclusão	Relação anteroposterior	Boa intercuspidação – Classe I, II ou III	0	2
	Relação anteroposterior	Menor que a metade da largura de um pré-molar	1	
	Relação anteroposterior	Metade da largura de um pré-molar	2	
	Vertical	Nenhuma discrepância	0	2
	Vertical	Mordida aberta post. de pelo menos 2 dentes e maior que 2 mm	1	
Posterior	Transversal	Ausência de mordida cruzada	1	
	Transversal	Tendência à mordida cruzada	0	2
	Transversal	Apenas um dente em mordida cruzada	1	
	Transversal	Mais de um dente em mordida cruzada	2	
	Transversal	Mais de um dente em mordida cruzada vestibular	3	
Overjet	Positivo	0-3 mm	0	
	Positivo	3,1-5 mm	1	5
	Positivo	5,1-7 mm	2	
	Positivo	7,1-9 mm	3	
	Positivo	Maior do que 9 mm	4	
	Negativo	Nenhuma discrepância	0	
	Negativo	Um ou mais dentes topo a topo	1	5
	Negativo	Um único dente em mordida cruzada	2	
	Negativo	Dois dentes em mordida cruzada	3	
	Negativo	Mais de dois dentes em mordida cruzada	4	
Overbite	Negativo	Não apresenta mordida aberta	0	
	Negativo	Mordida aberta menor ou igual a 1 mm	1	3
	Negativo	Mordida aberta de 1,1 a 2 mm	2	
	Negativo	Mordida aberta de 2,1 a 3 mm	3	
	Negativo	Mordida aberta maior ou igual a 4 mm	4	
	Positivo	Menor ou igual a 1/3 da coroa do incisivo inferior	0	
	Positivo	Maior do que 1/3 e menor do que 2/3 da coroa	1	3
	Positivo	Maior do que 2/3 da coroa do incisivo inferior	2	
	Positivo	Maior ou igual ao comprimento da coroa do incisivo inferior	3	
Deslocamento	**Apinhamento**	0 a 1 mm de deslocamento	1	
		1,1 a 2 mm de deslocamento	1	
	Espaçamento	2,1 a 4 mm de deslocamento	2	1
		4,1 a 8 mm de deslocamento	3	
	Impacções	Maior do que 8 mm de deslocamento	4	
		Dente impactado	5	
	Linha média	Coincidente ou desviada até ¼ da largura do incisivo	0	
		Desviada de ¼ a ½ da largura da coroa do incisivo inferior	1	3
		Desviada de ½ da largura da coroa do incisivo inferior	2	

▪ Oclusão posterior

A oclusão posterior é computada para ambos os lados, direito e esquerdo, nos três planos do espaço. Esse componente inclui do canino até o último molar irrompido, seja ele o primeiro, segundo ou terceiro. Os escores são dados às discrepâncias anteroposterior, vertical e transversal, de acordo com a Tabela 11. Em seguida, esses escores são somados.

▪ *Overjet*

São registradas as sobressaliências (*overjet*) positivas e negativas, tomando-se como referência a face mais proeminente de qualquer incisivo. Esse componente inclui do incisivo lateral esquerdo ao incisivo lateral direito. O valor medido da sobressaliência é, em seguida, transformado em escore, de acordo com a Tabela 19. Durante essa medição a régua ou instrumento de medição utilizado, nesse caso o paquímetro digital, deve ser mantido paralelo ao plano oclusal e radial à linha do arco dentário.

▪ *Overbite*

A sobremordida (*overbite*) é registrada em relação à proporção da coroa dos incisivos inferiores que se encontra recoberta pelos incisivos superiores, tomando-se como referência o dente com maior sobreposição. Em casos de mordida aberta avalia-se em milímetros o grau de sua severidade. O escore é dado de acordo com a Tabela 19.

▪ Linha média

Registra-se a discrepância da linha média superior, em relação aos incisivos centrais inferiores, sendo que o grau de desvio determina um escore. Utilizando-se os critérios descritos no texto e os valores

de escores especificados na Tabela 19, calcula-se o índice PAR a partir do somatório total dos resultados parciais de seus componentes para cada um dos 188 pares de modelos. Uma vez que o índice PAR é obtido por meio da aplicação de escores que classificam, numa escala ordinal, a mensuração das relações dentárias intra (apinhamento) e interarcos (sobremordida, sobressaliência, mordida cruzada) a partir de um valor zero de normalidade, quanto maior o valor numérico desses índices, maior será o desvio da oclusão analisada em relação à normalidade. A diferença entre os valores final e inicial do índice PAR (PAR T2-T1) será calculada para expressar a quantidade de melhora decorrente do tratamento. Calcula-se também a porcentagem de redução do índice PAR, para avaliar a quantidade de correção decorrente do tratamento ortodôntico, pela utilização da fórmula.

$$\%PAR = \frac{PAR\ T2 - T1}{PAR\ T1} \times 100$$

$$PAR = \frac{\%PAR = PAR\ T2 - T1}{PAR\ T1} \times 100$$

Epidemiologia no mundo

Um estudo de revisão sistemática sobre maloclusão no mundo, na dentição permanente (Figura 22), revelou uma prevalência de 74,7%, 19,56% e 5,93%, de Classe I, Classe II e Classe III, respectivamente. O *overjet* ou sobressaliência positiva e negativa foi de 20,14% e 4,56%, respectivamente. Em relação às maloclusões verticais, a sobremordida profunda e mordida aberta foram 21,98% e 4,93%, respectivamente. Em relação às discrepâncias oclusais transversais, a mordida

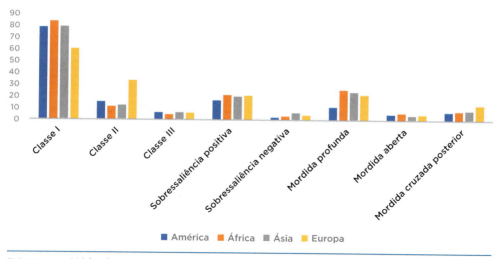

FIGURA 22 Média de prevalência de maloclusão na dentição permanente no mundo.

cruzada posterior representou 9,39%. No que concerne à distribuição da maloclusão na dentição permanente segundo a localização geográfica nos quatro continentes, Europa, Ásia, América e África, a Europa apresentou a maior prevalência da Classe II e mordida cruzada posterior (33,51% e 13,8%, respectivamente) e a menor prevalência de Classe I (60,38%).[70]

Na dentadura mista (Figura 23), as distribuições globais de Classe I, Classe II e Classe III foram de 72,74%, 23,11% e 3,98%, respectivamente. Os números de prevalência de overjet positivo e negativo foram 23,01% e 3,65%, respectivamente. Foram relatados casos de sobremordida profunda e mordida aberta em 24,34% e 5,29%, respectivamente. Mordida cruzada posterior representou 11,72% do total de estudos agrupados. Quanto à prevalência de maloclusão de acordo com a localização geográfica, a África apresentou a maior prevalência de Classe I (90%), mas a menor prevalência de Classe II (7,5%). Os maiores índices de prevalência da Classe II, Classe III e mordida aberta foram relatados na Europa (31,95%), Ásia (5,76%) e África (8,3%), respectivamente. A mordida profunda foi significativamente maior na Europa (37,4%) em comparação com outras áreas geográficas.[70]

Epidemiologia no Brasil

Com base em dados epidemiológicos de 2003 sobre maloclusão na idade de 5 anos, observou-se uma prevalência de problemas oclusais moderados ou severos de 14,5%, variando de um mínimo de 5,6% na região Norte a um máximo de 19,4% na região Sul. A distribuição das anormalidades dentofaciais na idade de 12 anos e na faixa etária de 15 a 19 anos, com base nos critérios do índice DAI, revelaram uma prevalência muito severa de 21% nas crianças de 12 anos e de 19% em adolescentes de 15 a 19 anos[47] (Figura 24).

No ano 2010, observou-se que 77,1% das crianças de 5 anos apresentaram oclusão normal para chave de caninos (classe I), variando de 70,3% na região Sul a 82,4% na região Centro-Oeste. As classes II e III de caninos foram observadas em 16,6% e

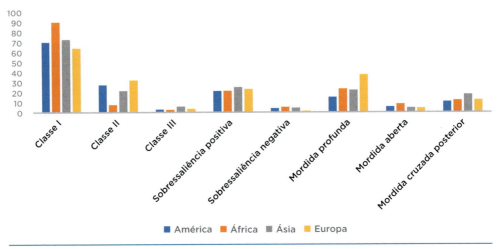

FIGURA 23   Média de prevalência de maloclusão na dentição mista no mundo.

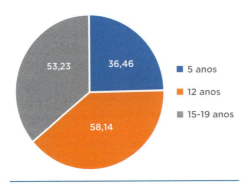

FIGURA 24   Percentual de indivíduos de maloclusão no Brasil no ano 2003.

6,4%, respectivamente, destacando-se que a região Norte (12,3%) apresentou, significativamente, menor prevalência de chave de caninos classe II do que a região Sul (22,1%). A sobressaliência na idade de 5 anos variou de 60,8% na região Sul a 71,2% na região Norte, observando-se que a prevalência de sobressaliência aumentada foi significativamente menor na região Norte (15,6%) e Centro-Oeste (18,0%) quando comparadas à região Sul (33,1%).[49]

Mordida cruzada anterior esteve presente em apenas cerca de 3,0% no Brasil. Em relação à presença de mordida aberta anterior, a região Norte apresentou menor prevalência (5,9%) do que a região Nordeste (12,3%), a região Sul (18,9%) e o Brasil (12,1%). Aos 12 anos de idade, a prevalência da oclusão normal, segundo o DAI, foi semelhante em todas as regiões, com prevalência de cerca de 60%. A região Norte apresentou a menor prevalência (7,4%) de oclusopatias severas do que a região Sudeste (13,0%). No Brasil, a prevalência de oclusopatia severa aos 12 anos de idade foi de 7,1%. As prevalências de oclusopatias severa e muito severa dos 15 aos 19 anos de idade foram iguais a 6,6% e 10,3%.[49] Pode-se concluir que as proporções de oclusopatias em 2010 entre as idades são similares, em relação ao ano 2003, que os adolescentes de 15-19 anos apresentaram maior prevalência que as outras idades e as crianças de 5 anos apresentaram a menor prevalência (Figura 25).

Na literatura não há uma uniformidade nos critérios empregados para mensurar a maloclusão, dificultando muitas vezes as comparações devido às características

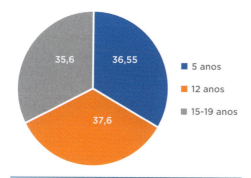

FIGURA 25 Percentual de indivíduos de maloclusão no Brasil no ano 2010.

étnicas e sociodemográficas, em diferentes períodos e regiões, não permitindo utilizar-se a tríade da Epidemiologia centrada no tempo, espaço e pessoa.

A estimativa dos problemas de maloclusão que mais afetam física e emocionalmente os indivíduos permitiria uma definição mais clara da severidade das maloclusões a serem consideradas em saúde pública, direcionando assim os recursos para a prevenção e o tratamento das oclusopatias.

DESGASTE DENTÁRIO

Etiologia

Desgaste dentário é a perda gradual de tecido duro do dente devido a causas não cariosas, sem interferência da ação de microrganismos e que resulta em perda de substância dentária (esmalte e dentina).[71] O desgaste dentário tem uma etiologia multifatorial e é resultado da ação de diferentes fatores químicos, biológicos e mecânicos, que causa a perda do tecido dentário.[72] A superfície dentária pode sofrer desgaste como resultado do processo natural ou desencadeado por alterações às quais os dentes estão expostos. Esse processo é contínuo e gradativo.[73]

Os sinais clínicos de desgaste dentário são inicialmente sutis; no entanto, muitas vezes progridem porque o paciente permanece assintomático e desinformado. Pode estar associado a sintomas como hipersensibilidade dentária e comprometimento da função; e pode levar a alterações na morfologia do dente afetado.[74] As doenças causadas pelo desgaste dentário têm um impacto considerável na autoestima e na qualidade de vida. A atenção dos profissionais da Odontologia sobre essa doença ainda não é suficiente, a maioria não identifica os estágios iniciais e relaciona a perda da superfície dentária como algo normal ou fisiológico e, portanto, não requer intervenção.[75]

O processo de desgaste é cumulativo ao longo da vida. A detecção dessas lesões deve ocorrer o mais precocemente possível, a fim de evitar sua progressão ou de preveni-las.[76] As perdas de estruturas dentárias podem levar a quadros de sensibilidade dentária, alterações das funções dos dentes e/ou comprometimento estético, levando a necessidade de ações reparadoras.[77]

Alterações no estilo de vida, dieta e comportamento exercem papel fundamental no desgaste dentário. Não existe consenso em estudos quanto à classificação ou à etiologia dos diferentes tipos de desgaste dentários, devido à dificuldade de padronização dos métodos e dificuldade dos profissionais de avaliação. Como resultado, essas lesões podem ser ignoradas, não diagnosticadas ou mal diagnosticadas.[24,25,78] Devido a sua origem multifatorial, essas alterações podem ocorrer ao mesmo tempo no mesmo dente, intensificando suas manifestações clínicas e dificultando o diagnóstico.[77] Para descrever os mecanismos específicos de perda de tecido dentário são utilizados os termos erosão, abrasão, atrição e abfração, podendo ser utilizados de forma isolada ou em associação nos dentes afetados.[71,72]

Classificação

Erosão

A erosão dentária pode ser definida como a perda irreversível de tecido dentário devido à dissolução por meio de ácidos extrínsecos e intrínsecos sem envolvimento bacteriano.[79] A severidade do dano causado pela erosão depende de vários fatores, como o tipo, a concentração e a temperatura do ácido envolvido e o tempo de contato com a superfície do dente.[80]

A erosão dentária é uma condição multifatorial. A interação de fatores químicos, biológicos e comportamentais é fundamental para sua prevenção e ajuda a explicar por que alguns indivíduos exibem mais erosão do que outros. Entre os fatores químicos podemos considerar o valor do pH, o teor de cálcio e fosfato de uma bebida, considerados fatores importantes para o potencial erosivo. Fatores biológicos como saliva, película adquirida, estrutura dentária e posicionamento em relação a tecidos moles e língua estão relacionados ao desenvolvimento da erosão dentária. Exemplos de fatores comportamentais como hábitos de comer e beber, estilo de vida, distúrbios psicossomáticos, obesidade, higiene bucal excessiva, consumo de algumas medicações ou de drogas ilícitas e alcoolismo podem potencializar o processo de erosão. É fundamental identificar os possíveis fatores de risco e sua interação para que medidas preventivas possam ser adotadas.[75,81]

A erosão dentária pode ser causada por ácidos intrínsecos e/ou extrínsecos e modificados por alterações no fluxo salivar e constituintes. As causas intrínsecas compreendem vômitos recorrentes em pacientes que sofrem de anorexia nervosa e bulimia, tratamento medicamentoso citostático e pacientes que sofrem de refluxo gastroesofágico. No refluxo gastroesofágico, o ácido gástrico presente no estômago retorna ao esôfago e chega à boca, podendo resultar na erosão. As causas extrínsecas compreendem o consumo frequente de alimentos ou bebidas ácidos, o uso de alguns produtos enxaguatórios bucais ácidos e certos medicamentos. O consumo de álcool e produtos químicos respirados durante o trabalho também têm sido associados à erosão.[82] Os ácidos extrínsecos são considerados fatores importantes relacionados com a erosão dentária devido a mudanças dos hábitos dietéticos da população, que tem consumido com maior frequência bebidas ácidas, como refrigerantes e sucos industrializados.[83]

A obesidade vem sendo associada ao elevado consumo de bebidas ácidas e açucaradas, com alto valor calórico. Dessa forma, a compulsão alimentar e a obesidade podem apresentar risco aumentado no aparecimento de lesões erosivas. Ademais, os indivíduos obesos podem apresentar refluxo gastroesofágico, devido a fatores mecânicos e marcadores pró-inflamatórios derivados do tecido visceral. Obesos têm maior prevalência de erosão quando comparados a indivíduos não obesos.[75] A erosão dentária pode ser considerada como preditor de risco da obesidade.[84]

O pH crítico para erosão dentária é de 4,5, no qual o esmalte se torna suscetível à perda de substância. Portanto, quando um produto ácido entra em contato com o esmalte com frequência e por um período prolongado ocorre a erosão do esmalte.[85] A remineralização dessa camada é possível e isso pode ocorrer como resultado da incorporação de cálcio e fosfato contidos na saliva, reduzindo a taxa de dissolução do mineral. A saliva fornece proteção contra a erosão ácida de diferentes maneiras, realizando ação de tamponamento, desempenha um importante papel na formação da película adquirida, reduz a desmineralização e melhora a remineralização fornecendo cálcio, fosfato e flúor para o esmalte e dentina erodidos. A saliva exerce um papel fundamental como o fator biológico mais importante que afeta a progressão da erosão dentária.[74,82] O uso de medicamentos que causam redução no fluxo salivar pode agravar o efeito erosivo nas superfícies dos dentes.[86]

O primeiro sinal clínico do desgaste dentário por erosão é a perda do brilho do esmalte da superfície dentária, principalmente na junção cemento-esmalte, progredindo para concavidades rasas. Com a frequente exposição aos ataques ácidos, há perda completa do esmalte e a dentina é exposta.[87] A localização da erosão depende de como os materiais ácidos entram em contato com a superfície do dente. A erosão causada pelo distúrbio de regurgitação gastroesofágica (DRGE) ocorre inicialmente na superfície palatal dos dentes anteriores superiores e geralmente não afeta os dentes posteriores inferiores, pois a língua os protege. Quando a erosão é causada pela retenção prolongada e pela ingestão de bebidas ácidas, é mais provável que a superfície vestibular seja afetada primeiro.[88]

Devido a sua origem multifatorial, outros tipos de desgaste podem ocorrer ao mesmo tempo no mesmo dente, como atrição causada pelo contato entre os dentes e abrasão causada por qualquer material com efeito abrasivo, intensificando suas manifestações clínicas e dificultando o diagnóstico.[77] A interação entre erosão e abrasão pode ser observada ao consumir uma bebida ácida seguida de escovação dentária, resultando na remoção de tecido dentário.[89]

Atrição

Desgaste dentário por atrição é a perda de substância do elemento dental a partir de contatos oclusais em oposição à dentição ou restaurações, por contato direto dente a dente, sem interferência de um terceiro elemento, de origem fisiológica ou patológica. O desgaste de origem fisiológica se dá pelo contato dos dentes durante deglutição, fonação e mastigação. O desgaste de origem patológica pode ser decorrente de parafunções, como no caso do bruxismo, oclusão traumática ou maloclusão.[72,73,90] Um dos grandes responsáveis pelo desgaste por atrição, o bruxismo, é definido como uma atividade repetida dos músculos mastigatórios, caracterizada por ranger ou apertar os dentes. Sintomas como estresse, fadiga, dores musculares na mandíbula, rigidez e hipertrofia do músculo masseter podem resultar no desgaste dentário. A etiologia é complexa e multifatorial, envolvendo fatores sistêmicos, psicológicos, ocupacionais e genéticos.[90-92]

No desgaste dentário por atrição, observam-se superfícies oclusais e incisais iguais e correspondentes em dentes opostos, as superfícies proximais também podem estar envolvidas. Em casos de atrito grave pode haver exposição da dentina.[72,90]

Abrasão

Abrasão é a perda de tecido causada pelo deslizamento ou fricção de objetos externos abrasivos contra a superfície do dente, não incluindo o contato oclusal.[89] Abrasão dentária é ocasionada por vários fatores que incluem força extrema de escovação, frequência das escovações, abrasividade do dentifrício, design das cerdas das escovas e técnica.[72,90] Outra forma de abrasão pode estar relacionada com a atividade laboral, como costureiras e sapateiros que seguram objetos entre os dentes, é comum observar uma vala na superfície incisal superior ou inferior do elemento dentário. Hábitos de fumar cachimbo, palitos de dente e onicofagia também estão associados à abrasão.[73,90]

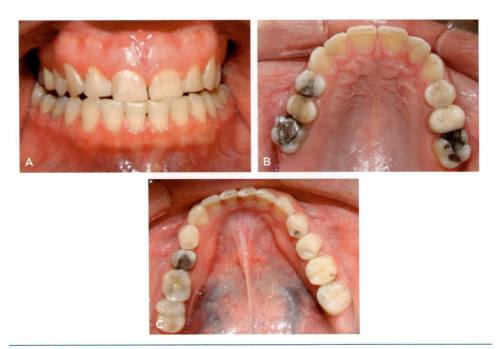

FIGURA 26   Desgaste dentário em bordas incisais e oclusais (bruxismo).
Fonte: Arquivo pessoal dos autores.

A abrasão se localiza na região cervical e é caracterizada por sulcos ou fendas horizontais, geralmente mais largas que profundas. As alterações por desgaste abrasivo podem aparecer de formas difusas ou localizadas.[87]

Abfração

Abfração é definida como a perda patológica da substância do dente causada por forças de carga biomecânicas por maloclusão e força mastigatória. As forças oclusais são a principal causa de abfração, sua etiologia é multifatorial e permanece pouco compreendida.[86] As lesões são resultantes de forças compressivas oclusais excêntricas que levam à flexão dental em um local distante da carga, resultando em microfraturas dos cristais de hidroxiapatita do esmalte e dentina, aos quais se propagam perpendicularmente ao longo do eixo do dente.[90]

São lesões tipicamente em forma de cunha ou V encontradas na região cervical dos dentes com ângulos internos e externos claramente definidos.[93] As lesões de abfração podem ser mais profundas do que amplas, dependendo do estágio de progressão e dos fatores causais relacionados.[86]

Epidemiologia

Estudos epidemiológicos têm investigado a prevalência e incidência do desgaste dentário, além dos fatores etiológicos a ele associados. Um índice epidemiológico adequado para medir o desgaste dentário deve ser de fácil aprendizado, ser capaz de mostrar boa concordância intra e interexaminador, permitir a diferenciação entre vários graus de severidade e tipos de defeitos.[94] A sua aplicação deve ser útil para a investigação da etiologia e prevenção de uma patologia, sendo essencialmente uma ferramenta epidemiológica e clínica.[78]

A mensuração do desgaste dentário é difícil, uma vez que ao longo da vida do indivíduo haverá algum grau de desgaste e nenhum índice foi universalmente aceito. Os estudos que se propuseram a analisar o desgaste dentário realizaram inicialmente a avaliação clínica das lesões por meio da estimativa de sua gravidade e seguidamente também pela observação de sua distribuição.[20-23]

Índices utilizados para mensurar o desgaste dentário

- **Eccles (1979)[20]**
  Índice proposto para medir a erosão dentária no qual a classifica de acordo com a severidade clínica apresentada (classes I, II, III) e avalia a localização e o grau de envolvimento da(s) superfície(s) de esmalte e dentina. Esse índice foi desenvolvido para medir o desgaste dental em adultos, em que diversas condições de desgaste podem se sobrepor (Tabela 20).

- **Smith e Knight (1984)[21]**
  É o índice mais utilizado em estudos de prevalência de desgaste dentário, o índice de desgaste dentário TWI (Tooth Wear Index). Esse índice foi desenvolvido para medir o desgaste dentário em adultos. Ele inclui a avaliação das superfícies vestibular, lingual ou palatina, oclusal, incisal e cervical. Utiliza escores que variam de 0 a 4 e estabelece critérios que envolvem apenas esmalte, esmalte/dentina, esmalte/dentina/polpa, representando diferentes graus de desgaste (Tabela 21).

- **O'Brien (1994)[22]**
  Índice proposto para medir a erosão dentária no Reino Unido, por meio da avaliação da profundidade das lesões e da área de superfície dentária envolvida. As superfícies vestibular, lingual ou palatal, oclusal e incisal são codificadas com escores que vão de 0 a 3 e estabelecem critérios que envolvem somente esmalte, esmalte/dentina e esmalte/dentina/polpa acometidos em diferentes graus e em adicional a informação da extensão de área envolvida pela lesão. Ele relaciona também o dente quando não for possível sua avaliação, recebendo codificação própria. Esse índice foi desenvolvido com o objetivo de avaliar só a dentição decídua, porém também tem sido utilizado para avaliar a dentição permanente (Tabela 22).

Tabela 20	Índice de erosão dentária
Classificação	**Severidade da lesão**
Classe I	Lesões superficiais: envolvimento somente do esmalte
Classe II	Lesões localizadas: envolvimento de dentina em menos de 1/3 da superfície
Classe III	Lesões generalizadas: envolvimento de dentina em mais de 1/3 da superfície: a) superfície vestibular b) superfície lingual ou palatina c) superfície incisal ou oclusal d) múltiplas superfícies envolvidas de forma severa

Fonte: Eccles (1979).[20]

Tabela 21	Índice de Desgaste Dental TWI (Tooth Wear Index)	
Escore	**Superfície**	**Critério**
0	Vestibular/lingual/oclusal/incisal/cervical	Nenhuma perda nas características do esmalte Sem perda de contorno
1	Vestibular/lingual/oclusal/incisal/cervical	Perda nas características da superfície do esmalte Mínima perda de contorno
2	Vestibular/lingual/oclusal/incisal/cervical	Perda em esmalte com exposição de dentina em menos de 1/3 da superfície. Perda de esmalte com exposição de dentina Defeito com menos de 1 mm de profundidade
3	Vestibular/lingual/oclusal/incisal/cervical	Perda de esmalte com exposição de dentina em mais de 1/3 da superfície. Perda de esmalte e perda substancial de dentina, porém sem exposição pulpar ou presença de dentina secundária Defeito com 1-2 mm de profundidade
4	Vestibular/lingual/oclusal/incisal/cervical	Perda completa do esmalte ou exposição pulpar ou presença de dentina secundária Exposição pulpar ou exposição de dentina secundária Defeito com mais de 2 mm de profundidade ou exposição pulpar ou exposição de dentina secundária

Fonte: Smith e Knight (1984).[21]

Tabela 22	Índice de erosão dentária segundo O'Brien
Códigos	**Critérios**
Profundidade	
0	Normal
1	Perda da caracterização da superfície do esmalte somente
2	Esmalte e dentina, perda de esmalte expondo dentina
3	Esmalte até a polpa, perda de esmalte e dentina resultando em exposição pulpar
9	Avaliação não pode ser feita
Área	
0	Normal
1	Menos de 1/3 da superfície envolvida
2	1/3 a 2/3 da superfície envolvidas
3	Mais de 2/3 da superfície envolvidas
9	Avaliação não pode ser feita

Fonte: O'Brien (1994).[22]

Sales-Peres (2008)[23]

Diante da dificuldade de adoção de um índice padrão que pudesse atender às necessidades de avaliação da dentição decídua ou da permanente, Sales-Peres et al. desenvolveram o IDD (Índice de Desgaste Dentário).

O índice utilizado foi obtido por modificação do TWI, conforme descrito por Smith e Knight, para que pudesse ser aplicado em estudos epidemiológicos, tanto para dentição decídua quanto permanente, com o intuito de permitir comparações entre diferentes estudos ou mesmo ser adotado como padrão pela OMS.[21] As modificações facilitaram a calibração e resultaram em maiores graus de reprodutibilidade. Ele relaciona escores de letras para dentes decíduos e números para permanentes.

O índice IDD propõe que sejam avaliadas as superfícies vestibular, oclusal/incisal e lingual de todos os dentes. Além disso, a versão modificada inclui um código para dentes que foram restaurados devido ao desgaste (código 4) e outro código para dentes que não podem ser avaliados (código 9). O grau de severidade é avaliado segundo a condição apresentada, dividida quanto à extensão do desgaste em esmalte, dentina e dentina secundária ou polpa (Tabela 23).[23]

Bartlett (2008)[24]

Índice Basic Erosive Wear Examination (BEWE), introduzido em 2008, foi projetado para uso no campo de pesquisa de saúde pública odontológica e também para dentistas devido à necessidade de um índice validado, padronizado e internacionalmente aceito para o desgaste dentário erosivo. Pesquisadores

Tabela 23		Critérios utilizados para a medição do desgaste dentário, de acordo com o índice de desgaste dentário modificado	
Grau		**Critério**	**Descrição**
Dente decíduo	**Dente permanente**		
a	0	Normal – sem evidência de desgaste	Sem perda de características de superfície
b	1	Incipiente – desgaste do dente no esmalte	Perda de esmalte dando uma aparência brilhante e lisa, a dentina não está envolvida
c	2	Moderado – desgaste dentário na dentina	Perda extensa de esmalte com envolvimento da dentina. Exposição da dentina
d	3	Grave – desgaste do dente na polpa	Perda extensa de esmalte e dentina com dentina secundária ou exposição pulpar
e	4	Restaurado – desgaste do dente que leva a restauração	O dente recebeu tratamento restaurador devido ao desgaste dentário
–	9	Não foi possível avaliar	Cárie extensa, restauração grande, dente fraturado, dente perdido, braquetes ortodônticos

Fonte: Sales-Peres (2008).[23]

foram incentivados a realizar levantamentos epidemiológicos nacionais de desgaste erosivo dentário, empregando esse novo sistema de pontuação.[24]

Nesse índice, os seis sextantes (dentes 14-17, 13-23, 24-27, 34-37, 33-43, 44-47) são avaliados, considerando todos os dentes de cada sextante e registrando apenas aquele que apresenta grau de erosão mais severo, de acordo com os quatro níveis disponíveis: 0 (sem desgaste erosivo), 1 (perda inicial/superficial), 2 (perda de < 50% de tecido dentário) e 3 (perda de ≥ 50% de tecido dentário duro). A soma dos escores dos sextantes é calculada para verificar os níveis de risco, que podem variar de 0 a 18 pontos: sem risco (≤ 2 pontos), baixo risco (de 3 a 8), médio risco (de 9 a 13) e alto risco (≥ 14). O BEWE é um sistema de pontuação parcial registrando a superfície mais gravemente afetada em cada sextante, após exame e pontuação de todos os dentes (Tabela 24).[24]

- **Sales-Peres (2013)[25]**

Uma avaliação de índice de desgaste dentário (IDD) e índice de desgaste dentário por erosão (IDDE) foi feita de acordo com os critérios diagnósticos propostos por Sales-Peres et al. (2013).[25]

O IDD avalia todos os dentes, divididos em três superfícies (faces vestibular, incisal/oclusal e lingual). As superfícies foram pontuadas como "a" ou "0" (normal), "b" ou "1" (envolvimento do esmalte), "c" ou "2" (dentina exposta), "d" ou "3" (dentina secundária ou exposição pulpar), "e" ou "4" (restaurado devido ao desgaste dentário) e "–" ou "9" (não pôde ser avaliado) para dentes decíduos e permanentes, respectivamente. As superfícies vestibular, incisal/oclusal e lingual/palatina foram examinadas e registradas em formulário específico. O IDD foi desenvolvido usando o CPO-D para aumentar a reprodutibilidade e precisão entre os examinadores.[24]

O **IDD-E** adota os mesmos códigos e critérios para o IDD, isto é, todos os dentes e as três superfícies (vestibular, lingual e oclusal) são avaliados. Deve-se ressaltar que as superfícies incisais dos 12 dentes anteriores (13-23 e 33-43) NÃO entram na conta. As bordais incisais dos dentes anteriores estão relacionadas ao tipo de desgaste causado por atrição ou abrasão.[25]

Considerações finais

A conscientização e os cuidados com a saúde bucal devem ser orientados, uma vez que muitas pessoas mantêm sua dentição natural por mais tempo. O processo de desgaste dentário é cumulativo ao longo da vida, é um fenômeno progressivo e pode estar associado à idade.

Tabela 24	Critérios para classificação do desgaste erosivo BEWE
Códigos	**Critérios**
0	Sem desgaste dentário erosivo
1	Perda inicial de tecido duro da superfície
2	Defeito distinto, perda de tecido duro < 50% da área de superfície*
3	Perda de tecido duro ≥ 50% da área de superfície*

* Nos códigos 2 e 3, a dentina frequentemente está envolvida.
Fonte: Bartlett (2008).[24]

Tabela 25	Códigos e critérios para condição e localização das lesões na mucosa oral		
Condição		**Localização**	
Código	**Critério**	**Código**	**Critério**
0	Sem condição anormal	0	Linha cutaneomucosa
1	Tumor maligno (câncer de boca)	1	Comissuras
2	Leucoplasia	2	Lábios
3	Líquen plano	3	Sulcos
4	Ulceração (aftosa, herpética, traumática)	4	Mucosa bucal
5	Gengivite ulcerativa necrosante (GUN)	5	Soalho da boca
6	Candidíase	6	Língua
7	Abscesso	7	Palato duro e/ou mole
8	Outra condição (especificar se possível)	8	Rebordo alveolar/gengiva
9	Não registrado	9	Não registrado

Fonte: OMS, 2013.[26]

A atuação do cirurgião-dentista é fundamental para identificação dos fatores de risco para o desgaste dentário. O exame clínico para detecção desse tipo de desgaste deve ser o mais completo possível, devem-se considerar todos os fatores etiológicos e intervir o mais precocemente possível, a fim de evitar sua progressão. O profissional precisa conhecer a aparência clínica e os possíveis sinais de progressão das lesões erosivas e suas causas, de modo que medidas preventivas e, se necessário, terapêuticas adequadas sejam adotadas.

EPIDEMIOLOGIA DAS LESÕES DA MUCOSA ORAL

As lesões de mucosa da cavidade bucal podem apresentar características necessárias para a identificação de determinadas doenças, uma vez que fatores sistêmicos ou locais, como o trauma, podem ser responsáveis por tais alterações. As regiões mais afetadas por lesões na mucosa oral são os lábios, assoalho bucal, rebordo alveolar, língua, palato, região

tonsilar e faringe posterior. Essas lesões são mais frequentes em pessoas idosas e/ou que apresentam alguma alteração sistêmica como a diabetes e as doenças autoimunes, e nos usuários de próteses.[26]

Em alguns casos podem apresentar caráter de malignidade, ressaltando a relevância de se diagnosticar a doença o mais precocemente possível. Entretanto, por vezes ocorre negligência por parte do profissional, que não detecta as alterações na mucosa oral, não raro por falta de conhecimento.

A mucosa bucal e os tecidos moles dentro e ao redor da boca devem ser examinados. O exame deve ser realizado na seguinte sequência: 1. mucosa labial e sulco labial (superior e inferior); 2. parte labial das comissuras e mucosa bucal (direita e esquerda); 3. língua (superfícies dorsal e ventral, margens); 4. soalho da boca; 5. palato duro e mole; 6. rebordo alveolar/gengiva (superior e inferior).

De acordo com a classificação da OMS, as manifestações orais estão fortemente associadas à infecção pelo HIV em adultos, são leucoplasias pilosas bucais, infecção por *Candida*, sarcoma de Kaposi oral, linfoma não Hodgkin, eritema gengival linear, gengivite ulcerativa necrotizante e periodontite. Essas condições devem ser identificadas durante o exame clínico para o correto diagnóstico. No caso de serem identificadas condições como leucoplasia pilosa ou sarcoma de Kaposi, a OMS recomenda que seja adotado o código 8 e deve ser especificada a condição.

Para os adultos, os códigos recomendados (OMS, 2013): 0 = Sem condição anormal; 1 = Tumor maligno (câncer de boca); 2 = Leucoplasia; 3 = Líquen plano; 4 = Ulceração (aftosa, herpética, traumática); 5 = Gengivite ulcerativa necrosante (GUN); 6 = Candidíase; 7 = Abscesso; 8 = Outra condição (especificar se possível até 3);* 9 = Não registrado.

Para as crianças os códigos são: 0 = Linha cutaneomucosa; 1 = Comissuras; 2 = Lábios; 3 = Sulcos; 4 = Mucosa bucal; 5 = Soalho da boca; 6 = Língua; 7 = Palato duro e/ou mole; 8 = Rebordo alveolar/gengiva; 9 = Não registrado. Não são consideradas as condições leucoplasia e líquen plano (*lichen planus*) para esse grupo etário.

A importância de se fazer o diagnóstico o mais precocemente possível, se pauta necessidade de se evitar que as lesões orais potencialmente malignas possam evoluir e causem sérios danos e sequelas nos indivíduos. Dessa forma, as neoplasias de cabeça e pescoço representam um sério problema de saúde pública, devido à sua alta incidência, prevalência e mortalidade, sendo, em sua maioria, classificadas como carcinoma de células escamosas (CCE). As taxas de mortalidade para CCE oral permanecem altas, apesar dos avanços na terapia oncológica. As taxas de sobrevida são de 5 anos, em

aproximadamente 50% dos pacientes, para tumores em estágio avançado.[95,96]

O estágio do tumor no diagnóstico é o principal fator na determinação do prognóstico, com os estágios iniciais apresentando melhores resultados de sobrevida. Há, portanto, a necessidade de um diagnóstico precoce dos CCE orais, de preferência na fase potencialmente maligna.[97]

O câncer na cavidade oral é frequentemente precedido por lesões precursoras. Têm-se encontrado várias doenças da mucosa oral com risco aumentado de transformação em câncer, denominadas lesões orais potencialmente malignas (LOPM), entre as quais estão: leucoplasia, eritroplasia, líquen plano oral, lúpus eritematoso discoide e queilite actínica. A fibrose oral submucosa e as lesões palatinas em fumantes reversos também são LOPM, mas não são comumente encontradas no Brasil.[98]

Por esse motivo, é de fundamental importância que o cirurgião dentista saiba reconhecer as principais doenças potencialmente malignas para diagnosticá-las precocemente e encaminhar para um especialista que irá estabelecer a intervenção apropriada, podendo assim reduzir a taxa de progressão dessas doenças para uma neoplasia maligna.

Doenças orais potencialmente malignas

Leucoplasia

É uma placa ou mancha, predominantemente branca, mas que pode apresentar áreas vermelhas, assintomática e que não pode ser caracterizada clínica nem patologicamente como qualquer outra doença. Os limites das lesões podem ser bem demarcados ou difusos, podem se apresentar de forma única ou múltipla e com tamanho bastante variável. Além disso, normalmente não regridem após

---

*Manchas de Koplic (pequenos pontos brancos que aparecem na mucosa bucal, manifestações clínicas do sarampo).

eliminação de agentes irritantes crônicos detectáveis e podem sofrer transformação maligna.[99]

A partir da análise das características clínicas, as leucoplasias podem ser classificadas como homogêneas e não homogêneas. As **homogêneas** são uniformes em cor e textura, predominantemente brancas e com textura suave, fina ou levemente enrugada. Estas representam a forma mais comum e menos agressiva da doença. As **não homogêneas** apresentam superfície irregular ou verrucosa e quando possuem áreas vermelhas podem ser chamadas de eritroleucoplasia, leucoplasia mosqueada ou leucoplasia salpicada.[100]

A leucoplasia pode se desenvolver em qualquer superfície da mucosa oral, sendo que os locais mais comumente afetados são o alvéolo mandibular (25,2-40%), mucosa bucal (21,9-46%), palato (27%) ou língua (26%), e assoalho da boca (19,3%). A maioria dos pacientes apresenta doença multifocal.[101,102]

Uma vez descartadas as hipóteses de diagnóstico para outras lesões brancas da boca, o diagnóstico clínico final é de leucoplasia. Sendo assim, é fundamental a realização de biópsia e exame histopatológico complementar. A área da biópsia deve incluir as regiões com aspecto clínico mais agressivo (superfície mais irregular ou área de coloração avermelhada).[103]

A prevalência estimada de leucoplasia oral, em todo o mundo, é de aproximadamente 1%. Os fatores de risco associados são semelhantes aos do câncer oral e incluem tabagismo (6 vezes mais comuns entre fumantes), consumo excessivo de álcool, mastigação de noz de bétele, diagnóstico após a quarta década de vida, mais comuns em homens e exposição à luz ultravioleta (para lesões do lábio). Existem resultados conflitantes de estudos relacionados ao possível papel da infecção pelo papilomavírus humano.[104]

Se mesmo após a biópsia nenhuma outra comorbidade for confirmada, a lesão ainda é caracterizada como leucoplasia com ou sem displasia. A presença de displasia epitelial é o preditor mais forte para sugerir o potencial de transformação maligna futura em uma lesão oral potencialmente maligna.[104]

Eritroplasia

É considerada a lesão da mucosa oral com maior potencial de transformação maligna na boca. A sua definição estabelecida pela OMS em 1978 ainda é atual e amplamente utilizada: mancha vermelha que não pode ser caracterizada clínica ou patologicamente como qualquer outra doença definível.[104]

Clinicamente, a mucosa alterada mostra-se como uma mácula ou placa eritematosa bem delimitada, com textura macia e aveludada. Comumente, a eritroplasia se apresenta como uma lesão solitária.[103] No caso de uma mistura de alterações vermelhas e brancas, essa lesão é geralmente classificada como leucoplasia não homogênea ("eritroleucoplasia").[103]

Quando palpadas, as eritroplasias costumam ser moles e as áreas endurecidas ou firmes à palpação ocorrem quando já houve transformação maligna. O palato mole é o local mais comum para a sua ocorrência, juntamente com a língua ventral, assoalho da boca e pilares tonsilares. Uma biópsia diagnóstica é necessária para diferenciar entre uma eritroplasia verdadeira e outras entidades patológicas da cavidade oral.[105]

Praticamente todas as eritroplasias verdadeiras mostram características displásicas e frequentemente se apresentam como "carcinoma *in situ*" ou "carcinoma invasivo" no momento da biópsia. Geralmente não há sintomas. No entanto, alguns pacientes podem reclamar de uma sensação de queimação.

O consumo excessivo de álcool e o uso de tabaco são reconhecidamente fatores etiológicos importantes.[107]

A eritroplasia tem prevalência de 0,02 a 0,83%, com prevalência média de 0,11% na população global, ocorrendo com igual frequência em ambos os sexos. Embora seja uma doença rara, ela tem uma taxa de transformação maligna muito maior que a leucoplasia e a fibrose submucosa, com taxas variando de 14 a 50%. Por causa dessa alta taxa, a detecção precoce e a excisão cirúrgica imediata são recomendadas.[108]

Queilite actínica

A queilite actínica (QA) é uma alteração potencialmente maligna comum do vermelhão do lábio inferior, resultante de uma exposição excessiva e progressiva à radiação UV. As primeiras alterações clínicas incluem a atrofia da borda do vermelhão do lábio inferior, caracterizada por uma superfície lisa e áreas de manchas pálidas e o apagamento da margem entre a zona do vermelhão e a porção cutânea do lábio.[105]

À medida que a lesão evolui, áreas ásperas e cobertas de escamas desenvolvem-se nas porções mais secas do vermelhão. Quanto maior o tempo de duração da lesão, tanto maior a possibilidade de cancerização, sendo que o aparecimento de elevações sobre a lesão, áreas eritematosas, áreas crostosas (aparência de casca), áreas endurecidas à palpação, fissuras, ulceração e sangramento são sinais característicos dessa evolução, principalmente se associada ao hábito de fumar cigarros de palha ou cachimbo.[109]

O envelhecimento, especialmente acima dos 60 anos, anormalidades genéticas que afetam a pigmentação, trabalhos que exijam exposição ao sol e uma história de câncer de pele não melanoma são fatores que aumentam a possibilidade de ocorrência dessa doença. A relação do surgimento da queilite actínica com o tabagismo e o alcoolismo ainda não foi totalmente esclarecida. Sua prevalência exata ainda é desconhecida, mas ela é mais encontrada entre as populações de pele clara, entre aquelas que residem próximo ao equador e no sexo masculino.[110]

Uma hipótese de diagnóstico pode ser feita clinicamente, mas o diagnóstico final só é feito com biópsia, já que muitas lesões inicialmente pensadas como queilite actínica revelaram ser CCE na avaliação histológica, indicando a importância da biópsia na avaliação dessas lesões. A QA é um dos principais fatores de risco para o câncer de lábio, sendo que CCE no lábio é considerado uma forma de câncer de alto risco, com 11% de probabilidade de metástase em comparação com 1% para outras localizações do corpo, donde a fundamental importância de reconhecer e diagnosticar adequadamente essa lesão potencialmente maligna.[108]

Líquen plano

O líquen plano é uma doença mucocutânea (doença que se manifesta em pele e mucosa) inflamatória crônica, mediada por células T, e de etiologia desconhecida. Atualmente, questões emocionais foram reconhecidas como fatores importantes em sua etiologia, e a normalização psíquica como essencial medida prévia a qualquer outra tentativa de tratamento.[109]

Basicamente, existem duas formas de lesões bucais: a reticular e a erosiva. A reticular é a mais comum, normalmente não causa sintomas e envolve a região posterior da mucosa jugal bilateralmente, podendo afetar, também, a borda lateral e o dorso da língua, a gengiva, o palato e o vermelhão do lábio, sendo assim chamada por causa de seu padrão característico de linhas brancas entrelaçadas formando uma treliça.[105]

A erosiva não é comum, mas por geralmente apresentar sintomatologia é mais percebida pelo paciente. Clinicamente, observam-se áreas eritematosas, atróficas, com graus variáveis de ulceração central.[105]

A maioria dos pacientes com líquen plano está na meia-idade (mais de 40 anos), sendo o sexo feminino o mais afetado (65% de pacientes). A prevalência mundial da doença está na faixa de 0,5 a 2,6%.[108]

Seu diagnóstico, geralmente, é realizado clinicamente, sendo sua distribuição bilateral e a presença das formas reticulares clássicas com estrias brancas ceratóticas utilizadas para isso. É uma doença que pode durar anos, tendo períodos de surto e remissão de seus sintomas. Uma revisão sistemática confirmou a transformação maligna das lesões de líquen plano, mas ainda não há critérios específicos para avaliar esse risco.[98]

Lúpus eritematoso discoide

O lúpus eritematoso discoide (LED) é uma doença autoimune crônica de etiologia desconhecida. Na literatura ainda não há consenso pela inclusão dessa doença como um distúrbio potencialmente maligno, mas sua transformação maligna já foi relatada na região dos lábios.[104]

O lúpus eritematoso pode ser subdividido em três tipos: sistêmico, induzido por drogas e discoide. O lúpus eritematoso discoide (LED) costuma afetar a pele, podendo envolver a superfície da mucosa dos lábios e a cavidade oral, sendo que as áreas da face e pescoço expostas ao sol podem apresentar uma erupção cutânea típica e simétrica sobre a região malar e zigomática, dando aspecto semelhante ao de asas de borboleta.[98]

Clinicamente, apresentam uma área central eritematosa ulcerada ou atrófica, circundada por estrias brancas finas e irradiadas, podendo apresentar em sua área central um fino pontilhado de pequenos pontos brancos, sendo essas lesões da mucosa bucal mais comumente localizadas nas regiões labial e jugal. Podem apresentar sintomatologia dolorosa, especialmente quando expostas a alimentos ácidos ou salgados.[105]

A prevalência de LED é inferior a 5 por 10.000 indivíduos e é mais comum em mulheres, entre 3ª e 5ª décadas. A transformação maligna é rara no LED; no entanto, a displasia epitelial e a exposição prolongada à luz ultravioleta são fatores que aumentam o risco do seu desenvolvimento.[108]

A mucosa bucal é afetada em cerca de 15 a 25% dos casos, sendo que as lesões bucais podem preceder as cutâneas por meses e, às vezes, são os únicos sinais observados por anos. O diagnóstico clínico da doença pela simples presença das lesões bucais é de difícil obtenção, mas pode ser feito ao se encontrarem concomitantemente as lesões cutâneas típicas. A histopatologia e a imunofluorescência direta confirmarão o diagnóstico, podendo-se também utilizar a imunofluorescência indireta.[109]

CONSIDERAÇÕES FINAIS

Neste capítulo foram sumarizados os conhecimentos relacionados aos desfechos bucais, por meio de elementos indicativos do potencial de aplicação da epidemiologia aos temas de interesse em saúde bucal. Foram apresentados os índices e indicadores para avaliar a distribuição da cárie dentária, fluorose, doença periodontal, maloclusão, desgaste dentário e leões na mucosa oral, com enfoque nas potencialmente malignas, na população. Trouxe noções que continuam exercendo importante influência no diagnóstico, prevenção e tratamento das doenças bucais. Dessa forma, fazer avançar o estado da arte, com os estudos publicados mais recentemente sobre os temas. Apresentar os conhecimentos sobre a epidemiologia bucal de forma sistematizada, para suscitar o interesse do leitor pelas formas de análise dos dados epidemiológico, buscando relacionar o potencial de aplicação da etiologia dos problemas de saúde e esclarecer seus determinantes e fatores de proteção. O conhecimento científico desenvolvido por meio da epidemiologia tem o intuito de identificar e controlar os problemas de saúde na população. A vigilância permanente em saúde é capaz de investigar os fatores determinantes e avaliar os impactos das intervenções adotadas, para modificar e melhorar as condições de saúde da população.

REFERÊNCIAS BIBLIOGRÁFICAS

1. Last JM. A dictionary of epidemiology. 3rd ed. Oxford: Oxford University Press, 1995.
2. Lilienfeld AM, Lilienfeld DE. Foundations of epidemiology. 2nd ed. Oxford: Oxford University Press, 1980.
3. Laurenti R, Mello Jorge MHP, Lebrão ML, Gotlieb SLD. Estatísticas de saúde. São Paulo: E.P.U/Edusp, 1987.
4. Brasil. Ministério da Saúde. Secretaria Executiva. Datasus [Internet site]. Indicadores e dados básicos Brasil/1997. Disponível em: datasus.gov.br/cgi/idb97/apresent.htm. Acesso em: 6 abr. 2000.
5. Pizzichini MMM, Patino CM, Ferreira JC. Medidas de frequência: calculando prevalência e incidência na era do COVID-19. J. Bras. Pneumol. São Paulo. 2020;46(3):e20200243.
6. Rouquayrol MZ, Almeida Filho N. Epidemiologia & Saúde. 5 ed. Rio de Janeiro: Medsi; 1999.
7. Petersen PE, Bourgeois D, Bratthall D, Ogawa H. Oral health information systems-towards measuring progress in oral health promotion and disease prevention. Bulletin of the World Health Organization. 2005;83:686-93.
8. Narvai PC. Cárie dentária e flúor: uma relação do século XX. Ciênc. Saúde Coletiva [online]. 2000;5(2):381-392. ISSN 1678-4561. Disponível em: doi.org/10.1590/S1413-81232000000200011. Acesso em: 23 maio 2020.
9. Twetman S. Caries prevention with fluoride toothpaste in children: an update. European Archives of Paediatric Dentistry. 2009;10(3):162+. Accessed 30 Oct. 2020.
10. Pinto VG. Saúde bucal coletiva. 7 ed. Rio de Janeiro: Guanabara Koogan, 2019. 472p.
11. Ismail AI, Sohn W, Tellez M, Arnaya A, Sen A, Hasson H, et al. The International Caries Detection and Assessment. System (ICDAS): an integrated system for measuring dental caries. Community Dent Oral Epidemiol. 2007 Jun;35(3):170-8.
12. WHO – World Health Organization. Assessment form. Oral Health Surveys, Basic Methods 4th ed. Geneva: World Health Organization, 1997:21-37.
13. Ainamo J, Bay I. Problems and proposals for recording gingivitis and plaque. Int Dent J. 1975;25:229-235.
14. Trombelli L, Farina R, Silva CO, Tatakis DN. Plaque-induced gingivitis: Case definition and diagnostic considerations. J Clin Periodontol. 2018;45(Suppl 20):S44-S67.
15. Eke PI, Page RC, Wei L, Thornton-Evans G, Genco RJ. Update of the case definitions for population-based surveillance of periodontitis. J Periodontol. 2012;83(12):1449-1454.
16. Tonetti MS, Greenwell H, Kornman KS. Staging and grading of periodontitis: Framework and proposal of a new classification and case definition. J Clin Periodontol. 2018;45(Suppl 20):S149-S161.
17. Angle EH. Classification of malocclusion. Dent Cosmos.1899;41:248-264, 350-357.
18. Brook PH, Shaw WC. The development of an index of orthodontic treatment priority. Eur J Orthodontics. 1989;11(3):309-320.

19. Richmond S, Shaw W, O'brien K, Buchanan I, Jones R, Stephens CD, Roberts CT, et al. The development of the PAR Index (Peer Assessment Rating): reliability and validity. The European Journal of Orthodontics. 1992;14(2):125-39.

20. Eccles JD. Dental erosion of nonindustrial origin. A clinical survey and classification. J Prosthet Dent. 1979;42(6):649-653.

21. Smith BG, Knight JK. An index for measuring the wear of teeth. Br Dent J. 1984;156(12): 435-438.

22. O'Brien M. Children's Dental Health in the United Kingdom 1993. Office of Population Censuses and Surveys. London: HMSO,1994.

23. De Carvalho Sales-Peres SH, Goya S, de Araújo JJ, Sales-Peres A, Lauris JRP, Buzalaf MAR. Prevalence of dental wear among 12-year-old Brazilian adolescents using a modification of the tooth wear index. Public Health. 2008 Sep;122(9):942-948.

24. Bartlett D, Ganss C, Lussi A. Basic Erosive Wear Examination (BEWE): a new scoring system for scientific and clinical needs. A proposed system for screening tooth wear. Clin Oral Investig. 2008 Mar;12(Suppl 1):S65-8.

25. Sales-Peres SHC, Sales-Peres AC, Marsicano JA, Moura-Grec PG, Carvalho CAP, Freitas AR. Um sistema de pontuação epidemiológica para desgaste dentário e desgaste erosivo dentário. Int Dent Journal. 2013;63: 154-160.

26. WHO – World Health Organization. Oral health surveys: basic methods. 5 ed. Geneva: ORH/EPID; 2013.

27. Doméjean S, Ducamp R, Léger S. Resin Infiltration of Non-Cavitated Caries Lesions: A Systematic Review. Medical Principles and Practice. 2015 Fevereiro;24:216-221.

28. Sheiham A, James WPT. Diet and Dental Caries: The Pivotal Role of Free Sugars Reemphasized. 2015 Oct;94(10):1341-7. J Dent Res. Epub 2015 Aug 10. doi:10.1177/0022034515590377

29. Lima JEOL. Cárie dentária: um novo conceito. R Dental Press Ortodon Ortop Facial Maringá. nov./dez. 2007;12(6):119-130.

30. Antunes JLF, Narvai PC, Nugent ZJ. Measuring inequalities in the distribution of dental caries. Community Dent Oral Epidemiol. 2004;32(1):41-48.

31. Centers for Disease Control and Prevention (CDC). Ten great public health achievements – United States, 1900-1999. MMWR Morb Mortal Wkly Rep. 1999;48(12):241-3.

32. Baldani MH, Araújo PF, Wambier DS, Strosky ML, Lopes CM. Percepção estética de fluorose dentária entre jovens universitários. Rev Bras Epidemiol. 2008;11(4):597-607.

33. Jones S, Burt BA, Petersen PE, Lennon MA. The effective use of fluorides in public health. Bull World Health Organ. 2005;83(9):670-6.

34. Furtado GE, Sousa ML, Barbosa TS, Wada RS, Martínez-Mier EA, Almeida ME. Percepção da fluorose dentária e avaliação da concordância entre pais e filhos: validação de um instrumento. Cad Saúde Pública. 2012:28(8):1493.

35. Casalle N, Boaventura JMC, Roberto AR, Caldas MRGR, Rastelli ANS, Andrade MF. Etiologia e aspectos clínicos em pacientes com fluorose dentária. Rev. Odontol. Unesp, v. 38, n. Especial, p. 0, 2009.

36. Pitts N. "ICDAS" – An International system for caries detection and assessment being developed to facilitate caries epidemiology, research and appropriate clinical management. Community Dent Health. 2004;21(3):193-8.

37. Piovesan C, Ardenghi TM, Guedes RS, Ekstrand KR, Braga MM, Mendes FM. Activity assessment has little impact on caries parameters reduction I epidemiological surveys with preschool children. Community Dent Oral Epidemiol. 2013 Jun;41(3):204-11.

38. Yamashita JM, Moura-Grec PG, Freitas AR, Sales-Peres A, Groppo FC, Ceneviva R, Sales-Peres SH. Assessment of Oral Conditions and Quality of Life in Morbid Obese and Normal Weight Individuals: A Cross-Sectional Study. PLoS One. 2015 Jul 15;10(7):e0129687.

39. Klein H, Palmer CE. Dental caries in American indian children. Publ Hlth Bull. Dec. 1937;239:1-54.

40. Braga MM, Oliveira LB, Bonini GAVC, Bönecker M, Mendes FM. Feasibility of the international caries detection and assessment system (ICDAS-II) in epidemiological surveys and comparability with standard world health organization criteria. Caries Research. 2009;43(4):2009.

41. Castellanos PL. A epidemiologia e a organização dos sistemas de saúde. In: Rouquayrol MZ. Epidemiologia e saúde. 4 ed. Rio de Janeiro: MEDSI; 1993. p. 477-84.

42. Petersen PE. Prevention of dental caries through the effective use of fluoride – the public health approach. Stoma Edu J. 2016;3(2):130-140.

43. Ministério da Saúde. Levantamento epidemiológico em saúde bucal: Brasil, zona urbana, 1986. Brasília: Centro de Documentação do Ministério da Saúde; 1988.

44. Brasil. Ministério da Saúde. Secretaria de Atenção à Saúde. Secretaria de Vigilância em Saúde. SB Brasil 2010: Pesquisa Nacional de Saúde Bucal: resultados principais. Brasília, (DF): Ministério da Saúde; 2011.

45. Agnelli, PB. Variation of brazilian CPOD index during the 1980 to 2010 period – systematic review. Disponível em: http://revodonto.bvsalud. org/pdf/rbo/v72n1-2/a02v72n1-2.pdf. Acesso em: 20 maio 2020.

46. Brasil. Ministério da Saúde. Levantamento epidemiológico em saúde Bucal 1996: Cárie dental. Brasília. Disponível em: saude.gov.br/ artigos/847-vigilancia-em-saude-bucal/41014- -vigilancia-epidemiologica. Acesso em: 20 maio 2020.

47. Brasil. Ministério da Saúde. Área Técnica de Saúde Bucal. Projeto SB2000 – Condições de Saúde Bucal da População Brasileira no Ano de 2002-2003. Resultados Principais. Brasília; 2004. 51p. Disponível em: http://bvsms.saude.gov.br/ bvs/publicacoes/condSB_man_exam.pdf.

48. Brasil, 2004. Ministério da Saúde. Projeto SB Brasil 2003. Condições de saúde bucal da população brasileira 2002-2003 – Resultados principais. Brasília: Coordenação de saúde bucal.

49. Ministério da Saúde. Levantamento Epidemiológico em Saúde Bucal Brasil 2010: Cárie dental. Brasília. Disponível em: saude.gov.br/ artigos/847-vigilancia-em-saude-bucal/41014- -vigilancia-epidemiologica. Acesso em: 20 maio 2020.

50. Secretaria de Saúde do Estado de São Paulo. SB São Paulo 2015. São Paulo. 2015, 210 p. Disponível em: saude.sp.gov.br/resources/ses/ perfil/profissional-da-saude/areas-tecnicas- -da-ses/e_book_relatorio_sb_sp_2015.pdf. Acesso em: 20 maio 2020.

51. Hobdell M, Petersen PE, Clarkson J, Johnson N. Global goals for oral health 2020. Int Dent J. 2003;53(5):285-8.

52. Pereira AC, Cunha FL, Meneghim MC, Werner CW. Dental caries and fluorosis prevalence study in a nonfluoridated Brazilian community: Trend analysis and toothpaste association. Journal of Dentistry for Children. 2000;6:132-135.

53. Lopes ES, Bastos JRM. Odontologia Preventiva e Social. Bauru: Faculdade de Odontologia de Bauru; 1988.

54. Buzalaf MAR. Review of Fluoride Intake and Appropriateness of Current Guidelines. Adv Dent Res. 2018;29(2):157-166.

55. Cury JA, Ricomini-Filho AP, Berti FLP, Tabchoury CP. Systemic Effects (Risks) of Water Fluoridation. Braz Dent J. 2019 Oct 7;30(5):421- 428. doi: 10.1590/0103-6440201903124. eCollection 2019.PMID: 31596325.

56. Dean HT. Classification of mottled enamel diagnosis. J Am Dent Assoc. 1934;21:1421-6.

57. Chiapinotto GA, Moreira CHC, Mário TG. Etiologia e Prevenção das Doenças Periodontais. In: Pinto VG. Saúde Bucal Coletiva. 7 ed. Rio de Janeiro: Guanabara Koogan; 2019. p. 341-353.

58. Vettore MV, Bassani D, Lunardelli NA. Condições Periodontais. In: Antunes JF, Peres MA, Crivello Jr. O (coord.). Epidemiologia da Saúde Bucal – Série Fundamentos de Odontologia. 2 ed. Rio de Janeiro: Santos; 2013. p. 97-120.

59. Kassebaum NJ, Bernabé E, Dahiya M, Bhandari B, Murray CJ, Marcenes W. Global burden of severe periodontitis in 1990-2010: a systematic review and meta-regression. J Dent Res. 2014;93(11):1045-1053.

60. Vellini-Ferreira F. Ortodontia: diagnóstico e planejamento clínico. Ortodontia: diagnóstico e planejamento clínico. 2004. 553 p.

61. Carvalho FSD, Carvalho CAPD, Sales-Peres A, Bastos JRDM, Sales-Peres SHDC. Epidemiology of malocclusion in children and adolescents: a critic review. RGO – Revista Gaúcha de Odontologia. 2014;62(3):253-60.

62. Garib DG, da Silva Filho OG, Janson G. Etiologia das maloclusões: perspectiva clínica (parte II) – fatores ambientais. Revista Clínica de Ortodontia Dental Press. 2010;9(3):61-73.

63. Garib DG, da Silva Filho OG, Janson G. Etiologia das maloclusões: perspectiva clínica (Parte I) – fatores genéticos. Revista Clínica de Ortodontia Dental Press. 2010;9(2).

64. Bronkhorst EM, Truin GJ, Batchelor P, Sheiham A. Health through oral health; guidelines for

planning and monitoring for oral health care: a critical comment on the WHO model. Journal of Public Health Dentistry. 1991;51(4): 223-7.

65. Petersen PE, Leous P. The burden of oral disease and risks to oral health at global and regional levels. Medicina stomatologica. 2017; 42(1-2):7-13.

66. Borzabadi-Farahani A. An insight into four orthodontic treatment need indices. Progress in orthodontics. 2011;12(2):132-42.

67. Borzabadi-Farahani A. A review of the evidence supporting the aesthetic orthodontic treatment need indices. Progress in orthodontics. 2012;13(3):304-13.

68. Kaygisiz E, Uzuner FD, Taner L. A comparison of three orthodontic treatment indices with regard to Angle classification. Journal of Clinical Pediatric Dentistry. 2016;40(2):169-74.

69. Shaw W, Addy M, Ray C. Dental and social effects of malocclusion and effectiveness of orthodontic treatment: a review. Community Dentistry and Oral Epidemiology. 1980;8(1):36-45.

70. Alhammadi MS, Halboub E, Fayed MS, Labib A, El-Saaidi C. Global distribution of malocclusion traits: A systematic review. Dental press journal of orthodontics. 2018;23(6):40. e1-. e10.

71. West NX, Joiner A. Enamel mineral loss. J Dent. 2014;42(Suppl 1):S2-S11.

72. Litonjua LA, Andreana S, Bush PJ, Cohen RE. Tooth wear: attrition, erosion, and abrasion. Quintessence Int. 2003 Jun;34(6):435-45.

73. Lee A, He LH, Lyons K, Swain MV. Tooth wear and wear investigations in dentistry. J Oral Rehabil. 2012;39(3):217-225.

74. Warreth A, Abuhijleh E, Almaghribi MA, Mahwal G, Ashawish A. Perda da superfície do dente: Uma revisão da literatura. Arábia Dent J. 2020;32(2):53-60.

75. Sales-Peres SHC, Araújo JJ, Marsicano JA, Santos JE, Bastos JRM. Prevalência, gravidade e etiologia do desgaste dentário em pacientes com transtornos alimentares. Eur J Dent. 2014;8(1):68-73. doi: 10.4103/1305-7456.126246.

76. Harding MA, Whelton HP, Shirodaria SC, O'Mullane DM, Cronin MS. Is tooth wear in the primary dentition predictive of tooth wear in the permanent dentition? Report from a longitudinal study. Community Dent Health. 2010 Mar;27(1):41-5.

77. Van't Spijker A, Rodriguez JM, Kreulen CM. Prevalência de desgaste dentário em adultos. Int J Prosthodont. 2009;22:35-42.

78. Bardsley PF. The evolution of tooth wear indices. Clin Oral Investig. 2008;12:15-19.

79. Lussi A, Ganss C. Desgaste erosivo dos dentes do diagnóstico à terapia. 2. Basileia: Karger; 2014.

80. West NX, Hughes JA, Addy M. Erosão de dentina e esmalte in vitro por efeitos da dieta: efeito da temperatura, caráter ácido, concentração e tempo de exposição. J Oral Rehabil. 2000; 27:875-880.

81. Lussi A, Jaeggi T. Erosão – diagnóstico e fatores de risco. Clin Oral Investig. 2008;12(Suppl 1):S5-S13.

82. Buzalaf MA, Hannas AR, Kato MT. Saliva and dental erosion. J Appl Oral Sci. 2012;20(5): 493-502.

83. Lussi A, Jaeggi T. Fatores químicos. Monogr Oral Sci. 2006;20:77-87.

84. Tong HJ, Rudolf MC, Muyombwe T, Duggal MS, Balmer R. An investigation into the dental health of children with obesity: an analysis of dental erosion and caries status. Eur Arch Paediatr Dent. 2014 Jun;15(3):203-10.

85. Meurman JH, ten Cate JM. Pathogenesis and modifying factors of dental erosion. Eur J Oral Sci. 1996;104(2[Pt 2]):199-206.

86. Nascimento MM, Dilbone DA, Pereira PN, Duarte WR, Geraldeli S, Delgado AJ. Lesões por abração: etiologia, diagnóstico e opções de tratamento. Clin Cosmet Investig Dent. 2016;8: 79-87. Publicado em 3 maio 2016.

87. Kelleher MG, Bomfim DI, Austin RS. Gerenciamento restaurador baseado em biologia do desgaste dos dentes. Int J Dent. 2012;2012: 742509.

88. Johansson AK, Lingström P, Imfeld T, Birkhed D. Influência do método de beber no pH da superfície do dente em relação à erosão dentária. EUR J Oral Sci. 2004;112:484-489.

89. Addy M, Shellis RP. Interaction between attrition, abrasion and erosion in tooth wear. Monogr Oral Sci. 2006;20:17-31.

90. Grippo JO, Simring M, Schreiner S. Attrition, abrasion, corrosion and abfraction revisited: a new perspective on tooth surface lesions. J Am Dent Assoc. 2004 aug;135(8):1109-18; quiz 63-5.

91. Yoshizawa S, Suganuma T, Takaba M, et al. Phasic jaw motor episodes in healthy subjects with or without clinical signs and symptoms of sleep bruxism: a pilot study. Sleep Breath. 2014;18(1):187-193.

92. Bortoletto CC, Salgueiro MCC, Valio R, Fragoso YD, Motta PB, Motta LJ, et al. The relationship between bruxism, sleep quality, and headaches in schoolchildren. J Phys Ther Sci. 2017 Nov;29(11):1889-1892.

93. Rees J, Hammadeh M, Jagger D. Abfraction lesion formation in maxillary incisors, canines and premolars: a finite element study. Eur J Oral Sci. 2003;111:149-154.

94. Peres KG, Armênio MF. Erosão dental. Fundamentos de Odontologia. Epidemiologia da Saúde Bucal. Editora Guanabara Koogan. 2006;15:195-204.

95. Ecles JD. Dental erosion of nonindustrial origin. A clinical survey and classification. J Prosthet Dent. 1979;42(6):649-653.

96. Moro JS, Maroneze MC, Ardenghi TM, Barin LM, Danesi CC. Câncer de boca e orofaringe: epidemiologia e análise da sobrevida. Einstein (São Paulo). 2018;16(2):eAO4248.

97. Dost F, Cao KL, Ford PJ, Farah CS. A retrospective analysis of clinical features of oral malignant and potentially malignant disorders with and without oral epithelial dysplasia. Oral Surgery, Oral Medicine, Oral Pathology and Oral Radiology. 2013;116(6):725-733. ISSN 2212-4403, doi.org/10.1016/j.oooo.2013.08.005.(sciencedirect.com/science/article/pii/S2212440313004239)

98. Warnakulasuriya S. Clinical features and presentation of oral potentially malignant disorders. Oral Surgery, Oral Medicine, Oral Pathology and Oral Radiology. 2018;125(6):582-590. ISSN 2212-4403, doi.org/10.1016/j.oooo.2018.03.011.

99. Migliari DA, Birman EG, Silveira FRX, Santos GG, Marcucci G, Weinfeld I et al. Fundamentos de Odontologia: Estomatologia. [S.l: s.n.], 2005.

100. Bewley AF, Farwell DG. Oral leukoplakia and oral cavity squamous cell carcinoma, Clinics in Dermatology. 2017;35(5):461-467. ISSN 0738-081X, doi.org/10.1016/j.clindermatol.2017.06.008.)

101. Silverman Jr S, Gorsky M, Lozada F. Oral leukoplakia and malignant transformation. A follow-up study of 257 patients. Cancer. 1984;53(3):563-568..

102. Van der Waal I. Oral leukoplakia, the ongoing discussion on definition and terminology. Med Oral Patol Oral Cir Bucal. 2015; 20(6):e685-e692. Published 2015 Nov 1. doi: 10.4317/medoral.21007.

103. Van der Waal I. Potentially malignant disorders of the oral and oropharyngeal mucosa; terminology, classification and present concepts of management, Oral Oncology. 2009;45(4-5): 317-323. ISSN 13688375, doi.org/10.1016/j.oraloncology.2008.05.016.(sciencedirect.com/science/article/pii/S1368837508001711.

104. Warnakulasuriya S, Johnson NW, van der Waal I. Nomenclature and classification of potentially malignant disorders of the oral mucosa. J Oral Pathol Med. 2007 Nov;36(10):575-80. doi: 10.1111/j.1600-0714.2007.00582.x. PMID: 17944749.

105. Neville BW, Allen CM, Damm DD, Bouquot JE. Patologia: Oral & Maxilofacial. 2 ed. Rio de Janeiro: Guanabara Koogan, 2004.

106. Wetzel SL, Wollenberg J. Oral Potentially Malignant Disorders, Dental Clinics of North America. 2020;64(1):25-37. ISSN 0011-8532, ISBN 9780323712118, doi.org/10.1016/j.cden.2019.08.004.

107. Villa A, Villa C, Abati S. Oral cancer and oral erythroplakia: an update and implication for clinicians. Aust Dent J. 2011 Sep;56(3):253-6. doi: 10.1111/j.1834-7819.2011.01337.x. Epub 2011 Jul 10. PMID: 21884139.

108. Ganesh D, Sreenivasan P, Öhman J, Wallström M, Braz-Silva PH, Giglio D, Kjeller G, Hasséus B. Review: Potentially Malignant Oral Disorders and Cancer Transformation. Anticancer Res June. 2018;38(6):3223-3229; doi:10.21873/anticanres.12587).

109. Tomassi MH. Diagnóstico em patologia bucal. 4 ed. Rio de Janeiro: Elsevier, 2013.

110. Muse ME, Crane JS. Actinic Cheilitis. 2020 Aug 8. In: StatPearls [Internet]. Treasure Island (FL): StatPearls Publishing; 2020 Jan-. PMID: 31855380.

Gestão e planejamento em odontologia pública e privada: empreendedorismo, marketing e inovação

CAPÍTULO 10

Adriana Maria Fuzer Grael Tinós | Fernando Trigueiro |
Sílvia Helena de Carvalho Sales-Peres

INTRODUÇÃO

É possível definir gestão em saúde como atividade e responsabilidade de comandar um sistema de saúde, exercendo as funções de coordenação, articulação, negociação, planejamento, acompanhamento, controle, avaliação e auditoria.[1]

Dentre as atividades rotineiras de um gestor em saúde, é possível destacar o gerenciamento de gastos, a organização de processos, além da supervisão dos colaboradores. No caso da saúde pública, por ter ligação com o governo, há regulamentações e regras específicas que devem ser aplicadas na gestão.[2]

Cabe ao gestor do Sistema Único de Saúde (SUS) exercer funções que podem ser definidas como um conjunto articulado de saberes e práticas de gestão, necessário para a implementação de políticas na área da saúde, respeitando os princípios do sistema público de saúde e da gestão pública.[3]

Vale destacar que a gestão em saúde pública é um processo complexo e dinâmico, tendo em vista a necessidade de se adequar às constantes mudanças relacionadas aos mais variados cenários, incluindo o epidemiológico, que envolvem o setor. Conhecer o papel do gestor em saúde pública é fundamental no sentido de entender como são administradas as políticas que visam a permitir, à população, o acesso à saúde de forma universal, integral e equitativa. Dessa forma, o escopo deste capítulo é abordar, de forma sucinta, os mecanismos e instrumentos que norteiam a gestão em saúde pública, além da forma como é conduzida, incluindo alguns aspectos sobre o Sistema de Saúde Suplementar, que representa um importante pilar de sustentação do Sistema Nacional de Saúde, indispensável para atender à crescente demanda.

Referente à gestão das clínicas odontológicas privadas, vale ressaltar a importância de se utilizar recursos de marketing, inovação e empreendedorismo. Serão abordados alguns pontos a fim de facilitar a inserção do cirurgião-dentista no mercado de trabalho, diante da forte competitividade. A utilização de ferramentas das mídias sociais tem sido uma opção para propaganda. Entretanto, o profissional não pode deixar de observar os preceitos do Código de Ética Odontológico. O perfil do paciente requer estratégias que agreguem valor ao tratamento odontológico e que possam ir além de suas expectativas. A inclusão de novas tecnologias faz o paciente observar e entender que se trata de uma clínica diferenciada das demais que ele já conheceu, oferecendo imagens de modelos de estudo e projeção de como ficarão as próteses, por meio da tecnologia da CAD-CAM. Além de enviar o comando para uma máquina que vai fazer a manufatura do que foi projetado e transformá-lo em uma prótese pronta em poucos minutos, ou ainda usar uma das duas técnicas, só a criação de próteses (CAM) ou só o scanner (CAD).

As diversas normas e portarias complementares publicadas a partir dos anos 1990 se esforçaram para definir e diferenciar o papel dos gestores da saúde nas três esferas de governo – federal, estadual e municipal.[3]

Em 2006, o Ministério da Saúde, juntamente com o Conselho Nacional de Secretários Estaduais de Saúde (Conass) e o Conselho Nacional dos Secretários Municipais de Saúde (Conasems), elaboraram o documento denominado "Pacto pela Saúde", publicado pela Portaria n. 399/GM de 22 de fevereiro de 2006, que estabeleceu um conjunto de reformas institucionais do SUS, pactuado entre as três esferas de governo, com o objetivo de promover inovações nos processos e instrumentos de gestão, visando a alcançar maior eficiência e qualidade das respostas do SUS. Concomitantemente, o Pacto pela Saúde redefine as responsabilidades de cada gestor em função das necessidades de saúde da população e na busca da equidade social através de um de seus componentes – o Pacto de Gestão. Esse novo modelo permitiu que cada ente federativo estabelecesse seus compromissos com a saúde considerando as necessidades específicas de suas populações, em substituição às modalidades gerais de gestão vigentes até então.[4,5]

O Pacto pela Saúde trouxe mudanças nas várias formas de gestão. Sua implementação é realizada pela adesão de municípios e estados, por meio da assinatura do Termo de Compromisso de Gestão (TCG), no qual são declarados, publicamente, os compromissos assumidos pelo gestor perante os outros gestores e a população que se encontra sob sua responsabilidade sanitária. Estabelece prioridades e metas, com base nos princípios constitucionais do SUS, enfatizando as necessidades de saúde das populações atendidas.[6]

No tocante às funções gestoras, na área da saúde pública, Machado, Lima e Baptista[3] identificaram, de forma simplificada, quatro grandes grupos:

- Formulação de políticas/planejamento.
- Financiamento.
- Regulação, coordenação, controle e avaliação (do sistema/redes e dos prestadores, públicos/privados).
- Prestação direta de serviços de saúde.

Cada uma dessas macrofunções, que serão apresentadas com mais detalhe na sequência, compreende, por sua vez, uma série de subfunções e de atribuições dos gestores, podendo apresentar algumas diferenças de acordo com a esfera de governo.

FORMULAÇÃO DE POLÍTICAS E PLANEJAMENTO

O processo de formulação de políticas e planejamento, no âmbito da saúde pública, deve levar em conta o fato de que a decisão de um gestor, em relação a quais ações deve desenvolver, seja pautada na percepção do Governo e nos interesses da sociedade – com a participação de agentes técnico-políticos e da população-alvo, por meio de suas representações – com vistas a modificar um quadro atual, buscando melhor qualidade de vida, maiores níveis de saúde e bem-estar e apoio ao desenvolvimento social da população.

Nesse sentido, planejar serviços e ações de saúde com base nos anseios de uma comunidade torna concreta a responsabilidade dos gestores pela saúde da população.[5,7]

O planejamento e a programação em saúde devem considerar a necessidade sentida, fatores psicossociais, seguridade social, demografia, epidemiologia, utilização dos serviços, regulamentação e fatores culturais, além dos gastos em saúde, mediante os recursos econômicos disponíveis.[8]

O chamado "Plano de Saúde" define as políticas e os compromissos de saúde nas esferas de governo (PNS – Plano Nacional de Saúde, PES – Plano Estadual de Saúde ou PMS – Plano Municipal de Saúde), devendo ser elaborado no primeiro ano da gestão em curso e executado a partir do segundo da mesma gestão, estendendo-se durante o primeiro ano da gestão subsequente. Esses planos, em cada esfera de governo, são formulados respeitando as diretrizes estabelecidas pelo Conselho Nacional de Saúde (CNS) e as especificidades de cada território, sendo que seu conteúdo deve refletir as necessidades de saúde da população e os componentes de promoção, proteção, recuperação e reabilitação em saúde.[8]

O processo de preparação do Plano de Saúde compreende, basicamente, dois momentos:[8]

- Identificar as necessidades de saúde e analisar a situação.
- Definir diretrizes, objetivos e metas para o período de quatro anos, considerando as condições de saúde da população, os determinantes e condicionantes de saúde (medidas intersetoriais) e a gestão em saúde.

Em acréscimo, os planos estaduais de saúde (PES) apontam a forma de alocação de recursos estaduais e a previsão anual de recursos destinados aos municípios, pactuadas pelos gestores estaduais e municipais nas comissões intergestores bipartite (CIB) e aprovadas pelo Conselho Estadual de Saúde.[8]

As Comissões Intergestores correspondem a instâncias de pactuação no SUS, responsáveis pelo planejamento integrado na gestão descentralizada da saúde, estimulando o debate e a negociação em todas as esferas de governo. Em nível federal, a comissão intergestores tripartite (CIT) é cons-tituída, paritariamente, por membros do Ministério da Saúde, dos estados – indicados pelo Conass – e dos municípios – indicados pelo Conasems. Também com composição paritária, a comissão intergestores bipartite (CIB) atua em nível estadual, e é composta por membros da Secretaria de Estado de Saúde, bem como por gestores municipais, indicados pelo Conselho de Secretarias Municipais de Saúde (Cosems) de cada estado.[8]

Em outras palavras, as CIT e as CIB são espaços intergovernamentais, políticos e técnicos em que ocorrem o planejamento, a negociação e a implementação das políticas de saúde pública. As decisões se dão por consenso – e não por votação – prática esta que estimula o debate e a negociação entre as partes.[9]

Ainda no contexto do planejamento, sob a ótica da necessidade de respeitar um dos princípios mais importantes do SUS – a integralidade da atenção –, o Pacto pela Saúde promoveu o fortalecimento do processo de regionalização da saúde, como forma de garantir acesso aos serviços de saúde em qualquer nível de atenção a todos os cidadãos. De um modo geral, uma região de saúde deve incluir município(s) que apresenta(m) maior densidade tecnológica, apto(s) a oferecer os serviços de média e alta complexidade.[9]

As Secretarias Estaduais de Saúde (SES) assumem o papel de coordenar o processo de regionalização, que consiste: na organização de uma rede hierarquizada de serviços de saúde; na existência de um planejamento regional integrado; e na garantia do acesso a todos os níveis de atenção, com resolubilidade e racionalização dos recursos, dentro de uma base territorial de planejamento, com o estabelecimento de fluxos de referência e contrarreferência intermunicipais.[9]

Partindo de uma simples definição, regionalizar é organizar por regiões. Nessa perspectiva, região de saúde pode ser entendida como a divisão territorial onde está organizado um conjunto de ações e serviços de saúde. Regionalizar seria então o ato de organizar esse conjunto.[10]

De acordo com o Pacto pela Saúde, regiões de Saúde são "recortes territoriais inseridos em um espaço geográfico contínuo, identificados pelos gestores municipais e estaduais a partir de identidades culturais, econômicas e sociais, de redes de comunicação e de infraestrutura de transportes compartilhados do território".[11]

As regiões de saúde podem contemplar diferentes desenhos de acordo com sua formação:[12]

- Intramunicipal: dentro de um município de grande extensão.
- Intraestadual: formado por municípios de um mesmo estado.
- Interestadual: composto por municípios de estados diferentes.
- Fronteiriça: formado por municípios de um ou mais estados e de um ou mais países vizinhos.

Os principais instrumentos de planejamento da regionalização são: o Plano Diretor de Regionalização (PDR), o Plano Diretor de Investimento (PDI) e a Programação Pactuada e Integrada da Atenção em Saúde (PPI).[13]

Plano Diretor de Regionalização (PDR)

O Plano Diretor de Regionalização (PDR), elaborado pelas SES, deve ter a participação das Secretarias Municipais de Saúde, com vistas à territorialização, garantindo o acesso e a integração dos municípios nas regiões de saúde do Estado, de modo que a população tenha suas necessidades de saúde atendidas o mais próximo possível. Dessa forma, o PDR busca racionalizar os fluxos intermunicipais de usuários do SUS, estabelecendo, de forma clara, os municípios que receberão os usuários referenciados de outras localidades.[13]

Prevê-se que a proposta do PDR, apresentada pela SES, seja profundamente discutida, nos Colegiados de Gestão Regional (CGR)*, no Conselho Estadual de Saúde (CES) e nos Conselhos Municipais de Saúde (CMS). Cada gestor deve estar ciente e de acordo com o papel proposto para o seu município no PDR.[13]

---

*Introduzidos por meio do Pacto pela Saúde (2006), os Colegiados de Gestão Regional (CGR) se constituem um espaço de decisão através da identificação, definição de prioridades e de pactuação de soluções para a organização de uma rede regional de ações e serviços de atenção à saúde, integrada e resolutiva. Os CGR devem ser formados pelos gestores municipais de saúde do conjunto de municípios que integram uma região de saúde e por representantes do(s) gestor(es) estadual(ais), sendo as suas decisões sempre por consenso, pressupondo o envolvimento e comprometimento do conjunto de gestores com os compromissos pactuados.[14]

Plano Diretor de Investimento (PDI)

Como parte do PDR, o Plano Diretor de Investimento (PDI) deve expressar os recursos de investimento tripartite que visam à superação das desigualdades de acesso e a garantia de integralidade da atenção à saúde em consonância com o planejamento estadual e regional. Deve buscar ainda dimensionar as necessidades de investimentos a partir dos déficits de assistência identificados, de acordo com o nível de complexidade, conforme o PDR, no qual a assistência básica é de responsabilidade dos módulos de saúde, a de média complexidade é de abrangência regional e a de alta complexidade é de abrangência macrorregional e/ou estadual. Deve contemplar também as necessidades da área da vigilância em saúde.[11,12]

Programação Pactuada e Integrada da Atenção em Saúde (PPI)

A Programação Pactuada e Integrada da Atenção em Saúde (PPI) é um processo que visa a definir a programação das ações de saúde em cada território e nortear a alocação dos recursos financeiros para saúde a partir de critérios e parâmetros pactuados entre os gestores. Deve, ainda, explicitar os pactos de referência entre municípios, gerando a parcela de recursos destinados à própria população e à população referenciada.[11]

A elaboração da programação *pactuada* entre os gestores e *integrada* entre esferas de governo deve respeitar a autonomia de cada gestor. É de responsabilidade do estado coordenar todo o processo, definindo, primeiramente, as diretrizes, parâmetros e demais critérios de distribuição dos recursos. Essas definições deverão ser apresentadas e negociadas com os Cosems estaduais e aprovadas no CES. Cabe ao município elaborar sua própria programação e aprová-la no CMS. O Estado harmoniza e compatibiliza as programações municipais, garantindo o acesso dos usuários aos diversos níveis de complexidade da atenção e aprova os produtos finais nos CGR. Ressalta-se que todas as pactuações entre os gestores municipais devem estar coerentes com os conteúdos do PDR e demais instrumentos de planejamento.[13,14] A Tabela 1 resume as principais atribuições dos gestores do SUS, nas três esferas de governo, no tocante à formulação de políticas e planejamento.

No contexto da Odontologia, faz-se importante a elaboração de um planejamento no sentido de organizar os cuidados em saúde bucal. Cabe aqui ressaltar a importância dos gestores específicos na área de Saúde Bucal, também chamados de Coordenadores de Saúde Bucal, que têm como principais competências gerir os processos de atendimento odontológico e os recursos humanos envolvidos, além de gerenciar insumos e equipamentos. Tais competências são consideradas essenciais para a oferta de um serviço público odontológico de qualidade.[15]

O referido cargo, comumente, é preenchido por cirurgiões-dentistas. No entanto, a função exige conhecimentos na área de políticas de saúde, epidemiologia e gestão, sendo necessária uma prévia capacitação.

Estima-se que esses profissionais participem diretamente do planejamento em Saúde bucal, sendo que para o desenvolvimento deste devem ser considerados como base: as características epidemiológicas; a organização dos serviços; o modelo de atenção desenvolvido no município; além das diretrizes da Política de Saúde do Município.

O conhecimento de dados populacionais, socioeconômicos e culturais do território somado a informações gerais e específicas da

Tabela 1	Principais atribuições dos gestores do SUS nas três esferas de governo	
Federal	**Estadual**	**Municipal**
Identificação de problemas e definição de prioridades no âmbito nacional	Identificação de problemas e definição de prioridades no âmbito estadual	Identificação de problemas e definição de prioridades no âmbito municipal
Papel estratégico e normativo	Promoção da regionalização	Planejamento de ações e serviços necessários nos diversos campos
Manutenção da unicidade, respeitando a diversidade	Estímulo à programação integrada	Organização da oferta de ações e serviços públicos e contratação de privados (caso necessário)
Busca da equidade	Apoio e incentivo ao fortalecimento institucional das secretarias municipais de saúde	
Apoio e incentivo para o fortalecimento institucional e de práticas inovadoras de gestão estadual e municipal		
Planejamento e desenvolvimento de políticas estratégicas nos campos de tecnologias, insumos e recursos humanos		

Fonte: Machado, Lima e Baptista, 2011.[3]

área odontológica permite traçar um diagnóstico que servirá de subsídio para a construção de um planejamento voltado às necessidades da população em questão. Na ausência de dados epidemiológicos próprios do município, é possível utilizar os dados regionais e/ou estaduais dos levantamentos nacionais, como o SB Brasil 2010, além de levantamento de necessidades imediatas e avaliação de risco.[16]

O planejamento deve levar em conta o suprimento das necessidades reais da população, como a abertura de horários alternativos para atendimento da demanda inserida no mercado de trabalho; a resolutividade das unidades de saúde envolvidas; a disponibilidade de recurso; os protocolos de atuação; e a incorporação tecnológica. Vale destacar que nem todos os municípios estão aptos a oferecer serviços que necessitam de maior densidade tecnológica (média e alta complexidade). Sendo assim, o município deverá oferecê-los por meio da pactuação com outros municípios, através do referenciamento.[16]

É importante salientar ainda a importância do acompanhamento da população, podendo ser por meio de levantamentos epidemiológicos periódicos, a fim de avaliar a eficácia das medidas aplicadas e a identificação da necessidade de realização de ajustes ao longo do tempo.

FINANCIAMENTO

O financiamento dos Sistemas de Saúde vem apresentando comprometimento na maior parte dos países. Algumas razões para tal se referem às mudanças no perfil demográfico (envelhecimento da população associado à diminuição das taxas de natalidade); ao aumento da incidência de doenças crônicas – que absorvem muitos recursos por longos períodos de tempo; ao aumento da expectativa de vida; à frequente necessidade de incorporar novas tecnologias e medicamentos; além do custo associado à violência e à morte por causas externas, em alguns casos.[17]

Um grande consenso entre os gestores do SUS é a questão do subfinanciamento do sistema. Embora os problemas relacionados à gestão dos gastos sejam reconhecidos, o financiamento se encontra muito aquém do necessário, considerando a importância de serem colocados em prática os princípios da universalidade e integralidade.[18]

As dificuldades relacionadas ao financiamento do SUS remontam desde o seu surgimento. A Constituição Federal de 1988 incluiu milhões de pessoas na rede de proteção social com garantia de acesso aos serviços públicos de saúde. Embora tenha sido uma grande conquista para a população, no âmbito do financiamento representou um imenso desafio, uma vez que, até então, o acesso à saúde era restrito aos trabalhadores que contribuíam para a Previdência Social.[18]

A Constituição previu a participação da União, dos Estados, dos Municípios e do Distrito Federal no financiamento do SUS. No caso da União, ocorreria por recursos do Orçamento da Seguridade Social (OSS), que deveria contemplar a Saúde, Previdência e Assistência Social. Enquanto a regra de financiamento por parte da União não fosse estabelecida por lei complementar, a saúde absorveria 30% desse orçamento. Na prática, porém, esse repasse nunca se efetivou.[18]

Esse fato, na década de 1990, gerou uma crise no SUS, que impulsionou o Congresso Nacional, a partir de 1993, a elaborar propostas de vinculação de receitas ao setor

saúde. Tal empenho resultou, no ano 2000, na aprovação da Emenda Constitucional n. 29 (EC 29), determinando que os estados e Municípios investissem, minimamente, em ações e serviços públicos de Saúde, 12% e 15%, respectivamente, de suas receitas próprias. Em relação à União, ficou definida, provisoriamente, a correção do orçamento do Ministério da Saúde com base na variação nominal do Produto Interno Bruto (PIB), sendo que o modelo definitivo deveria ser estabelecido, posteriormente, por lei complementar.[18]

No entanto, até o ano de 2003, de um modo geral, os limites estabelecidos não foram respeitados, com investimentos abaixo do mínimo exigido. Essa falha foi atribuída a interpretações divergentes do conceito de ações e serviços públicos em Saúde.[18]

Somente no ano de 2012 – com a aprovação da Lei Complementar n. 141 – houve a regulamentação definitiva do art. 198 da Constituição Federal, que, entre outros, se refere ao financiamento do Sistema de Saúde. A referida lei estabeleceu, além do percentual de investimento em ações e serviços públicos de saúde para Estados, Municípios e Distrito Federal, os critérios de rateio desses recursos entre Estados e Municípios, a forma de fiscalização, avaliação e controle das despesas com saúde e as normas de cálculo da quantia a ser investida pela União.

Ficou instituído que a União deveria aplicar, em ações e serviços públicos de saúde, anualmente, o montante correspondente ao valor empenhado no exercício financeiro anterior, acrescido de, no mínimo, o percentual correspondente à variação nominal do PIB, sobrevinda ao ano anterior ao da lei orçamentária anual. No entanto, esse estabelecido ficou abaixo da expectativa, já que se esperava uma participação da União, em saúde, na ordem de 10% da receita corrente bruta, de acordo com o Projeto de Lei n. 127/2001, que tramitava no Senado e não fora aprovado em sua versão original. Vale ressaltar que em caso de variação negativa do PIB o valor não poderia ser reduzido.[18]

Em 2015, a aprovação da Emenda Constitucional n. 86 (EC 86), que tramitou por 15 anos no Congresso Nacional, trouxe um incentivo à saúde, uma vez que tal Emenda obriga o Executivo a liberar até 1,2% da receita corrente líquida do ano anterior para as emendas apresentadas por parlamentares, sendo que metade dessas emendas deve, obrigatoriamente, ser destinada a ações e serviços públicos de saúde, não sendo permitido, porém, o pagamento de pessoal ou de encargos sociais.[18]

Mais recentemente, em 2016 – com o objetivo de controlar e equilibrar as contas públicas –, foi promulgada a Emenda Constitucional n. 95 (EC 95), fruto da Proposta de Emenda Constitucional n. 241 (PEC 241/16), também conhecida como a PEC do Teto dos Gastos Públicos, que limita, por vinte anos, os gastos públicos. De acordo com a EC n. 95, a partir de 2018, as despesas federais só poderiam aumentar de acordo com a inflação acumulada, conforme o Índice Nacional de Preços ao Consumidor Amplo (IPCA). Essa EC representou prejuízo para a saúde, restringindo ainda mais os investimentos, em um contexto em que já existia um subfinanciamento por parte da União.[19]

Em relação aos mecanismos de financiamento, mudanças foram introduzidas através do Pacto pela Saúde e regulamentadas, posteriormente, pela Portaria n. 204, de 29 de janeiro de 2007, que definiu o financiamento e a transferência dos recursos federais para as ações e os serviços de saúde, na forma de blocos de financiamento, com o respectivo monitoramento e controle.[20] Ficaram estabelecidos os seguintes blocos de financiamento:

- Atenção Básica.
- Atenção de Média e Alta Complexidade Ambulatorial e Hospitalar.
- Vigilância em Saúde.
- Assistência Farmacêutica.
- Gestão do SUS.
- Investimentos na Rede de Serviços de Saúde.

Bloco da Atenção Básica

É constituído por dois componentes:

I. **Piso da Atenção Básica Fixo (PAB Fixo):** financia ações de Atenção Básica à Saúde, cujos recursos serão transferidos mensalmente, de forma regular e automática a todos os municípios brasileiros, sem exceção. Até 2019, o valor do repasse variava de R$ 23 a R$ 28 por habitante, dependendo das características socioeconômicas de cada município. A partir de 2020, o repasse de recursos aos municípios passou a considerar o número de usuários cadastrados nas Unidades de Saúde, bem como o desempenho das Equipes de Saúde, a partir de indicadores como qualidade do pré-natal, controle de diabetes, hipertensão e infecções sexualmente transmissíveis.[21]

II. **Piso da Atenção Básica Variável (PAB Variável):** é constituído por recursos financeiros destinados ao financiamento de Estratégias, realizadas no âmbito da atenção básica em saúde, tais como: Saúde da Família; Agentes Comunitários de Saúde; Saúde Bucal; Fator de Incentivo de Atenção Básica aos Povos Indígenas; Incentivo para a Atenção à Saúde no Sistema Penitenciário; Incentivo para a Atenção Integral à Saúde do Adolescente em conflito com a lei, em regime de internação e internação provisória; e outros que venham a ser instituídos por meio de ato normativo específico.[21]

No tocante à Odontologia, as Equipes de Saúde Bucal são financiadas de acordo com duas modalidades:

- **Modalidade I:** composta de um Cirurgião-Dentista (CD) e uma Auxiliar de Saúde Bucal (ASB);
- **Modalidade II:** composta de um Cirurgião-Dentista (CD), uma Auxiliar de Saúde Bucal (ASB) e um Técnico em Higiene dental (THD).

De modo recente, no intuito de ampliar a cobertura das Equipes de Saúde Bucal na Atenção Primária à Saúde; o acesso da população brasileira às ações de promoção, prevenção e recuperação da Saúde Bucal; a resolubilidade das ações básicas de Saúde Bucal, buscando a integralidade da assistência; e melhorar os índices epidemiológicos em Saúde Bucal da população brasileira, o Ministério da Saúde, por meio da Portaria n. 2.305, de 28 de agosto de 2020, ampliou os valores de incentivo de custeio destinado à Saúde Bucal, estabelecendo um aumento de 10% dos recursos pagos às Equipes de ambas as modalidades.[22]

Bloco da Atenção de Média e Alta Complexidade Ambulatorial e Hospitalar

Este bloco é constituído por dois componentes:

- Componente Limite Financeiro da Média e Alta Complexidade Ambulatorial e Hospitalar – MAC;
- Componente Fundo de Ações Estratégicas e Compensação (FAEC).

O Componente Limite Financeiro da Média e Alta Complexidade Ambulatorial e Hospitalar (MAC) dos Estados, do Distrito Federal e dos Municípios é destinado ao financiamento de ações de média e alta complexidade em saúde e de incentivos transferidos mensalmente.

No âmbito da Saúde Bucal, esse componente é o responsável pelo financiamento dos Centros de Especialidades Odontológicas (CEO). O valor do repasse fica condicionado ao tipo de CEO a ser implantado (CEO Tipo 1 – com três cadeiras; CEO Tipo 2 – com quatro a seis cadeiras; ou CEO Tipo 3 – com sete ou mais cadeiras).[23]

Já o Componente Fundo de Ações Estratégicas e Compensação (FAEC) promove o financiamento: dos procedimentos regulados pela Central Nacional de Regulação da Alta Complexidade (CNRAC); dos transplantes e procedimentos vinculados; das ações estratégicas ou emergenciais, de caráter temporário, e implementadas com prazo pré-definido; e dos novos procedimentos, não relacionados aos constantes da tabela vigente ou que não possuam parâmetros para permitir a definição de limite de financiamento, por um período de seis meses, com vistas a permitir a formação de série histórica necessária à sua agregação ao Componente Limite Financeiro da Atenção de Média e Alta Complexidade Ambulatorial e Hospitalar (MAC).[20]

Bloco da Vigilância em Saúde

Os recursos financeiros correspondentes às ações de Vigilância em Saúde comporão o Limite Financeiro de Vigilância em Saúde dos Estados, Municípios e do Distrito Federal e representam o agrupamento das ações da Vigilância Epidemiológica, Ambiental e Sanitária.[11,20]

O Limite Financeiro da Vigilância em Saúde é composto por dois componentes:

I. Vigilância Epidemiológica e Ambiental em Saúde.
II. Vigilância Sanitária em Saúde.

O bloco do financiamento da Vigilância em Saúde é composto, ainda, pelo sub-bloco Vigilância Epidemiológica, com recursos destinados às seguintes finalidades, através de repasses específicos: Fortalecimento da Gestão da Vigilância em Saúde em Estados e Municípios (VIGISUS II); Campanhas de Vacinação; e Incentivo do Programa DST/AIDS.[11,20]

Bloco da Assistência Farmacêutica

A Assistência Farmacêutica deve ser financiada pelas três esferas de gestão do SUS, devendo agregar a aquisição de medicamentos e insumos e a organização das ações de assistência farmacêutica necessárias, de acordo com a organização de serviços de saúde. O Bloco de financiamento da Assistência Farmacêutica se organiza em três componentes: Básico, Estratégico e Medicamentos de Dispensação Excepcional.[11,20]

Bloco de Gestão do SUS

O financiamento para a gestão destina-se ao custeio de ações específicas relacionadas com a organização dos serviços de saúde, acesso da população e aplicação dos recursos financeiros do SUS. O financiamento deve apoiar iniciativas de fortalecimento da gestão, sendo composto pelos seguintes sub-blocos: Regulação, Controle, Avaliação e Auditoria; Planejamento e Orçamento; Programação; Regionalização; Participação e Controle Social; Gestão do Trabalho; Educação em Saúde; Incentivo à Implementação de Políticas Específicas.[11,20]

Bloco de Investimentos na Rede de Serviços de Saúde

Os recursos financeiros de investimento devem ser alocados com vistas à superação das desigualdades de acesso e à garantia da integralidade da atenção à saúde. Os investimentos deverão priorizar a recuperação, a readequação e a expansão da rede física de saúde e a constituição dos espaços de regulação.

Vale ressaltar que esse bloco foi instituído posteriormente ao lançamento do Pacto pela saúde, através da Portaria n. 837, de 23 de abril de 2009.[11,20]

Modalidades de repasses federais

Os repasses são executados pelo Ministério da Saúde através do Fundo Nacional de Saúde, após aprovação do orçamento pelo Congresso Nacional e sanção da Presidência da República.[18]

O Fundo Nacional de Saúde recebe da Receita Federal a parte dos impostos e contribuições que é destinada à Saúde e transfere, automaticamente, aos Estados e Municípios da seguinte forma:

- Transferência fundo a fundo – para os Fundos Estaduais e Municipais de Saúde.
- Por meio da celebração de convênios ou outros instrumentos jurídicos similares – para estados, municípios e estabelecimentos de Saúde.
- Pagamento, por prestação de serviços, a estabelecimentos de Saúde.

As distintas formas de transferências expressam a descentralização, tanto dos recursos quanto da execução das ações no SUS, possibilitando condições para a oferta de serviços em regiões carentes e para a inclusão de toda a população no Sistema.[17]

No intuito de possibilitar o acompanhamento das receitas e despesas em saúde, o Ministério da Saúde, em 1999, instituiu o Siops. Esse instrumento permite analisar, nas três esferas de governo: o percentual de recursos aplicados em saúde, de acordo com a EC 29; a receita de impostos e transferências constitucionais e legais (total e por habitante); as transferências do Ministério da Saúde (totais e por habitante); o detalhamento das despesas com ações e serviços de saúde (de pessoal, serviços de terceiros e medicamentos, entre outros).[24]

Os dados declarados pelos entes federados são coletados, armazenados e processados, gerando informações sobre receitas totais e gastos com ações e serviços públicos de saúde das três esferas do governo: federal, estadual e municipal. Os dados informados são organizados e disponibilizados na internet, no endereço siops.datasus.gov.br, sob a forma de diversos tipos de consultas e relatórios.[25]

É possível observar, em suma, na **Tabela 2**, as principais atribuições dos gestores do SUS, nas três esferas de governo, referentes ao financiamento.

REGULAÇÃO, COORDENAÇÃO, CONTROLE E AVALIAÇÃO

A importância da regulação no setor de saúde vem da necessidade de garantir efetividade às políticas adotadas. Em se tratando do SUS, a regulação representa algo ainda mais desafiador, considerando a complexidade do seu processo de implementação.[26]

Além de controlar o cumprimento das leis para a proteção dos indivíduos e das

Tabela 2	Principais atribuições dos gestores do SUS	
Federal	**Estadual**	**Municipal**
Garantia de recursos estáveis e suficientes para o setor saúde	Definição de prioridades estaduais	Garantia de aplicação de recursos próprios
Peso importante dos recursos federais	Garantia de alocação de recursos próprios	Critérios claros de aplicação de recursos federais, estaduais e municipais
Papel redistributivo	Definição de critérios claros de alocação de recursos federais e estaduais entre áreas da política e entre municípios	Realização de investimentos no âmbito municipal
Definição de prioridades nacionais e critérios de investimentos e alocação entre áreas da política e entre regiões/estados	Realização de investimentos para redução de desigualdades	
Realização de investimentos para redução de desigualdades		
Busca da equidade na alocação de recursos		

Fonte: Machado, Lima e Baptista, 2011.[3]

comunidades carentes, no sentido de inibir fraudes, a regulação desempenha papel no controle da qualidade dos serviços, com o intuito de garantir padrões mínimos.[26]

Encontra-se, portanto, articulada e integrada às ações de fiscalização, controle, avaliação e auditoria nos diversos níveis de complexidade da assistência dentro de uma rede hierarquicamente organizada. Atua no sentido de garantir o acesso dos usuários aos serviços de saúde, sobre a oferta deles, além de estabelecer a conformação dessa oferta às necessidades identificadas. Promove, assim, a equidade do acesso e garante a integralidade da assistência de forma universal e ordenada, segundo os princípios do SUS. Dessa forma, é possível afirmar que a regulação se constitui em um instrumento de gestão pública imprescindível para garantir maior efetividade das ações desenvolvidas pelos sistemas de saúde.[27]

Envolve, ainda, o estabelecimento de pactos e regras de referenciamentos intramunicipais, intraestaduais e/ou interestaduais, com mecanismos de financiamento das ações por meio da PPI e do PDI, com o intuito de adequar a oferta de serviços à demanda, considerando as necessidades, a capacidade física instalada e a densidade tecnológica dos estabelecimentos de saúde.[26]

As ações norteadoras do processo regulatório para a assistência à saúde no SUS surgiram, com mais evidência, a partir da publicação, pelo Ministério da Saúde, da Norma Operacional da Assistência à Saúde (NOAS), em 2001, e tiveram continuidade com a divulgação do Pacto pela Saúde, em 2006.[26]

Ainda com o intuito de aperfeiçoar o processo regulatório, foi instituída, em 2008, a Política Nacional de Regulação do SUS, através da Portaria n. 1.559/08, que estabeleceu distinções para os diversos níveis da regulação em saúde, organizadas em três dimensões de atuação: regulação de sistemas de saúde, regulação da atenção à saúde, regulação do acesso à assistência.[26,27]

Regulação de Sistemas de Saúde

A regulação de sistemas de saúde leva em conta os princípios e diretrizes do SUS. Corresponde a macrodiretrizes, visando à regulação da atenção à saúde, abrangendo ações de monitoramento, controle, avaliação, auditoria e vigilância desses sistemas. Suporta ações de regulação do gestor federal em relação a estados, municípios e setor privado não vinculado ao SUS; do gestor estadual em relação a municípios e prestadores; e do gestor municipal em relação aos prestadores; além da autorregulação de cada um dos gestores.[26]

Regulação da Atenção à Saúde

No que diz respeito à regulação da atenção à saúde, seu objetivo é produzir ações diretas e finais de atenção à saúde. Consiste em organizar estruturas, tecnologias e ações – dirigidas aos prestadores de serviços de saúde, públicos e privados – desempenhadas pelas secretarias estaduais e municipais de Saúde, de acordo com a pactuação estabelecida no TCG do Pacto pela Saúde. Dentre as ações, é possível destacar a contratação, a regulação assistencial, o controle assistencial, a avaliação da atenção à saúde, a auditoria assistencial e as regulamentações da vigilância epidemiológica e sanitária.[26]

Regulação do acesso à assistência

Já a regulação do acesso à assistência envolve a atuação nas referências intramunicipais e intermunicipais e na regulação sobre os prestadores de serviços de saúde, com o objetivo de disponibilizar a melhor alternativa assistencial de modo ágil, oportuno e adequado às necessidades dos usuários. É definida pelo complexo regulador e suas unidades operacionais, envolvendo a regulação médica e desempenhando autoridade sanitária com o intuito de garantir o acesso com base em protocolos, classificação de risco e demais critérios de priorização. O papel dos complexos reguladores consiste na articulação e na integração de centrais de atenção pré-hospitalar e urgências, centrais de internação, centrais de consultas e serviços de apoio diagnóstico e terapêutico, implantadas sob a orientação de protocolos clínicos e linhas de cuidado previamente definidos.[26]

Cabe ressaltar que a regulação do acesso à assistência não consiste apenas em gerenciar o número de vagas disponibilizadas pelos serviços de referências que dão suporte à Atenção Básica. Deve representar, também, um espaço de diálogo entre os profissionais que compõe os diferentes pontos da rede, adotando a educação permanente como ferramenta central para problematização dos processos de trabalho, buscando integrar os diferentes níveis de atenção, otimizar a aplicação dos recursos do SUS e corresponsabilizar as equipes pelo trânsito dos usuários na rede. O objetivo é que as equipes de Atenção Básica realizem o encaminhamento para as referências e acompanhem o processo de atendimento no nível especializado, retomando o acompanhamento desse usuário após o término desse tratamento e estabelecendo a longitudinalidade do cuidado.[16]

A regulação, portanto, abrange processos complexos, além do uso de vários instrumentos que procuram garantir os objetivos sociais dos serviços e ações de saúde. Dentre os instrumentos e mecanismos de regulação assistencial, destacam-se:[28]

- Processo de Diagnóstico Prévio das Necessidades de Saúde da População e de Planejamento/Programação.
- Regionalização.
- Cadastro Nacional dos Estabelecimentos de Saúde (CNES).
- Complexos Reguladores.
- Protocolos Clínicos.
- Indicadores e Parâmetros Assistenciais.
- Cartão Nacional de Saúde.
- Programação Pactuada e Integrada da Assistência.

De modo geral, enquanto o Ministério da Saúde desempenha seu papel de regulação especialmente sobre os sistemas estaduais e municipais, através de normas e portarias vinculadas ao financiamento, cada vez mais os municípios se encarregam da regulação sobre prestadores. Fica a encargo dos estados coordenarem os processos de regionalização e a distribuição dos recursos financeiros federais para os municípios; regular e articular os sistemas municipais; implantar estratégias de regulação da atenção; apoiar a articulação intermunicipal, bem como o fortalecimento institucional dos municípios; além de avaliar o desempenho dos sistemas municipais nas diversas áreas. Aos municípios cabem coordenar o sistema em sua esfera; organizar as portas de entrada do sistema; estabelecer fluxos de referência, articulando com outros municípios; integrar as redes de serviço; e regular e avaliar os prestadores públicos e privados que atuam em seu território.[3]

O papel de regulação do acesso à assistência, na área de Saúde Bucal, refere-se à organização da demanda, para que possam ser supridas as necessidades da população, de forma integral.

As Unidades Básicas de Saúde (UBS) e as Unidades de Saúde da Família (USF) devem estar prontas para atender às necessidades individuais e coletivas, identificando os casos prioritários, especialmente os que representam um sofrimento maior do usuário.[16]

Embora o cuidado longitudinal e o tratamento concluído sejam importantes e preferenciais, os primeiros atendimentos, nos casos de "urgência odontológica", devem ser realizados. Dessa forma, torna-se fundamental a identificação das necessidades, que auxiliará o processo de acolhimento do usuário, norteando a oferta de cuidado, além do tempo em que isso deve ocorrer. Acolher e identificar as necessidades permite ampliar e qualificar o acesso aos serviços de Atenção Básica em saúde bucal, fortalecendo a organização do processo de trabalho. Nesse sentido, sugere-se o estabelecimento de fluxos de acesso, dentro do contexto da Atenção Básica, envolvendo: a integração dos setores e o trabalho em equipe, a identificação das necessidades, a resolutividade na Atenção Básica, além da referência aos demais níveis de complexidade da atenção.[16] A Figura 1 apresenta um exemplo de fluxo de acesso na Atenção Básica.

É importante que o processo de trabalho dos CEO seja monitorado pelo coordenador de Saúde Bucal, comtemplando os seguintes aspectos:[16]

- Monitorar o número de usuários na fila de espera de encaminhamentos registrados no serviço de regulação. Essa prática permite ao gestor dimensionar a capacidade de absorção da demanda e readequar o número de horas disponibilizadas por especialidade para atendimento.
- Monitorar o tempo médio de espera entre o encaminhamento e o início do atendimento no CEO. Essa informação contribui para organização do serviço, além de informar às UBS/USF a previsão de atendimento para cada especialidade.

Por fim, uma síntese das atribuições referentes a regulação, coordenação, controle e avaliação, nas três esferas de governo, pode ser observada na Tabela 3.

EXECUÇÃO DIRETA DE SERVIÇOS

Na década de 1990 foi possível observar uma transferência progressiva de responsabilidades pela execução direta de ações e serviços de saúde para os estados e, de forma mais intensa, para os municípios, no âmbito da assistência, da vigilância epidemiológica e da vigilância sanitária. Grande parte dos municípios recebeu unidades de saúde de outras esferas, expandiu o quadro de funcionários e da rede de serviços próprios. Atualmente, o gestor federal é executor direto de serviços em situações excepcionais (hospitais universitários e alguns hospitais federais localizados nos seguintes municípios: Rio de Janeiro, Porto Alegre, Brasília e Belém).[3] A Tabela 4 apresenta o resumo das atribuições, no tocante à execução direta de serviços, dos três entes federados.

GESTÃO PARTICIPATIVA E CONTROLE SOCIAL

A gestão estratégica e participativa no SUS pode ser definida como um conjunto de atividades no sentido de aprimorar a gestão do SUS, buscando maior eficácia, eficiência e efetividade.[29,30]

Com o intuito de apoiar o processo de gestão participativa e controle social, o Ministério da Saúde, por intermédio da Secretaria de Gestão Estratégica e Participativa (SGEP), lançou a Política Nacional de Gestão Estratégica e Participativa do SUS, conhecida como ParticipaSUS, divulgada por meio da Portaria n. 3.027 de 26 de novembro de 2007.[31]

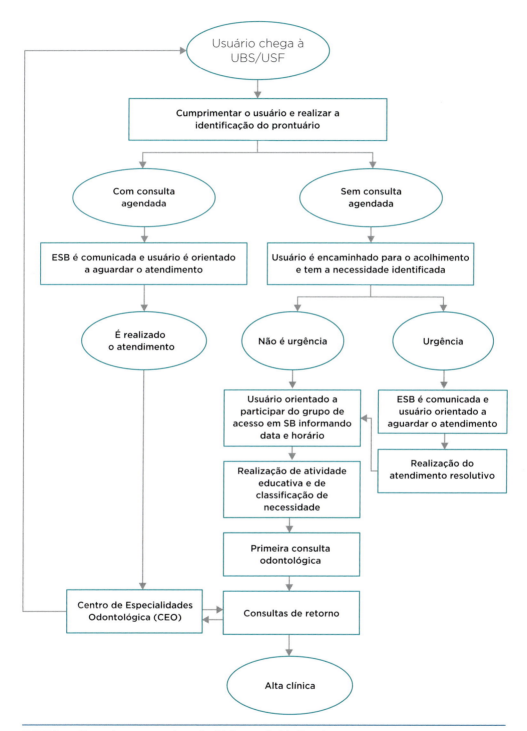

FIGURA 1 Fluxo de acesso na Atenção Básica em Saúde Bucal.
Fonte: A Saúde bucal no Sistema Único de Saúde.[16]

Tabela 3 — Atribuições: regulação, coordenação, controle e avaliação

Federal	Estadual	Municipal
Regulação de sistemas estaduais	Regulação de sistemas municipais	Organização das portas de entrada do sistema
Coordenação de redes de referência de caráter interestadual/nacional	Coordenação de redes de referência de caráter intermunicipal	Estabelecimento de fluxos de referência
Apoio à articulação interestadual	Apoio à articulação intermunicipal	Integração da rede de serviços
Regulação da incorporação e uso de tecnologias em saúde	Coordenação da PPI no estado	Articulação com outros municípios para referências
Normas de regulação sanitária no plano nacional	Implantação de mecanismos de regulação da assistência (p. ex., centrais, protocolos)	Regulação e avaliação dos prestadores públicos e privados
Regulação de mercados em saúde (planos privados, insumos)	Regulação sanitária (nos casos pertinentes)	Regulação sanitária (nos casos pertinentes)
Regulação das políticas de recursos humanos em saúde	Avaliação dos resultados das políticas estaduais	Avaliação dos resultados das políticas municipais
Coordenação dos sistemas nacionais de informações em saúde	Avaliação do desempenho dos sistemas municipais	
Avaliação dos resultados das políticas nacionais e do desempenho dos sistemas estaduais		

Fonte: Machado, Lima e Baptista, 2011.[3]

Tabela 4 — Atribuições: execução direta de serviços

Federal	Estadual	Municipal
Em caráter de exceção	Em caráter de exceção	Peso importante na execução de ações/prestação direta de serviços assistenciais, de vigilância epidemiológica e sanitária
Em áreas/ações estratégicas	Em áreas estratégicas: serviços assistenciais de referência estadual/regional, ações de maior complexidade de vigilância epidemiológica ou sanitária	Gerência de unidades de saúde
	Em situações de carência de serviços e de omissão do gestor municipal	Contratação, administração e capacitação de profissionais de saúde

Fonte: Machado, Lima e Baptista, 2011.[3]

A Política Nacional de Gestão Estratégica e Participativa no SUS abrange os seguintes componentes: Gestão Participativa e Controle Social no SUS; Monitoramento e Avaliação da Gestão do SUS; Ouvidoria do SUS; e Auditoria do SUS. Com base nesses componentes, a Secretaria de Gestão Estratégica e Participativa, que representa mais um esforço no sentido de aperfeiçoar e desenvolver processos participativos, criou quatro departamentos, sendo cada um responsável, respectivamente, pelos componentes acima descritos: Departamento de Apoio à Gestão Participativa; Departamento de Monitoramento e Avaliação da Gestão do SUS; Departamento de Ouvidoria-Geral do SUS; Departamento Nacional de Auditoria do SUS.[32]

Dentre as diretrizes da Política Nacional de Gestão Estratégica e Participativa no SUS é possível destacar:[29,30]

- A valorização dos diferentes mecanismos de participação popular e de controle social nos processos de gestão do SUS.
- A integração e a interação das ações de auditoria, ouvidoria, monitoramento e avaliação com o controle social.
- A ampliação dos espaços de ausculta da sociedade em relação ao SUS.
- A articulação com as demais áreas do Ministério da Saúde na implantação de mecanismos de avaliação continuada da eficácia e efetividade da gestão do SUS.
- A articulação das ações referentes à gestão estratégica e participativa desenvolvidas pelo Ministério da Saúde, com os diversos setores, governamentais e não governamentais.
- O fortalecimento das formas coletivas de participação e de solução de demandas.

A gestão participativa envolve práticas e mecanismos que podem ser agrupados nos seguintes tipos, de acordo com as instituições, atores e segmentos sociais envolvidos:[29]

- **Mecanismos institucionalizados de controle social:** representados pelos conselhos de saúde e pelas conferências de saúde, envolvendo o governo, os trabalhadores da saúde e a sociedade civil organizada, nas três esferas de governo.
- **Processos participativos de gestão:** estruturação de mesas de negociação a partir da integração de diferentes instituições e órgãos do SUS, nas três esferas de governo, tais como conselhos gestores/conselhos de gestão participativa, direção colegiada, câmaras setoriais, comitês técnicos, grupos de trabalho, polos de educação permanente em saúde, além de setoriais de saúde dos movimentos sociais, entre outros.
- **Instâncias de pactuação entre gestores:** representadas pelas Comissões Intergestores Bipartites (CIB), envolvendo representantes das secretarias estaduais e municipais de saúde, e a Comissão Intergestores Tripartite (CIT), que conta com representantes do Ministério da Saúde, além dos representantes das secretarias estaduais e municipais de saúde, constituindo espaços de ações compartilhadas, estratégicas e operacionais da gestão do SUS.
- **Mecanismos de mobilização social:** representam dispositivos para a articulação de movimentos populares na luta pelo SUS e o direito à saúde, ampliando espaços públicos (coletivos) de participação e interlocução entre trabalhadores de saúde, gestores e movimentos populares.
- **Processos de educação popular em saúde:** desenvolvidos através de diálogo

permanente com movimentos populares, entidades formadoras e grupos sociais no sentido de fortalecer e ampliar a participação social no SUS.

- **Reconstrução do significado da educação em saúde:** desenvolvido nas escolas, nas universidades e nos serviços de saúde, fortalecendo o protagonismo na produção de saúde e na formação de cidadãos em defesa do SUS.
- **Ações articuladas entre diferentes setores de governo e a sociedade civil (intersetorialidade):** caracterizando o compartilhamento de decisões entre instituições governamentais e da sociedade civil, que atuam na produção social da saúde.

Os Conselhos de Saúde e as Conferências de Saúde correspondem aos principais espaços para a prática da participação e do controle social na implantação e implementação das políticas de saúde, nas três esferas de governo. Por serem mecanismos essencialmente democráticos, permitem que a sociedade se organize de forma a efetivar a proteção da saúde como direito de todos e dever do Estado. Sua ampla atuação e variedade de competências estimula sua criação, fazendo com que todos os municípios brasileiros disponham de um Conselho de Saúde.[33]

Monitoramento e avaliação da gestão do SUS

Monitoramento representa uma importante ferramenta, que permite observação, medição e avaliação contínua de um processo ou fenômeno. Consiste em um processo sistemático e contínuo de acompanhamento dos indicadores de saúde e da execução das políticas, ações e serviços realizados na área, visando a obter informações em tempo oportuno para subsidiar a tomada de decisão, bem como a identificação, solução e redução de problemas e o realinhamento de medidas e condutas aplicadas.[29]

Auditoria do SUS

A auditoria consiste em um conjunto de técnicas que possibilita avaliar a gestão pública, de forma preventiva e operacional, referente à aplicação dos recursos, aos processos, das atividades, ao desempenho e aos resultados mediante o confronto entre uma situação encontrada e um determinado critério técnico, operacional ou legal. A auditoria, como instrumento de gestão fortalece o SUS, contribuindo para: a alocação e utilização adequada dos recursos, a garantia do acesso e a qualidade da atenção à saúde oferecida aos cidadãos.[29]

O Departamento Nacional de Auditoria do SUS (DENASUS) – órgão central do Sistema Nacional de Auditoria (SNA) – caracteriza-se como uma importante assessoria de controle interno no âmbito do SUS. A partir de mudanças conceituais, normativas e operacionais, em consonância com seus princípios e diretrizes, que altera a lógica da produção/faturamento para a lógica da atenção aos usuários e em defesa da vida, incorpora a preocupação com o acompanhamento das ações e análise dos resultados.[16]

Cabe ao DENASUS, além da realização de auditorias, fortalecer os componentes estaduais e municipais do SNA do SUS, visando a unificar os processos e práticas de trabalho para os três entes federativos, bem como contribuir para o aperfeiçoamento organizacional, normativo e de recursos humanos dos órgãos que compõem o SNA.[16]

Isso ocorre por meio de mecanismos que buscam promover maior interação e troca de informações entre seus componentes, possibilitando um diagnóstico mais preciso das necessidades de desenvolvimento e ações de capacitação de recursos humanos para o bom desempenho das responsabilidades em cada nível de gestão. O SNA deve atuar, ainda, sob orientação dos resultados do monitoramento implementado pelas áreas diretamente envolvidas no atendimento às necessidades dos usuários, pelos indicadores de avaliação, pelos pontos relevantes e fatores de riscos evidenciados por auditorias anteriores, pelas prioridades governamentais e pelas demandas originadas dos conselhos de saúde, movimentos sociais, da população e de outros órgãos de controle, retroalimentando a gestão do SUS.[16]

SAÚDE SUPLEMENTAR

O desenvolvimento do setor de saúde suplementar brasileiro se deu paralelamente ao desenvolvimento do mercado de trabalho formal, sobretudo através das grandes empresas. A partir da publicação do Código de Defesa do Consumidor, sancionado pela Lei n. 8.078/1990, foram traçadas as primeiras diretrizes sobre a regulação dos planos de saúde no Brasil.[34]

A Lei n. 9.656/98, que dispõe sobre os planos e seguros privados de assistência à saúde e estabelece os principais marcos da regulação da saúde suplementar, definindo relações entre operadoras, produtos e seus beneficiários.[35] Durante o período que antecedeu a publicação dessa Lei, os conflitos entre pacientes e operadoras ou planos de saúde eram resolvidos por meio do Código de Defesa do Consumidor e aos Procons estaduais e municipais.[36]

Os planos de saúde após a publicação da Lei 9.656[37] passaram a assegurar importantes garantias legais, tais como cobertura dos procedimentos em saúde, de forma a inserir todas as patologias da Classificação Internacional de Doenças (CID-10); regras para os atendimentos de urgência e emergência; garantia de acesso ao sistema suplementar a portadores de doenças ou lesões preexistentes; garantias para os beneficiários em caso de demissão ou aposentadoria e estabelecimento de parâmetros voltados para a sustentabilidade financeira das operadoras, através de reservas e provisões financeiras.

A regulamentação da saúde suplementar permitiu aumento expressivo na quantidade de beneficiários por operadoras de serviços exclusivamente odontológicos, de 252% na modalidade Odontologia de grupo (planos odontológicos que são geridos por uma sociedade) e de 205% na modalidade cooperativa odontológica (comercializa ou opera planos essencialmente odontológicos, sem fins lucrativos).[38]

No setor público, destacam-se movimentos de valorização da saúde bucal com a incorporação dos cirurgiões-dentistas na Estratégia de Saúde da Família, através da Portaria 1.444/00, de 28 de dezembro de 2000, e a Política Nacional de Saúde Bucal, publicada em 2004, que traz como eixo a reorientação do modelo assistencial com base nas linhas do cuidado em todos os níveis de atenção. O impacto dessas políticas públicas se evidencia na expansão do número de equipes de saúde bucal no Programa de Saúde da Família, na ampliação do acesso aos serviços especializados e no maior aporte de recursos federais para a área odontológica.[39]

A ANS apresenta como prioridade de intervenção o desenvolvimento do Programa de Qualificação da Saúde Suplementar que se divide em dois itens: 1. Avaliação de Desempenho das Operadoras, ou Qualificação das Operadoras; 2. Avaliação de Desempenho da ANS, ou Qualificação Institucional.[40]

A avaliação da qualidade do desempenho das operadoras engloba quatro dimensões: estrutura e operação; atenção à saúde; econômico-financeira; e satisfação dos beneficiários. Já a avaliação da qualidade do desempenho do órgão regulador é centrada em quatro eixos: qualidade em atenção à saúde; garantia de acesso; sustentabilidade no mercado; e gestão de processos e regulação.[40]

Entretanto, desde outubro de 2016 somente dois indicadores vêm sendo acompanhados pela ANS, que sinalizam parcialmente essa realidade e apresentam as mudanças que precisam ser feitas. Um desses indicador é a razão de consultas com especialista/generalista. No caso de se tratar de um idoso, essa relação desorganiza o cuidado oferecido ao idoso atendido na saúde suplementar. À medida que o indivíduo envelhece, nota-se a necessidade de o cuidado ser centrado, hierarquizado e conduzido por um generalista (médico de família, clínico geral ou geriatra). Outro indicador é a frequência de emergências, um dos primeiros a sofrer alteração quando se institui uma organização adequada do sistema de saúde.[41]

O rol de procedimentos e eventos em saúde suplementar foi atualizado por meio da resolução normativa – RN n. 428,[42] em 2017, que constitui a referência básica para cobertura assistencial mínima nos planos privados de assistência à saúde, contratados a partir de 1º de janeiro de 1999. O art. 4º versa sobre a atenção à saúde na saúde suplementar e determina os princípios a serem seguidos: I – atenção multiprofissional; II – integralidade das ações respeitando a segmentação contratada; III – incorporação de ações de promoção da saúde e prevenção de riscos e doenças, bem como de estímulo ao parto normal; IV – uso da epidemiologia para monitoramento da qualidade das ações e gestão em saúde; e V – adoção de medidas que evitem a estigmatização e a institucionalização dos portadores de transtornos mentais, visando ao aumento de sua autonomia.

Ainda em seu parágrafo único, estabelece que os cuidados devem realizados em todos os níveis de complexidade da atenção, respeitando-se as segmentações contratadas, visando à promoção da saúde, à prevenção de riscos e doenças, ao diagnóstico, ao tratamento, à recuperação e à reabilitação.

A melhoria das condições da saúde bucal da população depende do fortalecimento de políticas públicas reguladoras que busquem a qualidade e a integralidade da atenção tanto no âmbito público como no privado. Ademais, a saúde suplementar deve centrar suas necessidades no modelo de atenção pautado nas informações sobre os beneficiários, e não apenas na lógica da oferta e demanda de procedimentos.

GESTÃO E MARKETING NO CONSULTÓRIO ODONTOLÓGICO PRIVADO

A maioria dos cirurgiões-dentistas (CD) registrados nos Conselhos Regionais de Odontologia atua em consultório privado. Essa atuação pode ser em consultório próprio ou por meio de parcerias, onde a remuneração financeira pode ser realizada de várias formas, tais como percentual da produção, valores fixos por procedimento, diárias, salários predefinidos, ou ainda outras formas pré-acordadas.

Independentemente da forma de atuação, por ser uma profissão que tem a necessidade diária de relacionamento interpessoal, seja com o paciente, com a equipe auxiliar, ou com fornecedores, há a necessidade de o CD desenvolver uma série habilidades na área de gestão[43] e marketing, que não são apresentadas de forma direta, como disciplinas, durante a graduação ou pós-graduação, tornando muitas vezes o profissional da área com poucas habilidades para resolver de forma eficaz problemas além da sala clínica.

Ao se inserir no mercado de trabalho, seja abrindo seu consultório ou atuando como autônomo, o CD é introduzido em um mundo administrativo complexo e dinâmico, sem estar preparado, e acaba descobrindo na prática que apenas as habilidades técnicas especializadas da Odontologia não são suficientes para torná-lo um profissional de "sucesso". É preciso administrar sua carreira e/ou seu consultório como se fosse uma empresa/negócio.

Na sequência, serão apresentados conceitos que têm por objetivo ajudar a desenvolver um *mindset* voltado para o lado empresarial da Odontologia, gerando valorização profissional, qualidade de vida, e a entrega dos melhores resultados para os pacientes, sempre seguindo os princípios éticos.

EMPREENDEDORISMO NA ODONTOLOGIA

Ainda não há um consenso sobre a definição de empreendedorismo; entretanto, empreender é: "resolver problemas de uma forma inovadora capaz de gerar valor*", então ser empreendedor é diferente de ser empresário em diversos aspectos, já que o empresário é um gestor, um profissional capaz de liderar equipes e organizar uma empresa com o objetivo de torná-la lucrativa, não sendo obrigatório ter habilidades para o desenvolvimento de soluções criativas e inovadoras, como o empreendedor.

A organização da clínica privada deve envolver o empreendedorismo, gestão e marketing, como descrito abaixo.

- **Empreendedorismo:** é a capacidade criativa que o CD deve ter a fim de desenvolver soluções para os problemas existentes no consultório e gerar valor para atrair e fidelizar seus pacientes.
- **Gestão:** habilidades para gerenciar seus recursos humanos e financeiros a fim de manter o consultório organizado e produtivo.
- **Marketing:** conjunto de atividades que tem como objetivo apresentar para os potenciais pacientes as qualidades do profissional e sua equipe, por meio de relacionamento digital ou presencial, para fidelizar e captar novos pacientes.

Dessa forma, adotando um conceito simplista, dizer que as habilidades empreendedoras são as necessárias para manter os profissionais atualizados e inseridos no mercado, as habilidades gerenciais são necessárias para que o consultório esteja totalmente preparado para receber os pacientes e executar o melhor tratamento, e o marketing é como será mostrado ao público que o profissional está pronto para recebê-lo, proporcionando o desejo de ir ao consultório, ser tratado e continuar sendo paciente.

CIRURGIÃO-DENTISTA GESTOR

O consultório deve ser tratado como uma empresa, o CD se torna a figura central nessa estrutura organizacional, tendo muitas vezes que exercer funções de gestor de recursos humanos e de financeiro, além de suas funções específicas. Mesmo nos casos de consultórios e clínicas que têm pessoal preparado para exercer essas funções, o CD não deve abrir

---

Preço e *valor* não são sinônimos. Preço é uma quantidade em dinheiro, valor é a qualidade percebida, então preço é o que o paciente paga, valor é o que ele leva.

mão de sua função de líder e ser o principal responsável por gerenciar as ações que devem ser seguidas por sua equipe.

Dentro de toda empresa, inclusive no consultório odontológico, existem três níveis de ações **(Figura 2)**:[44]

- **Nível operacional:** é a base da pirâmide. Nesse nível está qualquer funcionário sem atuação em área de gestão ou liderança. Pode-se dizer que são as pessoas que operam alguma atividade técnica, como o ASB/TSB, o recepcionista, serviços gerais e o CD que realiza apenas atendimento.
- **Nível tático:** líderes e gerentes fazem parte desse nível. Sua função é transformar a estratégia em ação, os integrantes desse nível vão orientar os integrantes do nível operacional para executarem suas funções.
- **Nível estratégico:** o topo da pirâmide. Normalmente em um consultório odontológico o CD proprietário assume essa função.

Não é obrigatório, mas é importante que o profissional possa atuar no nível estratégico, haja uma prévia atuação nos demais níveis da pirâmide. Outro ponto é ter uma visão sistêmica bem apurada do funcionamento do consultório. O entendimento do todo facilita a tomada de decisões e escolhas bem-feitas são importantes para o sucesso da empresa.[45]

O planejamento estratégico do consultório é uma ferramenta extremamente importante que ajuda o CD a se posicionar no nível estratégico como gestor, organizando e guiando a equipe nos níveis tático e operacional. Esse planejamento envolve a elaboração de missão, visão e valores, o que irá estabelecer a identidade e o propósito de seu consultório, servindo como bússola para todos os integrantes de sua equipe.[44]

Missão é a razão da existência do seu consultório, o motivo pelo qual ele foi criado, em síntese, a missão é o DNA do seu consultório odontológico.

Visão é uma projeção para o futuro, onde se pretende chegar com o consultório, ou seja: "Onde estamos e para onde iremos?".

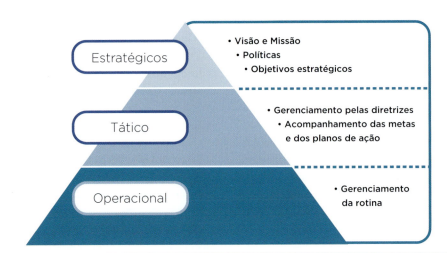

FIGURA 2 Modelo de pirâmide demonstrando os três níveis estratégicos existentes dentro de um consultório.

A visão deve facilitar as respostas para as seguintes perguntas:

- O que o consultório quer se tornar?
- Aonde queremos chegar?
- Em que direção devemos apontar os esforços dos líderes e colaboradores?
- Para onde os recursos investidos estão levando o consultório?
- O que estou ajudando a construir?

Valores são os princípios que orientam todas as atitudes e decisões tomadas por sua equipe e seu consultório.

Dentro da tríade "Missão, Visão e Valores" cada unidade tem uma característica distinta, porém elas completam-se e tornam-se uma grande ferramenta que irá impulsionar seu consultório para o sucesso. Não basta apenas definir muito bem essas três características, é muito importante que elas sejam executadas.

GESTÃO DE PESSOAS

O CD Gestor deve ter postura, comportar-se como o líder, e influenciar de forma positiva o sucesso da organização. A missão, visão e valores bem definidos ajudarão o CD Gestor a exercer sua função de liderança. Liderar pessoas é a arte de educar,[44] mas apenas saber o conceito de liderança não o tornará um exemplo de líder.

Como o CD pode atuar como líder de sua equipe de forma adequada, deverá seguir alguns princípios, que são chamados de habilidades de liderança:

- **Estabelecer objetivos:** sua equipe realizará mais e com mais qualidade quando tem objetivos claros. Por exemplo: necessidade de captar 4 pacientes novos por dia; organizar as gavetas do consultório 2

vezes no mês; limpar os banheiros a cada duas horas.
- **Pensar de forma sistemática:** o líder não deve apenas dar soluções para o problema apresentado, deve analisar a situação como um todo e desenvolver soluções para a real causa do problema. Por exemplo: Problema – alto índice de falta de pacientes; Real motivo a ser analisado – Estão confirmando as consultas? O paciente respondeu? O paciente sabe a importância daquela etapa do tratamento para o sucesso do resultado?
- **Aprender com a experiência – enquanto está acontecendo:** é importante fazer "minirrevisões" constantes com sua equipe sobre os problemas que foram solucionados. Como as ações que foram tomadas ainda se encontram frescas na cabeça de todos, fica mais fácil criar uma relação de causa-efeito, facilitando a tomada espontânea de decisões nas próximas vezes.
- **Mobilizar os outros:** um líder de alto desempenho mobiliza esforços de todos de sua equipe em prol do melhor para os pacientes. É importante estar sempre avaliando se não há um outro integrante de sua equipe que está acumulando mais funções que consegue realizar.
- **Dar *feedback*:** inclua na sua rotina os *feedbacks* positivos como: "Você fez um ótimo trabalho!". Todos gostam de ser reconhecidos. Não dê apenas *feedbacks* negativos e não espere reuniões para falar sobre esses assuntos.

GESTÃO FINANCEIRA BÁSICA

Atuar na gestão financeira torna o CD em um profissional que necessita de habilidades administrativas e financeiras, muito além as Odontologia. Essa habilidade será acompanhada diariamente e será posta a prova também na atuação como principal gestor financeiro do consultório.

Dada a complexidade da gestão de recursos financeiros, uma boa opção são os *softwares* de gestão de consultório odontológico ou outro recurso administrativo, como planilhas, que ajudem a sistematizar o controle de entrada e saída do caixa,[46] porém o *software* e a planilha não realizam a gestão de forma automática, ambos precisam que as informações sejam inseridas de forma correta, o que gera a necessidade do treinamento constante da equipe e entendimento a respeito de alguns conceitos contábeis básicos como veremos a seguir.

O CD deve realizar a separação total das contas pessoais e profissionais. Pode parecer óbvio, mas muitas vezes a falta de disciplina faz com que haja o insucesso financeiro, prejudicando o desenvolvimento contábil do consultório,[46] podendo levar sua empresa à falência.

Dessa forma, mesmo você sendo o único sócio de seu consultório os valores referentes aos pagamentos dos tratamentos realizados por você como CD não devem ser repassados de forma integral a você. Para facilitar a compreensão desse mecanismo, deve haver o entendimento que o dinheiro que entra é do consultório e ele pagará você pelo procedimento realizado. Esse acordo financeiro, entre "você CD" e "você sócio", pode ser percentual do valor de venda, um valor fixo ou de outras formas. O valor que fica para o consultório será utilizado para pagar as despesas dele; havendo lucro, será feita a distribuição para o sócio e mantido um valor para aumentar os fundos do consultório. Ou seja, você recebe como CD (operacional), recebe como gestor (estratégico) e ainda preserva a saúde financeira do seu consultório. Existem outras formas de realizar o seu pagamento como gestor do seu consultório, um exemplo é a emissão de um pró-labore. Não existe uma forma melhor ou pior para realizar esse processo interno, existe a que melhor se adequa a sua realidade.

Frankenberg[47] explanou que existem quatro princípios básicos para ter um planejamento financeiro sadio:

- Guardar uma parte de seus rendimentos, para formar um bom patrimônio.
- Começar a poupar o quanto antes.
- Pensar no futuro, focando no médio e longo prazo.
- Ter um propósito e aplicar pensando nesses ideais.

Esses princípios devem ser aplicados não somente para na vida pessoal, podemos adaptar e segui-los também com o objetivo de preservar a saúde financeira do consultório. Por isso, sempre destinamos uma parte da receita para a composição de reservas, uma delas é a reserva de emergência.

Todo consultório deve ter à disposição um valor de reserva equivalente a 6 meses de custos fixos, para o caso de acontecer alguma emergência que torne inviável a realização de atendimentos, e consequentemente a capitalização. Essa reserva tem como objetivo dar uma segurança financeira nesses casos, garantindo o pagamento de aluguel, funcionários, impostos, em resumo, cobrindo os custos fixos.

Existem dois tipos de custos, os fixos e os variáveis:

- **Fixos:** são custos que o consultório precisa pagar mensalmente havendo ou não atendimento.
- **Variáveis:** são custos dependentes da realização de procedimentos, ou seja, só existem quando um paciente é atendido.

Enquadram-se nos custos fixos o aluguel, condomínio, despesas com funcionários, despesas com internet/telefone, contas de água, luz, manutenção de equipamentos, alguns impostos etc.

Nos custos variáveis estão materiais mais específicos, como materiais de consumo odontológicos, EPI, investimento em campanhas de marketing, alguns impostos fiscais etc.

O conhecimento desses custos é fundamental para a obtenção do valor da hora clínica (HC), que é o valor que é pago por hora para seu consultório funcionar independentemente de ter atendimento ou não. Esse valor é o resultado obtido da divisão do valor do custo fixo pela quantidade de horas que seu consultório está disponível para agendamento. Por exemplo: seu custo fixo é R$ 10.000,00 e sua clínica fica aberta 176 horas mensais, sua hora clínica é R$ 56,61.

Somando os valores: hora clínica, custo variável por procedimento, lucro desejado e impostos, você chega ao valor que deve cobrar por cada procedimento. É importante fazer a precificação correta de cada procedimento, uma vez que o consultório deve gerar lucro e possibilitar que o capital investido retorne ao CD gestor. Entretanto, o propósito (missão) do consultório deve estar à frente do desejo de lucro, gerando um valor agregado que é capaz de gerar cada vez mais receitas, principalmente pelo "marketing boca a boca".

MARKETING

Ao contrário do que é muitas vezes percebido pela classe odontológica, "fazer marketing" não é uma maneira desleal de captar pacientes, muito menos de forçar o paciente a comprar um tratamento que não precisa ou ainda camuflar produtos que não são bons. De forma geral, o *marketing* sempre orientou as empresas para que entendessem e atendessem melhor seus clientes.

Conhecer o consumidor tem sido uma prioridade das empresas desde a segunda metade do século XIX[48] e, com o mercado e a economia evoluindo tão rapidamente, os consultórios odontológicos precisam criar uma cultura inovadora, adaptativa e sensitiva para que possam se manter competitivos no mercado e para atender às demandas requeridas pelo Consumidor 4.0. Como dizia Ram Charan, "qualquer que seja a sua estratégia, qualquer que seja seu negócio, comece pelo consumidor". Com a transformação do nosso perfil de paciente, seu consultório está preparado para atendê-los?[49]

Esse novo perfil de paciente valoriza a experiência, é mais independente, utiliza vários canais de atendimento e analisa os *feedbacks*,[50] que o consultório/CD recebem pelas redes sociais e ferramentas de busca.

O Marketing 4.0 é o mais recente estágio do mercado. Nessa era do marketing a tecnologia permeia as nossas vidas e transforma nossa forma de vivenciar as experiências, realizar escolhas e nos conectarmos com as marcas.[51] Esse estágio é centrado no ser humano e vem de uma tendência natural de personificar as coisas.[52] A frase: "pessoas se conectam com pessoas" cada vez se torna mais real, fazendo com que o CD precise entender que ele é a sua melhor marca.

No passado, os consumidores eram facilmente influenciados por campanhas de marketing; entretanto, pesquisas recentes em diferentes setores mostram que a maioria dos consumidores acredita mais no fator social (amigos, família, seguidores do Facebook, Instagram e do Twitter) do que nas comunicações de marketing.[51] Os pacientes mudaram o alvo, não buscam mais o um consultório, buscam um CD, já que no mundo *on-line* as mídias sociais redefiniram o modo como as pessoas interagem entre si, permitindo que desenvolvam relacionamentos sem barreiras, criando um novo mecanismo de relacionamento entre profissional-paciente, menos profissional e mais pessoal.[51]

Fica evidente que para satisfazer esse novo perfil de paciente não basta simplesmente investir na melhor estrutura, nos equipamentos mais modernos e melhores materiais de consumo; precisa haver um envolvimento muito mais completo. Uma boa estratégia é utilizar o marketing sensorial, atingindo os cinco sentidos (visão, olfato, tato, audição e paladar) para criar essa melhor experiência para o paciente, já que ela causa efeitos mais imediatos sobre o comportamento de um consumidor do que outras ferramentas e técnicas de marketing, como a propaganda.[53]

Sendo assim, algumas ferramentas são fundamentais para a aproximação paciente-consultório.

- Marketing de Conteúdo – Emoção.
- Criação de autoridade digital – *Storytelling*.
- Relacionamento com o cliente – *Omnichannel*.
- Acompanhamento – *Big data*.

Marketing de conteúdo

Hoje, a principal moeda de troca das experiências é a emoção. Ao invés de destacar as vantagens estruturais de sua clínica ou de seus equipamentos, agora é necessária uma construção de valor capaz de gerar uma resposta emocional em seu paciente, demonstrando que mudanças esse tratamento vai causar da vida dele.

O marketing deve ser capaz de fazer o paciente imaginar o prazer que ele terá com o novo sorriso, ou ainda como esse sorriso pode afetar a sua autoestima e a construção de suas novas relações. Os pacientes não querem o seu produto, eles querem saber como esse produto pode "transformar" a vida deles, ou como eles podem passar a se enxergar realizar esse procedimento.

O foco do marketing de conteúdo é criar a personalização transformadora da vida a partir da experiência do cliente, abordando suas ansiedades e seus desejos,[51] e ele precisa ter o desejo de realizar esse procedimento com você.

Esse tipo de marketing é considerado uma forma de criar conexões profundas entre marcas e consumidores, o CD precisa fornecer aos pacientes acesso a conteúdo original de alta qualidade enquanto contam histórias interessantes sobre si mesmos.[51]

Criação de autoridade digital

Castro[54] define o *storytelling* como "um modelo de comunicação onde se conta uma história utilizando determinadas técnicas organizadas, em um processo consciente que possibilita a articulação de informações em um determinado contexto e com um fim desejado".

De acordo com Mcsill,[55] um dos fatores mais importantes para uma narrativa de impacto é que ela deve apresentar um personagem pelo qual seja possível criar simpatia ou admiração e cujo esforço, dedicação e sacrifício tenha como objetivo a superação de obstáculos e desafios que culminem em um fim satisfatório e empolgante, o que acaba por resultar na própria evolução e transformação do personagem em uma pessoa melhor. Ou seja, o CD precisa contar a sua história!

Como explicado anteriormente, as pessoas se conectam com pessoas e por esse motivo também se conectam com histórias. Elas gostam de conhecer a personalidade da marca; assim, muitas vezes o elemento explorado é a história do consultório e de seu proprietário, o CD.

Relacionamento com o cliente

Os consumidores assumem perfis cada vez mais conectados. Eles mudam constantemente de um canal para o outro – de on-line para *off-line* e vice-versa – e esperam uma experiência contínua e uniforme sem qualquer lacuna perceptível. É aí que entra em cena o marketing omnichannel – a prática de integrar vários canais para criar uma experiência de consumo contínua e uniforme. Essa comunicação requer um esforço conjunto de vários canais on-line e off-line para levar os consumidores ao compromisso com a compra.[51]

Antigamente, os pacientes possuíam poucas opções para se relacionar com o consultório. O contato era feito basicamente por telefone, poucas vezes e-mail ou o paciente ia direto ao consultório. Atualmente, com essa infinidade de opções de meios de contato, a jornada de compra do consumidor mudou; e as empresas precisam utilizar estratégias que a unifiquem para que o paciente se sinta confortável ao ser atendido off-line ou on-line. O consultório e o CD precisam estar presentes e efetivos nos dois meios.

Acompanhamento

Os consultórios cada vez mais têm utilizado *softwares* de gestão. A inserção e posterior análise dos dados inseridos nesses meios possibilitam capturar informações valiosas de forma eficaz e eficiente, diferentemente do mecanismo tradicional de preenchimento e arquivamento de fichas clínicas de papel.

O acompanhamento da satisfação do paciente após o tratamento, levantamentos socioeconômicos, análise comportamental, pesquisa de meios de captação e muito mais variáveis são analisadas depois de obtidas de nosso cadastro de pacientes.[56] Assim, conseguimos usar um modelo de Marketing 4.0 com uma abordagem mais personalizada, gerando um melhor envolvimento do cliente, retenção e fidelização, além de desempenho.

MARKETING ODONTOLÓGICO

Dada essa realidade omnichannel e o perfil do Consumidor 4.0, o CD vem utilizando cada vez mais plataformas digitais, o que abre um universo de possibilidades além do tradicional marketing boca a boca.

Uma especificidade da Odontologia, por ser uma profissão que lida com saúde e seres humanos, é que qualquer marketing feito jamais pode ser planejado tendo em vista apenas o apelo comercial. Existem limites éticos predeterminados que não podem ser ultrapassados.

Por meio da Resolução n. 196/2019,[57] o CFO vem flexibilizando a utilização do marketing na Odontologia. Sempre com o intuito de acompanhar o crescimento do mercado e a evolução das gerações do consumidor.

É importante salientar que qualquer estratégia de marketing odontológico, off-line ou on-line, deve seguir a Resolução n. 196/2019 do CFO:

Art. 1º. Fica autorizada a divulgação de autorretratos (*selfies*) de cirurgiões-dentistas, acompanhados de pacientes ou não, desde que com autorização prévia do paciente ou de seu representante legal, através de Termo de Consentimento Livre e Esclarecido – TCLE.

§ 1º. Ficam proibidas imagens que permitam a identificação de equipamentos, instrumentais, materiais e tecidos biológicos.

Art. 2º.

§ 1º. Continua proibido o uso de expressões escritas ou faladas que possam caracterizar o sensacionalismo, a autopromoção, a concorrência desleal, a mercantilização da Odontologia ou a promessa de resultado.

Art. 3º. Fica expressamente proibida a divulgação de vídeos e/ou imagens com conteúdo relativo ao transcurso e/ou à realização dos procedimentos, exceto em publicações científicas.

Art. 4º. Em todas as publicações de imagens e/ou vídeos deverão constar o nome do profissional e o seu número de inscrição, sendo vedada a divulgação de casos clínicos de autoria de terceiros.

Art. 5º. Em todas as hipóteses, serão consideradas infrações éticas, de manifesta gravidade, a divulgação de imagens, áudios e/ou vídeos de pacientes em desacordo com essa norma.

Continuam proibidos também a divulgação de preços de procedimentos, formas de pagamento, oferecer serviços profissionais como prêmio em concurso de qualquer natureza ou através de aquisição de outros bens pela utilização de serviços prestados; realizar a divulgação e oferecer serviços odontológicos com finalidade mercantil e de aliciamento de pacientes, através de cartão de descontos, caderno de descontos, mala direta via internet, sites promocionais ou de compras coletivas, telemarketing ativo à população em geral, estandes promocionais, caixas de som portáteis ou em veículos automotores, entre outros meios que caracterizem concorrência desleal e desvalorização da profissão.

INOVAÇÃO EM ODONTOLOGIA

A inovação em Odontologia visa a transformar a realidade dos consultórios e tornar os procedimentos mais rápidos e seguros e, se possível, indolores. Os pacientes cada vez mais dispõem de menos tempo para a realização do tratamento odontológico. Por isso, os profissionais devem ser mais ágeis na prestação de serviço. Nesse sentido, é possível contar com a tecnologia, que pode tornar várias ações e processos mais ágeis e dinâmicos.[58]

A tecnologia pode contribuir na digitalização de documentos, nos agendamentos de consultas, nas confirmações automáticas e em outras alternativas que tornam a experiência bem mais agradável. As melhorias tecnológicas trazem benefícios tanto para a equipe de saúde bucal como para o paciente: a agilidade e a competência para diagnósticos precisos, a possibilidade de consultar o cliente antes de algumas aplicações e realizar procedimentos e/ou tratamentos com mais facilidade. Ademais, cada vez os procedimentos estão mais eficientes e menos invasivos. Por outro lado, nosso paciente sente mais segurança em se submeter a tratamentos que trazem resultados de forma mais rápida e objetiva.[59] Além de virem associados à ausência de dor, então ficam ainda mais satisfeitos e seguros.

O momento inicial de contato do paciente com a clínica é muito importante, ele precisa verificar que está nas mãos de um especialista com credibilidade e em um ambiente confiável. A inclusão de novas tecnologias e inovações no setor agrega valor ao atendimento de qualidade. É sabido que a melhor de propaganda é de boca a boca, feita por indivíduos que já passaram pelo tratamento e recomendam aquele serviço. Não se pode negar que um ambiente bem equipado tecnologicamente favorece a percepção, quanto ao nível de atendimento, eficiência do profissional e modernidade do consultório.[60] Esse tipo de divulgação é conhecido como forma orgânica, que é a maneira mais simples e eficaz, trazendo muito mais resultados e aumentando a procura dos serviços de saúde em sua clínica, por meio do marketing digital através das redes sociais com técnicas permitidas pelo Conselho Federal de Odontologia (CFO).

O marketing odontológico nas redes sociais pode ser feito em diversos formatos de publicação, dependendo da rede social escolhida. Essa prática faz com que haja prospecção de pacientes ativos, fidelização de pacientes, relacionamento duradouro com os pacientes, aumento da lucratividade e aumento da procura por seus serviços. O engajamento nesse meio busca proporcionar conteúdos confiáveis e importantes para as pessoas, uma vez que toda informação transmitida afeta diretamente o leitor.

As redes sociais são as principais ferramentas de interação entre as pessoas no mundo e no Brasil, tendo em vista que a maior parte do tempo, as pessoas estão on-line. O Facebook vem sendo considerado a principal rede utilizada pelos brasileiros e é pioneiro no marketing digital.[61] É possível utilizá-lo para atrair novos pacientes para sua clínica e conta com diversas aplicações: a) **Feed de notícias** é o espaço ideal para postar fotos, vídeos e textos de qualquer tamanho, promover conteúdos informativos e com conhecimentos para os seus seguidores; b) **Enquetes** são ótimas ferramentas para engajar o seu público e conhecer as maiores necessidades dos seus pacientes através de perguntas, assim ficará mais fácil de saber o que os seus pacientes mais procuram e o que eles esperam da sua clínica; c) **Story** é um espaço no Facebook ideal para publicar fotos, vídeos rápidos e textos mais curtos; d) **Página da Clínica** é uma opção mais profissional, e tem a possibilidade de automatizar mensagens para cada usuário que entrar na página da sua clínica ou consultório. Além de poder publicar fotos, vídeos e posts, aumentando a possibilidade de ranqueamento no Google, favorecendo a expansão de sua clínica e prospectando novos pacientes.

A divulgação do seu negócio (sua Clínica) pode trazer como consequência o interesse de torná-lo um local de referência; sendo assim, não deixe de investir no encantamento dos clientes.

A inovação traz muitos impactos para a Odontologia. É possível identificar o novo perfil de cliente, mais conectado e que quer desfrutar de facilidades.[62] Todo esse contexto impulsionou a procura por inovações e mudanças, o que envolve a exploração de novas ideias e soluções. As pessoas apresentam a capacidade de assumir novos saberes, com o interesse em agregar valor à sua empresa e oferecer o que tem de melhor no mercado para seus pacientes. Dessa forma, é importante estar atento e desenvolver uma nova solução que venha otimizar a rotina do seu consultório.

Uma inovação tecnológica, que vem sendo utilizada e tem como objetivo realizar o desenho de várias coisas, como próteses dentárias, ferramentas e desenhos, é a CAD-CAM (CAD: *Computer-Aided Design* – Desenho Assistido por Computador e a CAM: *Computer-Aided Manufacturing* – Manufatura Assistida por Computador). De maneira geral, na maioria dos consultórios consiste em receber os moldes em modelos de gesso, realizar o escaneamento do objeto e enviar como imagem virtual para um software específico. É fato que nem sempre as próteses são fiéis, uma vez que depende do profissional. Já na tecnologia do CAM/CAD a digitalização é feita diretamente em seus pacientes, com resultados precisos, uma vez que independe das dificuldades do paciente, perda de acurácia ou até mesmo manipulação incorreta dos materiais odontológicos, que podem interferir no resultado final.[63]

O ultrassom cirúrgico também ganhou espaço nos atendimentos e permite realizar tratamentos de forma mais leve e menos invasiva. A cirurgia óssea piezoelétrica é realizada com instrumentos rotatórios ou cortantes e conta com a vibração ultrassônica para realizar as modificações que precisam ser feitas em ossos e/ou gengivas. Sendo uma boa opção em tratamento como extração do siso, cirurgias de enxerto ósseo, implantes e outras técnicas. Deve-se destacar que a recuperação do paciente é mais rápida e fácil com o ultrassom cirúrgico, uma vez que o impacto é limitado e acontece apenas na região do tratamento.

A tecnologia ajuda a tornar o atendimento mais humanizado e dentro do que o paciente espera, uma vez que existem formas eficientes de apresentar como os procedimentos serão realizados, quais são os resultados esperados e outros impactos que podem estar relacionados ao procedimento. O atendimento personalizado e com decisões mais acertadas com a utilização de inovações e tecnologias cativa os pacientes.

CONSIDERAÇÕES FINAIS

Este capítulo de gestão e planejamento em Odontologia relaciona a prestação de serviço e a economia, sendo um ponto crítico na saúde. Planejamento, execução e monitoramento devem ser vinculados a uma estrutura sistematizada de eficácia e eficiência, tanto no serviço público como no privado. As instabilidades no cenário político-econômico mundial geram uma preocupação adicional, sendo que a gestão deve buscar equilíbrio para evitar comprometer a saúde financeira pessoal e profissional. A aplicação das ferramentas de empreendedorismo, marketing e inovação permite alicerçar os critérios de forma racional e objetiva, garantindo maior controle e maximizando os resultados.

Assim, as tecnologias em saúde, aliadas à atenção e aos cuidados com a saúde, são prestadas à população, sendo indispensável sua utilização para melhorar a qualidade de vida dos indivíduos. A inserção de metodologias capazes de fazer uma avaliação de tecnologias em saúde, possibilitando a incorporação e a utilização dos recursos tecnológicos envolvidos, aumenta a chance de se obter o sucesso desejado.

REFERÊNCIAS BIBLIOGRÁFICAS

1. Brasil. Conselho Nacional de Secretários de Saúde. Para entender a gestão do SUS/Conselho Nacional de Secretários de Saúde. Brasília: Conass, 2003.
2. Os principais desafios da Gestão em Saúde Pública e 5 práticas indispensáveis. IPOG – Instituto de Pós-Graduação e Graduação. 2019. Disponível em: blog.ipog.edu.br/saude/gestao-em-saude-publica/. Acesso em: 25 nov. 2020.
3. Machado CV, Lima LD, Baptista TWF. Princípios organizativos e instâncias de gestão do SUS. In: Grabois V, Mendes Junior WV, Gondim R. Qualificação dos Gestores do SUS. Rio de Janeiro: Fiocruz/ENSP/EAD, 2011. p. 47-72.
4. Pactos pela Saúde. Série Pactos pela Saúde 2006. Conselho Nacional de Saúde. 2006. Disponível em: conselho.saude.gov.br/webpacto/index.htm. Acesso em: 24 nov. 2020.
5. Brasil. Ministério da Saúde. Secretaria-Executiva. Departamento de Apoio à Descentralização. Pacto de gestão: garantindo saúde para todos. Ministério da Saúde, Secretaria-Executiva,

Departamento de Departamento de Apoio à Descentralização. Brasília: Editora do Ministério da Saúde, 2005. 84 p. – (Série B. Textos Básicos de Saúde).

6. Guerra LM, Cavalcante DFB, Delgado AMS, Tanck E, Catandi MDD. Política Pública de Saúde no Brasil: Antecedentes e Perspectivas. In: Pereira AC, Guerra LM, Cavalcante DFB, Meneghim MC (Org.). Gestão pública em saúde: fundamentos e práticas. Águas de São Pedro: Livronovo, 2015. p. 17-48.

7. Bomfim RLD. Formulação de políticas e planejamento. In: Grabois V, Mendes Junior WV, Gondim R. Qualificação dos Gestores do SUS. Rio de Janeiro: Fiocruz/ENSP/EAD, 2011. p. 357-380.

8. Dayrell LSOS. Gestão Compartilhada do SUS: a Importância da Pactuação para Efetividade do Direito Constitucional da Saúde. In: Para Entender a Gestão do SUS. Conselho Nacional de Secretários de Saúde – CONASS. 2015. Disponível em: conass.org.br/biblioteca/pdf/colecao2015/CONASS-DIREITO_A_SAUDE-ART_1B.pdf. Acesso em: 25 nov. 2020.

9. BRASIL-CONASEMS – Conselho Nacional de Secretarias Municipais de Saúde. Regionalização da Saúde – Posicionamentos e Orientações. Brasília. 2019. Disponível em: conasems.org.br/wp-content/uploads/2019/02/Documento-T%C3%A9cnico-regionaliza%C3%A7%C3%A3o-DIAGRAMADO-FINAL-2.pdf. Acesso em: 24 nov. 2020.

10. Regionalização na Saúde – Notas sobre a Regionalização do Sistema Único de Saúde. Observatório de Tecnologia em Informação e Comunicação em Sistemas e Serviços de Saúde – OTICS. Disponível em: otics.org/estacoes-de-observacao/regionalizacao/regionalizacao#:~:text=Partindo%20de%20uma%20defini%C3%A7%C3%A3o%20primeira,ato%20de%20organizar%20este%20conjunto. Acesso em: 23 nov. 2020.

11. Brasil. Ministério da Saúde. Portaria 399. Divulga o Pacto pela Saúde 2006 – Consolidação do SUS e aprova as Diretrizes Operacionais do Referido Pacto. Diário Oficial da União, 22 fev. 2006.

12. Cardoso MCB, Mattos AIS, Santos AS, Carneiro e Cordeiro TMS. Processo de regionalização na saúde: perspectivas históricas, avanços e desafios. Enfermagem Brasil. 2016;15(4): 227-235.

13. Santos Neto JA, Costa SL, Kunihiro S, Cavalcante DFB. Planejamento e Programação em Saúde. In: Pereira AC, Guerra LM, Cavalcante DFB, Meneghim MC (Org.). Gestão pública em saúde: fundamentos e práticas. Águas de São Pedro: Livronovo; 2015. p. 139-169.

14. Brasil. Ministério da Saúde. Secretaria-Executiva. Departamento de Apoio à Gestão Descentralizada. Colegiado de gestão regional na região de saúde intraestadual: orientações para organização e funcionamento. Ministério da Saúde, Secretaria-Executiva, Departamento de Apoio à Gestão Descentralizada. Brasília: Ministério da Saúde, 2009. 60 p.: il. (Série B. Textos Básicos em Saúde) (Série Pactos pela Saúde 2006, v. 10).

15. Bizerril DO, Lima FCM Júnior, Saraiva MM, Aguiar DML. Coordenadores de Saúde Bucal: Percepção Sobre Gestão e Competências no Sistema Único de Saúde. Rev Bras Promoç Saúde. 2019;32:9273.

16. Brasil. Ministério da Saúde. Secretaria de Atenção à Saúde. Departamento de Atenção Básica. A saúde bucal no Sistema Único de Saúde [recurso eletrônico]. Ministério da Saúde, Secretaria de Atenção à Saúde, Departamento de Atenção Básica. Brasília: Ministério da Saúde, 2018. 350 p.: il. Disponível em: bvsms.saude.gov.br/bvs/publicacoes/saude_bucal_sistema_unico_saude.pdf. Acesso em: 24 nov. 2020.

17. Brasil. Ministério da Saúde. Financiamento público de saúde. Ministério da Saúde, Organização Pan-Americana da Saúde. Brasília: Ministério da Saúde, 2013. 124 p.: il. (Série Ecos – Economia da Saúde para a Gestão do SUS; Eixo 1, v. 1).

18. Santos Neto JA, Costa SL, Kunihiro S, Cavalcante DFB. Política e Modelo Atual de Financiamento do SUS. In: Pereira AC, Guerra LM, Cavalcante DFB, Meneghim MC (Org.). Gestão pública em saúde: fundamentos e práticas. Águas de São Pedro: Livronovo, 2015. p. 139-169.

19. Promulgada emenda constitucional do teto dos gastos públicos. Agência Câmara de Notícias. Disponível em: camara.leg.br/noticias/505250-promulgada-emenda-constitucional-do-teto-dos-gastos-publicos/. Acesso em: 24 nov. 2020.

20. Brasil. Ministério da Saúde. Gabinete do Ministro. Portaria n. 204 de 29 de janeiro de 2007.

Regulamenta o financiamento e a transferência dos recursos federais para as ações e os serviços de saúde, na forma de blocos de financiamento, com o respectivo monitoramento e controle. 29 de janeiro de 2007. Brasília – DF. 31 jan. 2007. Seção 1, p. 45-51.

21. Atenção primária à saúde terá novo modelo de financiamento. Escola Politécnica de Saúde Joaquim Venâncio (EPSJV). Disponível em: epsjv.fiocruz.br/noticias/reportagem/atencao--primaria-a-saude-tera-novo-modelo-de-financiamento. Acesso em: 25 nov. 2020.

22. Brasil. Ministério da Saúde/Gabinete do Ministro. Portaria n. 2.305, de 28 de agosto de 2020. Altera a Portaria de Consolidação n. 6/GM/MS, de 28 de setembro de 2017, para reajustar os valores dos incentivos financeiros de custeio das Equipes de Saúde Bucal, nas modalidades 1 e 2, segundo critérios estabelecidos pela Política Nacional de Atenção Básica. Diário Oficial da União 31 ago. 2020; Edição 167. Seção: 1. Página: 124.

23. Brasil. Ministério da Saúde. Passo a Passo das Ações da Política Nacional de Saúde bucal. 2016. Brasília/DF. Disponível em: 189.28.128.100/dab/docs/portaldab/publicacoes/Passo_a_Passo_Saude_Bucal_final.pdf. Acesso em: 25 nov. 2020.

24. Presidência da República. Casa Civil. Subchefia para Assuntos Jurídicos. Emenda Constitucional n. 29, de 13 de setembro de 2000. Altera os arts. 34, 35, 156, 160, 167 e 198 da Constituição Federal e acrescenta artigo ao Ato das Disposições Constitucionais Transitórias, para assegurar os recursos mínimos para o financiamento das ações e serviços públicos de saúde. Brasília/DF, 13 set. 2000.

25. Brasil. Ministério da Saúde. Secretaria-Executiva. Departamento de Economia da Saúde e Desenvolvimento. Sistema de Informações Sobre Orçamentos Públicos em Saúde (SIOPS). Disponível em: bvsms.saude.gov.br/bvs/folder/sistema_informacao_orcamentos_publicos_saude.pdf. Acesso em: 25 nov. 2020.

26. Farias SF, Gurgel Junior GD, Costa AM. A regulação no setor público de saúde: um processo em construção. In: Grabois V, Mendes Junior WV, Gondim R. Qualificação dos Gestores do SUS. Rio de Janeiro: Fiocruz/ENSP/EAD, 2011. p. 399-413.

27. Vilarins GCM, Shimizui HE, Gutierrez MMU. A regulação em saúde: aspectos conceituais e operacionais. Saúde em Debate. 2012;36(95): 640-647.

28. Brasil. Conselho Nacional de Secretários de Saúde. Regulação em Saúde. Conselho Nacional de Secretários de Saúde. Brasília: CONASS, 2007. 174 p. (Coleção Progestores – Para entender a gestão do SUS, 10).

29. Brasil. Ministério da Saúde. Secretaria de Gestão Estratégica e Participativa. Política Nacional de Gestão Estratégica e Participativa no SUS – ParticipaSUS. Ministério da Saúde, Secretaria de Gestão Estratégica e Participativa. 2. ed. Brasília: Editora do Ministério da Saúde, 2009. 44 p. (Série B. Textos Básicos de Saúde).

30. Brasil. Ministério da Saúde. Secretaria de Vigilância em Saúde. Departamento de Análise de Situação de Saúde. Saúde Brasil 2009: uma análise da situação de saúde e da agenda nacional e internacional de prioridades em saúde / Ministério da Saúde, Secretaria de Vigilância em Saúde, Departamento de Análise de Situação de Saúde. Brasília: Ministério da Saúde, 2010. 368 p. il. (Série G. Estatística e Informação em Saúde).

31. Brasil. Ministério da Saúde (MS). Portaria n. 3.027 de 26 nov. 2007. Aprova a Política Nacional de Gestão Estratégica e Participativa no SUS – PARTICIPASUS. Diário Oficial da União. 26 nov. 2007.

32. Medeiros AM. ParticipaSUS. Sabedoria Política: Um site dedicado ao estudo da política. Disponível em: sabedoriapolitica.com.br/products/participasus/. Acesso em: 26 nov. 2020.

33. Brasil. Ministério da Saúde. Para entender o controle social na saúde. Ministério da Saúde, Conselho Nacional de Saúde. Brasília. Ministério da Saúde; 2013. 178 p.: il.

34. Da Silveira DP, Araújo DV, Gomes GHG, Lima KC, Estrella K, Oliveira M, et al. Idoso na saúde suplementar: uma urgência para a saúde da sociedade e sustentabilidade do setor. Rio de Janeiro: ANS; 2016.

35. Agência Nacional de Saúde Suplementar (ANS), Associação Médica Brasileira (AMB), Conselho Federal de Medicina (CFM). O processo de elaboração, validação e implementação das diretrizes clínicas na saúde suplementar no Brasil. Rio de Janeiro: ANS; 2009.

36. Pietrobon L, Silva CM da, Batista LRV, Caetano JC. Planos de assistência à saúde: interfaces entre o público e o privado no setor odontológico. Cien Saude Colet. 2008;13(5):1589-1599.

37. Brasil. Lei n. 9.656 de 3 de junho de 1998. Dispõe sobre os planos e seguros privados de assistência à saúde. Diário Oficial da União. 1998.

38. Vieira C, Costa NR. Estratégia profissional e mimetismo empresarial: os planos de saúde odontológicos no Brasil. Ciên Saúde Colet. 2008; 13(5):1579-1588.

39. Manfredini MA. Atenção à saúde bucal no Brasil e perspectivas para o setor suplementar de saúde. In: Planos odontológicos: evolução, desafios e perspectivas para a regulação da saúde suplementar. Rio de Janeiro: ANS; 2009. p. 17-29.

40. Oliveira DF, Kornis GEM. A política de qualificação da saúde suplementar no Brasil: uma revisão crítica do índice de desempenho da saúde suplementar. Physis Revista de Saúde Coletiva. 2017;27(2):207-231.

41. Oliveira M, Veras R, Cordeiro H. A Saúde Suplementar e o envelhecimento após 19 anos de regulação: onde estamos? Rev Bras Geriatria e Gerontol. 2017;20(5):625-634.

42. Brasil. Ministério da Saúde/Agência Nacional de Saúde Suplementar. Resolução Normativa – RN n. 428, de 7 nov. 2017. Diário Oficial da União. Ed. 214, Seção 1, p. 101. Publicada em: 8 nov. 2017.

43. Biasi J. Planejamento estratégico na odontologia. Trabalho de conclusão de curso apresentado a Universidade Federal de Santa Catarina. Florianópolis, 2014.

44. Macedo I. Aspectos comportamentais da gestão de pessoas. 9. ed. Rev. e atual. Rio de Janeiro: Editora FGV; 2007.

45. Price CT. Implementação do planejamento estratégico: estudo de caso consultório odontológico. Trabalho de conclusão de Curso de pós-graduação em gestão empresarial da Universidade Federal do Rio Grande do Sul, Porto Alegre; 2009.

46. Beltrami E. Gestão Financeira de consultórios odontológicos. Monografia de conclusão de curso em odontologia. Universidade de Tuiuti, Curitiba/PR; 2003.

47. Frankenberg L. Seu Futuro Financeiro. Rio de Janeiro: Ed. Campus; 1999.

48. Limeira TMV. Comportamento do consumidor brasileiro. 2. ed. São Paulo Saraiva, 2016.

49. Charan H. O Líder Criador de Líderes. Rio de Janeiro: Elsevier; 2008.

50. Solomon MR. O comportamento do consumidor: comprando, possuindo e sendo. 11. ed. Porto Alegre: Bookman; 2016.

51. Kotler P. Marketing 4.0 do tradicional ao digital. Rio de Janeiro: Sextante; 2017.

52. Rocha M, Oliveira S. Gestão estratégica de marcas. São Paulo: Saraiva; 2017.

53. Malhotra N (org.). Design de loja e merchandising visual – criando um ambiente que convida a comprar. São Paulo: Saraiva; 2013.

54. Castro A. Storytelling para resultado: como usar estórias no ambiente empresarial. 1 ed. Rio de Janeiro: Quality Mark, 2013.

55. McSill J. 5 lições de storytelling: fatos, ficção e fantasia. São Paulo: DVS; 2013.

56. Beyer MA, Laney D. The Importance of "Big Data A definition. Stamford, CT, 2012.

57. Brasil. Conselho Federal de Odontologia – CFO. Divulgação de autorretratos e imagens do diagnóstico e resultado final. Resolução CFO-196, de 29 de janeiro de 2019.

58. Camilo MD, Tomeix BR, Caetano W, Sartori R. A barreira da inovação na indústria odontológica. Revista de Ciência e Inovação. 2019; 4(1):62-70.

59. Angelmar R. Product innovation: a tool for competitive advantage. European Journal of Operational Research. 1990;47(2):182-189.

60. Trott P. Gestão da inovação e desenvolvimento de novos produtos. 4. ed. Porto Alegre: Bookman, 2012. 621p.

61. Oliveira WHT, Prado MM, Silva RF. Publicidade odontológica na internet: os sites de compra coletiva. RBOL: Revista Brasileira de Odontologia Legal. Ribeirão Preto. 2014;1(1):78-91.

62. Mazzucato M. O estado empreendedor: desmascarando o mito do setor público vs. setor privado. São Paulo: Portfolio-Penguin; 2014.

63. Polido WD. Moldagens digitais e manuseio de modelos digitais: o futuro da Odontologia. Dental Press J Orthod. 2010;15(5):18-22.

CAPÍTULO 11

Pacto pela Saúde e organização de redes de atenção

Adriana Rodrigues de Freitas-Aznar | Fabio Duarte da Costa Aznar | Sílvia Helena de Carvalho Sales-Peres

O Sistema Único de Saúde (SUS) está alicerçado sobre os princípios de universalidade, equidade e integralidade, que garantem atenção integral à saúde para todos, com especial atenção ao enfrentamento das iniquidades em saúde.

Os processos de organização do SUS para o enfrentamento dessas iniquidades estabelecem, como ferramentas essenciais, a descentralização político-administrativa e a regionalização das ações e dos serviços de saúde. Esses processos são influenciados pelas diversas realidades territoriais e pelo reconhecimento da importância das instâncias administrativas estaduais e municipais na condução da política de saúde.[1]

Neste capítulo, serão apresentados os desdobramentos dos processos de descentralização do poder e regionalização no SUS, com ênfase no Pacto pela Saúde e na conformação das Redes de Atenção à Saúde.

A DESCENTRALIZAÇÃO POLÍTICO-ADMINISTRATIVA

Segundo Mendes (2019),[2] a descentralização política brasileira contribuiu para o fenômeno do federalismo municipal, *status* de membros da federação, recebidos pelos municípios e pela partilha de recursos federais e dos estados para os municípios,

o que contribuiu para a intensa criação de municípios, sendo 1.405 novos municípios entre 1984-1997, muitos deles com menos de 20 mil habitantes. A municipalização das ações e serviços de saúde, reforçada pelas Leis Orgânicas da Saúde (LOS) n. 8.080/1990[3] e n. 8.142/1990,[4] necessitou, contudo, de posterior normatização realizada pelo Ministério da Saúde, por meio da edição de diversas portarias, de caráter transitório e associadas a mecanismos financeiros.[1]

As Normas Operacionais Básicas (NOB) representaram um conjunto de instrumentos com a finalidade de efetivar e auxiliar na construção do SUS, visando a dar sustentabilidade aos dispositivos constitucionais e às LOS.[5] Esses instrumentos auxiliaram a aprofundar a descentralização para os estados e, principalmente, para os municípios, destacando-se as NOB 01/91, NOB SUS/93 e NOB SUS/96.[2]

A NOB 01/91 centralizou a gestão do SUS em nível federal por meio do Inamps (Instituto Nacional de Assistência Médica da Previdência Social), o que dificultou o processo de descentralização e municipalização. Teve como objetivo fornecer instruções para implantação do SUS, por meio do instrumento de convênio entre a União, os estados e municípios, além de equiparar prestadores de serviços públicos e privados.[2]

Na prática, a norma dificultou o processo de financiamento e descentralização do SUS, favorecendo as instituições privadas.[5]

A NOB SUS/93 representou um passo à frente na municipalização, formalizando os princípios aprovados na IX Conferência Nacional de Saúde (1992), que teve como tema central a "A municipalização é o caminho". A gestão das ações e dos serviços de saúde foi descentralizada para os municípios e possibilitou a habilitação para o recebimento de recursos fundo a fundo. Criou ainda as Comissões Intergestores Bipartite (CIB) e a Comissão Intergestores Tripartite (CIT) e definiu as instâncias de participação da comunidade (Conselhos de Saúde) nos níveis Nacional, Estadual e Municipal.[2,5]

Com a publicação da NOB SUS/96, houve um aumento percentual da transferência regular e automática (fundo a fundo) dos recursos federais para os estados e os municípios, ampliação da atuação do setor saúde para assistência, do ambiente e políticas externas à saúde e instrumentalizou o fortalecimento da gestão do SUS, de forma compartilhada e pactuada entre os governos municipais, estaduais e federal (CIB e CIT). Destacou também a necessidade de inversão da hegemonia do modelo assistencial focado na doença e centrado no hospital, oportunizando a captação de recursos para a expansão dos Programas de Agentes Comunitários de Saúde (PACS) e Saúde da Família (PSF).[5]

No ano de 2001, a Norma Operacional de Assistência à Saúde (NOAS) evidenciou a necessidade de organização dos espaços territoriais, incluindo os módulos e regiões de saúde, a fim de articular as redes assistenciais. Os problemas de gestão, a fragmentação da atenção à saúde e a baixa qualidade dos serviços prestados eram os principais motivadores dessa norma, revisada em 2002. Apontou para a necessidade de regulamentação da regionalização da assistência por meio da divisão de responsabilidades entre os demais entes federativos, estados e municípios, na gestão do SUS.[2,5]

O movimento de descentralização político-administrativa delegou aos municípios recursos e responsabilidades, o que gerou por um lado vantagens como a expansão dos serviços de saúde e desvantagens como a fragmentação do cuidado e a baixa qualidade dos serviços prestados, uma vez que os acordos de cooperação regional eram escassos ou inexistentes.[6]

O PACTO PELA SAÚDE

O processo de descentralização iniciado com a institucionalização do SUS permitiu a ampliação do contato com a realidade social, política e administrativa do país e com suas especificidades regionais, o que tornou a gestão mais complexa e lançou aos gestores novos desafios na busca da superação da fragmentação das políticas e programas de saúde por meio da organização de uma rede regionalizada e hierarquizada de ações e serviços e da qualificação da gestão. Em face a esses desafios e fruto de intenso trabalho de discussão de cerca de dois anos, envolvendo os técnicos e a direção das diversas áreas do Ministério da Saúde, Conselho Nacional de Secretários de Saúde (Conass) e o Conselho Nacional de Secretários Municipais de Saúde (Conasems), foram pactuadas responsabilidades entre os três gestores do SUS, no campo da gestão do Sistema e da atenção à saúde. Esse pacto foi aprovado na reunião da CIT, de 26 de janeiro de 2006, e na reunião de 9 de fevereiro de 2006, pelo Conselho Nacional de Saúde.[7]

Considerado como ordenador do processo de gestão do SUS, o Pacto pela Saúde fez parte da agenda prioritária da CIT, no período de 2006 a 2011. Esse documento firmado entre os três gestores do SUS, considerando a diversidade operativa,

respeita as diferenças locorregionais, agrega os pactos anteriormente existentes, reforça a organização das regiões sanitárias instituindo mecanismos de cogestão e planejamento regional, fortalece os espaços e mecanismos de controle social, qualifica o acesso da população à atenção integral à saúde, redefine os instrumentos de regulação, programação e avaliação, valoriza a macrofunção de cooperação técnica entre os gestores e propõe um financiamento tripartite que estimula critérios de equidade nas transferências fundo a fundo.[7]

O Pacto pela Saúde foi um instrumento de potencial produção de mudanças na qualificação da gestão pública do SUS, visando a maior efetividade, eficiência e qualidade de suas respostas diante das necessidades de saúde da população, abrangendo três dimensões: Pacto pela Vida, Pacto de Gestão e Pacto em Defesa do SUS[7] (Figura 1).

PACTO PELA VIDA

O Pacto pela Vida representou o compromisso entre os gestores do SUS em torno das medidas que resultariam em melhorias da situação de saúde da população brasileira, tendo como base para a definição das prioridades metas nacionais, estaduais, regionais ou municipais, podendo ainda serem pactuadas e agregadas prioridades estaduais ou regionais. Foram priorizadas inicialmente seis áreas temáticas, devendo estados, regiões e municípios pactuarem as ações necessárias para o alcance das metas:[7,8]

- **Saúde do idoso:** é considerada idosa a pessoa com 60 anos ou mais. Compromisso na promoção do envelhecimento ativo e saudável, atenção integral à saúde, estímulo às ações intersetoriais,

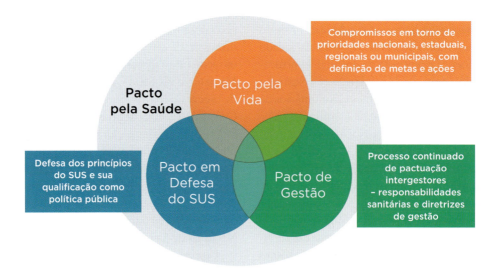

FIGURA 1   O Pacto pela Saúde e suas dimensões.

implantação de serviços de atenção domiciliar, priorização no acolhimento em unidades de saúde, qualificação da atenção por meio da formação e educação permanente dos profissionais de saúde e apoio à pesquisa e à cooperação nacional e internacional das experiências.[7]

- **Controle do câncer do colo do útero e da mama:** objetivou como metas a cobertura de 80% para o exame preventivo do câncer do colo uterino, incentivo para a realização da cirurgia de alta frequência para a retirada de lesões ou parte do colo uterino, ampliação da cobertura de mamografia para 60% e realização de punção em 100% dos casos necessários, conforme protocolos.[7]
- **Redução da mortalidade infantil e materna:** visou à redução da mortalidade neonatal em 5%, redução em 50% os óbitos por doença diarreica e 20% por pneumonia, em 2006, qualificação da atenção e criação de comitês de vigilância. Em relação à mortalidade materna, ocorrida durante a gestação ou em até 42 dias após o fim da gestação, visou à redução em 5%, garantia de insumos e medicamentos para tratamento das síndromes hipertensivas no parto e qualificação dos pontos de distribuição de sangue para apoio aos locais de parto.[7]
- **Fortalecimento da capacidade de resposta às doenças emergentes e endemias:** ênfase no manejo e controle da dengue, hanseníase, tuberculose, malária e influenza, sendo previstos: plano de contingência para a dengue, com atenção aos pacientes e controle de infestação predial por *Aedes aegypti*; eliminação da hanseníase como problema de saúde pública; atingir pelo menos 85% de cura dos casos de tuberculose bacilífera; redução em 15% da incidência de

malária na região da Amazônia Legal; e implantar plano de contingência, unidades sentinelas e sistema de informação sobre influenza.[7]

- **Promoção da Saúde, com ênfase na atividade física regular e alimentação saudável:** elaboração e implementação de uma Política Nacional de Promoção da Saúde, com vistas à mudança de comportamento da população brasileira, adoção de hábitos alimentares saudáveis, estímulo à prática de atividades físicas por meio de programas já existentes e apoio para a criação de outros.[7]
- **Fortalecimento da Atenção Básica:** reconhecimento da Estratégia Saúde da Família como estratégia prioritária de fortalecimento por meio de sua ampliação e da qualificação, destacando-se seus princípios e respeitando-se as diferenças locorregionais; qualificação dos profissionais da atenção básica e aprimoramento da inserção dos profissionais, por meio de vínculos de trabalho que favoreçam o provimento e fixação; e garantia de infraestrutura e financiamento para o desenvolvimento do conjunto de ações propostas para esse serviço.[7]

A Portaria n. 91 de 2007 regulamentou a unificação do processo de pactuação de indicadores e estabeleceu novo indicadores para o Pacto pela Saúde entre municípios, estados e Distrito Federal, sendo adicionados às prioridades:[9]

- **Saúde da pessoa com deficiência:** implantação de núcleos de reabilitação, capacitação das equipes de ESF e agentes comunitários de saúde para atenção à saúde da pessoa com deficiência e prevenção de deficiências; instituição de política de reabilitação visual e implantação de leitos de reabilitação em hospitais gerais e de reabilitação.

- **Saúde mental:** credenciamento de Centros de Atenção Psicossocial (CAPS), habilitação de Serviços Residenciais Terapêuticos (SRT), implantação de serviços de referência hospitalares de referência em álcool e drogas, inclusão para o trabalho e integração de pacientes de longa permanência à sociedade.
- **Saúde do trabalhador:** apoiar ações de saúde do trabalhador (curativas, preventivas, de promoção e de reabilitação), ampliação da Rede Nacional de Atenção Integral à saúde do trabalhador (Renast), sistematização das informações em saúde do trabalhador e incentivar a educação permanente dos trabalhadores para o SUS.

Em 2009, as prioridades do Pacto pela Vida foram novamente pactuadas e suas diretrizes publicadas pela Portaria n. 2.669, que inclui duas novas prioridades para atuação:

- **Atenção integral às pessoas em situação ou risco de violência:** ampliação da rede de prevenção de violência e promoção à saúde nos estados e municípios; ampliação da cobertura da ficha de notificação/investigação da violência doméstica, sexual e/ou violências.
- **Saúde do homem:** inserção de estratégias e ações voltadas para a saúde do homem; ampliação do acesso a cirurgias de patologias e cânceres do trato genital masculino.

A referida portaria ainda destaca a necessidade de aumento da identificação e notificação dos agravos à saúde do trabalhador a partir de uma rede de serviços sentinelas,[10]

principalmente nos serviços de Atenção Primária à Saúde, presentes em todo o território nacional.

PACTO EM DEFESA DO SUS

O Pacto em Defesa do SUS expressava o compromisso de gestores das três esferas de governo e demais atores envolvidos, na consolidação da Reforma Sanitária Brasileira por meio da defesa dos princípios do SUS e de sua qualificação como política pública. Buscou-se o incentivo a iniciativas de repolitização da saúde, com discussões sobre os desafios atuais do SUS; a promoção da cidadania como estratégia de mobilização da sociedade; e a garantia de financiamento das ações e serviços prestados pelo sistema, de acordo com as suas necessidades.[7] Em linhas gerais, esse pacto firmou-se em torno de ações que poderiam contribuir para aproximar a sociedade brasileira do SUS.[5]

PACTO DE GESTÃO

O Pacto de Gestão estabeleceu diretrizes para a gestão do SUS, tendo como premissas a descentralização, regionalização, financiamento, planejamento, programação pactuada e integrada (PPI), regulação, participação e controle social, gestão do trabalho e educação na saúde.[7] A necessidade de planejamento, regras para financiamento e cooperação entre os entes federativos na disponibilização dos serviços e ações em saúde, deu força ao processo de regionalização da saúde. Em cada esfera de governo a direção do SUS é composta pelo órgão de poder local e por seu respectivo Conselho de Saúde,[3,4] já o processo de articulação nas diferentes esferas do sistema deve ocorrer nos colegiados da CIT e CIB, sendo pactuada a organização, direção e gestão da saúde.[7]

No período entre 2006 e 2010, a adesão ao Pacto pela Saúde ocorreu de modo gradual, com a aprovação do processo de adesão pela CIT, e em quatro anos, todos os estados formalizaram acordos intergovernamentais no âmbito do SUS. Já em relação aos municípios, o ritmo de adesão ao pacto não pode ser comparado ao dos estados, uma vez que os acordos obedecem à dinâmica locorregional e de forma articulada aos acordos estaduais, sendo observada adesão mais intensa nas regiões centro-sul do país, contando com mais de 70% de adesão municipal.[1]

Para Carneiro et al. (2014),[11] a efetivação das propostas do Pacto pela Saúde só seria possível se além das relações entre os gestores nas comissões interfederativas forem incluídos os trabalhadores da saúde, uma vez que são eles que vivenciam a realidade local e têm a oportunidade de realizar adequações na qualidade da resposta do sistema às demandas apresentadas pela população, oportunizando uma real reorganização do sistema e a sustentação de novas pactuações.

A divisão de competências sanitárias dispostas no Pacto pela Saúde previa que todos os entes federativos deveriam atuar na promoção, proteção e na recuperação da saúde da população; contudo, os municípios detiveram as funções primordiais na garantia do direito à saúde à população, amparados pelas funções de coordenação dos estados e pela esfera federal, na unificação do sistema de saúde.[12]

Para Menicucci, Marques e Silveira (2017),[13] o Pacto teria sido reduzido a uma proposta de gestão por resultados, uma vez que não se mostrou capaz de resolver conflitos e operava sobre metas individuais e coletivas, não levando à cooperação entre os entes federativos. Houve melhoria na maioria dos indicadores quando avaliados os municípios como unidades autônomas, ou seja, isoladamente, não dependendo da cooperação. Os autores concluem que o Pacto pela Saúde contribuiu para a formação de uma agenda de prioridades nacionais, para a ciência das capacidades dos municípios em acompanhar seu próprio desempenho.

AS REDES DE ATENÇÃO À SAÚDE

Entre os inúmeros desafios que a implementação do SUS apresentou, a superação de um modelo de saúde fragmentado, reativo às condições agudas e baseado no modelo biomédico, requer o esforço conjunto de gestores, profissionais da saúde e da população, uma vez que o engajamento e a participação da população na construção do sistema de saúde é assegurado por lei.[3,4]

Com a efetivação da descentralização político-administrativa do SUS, evidenciou-se que os municípios não eram capazes de oportunizar a plena realização dos objetivos do sistema, uma vez que o Brasil apresenta grandes disparidades regionais, principalmente no tocante à capacidade produtiva existente entre os municípios.[12]

Segundo Mendes,[14] as propostas de organização de sistemas de saúde em redes integradas de atenção tiveram origem nos EUA em meados dos anos 1990, ganhando espaço na Europa Ocidental e no Canadá, até conseguir força e atingir alguns países em desenvolvimento, como o Brasil. Contudo, os pilares dessa organização foram publicados pela primeira vez em 1920 no Relatório Dawson.[15] Por solicitação do governo inglês, o médico Bertrand Dawson teve como missão a organização da provisão dos serviços de saúde para a população de uma dada região, como parte das mudanças no sistema de proteção social inglês no período pós-Primeira Guerra Mundial.[16] Dawson preconizou a necessidade de coordenação entre prevenção e assistência, bem como a necessidade de ofertar atenção integral à saúde da população por meio de serviços domiciliares, centros de Atenção Primária à Saúde, apoios para diagnóstico e internação.[15,16] Experiências de diversos países com relação à organização dos sistemas de saúde em redes evidenciaram melhores resultados sanitários e econômicos, uma vez que se utilizam dos enfoques epidemiológico e geográfico na sua estruturação, de acordo com as necessidades de saúde da população.[14,17]

No Brasil, o Decreto n. 7.508 de 28 de junho de 2011 objetivou a regulamentação da Lei n. 8.080/1990, versando sobre a organização do SUS, planejamento e assistência à saúde e sobre a articulação interfederativa.[18] Nesse documento estão apresentadas as estratégias de organização dos níveis de atenção à saúde (básica, média e alta complexidade), considerando a proposta de regiões de saúde regulamentadas pelo Pacto de Gestão, propiciando assim o fortalecimento da articulação interfederativa em territórios delimitados, reconhecendo e considerando a dinâmica local e regional e suas necessidades de saúde.[17]

A regionalização como diretriz organizacional do SUS é de extrema importância para que ocorra a integração dos serviços de saúde, que deve ser ordenada por meio da hierarquização da rede, delimitada pelas áreas de gestão sanitária e baseada na crescente suficiência assistencial, sendo suportada por arranjos institucionais estabelecidos entre os entes federativos nas diferentes esferas de poder (municipal, estadual e federal).[12]

As Redes de Atenção à Saúde (RAS) são definidas como um conjunto de ações e serviços de saúde articulados em níveis de complexidade crescente, com a finalidade de garantir a integralidade da assistência à saúde.[18] Os serviços de saúde devem ser estruturados numa rede de pontos de atenção à saúde, composta por equipamentos de diferentes densidades tecnológicas (leve, leve-dura e dura) que devem ser distribuídos, espacialmente, de forma a otimizar o cuidado em saúde.[14] As principais características das RAS incluem a organização por critérios de eficiência, a integração dos serviços através da complementaridade, a construção mediante o planejamento e o financiamento tripartite e a provisão da atenção contínua e integral à saúde da população.[14]

Na constituição das RAS são considerados três elementos fundamentais na pactuação das prioridades em saúde: a população e o território, a estrutura operacional e o modelo de atenção à saúde (Figura 2).

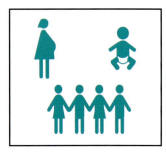
População e território

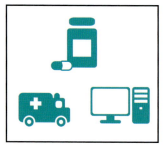
Estrutura operacional

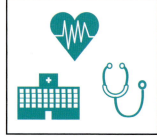
Modelo de atenção à saúde

FIGURA 2 Elementos constitutivos das Redes de Atenção à Saúde (RAS).

- **População e território:** uma característica essencial das RAS é a atenção à saúde baseada na população que deve ser realizada com responsabilidade sanitária e econômica. Dentro de uma RAS, a população adscrita, ou seja, aquela que vive no território sanitário e está cadastrada em sistemas de informação, deve ser segmentada, subdividida em grupos por fatores de risco e em relação às condições de saúde estabelecidas.[14] O conhecimento dos agravos e doenças que acometem a população, bem como as particularidades do território, permitem identificar diferentes racionalidades para se formular e implementar políticas de saúde, uma vez que os determinantes do processo saúde-doença precisam ser considerados nesse processo.[17]
- **Estrutura operacional:** as RAS se estruturam por meio de cinco componentes, sendo eles o centro comunicador (atenção primária), os pontos de atenção à saúde secundários e terciários, os sistemas de apoio (diagnóstico e terapêutico, assistência farmacêutica e sistema de informação em saúde), os sistemas logísticos (identificação dos usuários, prontuários, sistemas de regulação do acesso aos pontos de atenção e transporte em saúde), além do sistema de governança da rede (governa as relações entre os demais componentes da rede).[14]
- **Modelo de atenção à saúde:** as mudanças nas situações demográficas, epidemiológicas, dos determinantes sociais da saúde em vigência em uma determinada sociedade e em determinado espaço de tempo podem definir um modelo de atenção à saúde. Para que o sistema de saúde seja impactado de forma positiva e consiga atender às demandas da população com eficiência, é exigida intervenção

tanto sobre as condições crônicas (maior causa de morbimortalidade no mundo) quanto sobre as condições agudas (urgências e emergências – acidentes, violência e agudização de condições crônicas). A urgência é a principal causa de insatisfação da população, sendo necessário o enfrentamento dessa situação por meio da organização do sistema de saúde para que ofereça o melhor local para responder a uma determinada situação, utilizando critérios de estratificação dos casos para uma resposta mais ágil e oportuna.[14]

Na lógica de organização das RAS, o modelo hierárquico dá lugar a um arranjo poliárquico, ou seja, um sistema organizado em forma de rede horizontal, no qual não há hierarquia entre os diferentes pontos de atenção à saúde, sem graus de importância entre eles, cada um com suas características próprias, integrados por meio dos sistemas de apoio e coordenados pela Atenção Primária à Saúde **(Figura 3)**.[19]

A Atenção Primária à Saúde desenvolve papel de grande importância na conformação das RAS, sendo considerada como o centro ordenador e comunicador da rede, devendo se responsabilizar pela coordenação do cuidado do usuário e assegurar não só o acesso aos níveis de maior tecnologia, como também a integralidade da atenção.[14] As equipes de saúde nesse nível de atenção devem estar organizadas e saber identificar em seus territórios as famílias e indivíduos de grupos prioritários de intervenção, a fim de oferecer resposta oportuna e eficiente à demanda dos usuários do sistema de saúde **(Figura 4)**.[18]

A lógica da regionalização das ações e serviços de saúde só encontra sentido se a direção desse processo contemplar os

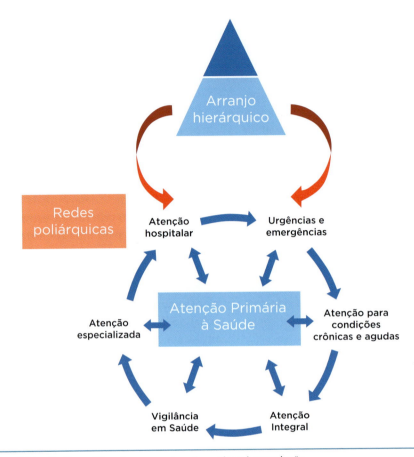

FIGURA 3   Redes poliárquicas com atenção cotínua à população.

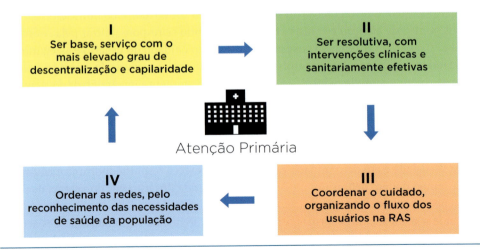

FIGURA 4   Atribuições da Atenção Primária à Saúde nas RAS.

encaminhamentos de referência e contrarreferência, ou seja, o usuário é referido aos serviços de maior complexidade tecnológica (referência) e, tendo sua necessidade em saúde contemplada, é devolvido à unidade ordenadora na atenção primária para a continuidade do cuidado (contrarreferência).[17]

Na conformação das RAS é premente a necessidade de enfrentamento de vulnerabilidades, agravos ou doenças específicas e que demandam grande atenção do sistema de saúde; para tal, a partir de 2011 foram pactuadas de forma tripartite as redes temáticas.[20]

- **Rede Cegonha** (Portaria n. 1.459/2011): atenção para a saúde da gestante e de crianças de até 24 meses.
- **Rede de Atenção às Urgências e Emergências** (Portaria n. 1.600/2011): acolhimento com classificação de risco, articulando e integrando os equipamentos de saúde para ofertar atenção em saúde de forma ágil e oportuna aos usuários em situação de urgência e emergência.
- **Rede de Atenção Psicossocial** (Portaria n. 3.088/2011): cuidado aos usuários de álcool, tabaco, crack e outras drogas.
- **Rede de Cuidado à Pessoa com Deficiência** (Portaria n. 793/2012): ampliação e qualificação do cuidado às deficiências auditiva, física, visual, intelectual e ostomias, além da prevenção de deficiências na infância a na vida adulta.
- **Rede de Atenção às Doenças e Condições Crônicas** (Portaria n. 483/2014): iniciada pelas ações de intensificação da prevenção e do controle do câncer de mama e de colo uterino.

O processo de regionalização é visto como uma realidade na gestão da atenção à saúde nas três esferas de governo, sendo desafiado pelas disparidades regionais e tendo nos colegiados (CIB e CIT) importantes espaços de inovação, buscando a superação da cultura política da burocracia e clientelista.[21]

Com a finalidade de se organizar e integrar as ações e serviços de saúde entre os entes federativos, o Decreto n. 7.508/2011 instituiu o Contrato Organizativo da Ação Pública da Saúde (COAP), que define regras e acordos jurídicos, define responsabilidades, indicadores e metas para o desempenho, além de indicar as formas de avaliação e monitoramento da execução das ações e serviços de saúde.[18]

A dificuldade de se estabelecer acordos entre os entes federativos em um sistema de saúde descentralizado para o nível municipal pode ser um entrave à estratégia de reordenação do sistema de saúde, sendo que os incentivos ofertados pelo Governo Federal para o processo de regionalização mostram-se insuficientes diante dos desafios impostos pelas desigualdades políticas, econômicas e demográficas das regiões.[22]

O PACTO PELA SAÚDE E A REDE DE ATENÇÃO À SAÚDE BUCAL

Os compromissos firmados nos acordos interfederativos advindos do Pacto pela Saúde visaram a lograr maior eficiência e qualidade das respostas do Sistema Único de Saúde, destacando o compromisso dos gestores sobre as ações que geram impacto sobre a situação de saúde da população. A inclusão de indicadores de saúde bucal nos processos de avaliação e monitoramento da atenção básica (indicador 41 – Cobertura populacional estimada das equipes de saúde bucal na ESF e indicador 42 – Média da ação coletiva de escovação dental supervisionada) representou importante subsídio para a organização e o planejamento dos serviços, além de se mostrarem vitais para o fortalecimento da atenção básica.[23,24]

Em estudo sobre a progressão dos indicadores de saúde bucal do Pacto pela Saúde, Bordin e Fadel (2012)[24] relataram que o indicador 41 apresentou desenvolvimento progressivo no período estudado, porém de evolução lenta e desigual quando comparadas as diferentes regiões do país, sendo a região Nordeste a que apresentou melhor desempenho; contudo, esse resultado deve ser analisado com cautela devido às diferenças no porte populacional e perfil da prestação dos serviços de saúde. Em relação ao indicador 42, também foram observadas oscilações, com destaque para as regiões Sul e Sudeste, que apesar de possuírem menores médias de cobertura de saúde bucal apresentaram os maiores valores de média de escovação dental supervisionada, evidenciando a necessidade de se analisar além do indicador, ou seja, a funcionalidade do sistema e os fatores geográficos, culturais, econômicos e epidemiológicos envolvidos.

Em relação ao financiamento das ações e serviços em saúde, as inovações apresentadas pelo Pacto de Gestão foram capazes de proporcionar maior autonomia aos gestores locais no tocante ao uso dos recursos, porém as referidas mudanças não produziram alterações nas linhas de financiamento advindas do Governo Federal para a aplicação na saúde bucal. Kornis et al. (2011)[25] destacam que esses recursos por si só não garantem o custeio das ações e serviços, mas podem servir de incentivo aos gestores locais na adesão às estratégias, uma vez que existem custos adicionais para compra de insumos e manutenção de equipamentos.

Em meados do ano de 2011, com a publicação do Decreto n. 7.508,[18] uma nova proposição de pacto foi estruturada, definindo novos critérios e instrumentos para a utilização por meio do COAP, formalização das relações interfederativas. Tal instrumento objetivou ofertar acesso de qualidade e de acordo com as necessidades da população, sendo observados desde então avanços e retrocessos no tocante ao monitoramento das ações e serviços em saúde bucal, na atualidade relacionado às ações mutiladoras.[26] O uso do indicador de proporção de exodontias em relação aos procedimentos odontológicos preventivos e curativos objetiva a redução do número de extrações dentárias em benefício do aumento do número de procedimentos conservadores e preventivos, adotando-se como referência o valor de 8% de exodontias.[27]

A organização das ações e serviços públicos de saúde bucal visa à consolidação das diretrizes da Política Nacional de Saúde Bucal,[28] expandindo o acesso da população, principalmente na atenção básica, implementando mecanismos de regulação e ampliação de acesso às linhas de cuidado e aos níveis de maior complexidade tecnológica, como os Centros de Especialidades Odontológicas (CEO),[29] contribuindo para a estruturação de uma Rede de Atenção à Saúde Bucal (RASB).

Os CEO são centros especializados, de média complexidade tecnológica, que visam a promover a integralidade na assistência em saúde bucal, ofertando procedimentos nas áreas de periodontia, endodontia, cirurgia oral menor, atenção a pacientes portadores de necessidades especiais e diagnóstico bucal. Em um estudo sobre a influência da cobertura de equipes de saúde bucal na ESF e CEO na porcentagem de exodontias, os autores indicaram que os municípios que atendiam a essas condições apresentaram melhor desempenho no indicador, quando comparados a municípios com menores coberturas de equipes de saúde bucal nas ESF e que não possuíam CEO. Concluem ainda que um desempenho melhor da RASB pode ser obtido quando da oferta conjunta de serviços de atenção primária e secundária.[27]

O agrupamento dos pontos de atenção à saúde bucal em níveis de densidade tecnológica pode facilitar a compreensão desse arranjo organizativo, onde se encontram a atenção primária (baixa densidade, tecnologia leve), a atenção especializada ambulatorial (densidade intermediária, tecnologia leve-dura) e a atenção especializada hospitalar (elevada densidade, tecnologia dura).[19]

A proposta de reordenação da atenção em saúde bucal em rede pode ofertar melhor capacidade de resposta às necessidades de saúde, individuais e coletivas, a fim de superar a precária atenção historicamente observada no Brasil. O papel fundamental de acesso, coordenação e articulação da atenção primária com os demais níveis de atenção tem sido relatado como pontos frágeis e que podem comprometer o acesso universal e integral à saúde bucal.[29]

A delimitação de áreas ou territórios sanitários é de grande importância para a organização da rede assistencial, nos diferentes níveis de governança, podendo uma rede ser organização local, distrital, municipal ou até regional. Nesse sentido, uma RASB poderá ser composta por unidades básicas de saúde/unidades de saúde da família, CEO, centros de apoio diagnóstico, laboratórios regionais de prótese dentária, unidades de pronto atendimento (UPA), farmácias e hospitais de referência.[19]

CONSIDERAÇÕES FINAIS

A implementação do Sistema Único de Saúde tem se mostrado como um desafio em todos os níveis de gestão (federal, estaduais e municipais), sendo necessários esforços conjuntos para que a sua estruturação e consolidação como um sistema sejam alcançadas em prol da saúde da população.

As redes de atenção vão ao encontro dos princípios do SUS, nos planos doutrinários, organizacional e operacional, um modelo lógico de atenção. As redes permitem a atenção contínua da população adscrita, a qual é agente da própria saúde de forma proativa, recebendo atenção integral e multiprofissional. As Redes de Atenção à Saúde permitem a gestão das necessidades e financiamento por captação e não por procedimentos.[14]

O fortalecimento do sistema público de saúde por meio da cooperação e qualificação da gestão é peça-chave para o enfrentamento dos desafios impostos pelas demandas de saúde nos diferentes territórios, e o processo de regionalização é tido como uma alternativa para ofertar ações e serviços de saúde com responsabilidade sanitária e resolutividade aos usuários. Outro ponto que deve ser destacado é a necessidade de participação popular no apontamento das necessidades de saúde, no processo decisório e na fiscalização do cumprimento das propostas pactuadas, o que efetivamente tem potencial para promover o acesso universal da população às ações e serviços de saúde e a integralidade do cuidado.

REFERÊNCIAS BIBLIOGRÁFICAS

1. de Lima LD, de Queiroz LFN, Machado CV, Viana AL d'Ávila. Descentralização e regionalização: dinâmica e condicionantes da implantação do Pacto pela Saúde no Brasil. Ciên Saúde Colet [Internet]. 2012;17(7):1903-14. Disponível em: scielo.br/scielo.php?script=sci_arttext&nrm=iso&lng=pt&tlng=pt&pid=S1413-81232012000700030%0A / scielosp.org/scielo.php?script=sci_arttext&nrm=iso&lng=pt&tlng=pt&pid=S1413-81232012000700030.
2. Mendes EV. Desafios do SUS [Internet]. Brasília, DF: CONASS – Conselho Nacional de Secretários de Saúde; 2019. 868 p. Disponível em: conass.org.br/biblioteca/desafios-do-sus/
3. Brasil. Lei n. 8.080 de 19 de setembro de 1990. Dispõe sobre as condições para a promoção, proteção e recuperação da saúde, a organização e o funcionamento dos serviços correspondentes e dá outras providências. [Internet]. 20 set Brasilia: Diário Oficial da União; 1990. Disponível em: planalto.gov.br/ccivil_03/leis/l8080.htm.
4. Brasil. Lei n. 8.142 de 28 de dezembro de 1990. Dispõe sobre a participação da comunidade na gestão do Sistema Único de Saúde (SUS) e sobre as transferências intergovernamentais de recursos financeiros na área da saúde e dá outras providências. [Internet]. 31 dez. Brasilia: Diário Oficial da União; 1990. Disponível em: planalto.gov.br/ccivil_03/leis/L8142.htm.
5. Saito RX de S. Políticas de saúde. In: Ohara ECC, Saito RX de S, eds. Saúde da Família: considerações teóricas e aplicabilidade. 3rd ed. São Paulo: Martinari; 2014. p. 61-77.
6. Sauter AMW, Girardon-Perlini NMO, Kopf ÁW. Política de regionalização da saúde: das normas operacionais ao pacto pela saúde. Rev Min Enferm. 2012;16(2):265-74.
7. Brasil. Ministério da Saúde. Secretaria Executiva. Departamento de Apoio à Descentralização. Coordenação-Geral de Apoio à Gestão Descentralizada. Diretrizes operacionais dos Pactos pela Vida, em Defesa do SUS e de Gestão [Internet]. 2ª. Brasília: Ministério da Saúde; 2006. 76 p. Disponível em: portal.saude.gov.br/portal/saude/area.cfm?id_area=1021.
8. Brasil. Ministério da Saúde. Portaria n. 399, de 22 de fevereiro de 2006. Divulga o Pacto pela Saúde 2006 – Consolidação do SUS e aprova as Diretrizes Operacionais do Referido Pacto. 2006.
9. Brasil. Ministério da Saúde. Portaria n. 91, de 10 de janeiro de 2007. Regulamenta a unificação do processo de pactuação de indicadores e estabelece os indicadores do Pacto pela Saúde, a serem pactuados por municípios, estados e Distrito Federal. 2007.
10. Saúde. BM da. Portaria n. 2.669, de 3 de novembro de 2009. Estabelece as prioridades, objetivos, metas e indicadores de monitoramento e avaliação do Pacto pela Saúde, nos componentes pela Vida e de Gestão, e as orientações, prazos e diretrizes do seu processo de pactua [Internet]. 2009. Disponível em: bvsms.saude.gov.br/bvs/saudelegis/gm/2009/prt2669_03_11_2009.html.
11. Carneiro TSG, Carneiro PS, Chaves LDP, Ferreira JBB, Pinto IC. O pacto pela saúde na prática cotidiana da Atenção Primária à Saúde. Saúde em Debate. 2014;38(102):429-39.
12. Dourado DDA, Dallari SG, Elias PEM. Federalismo Sanitário Brasileiro: perspectiva da regionalização no Sistema Único de Saúde. Rev Direito Sanitário. 2012;12(3):10-34.
13. Menicucci TMG, Marques AMF, Silveira GA. O desempenho dos municípios no Pacto pela Saúde no âmbito das relações federativas do Sistema Único de Saúde. Saúde e Soc. 2017;26(2):348-66.
14. Mendes EV. As redes de atenção à saúde. 2ª. Brasília: Organização Pan-Americana da Saúde; 2010. 549 p.
15. Dawson B. Informe Dawson sobre el futuro de los servicios médicos y afines, 1920. Washington: Organización Panamericana de la Salud; 1964. Publicación científica n. 93.
16. Kuschnir R, Chorny AH. Redes de atenção à saúde: contextualizando o debate. Ciên Saúde Colet. 2010;15(5):2307-16.

17. Duarte LS, Pessoto UC, Guimarães RB, Heimann LS, Carvalheiro J da R, Cortizo CT, et al. Regionalização da saúde no Brasil: Uma perspectiva de análise. Saude e Soc. 2015;24(2): 472-84.

18. Brasil. Ministério da Saúde. Secretaria de Gestão Estratégica e Participativa. Decreto n. 7.508, de 28 de junho de 2011: regulamentação da Lei n. 8.080/90 [Internet]. Ministério da Saúde, Secretaria de Gestão Estratégica e Participativa, editors. Ministério da Saúde. Brasília: Ministério da Saúde; 2011. 16 p. Disponível em: planalto.gov.br/ccivil_03/_ato2011-2014/2011/decreto/D7508.htm.

19. Brasil. Ministério da Saúde. Secretaria de Atenção à Saúde. Departamento de Atenção Básica. A saúde bucal no Sistema Único de Saúde. Brasília: Ministério da Saúde; 2018. 350 p.

20. Oliveira NR de C. Redes de atenção à saúde: a atenção à saúde organizada em redes [Internet]. São Luís: Universidade Federal do Maranhão. UNA-SUS/UFMA; 2015. 42 p. Disponível em: ares.unasus.gov.br/acervo/handle/ARES/7563?mode=full.

21. Mello GA, Pereira APCDM, Uchimura LYT, Iozzi FL, Demarzo MMP, Viana ALD. O processo de regionalização do SUS: revisão sistemática. Cienc e Saude Coletiva. 2017;22(4):1291-310.

22. Martinelli NL, Viana AL d'Ávila, Scatena JHG. O Pacto pela Saúde e o processo de regionalização no estado de Mato Grosso. Saúde em Debate. 2015;39(spe):76-90.

23. Brasil. Ministério da Saúde. Secretaria de Atenção à Saúde. Departamento de Atenção Básica. Coordenação Nacional de Saúde Bucal. Portaria n. 3.840, de 7 de dezembro de 2010. Inclui a Saúde Bucal no Monitoramento e a Avaliação do Pacto pela Saúde, e estabelece as diretrizes, orientações e prazos do processo de ajuste de metas para o ano de 2011. [Internet]. Brasília: Ministério da Saúde; 2010. Disponível em: bvsms.saude.gov.br/bvs/saudelegis/gm/2010/prt3840_07_12_2010.html.

24. Bordin D, Fadel CB. Pacto pela saúde no Brasil: uma análise descritiva da progressão dos indicadores de saúde bucal. Rev Odontol da UNESP. 2012;41(5):305-11.

25. Kornis GEM, Maia LS, Fortuna RFP. Evolução do financiamento da atenção à saúde bucal no SUS: uma análise do processo de reorganização assistencial frente aos incentivos federais. Physis Rev Saúde Coletiva. 2011;21(1):197-215.

26. França MA de SA, Freire M do CM, Pereira EM, Marcelo VC. Oral health indicators in the Interfederative Pacts of the Unified Health System: development in the 1998-2016 period. Rev Odontol da UNESP. 2018;47(1):18-24.

27. Stein C, Santos KW dos, Condessa AM, Celeste RK, Hilgert JB, Hugo FN. Presença de Centros de Especialidades Odontológicas e sua relação com a realização de exodontias na rede de atenção de saúde bucal no Brasil. Cad Saúde Pública. 2020;36(1):1-10.

28. Brasil. Ministério da Saúde. Secretaria de Atenção à Saúde. Departamento de Atenção Básica. Coordenação Nacional de Saúde Bucal. Diretrizes da política nacional de saúde bucal. Brasília: Ministério da Saúde; 2004.

29. Mello ALSF de, Andrade SR de, Moysés SJ, Erdmann AL. Saúde bucal na rede de atenção e processo de regionalização. Ciên Saúde Colet. 2014;19(1):205-14.

CAPÍTULO 12

Promoção de saúde e prevenção de saúde bucal

Sílvia Helena de Carvalho Sales-Peres | Juliane Avansini Marsicano |
Thais Marchini de Oliveira | Natalino Lourenço Neto |
Maria Aparecida de Andrade Moreira Machado

PROMOÇÃO DE SAÚDE

Promoção da saúde pode ser entendida como a necessidade de mudança nos modos e condições de vida para promover saúde. Dessa forma, representa uma estratégia mediadora entre pessoas e ambientes, sintetizando escolha pessoal e responsabilidade social em saúde para criar um futuro mais saudável.[1] Além de ser uma das ações estratégicas da vigilância em saúde, é um dos eixos estabelecidos pelo Sistema Único de Saúde (SUS), para a construção de uma abordagem integral do processo saúde-doença.[2]

Os paradigmas da Saúde Coletiva no Brasil e a Promoção da Saúde nos países desenvolvidos merecem destaque, pois ambos influenciaram o desenvolvimento do Sistema Único de Saúde (SUS), que foi adotado pela Constituição Federal de 1988 e normalizado pelas Leis n. 8.080 e 8.142, de 1990,[3] ressaltando a importância do social para o contexto da saúde.

No curso da história é possível entender que a promoção de saúde passou a ser considerada uma estratégia apropriada para tentar resolver desigualdades em saúde, por meio do relatório de Lalonde.[4] Esse relatório destacou questões como oportunidades iguais para todos, satisfação das necessidades básicas como alimentação, renda, educação, saneamento básico, habitação e vontade política. Essas estratégias foram reforçadas e estendidas por meio da Declaração de Alma-Ata (1978),[5] que trouxe conceitos sobre os cuidados primários em saúde, ressaltando a promoção de saúde e a prevenção em lugar de serviços clínicos curativos, apoiando comunidades locais em ações voltadas para melhoria da saúde.

Elementos da Declaração de Alma-Ata para melhoria da saúde foram apresentados pela OMS (1978):[5]

1. Reconhecimento de que saúde é um direito, atingido através da redução de desigualdades entre populações;
2. Uso de tecnologia apropriada, adequada às necessidades coletivas e adequação dos custos disponíveis;
3. Aumento da oferta de serviços promocionais e preventivos, alinhados com tratamento restaurador e reabilitador;
4. Colaboração multissetorial, envolvendo diferentes setores e a saúde;
5. Ampliação da participação popular no planejamento e implementação de ações de cuidados em saúde.

Sendo assim, promoção de saúde enfoca os determinantes da saúde, fatores socioeconômicos e ambientais, além da saúde individual relacionada a elementos comportamentais. Mudanças no perfil epidemiológico e os desafios sociopolíticos e culturais enfrentados sobretudo recentemente têm encorajado o aparecimento de novas visões sobre as políticas sanitárias.

A Conferência Internacional de Promoção de Saúde, em Ottawa,[1] trouxe o conceito ampliado, incluindo educação em saúde, mudanças de políticas públicas, enfoque ambientalista e ação comunitária. A abordagem ambiental para promoção de saúde foi expressa como construção de políticas saudáveis, que em termos ecológicos significa criar ambientes que assegurem a saúde global.

As propostas da Carta de Ottawa para promoção de saúde são (OMS):[1]

1. Criar ambientes que apoiem escolhas saudáveis, que promovam saúde através da criação de condições de vida e trabalho, para alcançar a saúde e o bem-estar.
2. Construir políticas públicas de saúde, enfocando criar espaço na agenda de gestores dentro e fora dos serviços de saúde, contribuindo para que as escolhas saudáveis se tornem mais fáceis.
3. Fortalecer a ação comunitária, para assegurar e sustentar o controle sobre a saúde, tanto do indivíduo como também da comunidade. Destaca-se o importante papel dos profissionais da saúde para facilitar o desenvolvimento dos recursos comunitários.
4. Desenvolver as habilidades pessoais, para compartilhar a responsabilidade entre indivíduos, profissionais e gestores. A promoção de saúde estimula o desenvolvimento pessoal e profissional, por meio de informações fornecidas, educação para saúde e desenvolvimento de habilidades pessoais para fazerem escolhas saudáveis.
5. Reorientar os serviços de saúde, especialmente a saúde bucal, transformando a predominância do tratamento para promoção e prevenção de doenças, por meio de mudança nos recursos humanos, habilidades e acesso às escolhas saudáveis.

Com base nos documentos internacionais para criação e implementação da Promoção da Saúde no Brasil, foi elaborada a Portaria MS/GM n. 687(2006) para estruturar a Política Nacional de Promoção da Saúde (PNPS),[6] que foi modificada em 2014 (Portaria MS/GM n. 2.446) e tem como objetivo geral promover a equidade e a melhoria das condições e modos de viver, ampliando a potencialidade da saúde individual e da saúde coletiva, reduzindo vulnerabilidades e riscos à saúde decorrentes dos determinantes sociais, econômicos, políticos, culturais e ambientais. A PNPS traz o conceito ampliado de saúde e o referencial teórico da promoção da saúde como um conjunto de estratégias e formas de produzir saúde, no âmbito individual e coletivo, buscando articular suas ações com as redes de proteção social, com ampla participação e controle social.[6]

Esse conceito ampliado traz alguns valores destacados, tais como solidariedade, felicidade (autopercepção da satisfação), ética, respeito às diversidades, humanização, corresponsabilidade, justiça social e inclusão social. Inclusão essa que se pauta na garantia do acesso aos benefícios da vida em sociedade para todas as pessoas, de forma equânime e participativa, visando à redução das iniquidades. A despeito das disposições e dos esforços que têm sido desenvolvidos ao longo do tempo, a PNPS ainda parece distante de alcançar os objetivos almejados, em função de diferentes fatores e circunstâncias.[7]

A promoção de saúde envolve a população como um todo no contexto de vida cotidiana, em lugar de direcionar atenção apenas às pessoas em risco para doenças específicas.[8] Para facilitar o entendimento, iremos dividir a promoção de saúde em cinco abordagens: preventiva, mudança do comportamento, educacional, controle da saúde pelo próprio indivíduo; e mudança social.

A preventiva é centrada do trabalho executado pelo cirurgião-dentista e os pacientes recebem passivamente os cuidados preventivos. A mudança comportamental estimula os indivíduos a assumirem a responsabilidade de sua própria saúde e adotarem estilos de vida mais saudáveis. A abordagem educacional proporciona ao indivíduo o conhecimento, habilidades e convicções necessárias para adotar um estilo de vida mais saudável. O controle do próprio indivíduo por saúde visa a auxiliar as pessoas na identificação de suas próprias preocupações e prioridades, desenvolver a confiança e habilidade para analisar as questões às quais está exposto. Já a mudança social destaca a importância de fatores socioeconômicos e ambientais na determinação da saúde, sem deixar de lado o resto da sociedade, uma vez que refletem o território de luta entre poder, controle, autonomia e autoridade. Portanto, entender a promoção da saúde como estratégia para o processo de reformulação de práticas sanitárias emerge como o ponto de partida para o enfrentamento de desafios.

Dessa forma, o entendimento da promoção da saúde deve ser ampliado no contexto da atenção primária, estabelecendo-o como referência para o processo de trabalho, expandindo o conceito de saúde para além da assistência a pessoas doentes, promovendo a qualidade de vida por meio de intervenções sobre os fatores que colocam a população em risco.[9]

Há tempos, a qualidade de vida tem sido foco nas discussões de promoção de saúde. De acordo com a OMS ela é definida como a percepção do indivíduo em relação a sua vida, no contexto da cultura e sistemas de valores nos quais vive, expectativas, padrões e preocupações.[10] E sob a prerrogativa da promoção de saúde, os conceitos de qualidade de vida e saúde tornam-se indissociáveis, amplos e multidimensionais e têm sido o foco da atenção dos profissionais.[11]

MODELO CONCEITUAL PARA PRINCÍPIOS DA PROMOÇÃO DA SAÚDE

Um modelo conceitual foi desenvolvido para facilitar o entendimento do leitor e a aplicação dos princípios da promoção da saúde. O modelo proposto envolve cinco eixos (Autonomia, Integralidade, Participação social, Sustentabilidade, Equidade) e 4 vetores (Intersetorialidade, Intrassetorialidade, Empoderamento e Territorialidade).[6]

Assim sendo, ficam definidos cada um dos cinco eixos:

1. **Eixo autonomia:** a capacitação para que escolhas conscientes de sujeitos e comunidades sobre suas ações e trajetórias possam ser desenvolvidas;
2. **Eixo integralidade:** as intervenções são pautadas no reconhecimento da complexidade, potencialidade e singularidade de indivíduos, grupos e coletivos, construindo processos de trabalho articulados e integrais;
3. **Eixo equidade:** as especificidades dos indivíduos e dos grupos são consideradas para elaboração de práticas e ações de promoção de saúde e, na distribuição igualitária de oportunidades;

4. **Eixo participação social:** a visão de diferentes atores, grupos e coletivos são considerados na identificação de problemas e solução de necessidades, atuando como corresponsáveis no processo de planejamento, de execução e de avaliação das ações;
5. **Eixo sustentabilidade:** a necessidade de permanência e continuidade de ações e intervenções, levando em conta as dimensões política, econômica, social, cultural e ambiental **(Figura 1)**.

Os quatro vetores que englobam os cinco eixos são definidos:

1. **Vetor empoderamento:** estimula os sujeitos e coletivos a adquirirem o controle das decisões e das escolhas de modos de vida adequado às suas condições sócio-econômico-culturais;
2. **Vetor intersetorialidade:** processo de articulação de saberes, potencialidades e experiências de sujeitos, grupos e setores na construção de intervenções compartilhadas, estabelecendo vínculos, corresponsabilidade e cogestão para objetivos comuns;
3. **Vetor intrassetorialidade:** exercício permanente da desfragmentação das ações e serviços ofertados por um setor, visando à construção e articulação de redes cooperativas e resolutivas;
4. **Vetor territorialidade:** considera as singularidades e especificidades dos diferentes territórios no planejamento e desenvolvimento de ações intra e intersetoriais com impacto na situação, nos condicionantes e nos determinantes da saúde neles inseridos, de forma equânime.[6]

A promoção de saúde busca envolver a população no seu contexto de vida cotidiana, em vez de direcionar atenção apenas para as pessoas em risco para doenças específicas.[12] Dessa forma, a filosofia aplicada à promoção de saúde bucal, que segue essa linha de pensamento, propõe construir políticas públicas

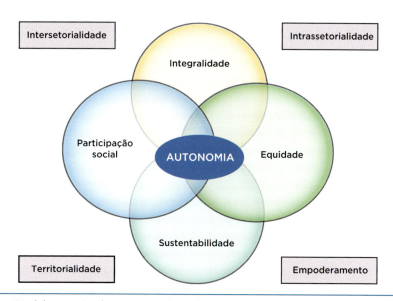

FIGURA 1 Modelo conceitual para os princípios da Promoção da Saúde.

saudáveis, criar ambientes adequados, fortalecer a ação comunitária, desenvolver habilidades pessoais e reorientar serviços de saúde na busca de metas da saúde bucal.[1]

PROMOÇÃO DE SAÚDE BUCAL

Historicamente, o foco de avaliação da saúde bucal foi exclusivamente clínico; atualmente a saúde bucal pode ser entendida como resultado de ações para melhorar qualidade de vida, determinada pelas condições sociais, ambientais e de vida na comunidade, além da relação positiva da boca humana com o corpo biológico, que se articulam com o corpo social.[13]

As práticas nominadas de promoção da saúde, sobretudo no nível da atenção primária, ainda são limitadas a estratégias baseadas em modelos tradicionais de intervenções educativo-preventivas centradas em higiene bucal supervisionada, palestras, aplicações de fluoretos, desenvolvidas prioritariamente em ambientes escolares.[14] Por outro lado, o sucesso de uma estratégia de promoção da saúde bucal deve centrar-se na utilidade, considerando os determinantes socioambientais associados a ganhos em saúde, bem como na possibilidade de identificação de melhores práticas que possibilitem a compreensão do contexto e a identificação de processos organizacionais sustentáveis.[11]

Para a promoção em saúde bucal, o foco deve estar centrado no planejamento de políticas públicas saudáveis, criar ambientes agradáveis, fortalecer a ação comunitária, desenvolver habilidades pessoais e reorientar os serviços de saúde para atender às demandas odontológicas.[8] Políticas públicas de saúde com ações que favoreçam a criação de um ambiente social e físico de apoio, que potencialize a saúde, possibilitando e facilitando o acesso a escolhas saudáveis. Fato este que favorece a sociedade e aumenta a qualidade de vida por meio de estratégias populacionais, que por fim promovam o cuidado com a saúde bucal.[15]

PREVENÇÃO DE DOENÇAS BUCAIS

A estratégia populacional de prevenção das doenças bucais deve atender às necessidades de acordo com o fator de risco comum, sendo alto, médio e baixo risco de desenvolver doença, mantendo o equilíbrio entre a estratégia populacional e a estratégia de alto risco.[16] Fatores de risco ambientais como nível socioeconômico e educacional, cuidados de higiene bucal, consumo de açúcares e a suscetibilidade genética, influenciada pelo sistema imunológico, a morfologia do esmalte dentário e o perfil psicológico e comportamental do indivíduo devem ser analisados para confecção das estratégias preventivas.[17]

Vale ressaltar que muitas doenças crônicas, como obesidade, diabetes, doenças cardiovasculares, acidente vascular cerebral, câncer, cárie dentária e doenças periodontais, apresentam fatores comuns de risco, sendo que muitos destes estão associados a mais de uma doença crônica.[18] Dentre os fatores de risco comuns para essas doenças, podem-se citar álcool, tabaco, sedentarismo, estresse, pressão arterial e poluição.[17]

A cárie dentária continua sendo a doença bucal mais prevalente em todo o mundo, e sua etiologia e epidemiologia está em constante modificação e aprimoramento, pautado nas evidências científicas. Basicamente, pode-se definir a cárie dentária como uma doença causada pelo desequilíbrio entre o acúmulo da microbiota e a ingestão do açúcar no biofilme bacteriano, onde a produção aumentada de ácidos orgânicos pelas bactérias leva a perda mineral dos tecidos dentários duros.[19] Dessa forma, o fator determinante para cárie dentária são os açúcares fermentáveis da dieta, sendo sua cariogenicidade determinada por fatores como: tipo, consistência, frequência e horário de ingestão, e os fatores modificadores são a saliva devido a seu efeito tampão, *clearance* e presença de componente orgânico, a higiene bucal e uso do dentifrício fluoretado, que contribuem para a desorganização do biofilme e a formação de reservatório de fluoreto de cálcio.[20]

Outros fatores de risco da doença cárie relacionam-se às variáveis biológicas, ambientais e comportamentais que, se presentes, podem aumentar diretamente a ocorrência, ou, se reduzidas ou eliminadas, podem diminuir a ocorrência. Já os preditores de risco estão associados a um risco elevado da doença, mas não faz parte da cadeia causal, ou seja, da etiologia dela.[21]

A experiência passada de cárie na dentição decídua é um fator predisponente da doença para a dentição permanente, uma vez que a presença de biofilme dentário é fator de risco para a cárie dentária.[22] A chance de desenvolver cárie é maior em dentes que apresentam defeitos de esmalte, uma vez que estes favorecem o acúmulo e dificultam a remoção mecânica do biofilme dentário.[21] Outro ponto importante relacionado à prevalência da cárie dentária em crianças relaciona-se à idade, e com o aumento desta há um decréscimo nos índices de cárie.[23] A vulnerabilidade social também representa forte fator de risco à cárie em crianças menores de 2 anos e é necessária melhoria das condições de vida, somada a práticas de educação em saúde e implementação geral da qualidade de vida, além de ações de promoção de saúde bucal para redução dos índices da doença cárie.[23,24] Fato este que ressalta a importância de se expandir as atividades preventivas para toda a população, não se concentrar somente nos de alto risco.[25]

Os selantes de fossas e fissuras são alternativas às restaurações, sendo aplicados em situações de cárie, para obstruir ou paralisar lesões iniciais. No quesito da promoção de saúde em massa esse procedimento apresenta melhor relação custo-efetividade, uma vez que promove o selamento oclusal dos primeiros e segundos molares permanentes com lesões iniciais de cárie.[26] A indicação de selantes oclusais em substituição a restaurações mais extensas visa à prevenção primária para decisão terapêutica no controle de lesões de cárie em esmalte. A aplicação de um selante, no mínimo, estagnará a progressão da lesão ou adiará o ciclo restaurador do dente.[26,27]

Estão sendo estudados o papel dos hábitos alimentares na gênese das doenças crônicas não transmissíveis (DCNT), especialmente das doenças cardiovasculares; o impacto das gorduras e dos açúcares simples como fatores de risco para as DCNT; e o efeito protetor das fibras e antioxidantes para essas doenças.[28] Para uma visão ampla desses fatores, a análise por meio do padrão alimentar representa melhor, uma vez que os indivíduos não consomem nutrientes nem alimentos isoladamente.[29] Os padrões podem ser divididos em saudáveis e não saudáveis.[12] O baixo consumo de açúcares aliado à higiene bucal diária adequada é fator decisivo na prevenção de doenças periodontais. Se o fator de exposição dieta for seguido do fator protetor exposição ao flúor, haverá prevenção da incidência de cárie e controle da sua progressão.

A doença periodontal também está relacionada aos hábitos de higiene bucal, somados ao tabagismo e alcoolismo. Como estratégia populacional de promoção e prevenção de saúde, alterações de comportamentos sociais, visando a higiene bucal em nível coletivo, e individualmente, para aqueles de alto risco a estratégia de prevenção, devem estar centradas no tratamento precoce das doenças periodontais, como gengivite e periodontite. Portanto, a combinação de ambas as estratégias pode conduzir ao sucesso, mantendo a função mastigatória, estética, fonética e socialmente aceitável durante toda a vida.[8]

Os traumatismos dentários afetam cerca de uma em cada cinco crianças. Em vista desses dados, estratégias baseadas na prevenção de acidentes podem ser aplicadas nos diferentes espaços sociais, envolvendo a comunidade para melhoria nos índices de traumas e promoção de saúde.[30]

Sendo assim, as estratégias recomendadas para prevenir e controlar doenças bucais devem incluir: política alimentar para reduzir o consumo de açúcares, aumentar o autocuidado com a higiene corporal e bucal, eliminação do uso do tabaco, redução de acidentes, adição de flúor à água de abastecimento público, uso de dentifrícios fluoretados, acesso ao cirurgião dentista, abordagem comunitária para melhorar higiene corporal e bucal, além de cuidados bucais apropriados conduzidos em clínicas generalistas ou especializadas, como os CEO.

Em vista dos pontos abordados sobre prevenção e promoção em saúde especificamente para saúde bucal, um esquema das estratégias populacional e individual para prevenção das doenças bucais pode ser seguido, conforme demonstrado da **Figura 2**.

Dentro do planejamento de estratégias de promoção e prevenção da saúde bucal, deve-se inicialmente fazer o rastreamento da doença em questão e seus fatores de risco. A educação em saúde (Capítulo 13) está apresentada em suas diferentes vertentes de aplicação. Ademais, as políticas pautadas nos determinantes sociais (Capítulo 9) e aliadas às ações intersetoriais incentivando o saudável e restringindo o prejudicial. Um ponto a ser destacado é a ampliação do acesso aos serviços de saúde bucal e aos materiais para higiene bucal, tais como escovas dentais, fio dental e dentifrícios fluoretados. Para elucidar de acordo com desfecho analisado, na **Figura 3** são

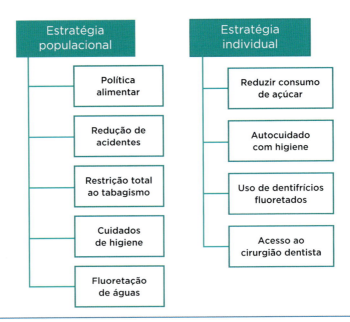

FIGURA 2 Estratégias populacional e individual para prevenção de doenças bucais.

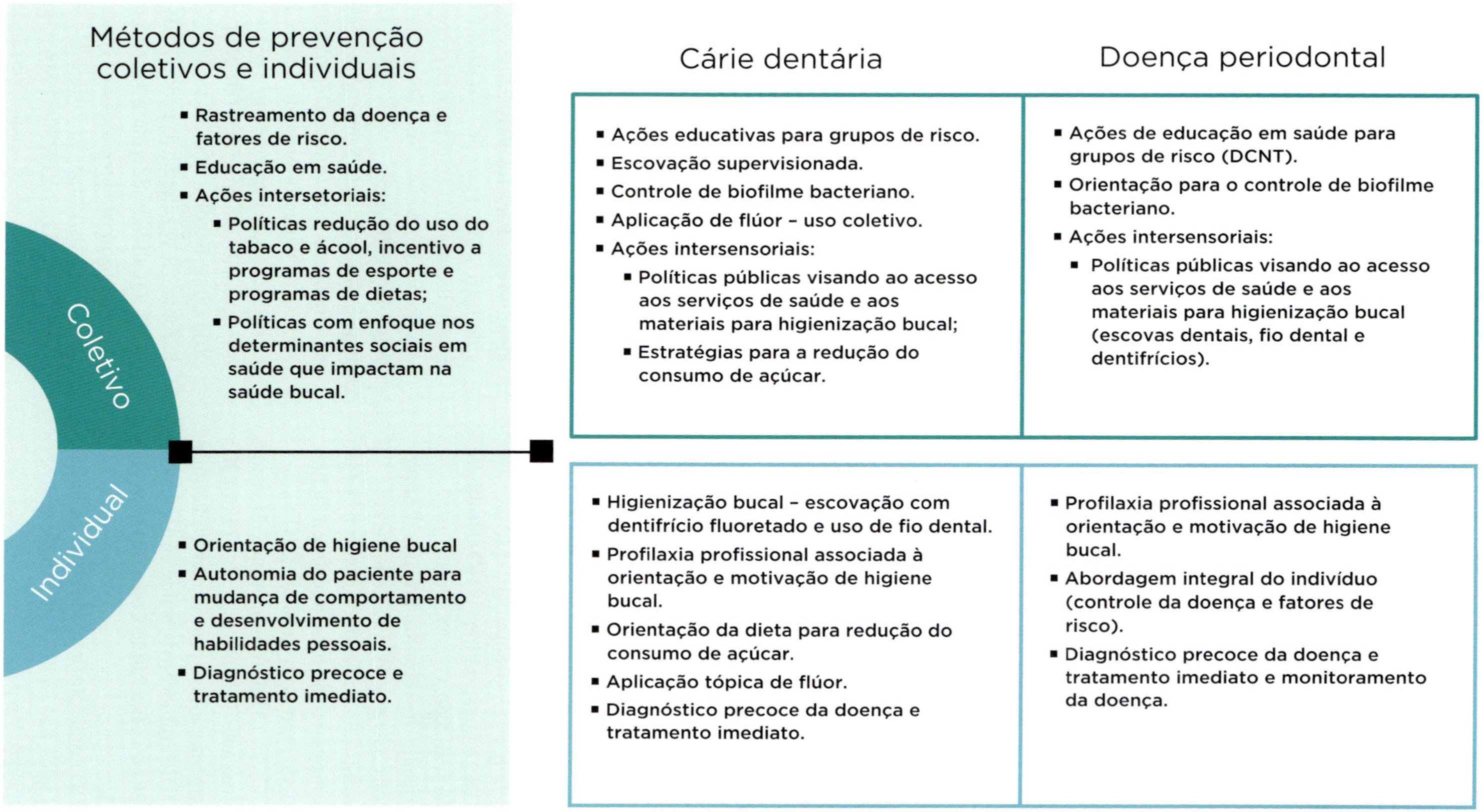

Cárie dentária

- Ações educativas para grupos de risco.
- Escovação supervisionada.
- Controle de biofilme bacteriano.
- Aplicação de flúor – uso coletivo.
- Ações intersensoriais:
  - Políticas públicas visando ao acesso aos serviços de saúde e aos materiais para higienização bucal;
  - Estratégias para a redução do consumo de açúcar.

- Higienização bucal – escovação com dentifrício fluoretado e uso de fio dental.
- Profilaxia profissional associada à orientação e motivação de higiene bucal.
- Orientação da dieta para redução do consumo de açúcar.
- Aplicação tópica de flúor.
- Diagnóstico precoce da doença e tratamento imediato.

Doença periodontal

- Ações de educação em saúde para grupos de risco (DCNT).
- Orientação para o controle de biofilme bacteriano.
- Ações intersensoriais:
  - Políticas públicas visando ao acesso aos serviços de saúde e aos materiais para higienização bucal (escovas dentais, fio dental e dentifrícios).

- Profilaxia profissional associada à orientação e motivação de higiene bucal.
- Abordagem integral do indivíduo (controle da doença e fatores de risco).
- Diagnóstico precoce da doença e tratamento imediato e monitoramento da doença.

Métodos de prevenção coletivos e individuais

- Rastreamento da doença e fatores de risco.
- Educação em saúde.
- Ações intersetoriais:
  - Políticas redução do uso do tabaco e álcool, incentivo a programas de esporte e programas de dietas;
  - Políticas com enfoque nos determinantes sociais em saúde que impactam na saúde bucal.

- Orientação de higiene bucal
- Autonomia do paciente para mudança de comportamento e desenvolvimento de habilidades pessoais.
- Diagnóstico precoce e tratamento imediato.

Coletivo

Individual

FIGURA 3 Métodos coletivos e individuais para cárie dentária e doença periodontal. *DCNT: doenças crônicas não transmissíveis.

apresentadas propostas de estratégias de promoção e prevenção a serem aplicadas, para cárie dentária e doença periodontal. As ações podem ser adotadas em políticas de saúde de caráter coletivo e individual.

CONSIDERAÇÕES FINAIS

A maior contribuição do cirurgião-dentista refere-se ao diagnóstico precoce e tratamento imediato, sem deixar que ocorra a progressão das doenças bucais. Ele pode participar de iniciativas amplas de promoção de saúde, como a implantação e monitoramento da fluoretação das águas de abastecimento público, política de alimentação saudável em escolas, programas de educação em saúde, campanhas relacionadas, entre outras atividades ligadas a qualidade de vida por meio da melhora da saúde bucal.[11,17]

Dessa forma, é necessário que o profissional de saúde se aproxime da população, esforçando-se para compreendê-la na busca de um estímulo que as mobilize e que descubra caminhos possíveis para melhorar as condições de vida e de trabalho, em prol da melhoria da qualidade de vida.

REFERÊNCIAS BIBLIOGRÁFICAS

1. World Health Organization (WHO). Health for all by the year 2000. Geneva: WHO. 1977.
2. Brasil. Secretaria de Vigilância em Saúde, Ministério da Saúde. Vigilância em saúde no SUS – fortalecendo a capacidade de resposta aos velhos e aos novos desafios. Brasília: Ministério da Saúde; 2006.
3. Carvalho AI, Westphal MF, Lima VLP. Histórico da promoção da saúde no Brasil. Promotion & Education. 2007;14(Suppl 1):7-12.
4. World Health Organization (WHO) Health for all by the year 2000. Geneva: WHO. 1977.
5. World Health Organization (WHO). Primary Health care. Geneva: WHO; 1978.
6. Brasil. Ministério da Saúde. Portaria n. 2.446, de 11 de novembro de 2014. Redefine a Política Nacional de Promoção da Saúde (PNPS).
7. Malta DC, Silva MM, Albuquerque GM, Lima CM, Cavalcante T, Jaime PC, Silva Júnior JB. A implementação das prioridades da Política Nacional de Promoção da Saúde, um balanço, 2006 a 2014. Ciênc Saúde Colet. 2014;19(11):4301-12.
8. Buischi IP. Promoção de saúde bucal na clínica odontológica. São Paulo: Artes Médicas: EAP-APCD; 2000. 336 p.
9. Brasil. Ministério da Saúde. Coordenação Nacional de Saúde Bucal, Secretaria de Atenção à Saúde, Ministério da Saúde. Diretrizes da Política Nacional de Saúde Bucal. Brasília: Ministério da Saúde; 2004.
10. World Health Organization. WHOQOL: measuring quality of life. The World Health Organization quality of life instruments. Geneva: World Health Organization 1997.
11. Firmino RT, Ferreira FM, Paiva SM, Granville-Garcia AF, Fraiz FC, Martins CC. Oral health literacy and associated oral conditions: A systematic review. J Am Dent Assoc. 2017 Aug;148(8):604-613.
12. Brasil. Ministério da Saúde (MS). Secretaria de Vigilância em Saúde. Departamento de Análise de Situação de Saúde. Plano de ações estratégicas para o enfrentamento das doenças crônicas não transmissíveis (DCNT) no Brasil 2011-2022. Brasília: MS; 2011.
13. Barbosa TS, Mialhe FL, Castilho ARF, Gavião MBD. Qualidade de vida e saúde bucal em crianças e adolescentes: aspectos conceituais e metodológicos. Physis- RJ. 2010;20(1):283-300.
14. Moretti AC, Teixeira FF, Suss FMB, Lima LSM, Bueno RE, Moysés SJ, et al. Intersetorialidade

nas ações de promoção de saúde realizadas pelas equipes de saúde bucal de Curitiba (PR). Ciênc Saúde Coletiva. 2010;15(Suppl 1):1827-34.

15. Hancock T, ed. Conceptual model healthy community. II Oficina de Ações Intersetoriais de Promoção da Saúde. Recife: Projeto Ações Interssetoriais para a Saúde; 2009.

16. Sheiham A, Joffe M. Public dental health strategies for identifying and controlling dental caries in high and low risk populations. In: Johnson NW. Markers of high and low risk groups and individuals for dental caries. Cambridge: Cambridge University Press, 1991. [Chapter 21]

17. Nadanovsky P. Promoção da saúde e prevenção das doenças bucais. In: Pinto VG. Saúde Bucal Coletiva. 2019; 239-248. [Capítulo 9]

18. Sales-Peres SHC. Obesidade e saúde bucal: riscos e desafios. Maringá: Dental Press; 2016. 264 p.

19. Thylstrup A, Fejerskov O. Cariologia clínica. 3. ed. São Paulo: Santos; 2001. 421 p.

20. Sheiham A, James WP. Diet and Dental Caries: The Pivotal Role of Free Sugars Reemphasized. J Dent Res. 2015 Oct;94(10):1341-7.

21. Tagliaferro EPS, Pardi V, Ambrosano GMB, Meneghim MC, Pereira AC. An overview of caries risk assessment in 0-18 years-olds over the last ten years (1997-2007). Braz J Oral Sci. 2008;27(7):1682-90.

22. Vanobbergen J, Martens L, Lesaffre E, Bogaerts K, Declerck D. The value of a baseline caries risk assessment model in the primary dentition for the prediction of caries increment in the permanent dentition. Caries Res. 2001;35(6):442-50.

23. Crall JJ. Development and integration of oral health services for preschool-age children. Pediatr Dent. 2005;27(4):323-30.

24. Cangussu MC, Cabral MBBS, Mota ELA, Vianna MIP. Fatores de risco para a cárie dental em crianças na primeira infância, Salvador – BA. Rev Bras de Saúde Mater Infant. 2016;16(1):57-65.

25. Batchelor P, Sheiahm A. The limitations of a "high-risk" approach for the prevention of dental caries. Community Dent Oral Epidemiol. 2002;30:302-312.

26. Ahovuo-Saloranta A, Forss H, Walsh T, Nordblad A, Mäkelä M, Worthington HV. Pit and fissure sealants for preventing dental decay in permanent teeth. Cochrane Database Syst Rev. 2017 Jul 31;7(7):CD001830.

27. Wright JT, Crall JJ, Fontana M, et al. Evidence-based Clinical Practice Guideline for the Use of Pit-and-Fissure Sealants. American Academy of Pediatric Dentistry, American Dental Association. Pediatr Dent. 2016;38(5):E120-E36.

28. Sartorelli DS, Franco LJ, Cardoso MA. High intake of fruits and vegetables predicts weight loss in Brazilian overweight adults. Nutr Res. 2008;28(4):233-238.

29. Perozzo G, Olinto MTA, Dias-da-costa JS, Henn RL, Sarriera J, Pattussi MP. Associação dos padrões alimentares com obesidade geral e abdominal em mulheres residentes no Sul do Brasil. Cad Saúde Pública. 2008;24(10):2427-2439.

30. Andreasen JO, Flores MT, Lauridsen E. Injuries to developing teeth. In: Andreasen JO, Andreasen FM, Andersson L, eds. Textbook and Color Atlas of Traumatic Injuries to the Teeth. 5th ed. Copenhagen: Wiley Blackwell; 2019. p. 589-625.

CAPÍTULO

13 Educação em saúde bucal no Sistema Único de Saúde

Fábio Luiz Mialhe

INTRODUÇÃO

A Educação em Saúde Bucal (ESB) é uma importante tecnologia de cuidado em saúde disponível aos profissionais da saúde coletiva para o aprimoramento do autocuidado em saúde bucal, bem como para o desenvolvimento de habilidades e competências individuais e sociais dos usuários com vistas ao enfrentamento dos fatores micro e macrodeterminantes da saúde.

Segundo a definição do *Health Promotion Glossary*, da Organização Mundial de Saúde,[1] a educação em saúde:

> [...] comprende las oportunidades de aprendizaje creadas conscientemente que suponen una forma de comunicación destinada a mejorar la alfabetización sanitaria [letramento em saúde], incluida la mejora del conocimiento de la población en relación con la salud y el desarrollo de habilidades personales que conduzcan a la salud individual y de la comunidad (p. 13).

O letramento em saúde é um campo de estudos relativamente recente e é definido pelo Institute of Medicine[2] dos Estados Unidos como "o grau com que os indivíduos são capazes de obter, processar e compreender informações e serviços básicos de saúde necessários para tomarem decisões apropriadas em saúde".

O *Health Promotion Glossary* descreve ainda que a educação em saúde não está preocupada apenas com a transmissão de informações, conceito ainda muito presente nos processos formativos e *modus operandi* dos profissionais sobre esse campo, mas também com:[1]

> [...] *el fomento de la motivación, las habilidades personales y la autoestima, necesarias para adoptar medidas destinadas a mejorar la salud. La educación para la salud incluye no sólo la información relativa a las condiciones sociales, económicas y ambientales subyacentes que influyen en la salud, sino también la que se refiere a los factores de riesgo y comportamientos de riesgo, además del uso del sistema de asistencia sanitaria. Es decir, la educación para la salud supone comunicación de información y desarrollo de habilidades personales que demuestren la viabilidad política y las posibilidades organizativas de diversas formas de actuación dirigidas a lograr cambios sociales, económicos y ambientales que favorezcan la salud (p.13).*

Por conseguinte, a educação em saúde deve ser pensada enquanto proposta social mais ampla no sentido de aprimorar conhecimentos e habilidades individuais e coletivas (*empowerment* individual e comunitário) que contribuam para o enfrentamento dos determinantes sociais da saúde.

No contexto odontológico, o documento Cadernos de Atenção Básica n. 17, elaborado pelo Ministério da Saúde,[3] aponta que a educação em saúde bucal deve

[...] fornecer instrumentos para fortalecer a autonomia dos usuários no controle do processo saúde-doença e na condução de seus hábitos. Sua finalidade é difundir elementos, respeitando a cultura local, que possam contribuir com o empoderamento dos sujeitos coletivos, tornando-os capazes de autogerirem seus processos de saúde-doença, sua vida, com vistas à melhoria da sua qualidade de vida (p. 25).

Não obstante a ampla gama de possibilidades do seu uso para o fomento da cidadania e uma cultura de participação popular nos serviços no Sistema Único de Saúde (SUS), a ESB tem sido geralmente compreendida e implementada pelas equipes de saúde bucal de forma limitada, isto é, como mero processo de transmissão de informações odontológicas aos usuários.[4-6]

Para Carvalho et al.,[7] uma das causas da perpetuação desse modelo de ESB observado nos serviços de saúde relaciona-se à formação do cirurgião-dentista.

A maioria dos odontólogos que trabalha no PSF está diante de muitos desafios, pois recebeu uma educação voltada para questões biológicas, curativas e técnicas com pouca ênfase nos fatores socioeconômicos e psicológicos do processo saúde-doença, assim como não recebeu uma educação voltada para o desenvolvimento de atividades de promoção, manutenção e recuperação da saúde; portanto, não está preparada para desempenhar suas funções neste novo modelo de atenção (p. 54).

Ademais, segundo Smeke e Oliveira,[8] a forma como a gestão interfere no processo de trabalho das equipes esgota as potencialidades da educação em saúde como instrumento de mudanças.

[...] o modelo de "consultação" e produtividade de atendimentos individuais, em detrimento das PE [práticas educativas], predomina claramente, pressionado pela demanda. Todos, inclusive o gestor local, "olham feio" para quem está responsável pelo grupo educativo e insiste em mantê-lo. [...] Os gestores seriam agenciadores privilegiados dos projetos para o restante da unidade e para o sistema de saúde hegemonizado pela biomedicina (p. 356).

A conjunção destes e outros fatores compelem os profissionais que trabalham nos serviços públicos a desvalorizarem as práticas educativas e as considerarem como "não trabalho", mesmo quando percebem o seu impacto na diminuição do uso de medicamentos, consultas e queixas por parte dos usuários.[8]

Tendo em vista o exposto, o presente capítulo propõe apresentar e discutir alguns referenciais teóricos e metodológicos no campo da educação em saúde bucal, no intuito de contribuir para o aperfeiçoamento de sua prática no SUS.

MODELOS EDUCATIVOS EM SAÚDE

A literatura científica apresenta diversos modelos relacionados à educação em saúde. Conforme Tones e Tilford,[9] um modelo representa a realidade de forma simplificada, de forma a clarificar o pensamento e facilitar o planejamento. Por questões didáticas, optamos por apresentar e discutir dois grandes modelos de práticas de educação em saúde baseados nas categorizações elaboradas por Alves[10] para a Estratégia Saúde da Família, os quais adaptamos ao contexto odontológico.

O modelo hegemônico

No modelo intitulado como "hegemônico", também conhecido como "tradicional", o foco da ação educativa está nos problemas bucais (p. ex., a cárie dentária, os problemas periodontais, o câncer bucal) e nos meios para fazer os usuários mudarem seus comportamentos e atitudes a fim de prevenir ou controlar o adoecimento. A saúde é concebida como ausência de problemas orgânico-funcionais e o processo educativo é focado na redução de riscos e agravos à saúde por meio de depósito de conhecimentos e valores por parte dos profissionais. Utiliza-se, para essa finalidade, a pedagogia da transmissão ou bancária que, segundo Bordenave,[11]

> [...] parte da premissa de que as ideias e conhecimentos são os pontos mais importantes da educação e, como consequência, a experiência fundamental que o aluno deve viver para alcançar seus objetivos é a de RECEBER o que o professor ou o livro lhes oferece. O aluno é considerado como uma "página em branco" onde novas ideias e conhecimentos de origem exógena serão imprimidos (p. 29).

Nos momentos e espaços em que são desenvolvidas as atividades educativas, os profissionais assumem a postura de autoridade em saúde, e o usuário é encarado como carente de conhecimentos em saúde, ou eles são considerados equivocados e/ou até nocivos para o seu autocuidado.

Nesse contexto, a comunicação entre o profissional e o usuário é majoritariamente informativa, e o primeiro explicita ao segundo hábitos e comportamentos saudáveis, o que fazer e como fazer para a manutenção da saúde.

Ademais, os profissionais tendem a apresentar as mesmas informações para diferentes pessoas, independentemente de suas características socioculturais, econômicas, culturais e, portanto, há uma negação na determinação social do processo saúde-doença.

Ao refletir sobre tal prática, Besen et al.[4] descrevem que

> [...] o *locus* de responsabilidade e a unidade de análise são o indivíduo, que é visto como o último responsável (senão o único) por seu estado de saúde (p. 59).

E ainda,

> Nas atividades ditas educativas, como as palestras e as aulas, sejam em grupos ou em consultas individuais, passa-se a ideia de que a doença se deve, principalmente, à falta de cuidado e ao desleixo da população com a sua saúde, deixando a "vítima" com sentimento de "culpa" pelo problema que apresenta (p. 61).

Os indivíduos que seguem as recomendações profissionais são considerados como usuários "ideais", comprometidos, obedientes, enquanto os que não o fazem são considerados desleixados, negligentes ou resistentes à mudança.[12] Nesse contexto, não há aquisição e produção de novos conhecimentos, mas apenas a memorização do conteúdo narrado pelo educador.[13]

Ademais, verifica-se a falta de unidade entre as práticas educativas com as demais desenvolvidas nos serviços, pois elas são concebidas como ações técnicas dirigidas ao controle e à prevenção das doenças e executadas em separado das ações de assistência.[10]

Conforme já descrito, muitos acadêmicos e profissionais reproduzem esse modelo com a população, pois foi a única maneira que conheceram de se fazer a educação em saúde durante sua formação. Apesar de bem-intencionados na melhoria da saúde da população, a utilização desse modelo envolve formas de pensar e agir que apresentam alguns problemas, entre eles:[14]

- envolvem a imposição dos valores médico-odontológicos sobre os valores dos usuários, e que muitas vezes situam-se em escalas distintas de prioridades. Por exemplo, a falta de alguns dentes para o cirurgião-dentista pode parecer desleixo, ao passo que para o usuário pode representar a certeza de que não irá sentir dores futuras de origem dentária;
- induzem o usuário a sentimentos de culpa e inferioridade quando são incapazes de seguirem os conselhos dos "doutores". Isso é um problema, pois geralmente os profissionais assumem que todos os indivíduos apresentam excelentes oportunidades de escolhas para a manutenção da saúde bucal. Entretanto, muitas delas estão subordinadas às suas circunstâncias econômicas, culturais, familiares e psicológicas. Dessa forma, aquilo que o cirurgião-dentista qualifica como ruim pode ser o melhor que o usuário consegue alcançar em suas circunstâncias naquele momento;

- é um problema de cada indivíduo e da comunidade se não adotarem as condutas corretas. Afinal, são eles que terão problemas bucais;
- sua efetividade é limitada, pois a população não muda de comportamento em definitivo, mas apenas reage a um estímulo temporário. Com a supressão do estímulo, o comportamento tende à extinção.

O modelo dialógico

Em contrapartida ao modelo anterior, o modelo de educação em saúde, denominado de "dialógico" ou participativo, assume como tarefa não mais a mera transmissão de conhecimentos e imposição de verdades, mas propiciar as condições e possibilidades para a produção e construção do conhecimento. Nele, em vez de o profissional se colocar como único detentor do verdadeiro conhecimento, reconhece-se como sujeito inacabado que, no processo educativo, também aprende com o educando (usuário). A educação em saúde, portanto, deixa de ser um mero ato de transferência de conhecimentos e valores, pois

O educador já não é o que apenas educa, mas o que, enquanto educa, é educado, em diálogo com o educando que, ao ser educado, também educa. Ambos, assim, se tornam sujeitos do processo em que crescem juntos e em que os "argumentos de autoridade" já não valem (p. 68).[15]

Ainda, sobre esse aspecto, Alves[10] destaca que

Ao invés de negar ou desvalorizar os saberes e práticas populares, o modelo emergente em educação em saúde [dialógico] irá tomar as condições concretas de vida dos usuários como ponto de partida das práticas educativas. Além das condições materiais de existência que, por si, ditarão a viabilidade ou não de adoção de determinados comportamentos e hábitos individuais e/ou coletivos em conformidade com as orientações dos profissionais de saúde, a condição concreta de vida inclui os saberes acerca do processo saúde-doença e as práticas de cuidado assumidas pela população (p. 27).

A pedagogia problematizadora ou libertária de Paulo Freire geralmente é utilizada como o principal arcabouço teórico-prático para o desenvolvimento das ações nesse modelo[10,13,16]. É importante reconhecer, entretanto, que o conceito de problematização na educação em saúde pode ser utilizado em sentidos diversos, alguns deles distanciados da proposta de Paulo Freire, conforme nos alertam David e Acioli[17].

Esse fato foi verificado por Besen et al.,[4] em seu estudo sobre práticas educativas desenvolvidas por profissionais da Estratégia Saúde da Família, no qual identificaram uma concepção de educação em saúde a que denominaram de "Educação Horizontal Centrada na Doença" em que

A relação profissional – paciente aparece de modo horizontal, sem imposição ou autoritarismos; entretanto, não consegue se despir do rigor do conhecimento científico voltado para a prevenção, para o biológico, como verdade absoluta e única a ser inserida no conhecimento dos indivíduos. Percebe-se que o profissional, teoricamente, tem a consciência da necessidade de considerar o conhecimento do paciente, respeita sua cultura e troca experiências com ele, porém seu discurso não se descola do "tema" doença.

Assim,

[no] processo educativo, o profissional parte do conhecimento do paciente, mas não promove saúde no seu conceito amplo, seu foco educativo está direcionado às doenças [...] (p. 63).[4]

De maneira oposta ao supracitado, o modelo dialógico visa a estabelecer vínculos de corresponsabilidade entre profissionais e usuários para o enfrentamento dos problemas vivenciados no cotidiano, pois reconhece que os comportamentos em saúde (e em saúde bucal) são determinados e condicionados por fatores socioeconômicos, psicológicos e culturais. Há, portanto, nesse modelo, uma ruptura com o enfoque estritamente preventivista do anterior, pois, para além da transmissão de informações sobre saúde, fomenta o envolvimento e o fortalecimento individual e comunitário em processos de tomada de decisões com vistas ao enfrentamento dos determinantes da saúde nos níveis micro (indivíduo), meso (família e grupos) e macro (sociedade).

Nos espaços educativos, verifica-se maior integração entre assistência e educação, superando a dicotomia entre ações educativas e as demais práticas de saúde, pois,

[...] além dos contextos formais de condução das práticas educativas, a exemplo das palestras e grupos educativos, valorizam-se as relações entre profissionais e usuários estabelecidas nas relações cotidianas, seja no âmbito dos serviços, seja na comunidade, como contextos oportunos de educação em saúde (p. 29).[10]

Assim, o modelo dialógico incorpora os conceitos de empoderamento, entendido como "processo por meio do qual indivíduos ou grupos desenvolvem habilidades e capacidades para a tomada de decisão e controle sobre suas vidas e sobre os determinantes sociais",[18] em consonância com a prática educativa em saúde bucal recomendada no relatório final da 3ª Conferência Nacional de Saúde Bucal:

> No contexto do SUS, a educação é construída pelo sujeito na sua relação com os outros e com o mundo. É um instrumento de transformação social quando proporciona a formação do homem, o agente de mudança, crítico, criativo, reflexivo, capaz de assumir no conjunto das lutas sociais a sua condição de agente ativo de transformação da sociedade e de si próprio, na conquista de direitos e justiça social e na adoção de novas práticas de interlocução, participação e articulação das ações para além dos espaços institucionais.

> Partindo desse contexto, educação em saúde deve tornar-se um dos instrumentos de formação para uma nova cultura política de participação popular e de exercício de cidadania, de forma individual ou coletiva, na superação das desigualdades econômicas e sociais existentes, que restringem a melhoria nos padrões de saúde em nosso país, de acordo com as diretrizes do SUS. A educação em saúde enfatiza a importância de se identificar a saúde bucal como responsabilidade das esferas municipal, estadual e federal na formulação das políticas de formação, indissociável da saúde geral das pessoas e como um direito de cidadania, possibilitando a ação da sociedade na formulação das políticas de saúde bucal, dentro dos princípios do Sistema Único de Saúde, para modificar o atual

modelo assistencial apenas curativo, além de mutilador, de alto custo, baixa cobertura e impacto epidemiológico, com exclusão de uma parcela significativa da população (p. 18-19).[19]

Portanto, o modelo dialógico assume um fazer educativo com caráter mais alinhado às diretrizes do SUS e do movimento de Promoção da Saúde.

A Tabela 1, com base em Alves,[10] Figueiredo et al.[13] e Silva et al.,[16] apresenta uma síntese das principais características dos dois modelos.

AÇÕES EDUCATIVAS EM SAÚDE BUCAL NO SUS NOS DIVERSOS NÍVEIS

As ações educativas em saúde bucal no SUS podem ser planejadas para atender às necessidades de indivíduos, grupos, comunidades, organizações e/ou a sociedade como todo, ou seja, direcionadas para atuarem em nível individual ou coletivo.

Ações educativas em nível individual

O ambiente do consultório odontológico, seja ele situado em Unidades Básicas Saúde, Centros de Especialidades Odontológicas (CEOs) ou hospitais, oferece uma oportunidade ímpar para a provisão de cuidados individualizados sobre vários aspectos relacionados à saúde bucal, que pode ocorrer em todas as etapas do tratamento, no intuito de atender às necessidades particulares de cada usuário e promover sua autonomia para o autocuidado. Entretanto, essa oportunidade é frequentemente subutilizada ou ignorada quando o foco da prática profissional é exclusivamente o procedimento bucal em

Saúde Coletiva e Epidemiologia na Odontologia

Tabela 1	Principais diferenças entre o modelo hegemônico e o modelo dialógico de educação em saúde	
Características	**Modelo hegemônico**	**Modelo dialógico**
Concepção de educação	Ato de depósito de conhecimentos e valores nas pessoas. Pedagogia da transmissão ou "bancária" (Paulo Freire).	Ato de conhecimento nas relações com o mundo e em comunhão com os outros. Educação problematizadora. Processo de empoderamento com vistas a transformar as condições estruturais que determinam as desigualdades sociais em saúde.
Concepção de saúde	Ausência de doença.	Saúde como produção social de determinação múltipla e complexa.
Concepção de educando/usuários	Destituído de saber ou portador de saberes equivocados ou nocivos à saúde; objeto da prática educativa.	Portador de saberes e práticas de saúde e cuidado adquiridos mediante experiências concretas de vida; sujeito da prática educativa.
Concepção de educador/ profissional	Detentor de saber técnico-científico com *status* de verdade; nada tem a aprender da aproximação com o saber popular.	Detentor de um saber técnico-científico que é inacabado e no cotidiano de suas ações reaprende por meio do diálogo com o saber popular.
Enfoque da prática educativa em saúde	Centrado na doença; enfoque estritamente preventivista.	Centrado no sujeito a que se destina a prática educativa e enfoque voltado à promoção da saúde.
Objetivos das ações educativas em saúde	Redução dos riscos individuais; prevenção das doenças e agravos à saúde.	Constituir sujeitos para a transformação das condições de saúde e melhoria da qualidade de vida.
Espaços educativos	Falta de unidade entre a prática educativa e as demais práticas de saúde. ES apenas em contextos formais como os grupos educativos.	Integração entre assistência e educação em saúde. ES desenvolvida em contextos informais das relações interpessoais.
Metodologia educativa	Comunicação unilateral e informativa: palestras, folhetos, cartazes etc.	Comunicação dialógica: problematização e reflexão.
Ponto de partida das ações educativas	Conhecimento científico; diagnósticos de necessidades sob o ponto de vista dos profissionais de saúde (critérios normativos).	Realidade objetiva e condições de existência dos sujeitos assistidos; coparticipação e corresponsabilidade no diagnóstico dos problemas que afetam a saúde.
Vantagens	Proporciona à população o conhecimento produzido cientificamente; amplia informações e conhecimentos já existentes; produz aquisição de conhecimentos.	Construção coletiva do conhecimento. Proporciona ao educando visão crítica e reflexiva da realidade e o capacita para melhores tomadas de decisões. Considera a realidade do educando. Proporciona maior autonomia ao indivíduo.
Desvantagens	Formação de um indivíduo passivo e mero receptor de informações que são pouco aplicáveis à realidade dos educandos; relação assimétrica de poder entre educador e educando. Considera apenas a realidade do educador. Proporciona menor autonomia ao educando.	Falta de conhecimento e capacitação dos profissionais para aplicação deste modelo.

oposição ao indivíduo que possui uma boca. Ademais, muitos profissionais apropriam-se do tempo e dos conteúdos discutidos nos processos comunicacionais, geralmente exercidos de forma autoritária e prescritiva, restando pouco espaço para a manifestação dos usuários, que são mantidos em posição de submissão e passividade. Como consequências, muitos indivíduos ignoram os conselhos profissionais ou mantêm os comportamentos prescritos por curto espaço de tempo, fatos que reforçam as representações das equipes de que as atividades educativas em saúde bucal não apresentam resultados satisfatórios e, portanto, devem ser relegadas a segundo plano.

De outra forma, os espaços de atendimentos individuais podem consolidar-se como momentos de reforço à autoestima dos usuários, bem como para o incremento de seus conhecimentos e habilidades para a autogestão em saúde. Tal dinâmica melhora os níveis de satisfação com os serviços, bem como as taxas de adesões às recomendações profissionais.[20-24]

Por conseguinte, fomentar a participação do usuário no momento da consulta odontológica é de fundamental importância para que o profissional consiga identificar seus conhecimentos, valores, expectativas e dificuldades para cuidar da saúde bucal, bem como para seguir os conselhos ditados pela equipe.

A comunicação é o principal meio para a veiculação do processo educativo, e também importante recurso para o estabelecimento da confiança e vínculo do usuário com os serviços, por isso deve ser orientada por uma abordagem dialógica e emancipatória. Alguns autores recomendam as seguintes ações para melhorar os processos comunicacionais nos serviços e favorecer a participação dos usuários nas tomadas de decisões.[14,20]

Crie um ambiente de confiança

A criação de um ambiente de confiança entre usuários e equipes é de fundamental importância no sucesso do processo educativo. Entretanto, as experiências prévias dos usuários com os problemas bucais e as formas com que lidaram com elas; os valores que atribuem ao cirurgião-dentista, ao tratamento odontológico e aos serviços de saúde; a expectativa em relação ao atendimento odontológico, a postura do profissional e dos serviços em relação aos usuários são fatores que comprometem o estabelecimento de um clima de confiança entre ambos.

Tendo em vista que muitos indivíduos concebem o consultório odontológico como um ambiente intimidador, pois serão expostos a uma situação em que, geralmente, terão pouco controle sobre o que estará sendo realizado em suas bocas, bem como há o risco de serem reprimidos por suas condições bucais, e terão de ficar deitados com suas bocas abertas para uma pessoa que pouco ou nada conhecem, é de fundamental importância que o profissional se empenhe para criar um ambiente de confiança e respeito, o qual deve iniciar-se logo no primeiro encontro na sala de espera. Cumprimentar o usuário com um "bom dia", estender-lhe a mão e se apresentar é um bom começo.

No ambiente clínico, é importante, inicialmente, situar o usuário na posição sentada na cadeira odontológica, e o profissional sentar-se de frente e na mesma altura no intuito de favorcer o contato visual e o sentimento de igualdade de poder na relação. Manter contato visual e prestar atenção às manifestações verbais e não verbais do usuário. Utilizar linguagem simples e adequada ao nível educacional e cultural do usuário favorece a comunicação e a relação entre ambos.[14]

Assim, acolher e criar um ambiente de confiança pode contribuir para a adequação do processo de trabalho em direção a respostas satisfatórias às necessidades da população, entendendo o acolher como "receber bem, com atenção e disponibilidade para escutar, valorizar as particularidades de cada caso, buscar uma forma de compreendê-lo e solidarizar-se com ele".[3]

Identifique as necessidades relativas à saúde bucal e às barreiras para mudanças

O momento do diagnóstico não deve ficar restrito apenas à identificação dos problemas bucais sob o ponto de vista profissional (critérios normativos), por exemplo, o registro do número de lesões de cárie e bolsas periodontais ou extrações, mas avançar no sentido de incorporar as respostas subjetivas do indivíduo a essas medidas, que, por sua vez, são influenciadas pelas expectativas sociais e culturais dos contextos onde vivem, estudam, trabalham e se divertem.

Esse modo de atuação, além de trazer uma nova perspectiva ao cuidado clínico, pois muda o foco da cavidade bucal para o indivíduo como um todo, favorece a identificação das reais demandas relacionadas à saúde bucal, bem como das dificuldades para o seu cuidado.[21]

Assim, propiciar um espaço na consulta no qual o indivíduo possa expressar aquilo que sabe, pensa e sente em relação à sua situação de saúde bucal, contribuirá para o reconhecimento do "real diagnóstico" e para a formulação das melhores orientações a cada indivíduo em atendimento.[21]

Recomenda-se fazer uma pergunta de cada vez e, de preferência, abertas, como: "Como a senhora lida com essa situação?", visto que possibilita respostas mais detalhadas do que apenas "sim" ou "não". A inclusão de perguntas sobre os sentimentos associados a determinada condição bucal ajuda o profissional a ter uma compreensão mais abrangente sobre o que a situação significa para o usuário em termos pessoais e sociais.[14]

Nesse contexto, o desenvolvimento de habilidades de escuta ativa, ou seja, suspender julgamentos e evitar distrações, dando tempo para que a pessoa termine de formular ideia é de fundamental importância.

A identificação das barreiras para mudanças é outro ponto fundamental.

O profissional deverá estar atento aos apoios sociais e estruturais que favoreçam as tomadas de decisões e a manutenção de comportamentos saudáveis, a fim de conseguir tornar o saber técnico-científico em conhecimento prático conforme o cotidiano das pessoas às quais presta cuidados.[21] Não se deve assumir, portanto, que todos os usuários apresentam os mesmos desejos, habilidades e suportes necessários para mudarem seus comportamentos.

Recomende e priorize

Conforme Chiesa e Veríssimo,[14]

O cliente sempre faz uma avaliação e escolha frente às orientações que lhe são oferecidas. E nesse processo há diversos fatores que interferem, como: compreensão acerca do problema e das formas de abordá-lo; confiança nas próprias habilidades e capacidades; rede de suporte ou condições objetivas de implementar as orientações. A compreensão acerca do seu problema depende de conhecimentos, incluindo informações e experiências anteriores e atuais e também do significado desses conhecimentos no contexto de valores da pessoa (p. 38).

Alguns autores sugerem os seguintes cuidados para que as recomendações profissionais sejam, de fato, incorporadas pelos usuários:[14,22-25]

- compartilhe a informação técnica, que é difícil e complicada, de modo objetivo e compreensível. Evite o uso de linguagem técnica ou jargões profissionais, principalmente para indivíduos com baixos níveis de escolaridade. O indivíduo pode já ter ouvido palavras como "placa", "biofilme", "cárie" etc., mas não conhecer seu real significado, e, para evitar constrangimentos, dizer que entendeu o que o dentista comunicou;
- utilize conhecimentos anteriores do usuário para expor conceitos novos. Para tal, procure saber primeiro o que ele já sabe ou pensa sobre o problema e/ou mesmo como já lidou com ele em outras situações;
- estimule o usuário a identificar os significados e os sentimentos envolvidos na situação e como eles podem interferir no atendimento;
- transmita poucas informações por vez, porém, que sejam as mais importantes e específicas para cada caso e/ou consulta, enfatizando as prioritárias. Torne-as concretas ao usuário, utilizando figuras, modelos ou outros recursos visuais;
- sempre atenda às questões principais do usuário. Caso detecte outro problema que julgue mais importante, coloque o assunto em discussão, para priorizar conjuntamente o que será feito;
- avalie se as recomendações poderão ser, de fato, implementadas pelo usuário. Muitas vezes os profissionais impõem planos de metas e comportamentos que são irrealistas ao usuário, ou almejam resultados em curto espaço de tempo,

sem considerar a realidade do indivíduo. É fundamental o profissional assumir que os indivíduos não possuem as mesmas motivações, habilidades e suportes para mudar seus comportamentos de um dia para o outro. Por conseguinte, as tomadas de decisões referentes ao plano terapêutico clínico-comportamental devem ser acordadas conjuntamente, deixando claros os papéis e as expectativas de ambos. Isso poderá ser registrado tanto no prontuário do usuário, para auxiliar o profissional a reavaliar tais aspectos na próxima consulta, como em algum espaço no cartão de retorno do usuário, a fim de ele não se esquecer ou confundir-se sobre o que foi acordado. Por exemplo, pode-se perguntar ao usuário qual a frequência semanal que ele acha factível passar o fio dental nos seus dentes. Se o indivíduo sugerir fazê-lo duas vezes por semana, isso deve ser aceito como uma meta realista naquele momento. Nas visitas subsequentes, a equipe de saúde bucal e usuário podem decidir conjuntamente quais metas a avançar, conforme a situação real de cada usuário. Essa forma de agir profissional colabora para o aumento da autoeficácia do indivíduo para cuidar de sua saúde bucal, bem como a satisfação com o cuidado;
- segundo Kidd,[24] as atividades educativas em saúde bucal não devem ser relegadas apenas ao final das consultas, pois o indivíduo poderá estar cansado e ansioso para ir embora. Dessa forma, elas podem ser desenvolvidas, por exemplo, enquanto o indivíduo aguarda a ação de um anestésico local, ou previamente à raspagem periodontal ou à remoção profissional do biofilme, pois ambos poderão ser utilizados como importantes recursos visuais para fomentar

o autodiagnóstico. Ademais, é importante considerar o estado emocional do usuário, pois, caso ele esteja estressado ou preocupado com outro assunto não relacionado ao momento da consulta, sua atenção e seu interesse para com as mensagens educativas serão menores;

- uso dos sentidos: os profissionais tendem a confiar apenas na comunicação verbal, esquecendo-se de que os outros sentidos podem ser usados para promover maior retenção dos conteúdos discutidos durante a consulta. Por exemplo, o indivíduo pode ser encorajado a passar a língua sobre os dentes, após a limpeza profissional, no intuito de sentir as superfícies lisas e brilhantes, sem a presença de biofilme ou tártaro. Da mesma forma, os sentidos do usuário podem ser usados para ajudá-lo a visualizar o biofilme presente no fio dental, após passá-lo por entre os dentes, bem como sentir o cheiro do biofilme que foi removido da área estagnada e/ou perceber a obstrução do movimento do fio dental ao tentar passá-lo por uma região onde há tártaro;

- conforme já destacado, todos os conselhos oferecidos aos usuários devem ser adaptados às suas circunstâncias e características. Um elemento-chave no apoio ao indivíduo é aumentar sua autoconfiança para a mudança. Explorar os benefícios pessoais de mudar um comportamento específico pode ajudá-lo a se tornar mais motivado e entusiasmado para tal. Tendo em vista que a maioria das pessoas já experienciou tentar mudar algum comportamento, é importante revisar o que aconteceu no passado para identificar os recursos pessoais e sociais que as ajudaram ou dificultaram no processo de mudança. Aprender com as experiências anteriores pode aumentar a autoconfiança e a percepção das pessoas de que são capazes de mudar;

- o uso de abordagens ameaçadoras e prescritivas deve ser evitado, pois cria barreiras ao invés de cooperação;

- não assuma que todos estão motivados para mudarem seus comportamentos baseados apenas no pressuposto de evitar problemas bucais. Outras motivações, tais como melhorar a aparência, o hálito, a confiança social, a possibilidade de uma melhor oportunidade de emprego e sentimentos de maior autocontrole, também são fortes motivadores para as mudanças comportamentais;

- materiais educativos impressos, tais como *folders*, podem ser oferecidos ao usuário ao final da consulta como forma de lembrete às recomendações discutidas durante a consulta. Entretanto, o conteúdo e a estrutura do material educativo devem ser adequados ao nível de escolaridade, bem como à cultura e ao contexto do usuário.[26] Os serviços devem ter cuidado ao distribuir, de modo acrítico, materiais educativos elaborados por empresas odontológicas, pois muitos podem apresentar conteúdo e linguagem não adequados às características da população que busca por atendimento.

Importante ressaltar que, para a maioria das pessoas, mudar um comportamento é um processo que irá requerer muitas tentativas ao longo de meses, ou até anos. Uma forma de evitar recaídas é identificar as redes de apoio disponíveis, como familiares, amigos, colegas de trabalho etc., que podem ajudar o indivíduo a alcançar e manter os novos comportamentos. Alguns recursos baseados em teorias sociocognitivas, tais como, a entrevista motivacional, a abordagem centrada na pessoa, a estratégia da implementação da intenção, entre outros , têm colaborado para a melhoria dos níveis de autogestão em saúde bucal.[27,28] Um dos modelos de mudança de comportamento mais utilizado na área da saúde é o transteórico, o qual concebe a mudança de comportamento como um processo, e não como um evento, e se baseia no conceito de estágios ou etapas motivacionais para mudanças.

Segundo esse modelo, a mudança de qualquer comportamento ocorre de forma evolutiva por meio de seis estágios distintos,[25,28,29] e as pessoas podem ir e voltar em todos eles, conforme os contextos e situações de vida. A equipe de saúde bucal pode utilizá-lo para diagnosticar a prontidão do indivíduo para a mudança comportamental e, a partir disso, ajustar as atividades educacionais conforme o nível de prontidão identificado. As principais etapas desse modelo são resumidamente apresentadas da seguinte forma:

- **pré-contemplação:** o indivíduo que se encontra nesse estágio não está pensando no problema/questão de saúde e/ou não pensa na necessidade de mudanças. Ele não considera seu comportamento (p. ex., fumar ou não seguir as rotinas de higiene bucal) como algo que afeta negativamente sua saúde. Ele não identifica nenhuma razão pela qual deveriam mudar seu comportamento, apesar das evidências consistentes que contradizem tal condição;
- **contemplação:** o indivíduo se dá conta que existe o problema e começa a pensar sobre fazer mudanças. Ele normalmente oscila entre fazer a mudança e nenhuma mudança, tanto em seu pensamento quanto no que realmente faz. Como parte desse processo, ele pode avaliar os

prós e os contras da mudança. Quando o indivíduo começa a se preparar para a mudança, ele passa para o estágio 3, ou seja, o estágio de preparação;

- **preparação:** o indivíduo neste estágio apresenta uma intenção clara de mudar seu comportamento e começar a fazer pequenas mudanças nessa direção. Os fumantes nesta fase podem, por exemplo, reduzir o consumo diário de cigarros. Apesar de não terem integrado totalmente a mudança de comportamento em suas vidas, estão começando a dar alguns passos nesse sentido. Este estágio também é denominado como a fase de tomada de decisão, pois considera-se que o indivíduo tomou a decisão de mudar e está começando a formular maneiras de fazer isso;
- **ação:** neste estágio o indivíduo está ativamente engajado no comportamento alterado. Ele pode ter parado de fumar, iniciado a escovação dentária regular ou diminuído a ingestão de alimentos com açúcar. A mudança permanente do comportamento levará algum tempo para se integrar à rotina do indivíduo. A fase de ação costuma ser um momento de elevada motivação, na qual os indivíduos se sentem encorajados por seu sucesso. No entanto, também é um momento em que eles estão mais vulneráveis a recaídas em velhos hábitos e padrões anteriores. Caso o esforço se mantenha e seja sustentado por devidos apoios, o indivíduo poderá passar para o estágio final, de manutenção;
- **manutenção:** neste estágio o novo comportamento é, de fato, integrado aos hábitos e rotina de vida do indivíduo;
- **recaída:** em qualquer etapa do modelo há a possibilidade de o indivíduo retornar aos antigos comportamentos.

Para cada estágio identificado pelo profissional é recomendada uma estratégia de ação para fomentar o indivíduo a permanecer nesse estágio ou evoluir para outro, conforme apresentado na Tabela 2, elaborada por Cavalcanti e Oliveira (p. 15).[28]

Apesar de suas qualidades e potencialidades, o modelo recebe críticas de alguns autores que argumentam que ele simplifica demais as complexidades envolvidas na mudança de comportamento em categorias consideradas artificiais e baseadas em pontos de corte arbitrários.[30]

Ações educativas em nível coletivo

Segundo o Ministério da Saúde,[3] as ações educativas em saúde bucal no nível coletivo no SUS podem ser realizadas com os seguintes enfoques:

população: atividades educativas voltadas para a população como um todo. Existem fatores de risco comuns a várias doenças, tais como tabagismo, alcoolismo, exposição ao sol sem proteção e dieta inadequada, entre outros, e que devem ser abordados em conjunto pela equipe de saúde, de forma multiprofissional;

grupos e espaços sociais: identificar no território possíveis grupos a serem abordados a partir de critérios de risco, possibilidades de atuação e recursos disponíveis;

grupos operativos na unidade de saúde: grupos formados para a problematização de questões de saúde e saúde bucal, compartilhar e partilhar conhecimentos. Nesses grupos devem ser trabalhadas, pelo menos, a causalidade dos agravos e as formas de prevenção;

Tabela 2	Resumo das estratégias para a mudança recomendadas para cada estágio do modelo
Estágio	**Estratégias do profissional**
Pré-contemplação	Fornecer informações; levantar dúvidas e trazer questionamentos; aumentar e fortalecer a percepção acerca dos riscos e problemas decorrentes do comportamento atual; evidenciar a discrepância entre os objetivos pessoais e o comportamento; dar *feedback*.
Contemplação	Explorar a divisão interna para que a pessoa saia do estado de paralisia; evocar as razões para mudar e os riscos de mudar ou não mudar o comportamento alvo; fornecer apoio; fortalecer a autoeficácia para a mudança.
Preparação	Auxiliar na elaboração e detalhamento de um plano de ação – questionar quando, como e onde pretende realizá-lo, como irá se organizar, qual a data de início, quais são as metas e os prazos, quais os obstáculos, quem ou o que ajudará.
Ação	Acompanhar a realização dos passos para a mudança, avaliar em conjunto o foco na mudança, os resultados atuais, a necessidade de adequação, a persistência.
Manutenção	Ajudar na identificação dos benefícios do comportamento assumido e na valorização do que está funcionando; reconhecer as situações de risco e as estratégias de enfrentamento; prevenir deslizes e recaídas.
Recaída	Auxiliar a pessoa a renovar os processos de contemplação, determinação e ação, sem tornar-se culpada, imobilizada ou desmoralizada. Avaliar de forma objetiva o fato e evocar o aprendizado para prevenir e/ou lidar com futuras situações.

famílias: incluir as atividades educativas na rotina do trabalho dos agentes comunitários de saúde e da Equipe Saúde da Família, a partir de critérios de risco ou da identificação do núcleo familiar como um fator determinante no processo saúde-doença (p. 26).

Grupos operativos

No âmbito da Estratégia Saúde da Família, os grupos operativos são utilizados como recurso para a promoção da saúde e prevenção de doenças junto aos jovens e adolescentes, bem como no âmbito da puericultura e pré-natal, e para agravos em saúde tais como a hipertensão arterial, o diabetes *mellitus*, a hanseníase, HIV/AIDS, e ainda estilos de vida como tabagistas, elitistas, drogaditos etc.[31]

Em relação às gestantes, o Ministério da Saúde[3] recomenda que

Nos grupos operativos é importante que as gestantes sejam ouvidas sobre os problemas, crenças e tabus, cabendo à equipe respeitá-las e respondê-las de forma clara, mostrando as mudanças que ocorrem na boca durante a gravidez, enfatizando a importância da higiene e estimulando o autocuidado e hábitos de vida saudável (p. 66).

Para além de esclarecer as dúvidas dos usuários e transmitir informações sobre saúde, os grupos operativos podem fomentar o fortalecimento das relações sociais, a criação de vínculos tanto com os profissionais de saúde e serviço quanto com seus pares, para a experimentação de novos modos de viver. Nele, os usuários trocam informações, sentimentos e opiniões uns com os outros e com os profissionais de saúde.

Conforme Scriven,[32] no contexto da promoção da saúde, os grupos podem ser formados para os seguintes objetivos: 1. aumentar o interesse e a conscientização dos membros do grupo sobre tópicos relacionados à saúde por meio de discussões em grupo; 2. auxiliar os membros do grupo a enfrentar os problemas de saúde/deficiências que compartilham, bem como apoiá-los para mudanças de comportamentos prejudiciais à saúde, e ajudá-los em tomadas de decisões. Grupos de autoajuda, tais como, alcoólicos e narcóticos anônimos são alguns exemplos; 3. dar suporte à ação social, ou seja, usar o poder coletivo para fomentar mudanças sociais, por exemplo, lidar com um problemas locais relacionados à drogadição, à violência, ao saneamento básico etc.; 4. realizar atividades educativas, tais como transmitir informações e desenvolver habilidades para preparar os membros para um contexto específico, como, tornar-se pai e mãe.

Ainda, segundo a autora,[32] o trabalho grupal é recomendado quando: 1. foram analisadas criticamente as outras oportunidades educativas e promotoras de saúde e concluiu-se que o trabalho em grupo é necessário para atender às necessidades particulares de grupos específicos de pessoas; 2. há evidências de que o trabalho em grupo é eficaz para esse conjunto de pessoas em particular; 3. se trabalhará com um grupo definido de pessoas por certo período de tempo, fato que possibilitará aos indivíduos construir laços de confiança e ajuda mútua, por exemplo, grupos de mães adolescentes, grupos de autoajuda para indivíduos que estão se recuperando de algum problema de saúde, ou pessoas que foram diagnosticadas como HIV positivas; 4. há acesso a um ambiente confortável, privado e descontraído para administrar o grupo; 5. o profissional facilitador apresenta a *expertise* necessária para conduzir a atividade grupal ou possui suporte e supervisão de outro profissional para ajudá-lo a desenvolver o trabalho grupal de forma satisfatória.

A metodologia de organização dos grupos inclui três momentos:[21,33] planejamento, execução e avaliação. O primeiro abrange as atividades precedentes ao início do grupo. É preciso pensar no local onde será feita a atividade, sendo que o espaço deve possibilitar aos participantes posicionarem-se em círculo, visíveis uns aos outros, e haver área livre para atividades de dinâmica de grupos. Sobre o tamanho do grupo, seja ele de caráter informativo ou reflexivo, deve ser formado, preferencialmente, de seis a 12 membros, ou no máximo 20. Caso haja número maior de participantes, subgrupos menores deverão ser formados. As características do grupo (p. ex., faixa etária, nível de escolaridade), os critérios de inclusão dos participantes (p. ex., idade, características socioculturais, problemas e/ou questões de saúde), bem como a frequência dos encontros (semanais, quinzenais) precisarão ser considerados a fim de que as atividades sejam devidamente planejadas no intuito de fomentar o interesse e a participação das pessoas que comporão o grupo. A coordenação do grupo pode ser feita por qualquer profissional de saúde, desde que devidamente treinado ou capacitado para tal, e/ou acompanhado por outro mais experiente na técnica.

O momento da execução ocorre por meio dos seguintes momentos: 1. acolhimento e apresentação dos membros do grupo, estimulando ou facilitando o entrosamento de todos. Para tal, recomenda-se o uso de dinâmicas rápidas, de curta duração; 2. verificar as expectativas dos participantes e planejar metas e objetivos conjuntos; 3. estabelecer as regras e funcionamento do grupo, tais como horários, o respeito às opiniões alheias, não

expor fora do espaço grupal particularidades tratadas dentro dele; 4. desenvolvimento: o coordenador lança o tema, situa sua importância dentro da programação e propõe modelos para desenvolvê-lo utilizando-se de técnicas de dinâmica de grupo e materiais educativos e recursos pedagógicos para fomentar a participação, a socialização das experiências e formas de superar as dificuldades. Podem ser utilizados recursos como pinturas, desenhos, colagens, músicas, leituras e discussão de textos, vídeos etc. É importante garantir que todos eles sejam adequados aos objetivos desejados, às características dos participantes, ao tempo e aos recursos disponíveis no local. O tempo pode ser dividido em três etapas, a saber: 1. preparação ou aquecimento, no qual o tema é lançado e o grupo é estimulado a participar da tarefa; 2. desenvolvimento; e 3. fechamento, no qual são apresentadas as conclusões e considerações do grupo sobre a atividade realizada naquele dia.[21,33] Ao término da programação global, deve ser feita uma ampla avaliação do trabalho realizado, averiguando-se a validade e a importância dos conhecimentos adquiridos, bem como do impacto, das reflexões e das vivências do grupo no contexto diário das pessoas.

Em todo o processo de trabalho supracitado, é de fundamental importância o papel do coordenador/facilitador do grupo. Ele deve estimular os seus membros a questionarem suas concepções, valores e práticas, e então produzirem novos conhecimentos por meio de perguntas e reperguntas oportunas que favoreçam o desenvolvimento da consciência crítica dos membros para o assunto em questão.

Sobre o desenvolvimento das atividades educativas em saúde bucal nos grupos, o documento Cadernos de Atenção Básica n. 17, do Ministério da Saúde,[3] recomenda que a "educação em saúde deve ser parte das atribuições comuns a todos os membros da equipe de saúde bucal, mas os profissionais auxiliares podem ser as pessoas ideais para conduzir o trabalho nos grupos" (p. 25).

Tendo em vista que geralmente os cirurgiões-dentistas e profissionais auxiliares não recebem treinamento e capacitação adequada durante seu processo formativo para o desenvolvimento de atividades grupais, sugere-se que eles as realizem em conjunto com outros membros da equipe com maior experiência no método.

Sobre o trabalho de mais de um coordenador nas atividades grupais, Assis[33] aconselha que

Quando há mais de um coordenador, eles devem se completar. Nos grupos de promoção da saúde dá-se preferência a coordenadores de áreas diferentes, pois poderão contribuir mais à medida que têm diferentes compreensões de um mesmo assunto. Ao final de cada encontro, eles devem conversar com muita sinceridade sobre suas intervenções. Este hábito facilita que a dupla de coordenadores se entrose mais rapidamente, aumentando a possibilidade de um bom resultado dentro do que se espera. Além do mais, o entrosamento ou não dos coordenadores é captado pelo grupo, que reagirá positiva ou negativamente, conforme o caso (p. 21).

Em relação aos conteúdos em saúde bucal a serem trabalhados nas atividades coletivas, é sugerido que:[3]

Em geral, o conteúdo para as ações educativas coletivas deve abordar: (1) as principais doenças bucais, como se manifestam e como se previnem; (2) a importância do autocuidado, da higiene bucal, da escovação com dentifrício fluoretado e o uso do fio dental; (3) os cuidados a serem tomados para evitar a fluorose; (4) as orientações gerais sobre dieta; (5) a orientação para autoexame da boca: (6) os cuidados imediatos após traumatismo dentário; (7) a prevenção à exposição ao sol sem proteção; e, (8) a prevenção ao uso de álcool e fumo (p. 25).

A sistematização de algumas atividades em saúde bucal para grupos operativos pode ser encontrada em Barros (2007).[21]

Espaços sociais

Compreendem diversos contextos, tais como creches, pré-escolas, escolas de ensino fundamental e médio, colégios técnicos, faculdades, hospitais e clínicas, ONG, templos e igrejas, organizações comerciais, locais de trabalho, áreas de lazer, iniciativas comunitárias (feiras, exposições, encontros etc.), abrigos, residências para idosos, entre outros.

As ações coletivas em espaços sociais devem ser executadas, preferencialmente, pelo pessoal auxiliar, para potencializar o trabalho do dentista em relação às atividades clínicas. Na atenção básica, o agente comunitário de saúde apresenta um importante papel na divulgação de informações sobre saúde bucal e, portanto, a equipe de saúde bucal deve orientar e apoiar o seu trabalho.[3] Para tal, o cirurgião deve assumir o papel de educador de equipes, contribuindo para a capacitação, treinamento e educação permanente do Auxiliar de Saúde Bucal (ASB), Técnico de Saúde Bucal (TSB) e Agente Comunitário de Saúde (ACS) sobre aspectos relacionados ao planejamento, à execução e à avaliação de atividades educativas e promotoras de saúde bucal, respeitando-se as competências de cada profissional. Conforme as Diretrizes da PNSB, "Compete ao CD planejá-las, organizá-las, supervisioná-las e avaliá-las sendo, em última instância, o responsável técnico-científico por tais ações" (p. 10).[19]

Ambientes pré-escolar e escolar

A educação em saúde no ambiente pré--escolar e escolar abrange atividades que envolvem tanto os alunos como os professores e funcionários, bem como mudanças no contexto organizacional visando à construção de ambientes favoráveis à saúde bucal. O Programa Saúde na Escola recomenda as seguintes atividades de promoção e proteção da saúde bucal no ambiente escolar, conforme descrito na Tabela 3 (p. 10).[34]

Para além dessas atividades, ações intersetoriais poderão ser desenvolvidas com parceiros presentes no território (ONGs, empresas, mercados, feiras etc.) para favorecer a sustentabilidade das atividades propostas.[27]

Ambiente de trabalho

Tendo em vista que as pessoas despendem boa parte do seu tempo no ambiente de trabalho e que ele pode ser caracterizado tanto como uma fonte de estresse quanto de suporte social, intervenções educativas e promotoras de saúde bucal nesse contexto podem contribuir para a melhoria das condições bucais da qualidade de vida dos indivíduos.[35]

Outros ambientes comunitários

As atividades educativas em saúde podem configurar-se em ações dirigidas a alcançar populações maiores, seja por meio de estratégias interpessoais face a face, jornais,

Tabela 3	Sugestões de ações de promoção e proteção da saúde bucal no ambiente escolar, conforme o Programa Saúde na Escola[34]
Inserção de ações de promoção da saúde bucal e prevenção de doenças e agravos no projeto político-pedagógico das escolas	Participação da equipe de saúde nas reuniões de planejamento escolar para discutir a promoção de saúde integral na escola e pactuar a realização de atividades de saúde bucal e de atividades de educação em saúde previstas no plano de trabalho da escola
Atividades de educação em saúde previstas no plano de trabalho da escola	Formação intersetorial de profissionais de educação e saúde para trabalharem os temas de saúde bucal com os escolares Planejamento e desenvolvimento das atividades de educação em saúde bucal, abordando os temas propostos ao longo do Caderno por meio de debates, oficinas de saúde, vídeos, teatro, conversas em grupo, cartazes, folhetos e outros que estejam integrados ao projeto de saúde bucal construído intersetorialmente Capacitação de estudantes, para serem multiplicadores dos temas e das práticas de cuidado a saúde bucal na escola
Desenvolvimento de política de ambiente saudável nas escolas	Trabalhar de forma intersetorial a indução da oferta de alimentos saudáveis a escolares Propor oficinas de discussões sobre a relação do uso de tabaco, álcool e outras drogas com a saúde bucal

revistas, rádio, TV ou via uso das tecnologias de informação e comunicação (TIC), tais como e-mails, mensagens instantâneas, chats, grupos e comunidades virtuais, fóruns de discussão, blogs etc. incluindo o Twitter, Facebook, YouTube, entre outros.[36]

Intervenções em espaços comunitários, tais como em igrejas, clubes, centros recreativos e praças, têm sido utilizadas pelos profissionais e equipes para atividades de saúde coletiva direcionadas a um público maior.

No ambiente do lar, o ACS apresenta papel imprescindível para levar informações em saúde bucal às famílias durante as visitas familiares, e as TIC configuram-se como um interessante recurso auxiliar para se alcançar as famílias de forma ampla e rápida.

Conforme Mason (2010),[37] uma abordagem comunitária para a educação em saúde deve ter em conta o impacto que a economia, a política, fatores culturais e redes sociais (inclusive as plataformas digitais) exercem sobre os comportamentos e desfechos em saúde. Os tomadores de decisão em organizações, órgãos reguladores ou legislativos devem ser os focos das atividades educativas nesse enfoque. Intervenções em nível comunitário aproveitam a força da comunidade para gerenciar problemas que não podem ser resolvidos de forma eficaz apenas em nível individual ou do grupo.

O PLANEJAMENTO DAS ATIVIDADES EDUCATIVAS EM SAÚDE BUCAL

Você já deve ter ouvido reclamações de profissionais de saúde sobre a baixa participação de usuários em atividades educativas realizadas na Atenção Básica. Entretanto, pouco se questiona sobre os reais motivos da baixa participação. Será que as atividades educativas foram planejadas com cuidado e

atenção, ou simplesmente "inventadas" alguns minutos antes de serem desenvolvidas? As pessoas, ao perceberem que as atividades educativas não foram planejadas com cuidado e critério, geralmente optam por não prestarem a devida atenção à atividade e nem se envolverem com o que está sendo desenvolvido e, muito provavelmente, não retornarão à Unidade para participarem de outra atividade.

Atualmente, o tempo é um bem extremamente precioso para todos, e não queremos perdê-lo com atividades que não nos ofereçam novos conhecimentos e/ou habilidades e competências para resolvermos problemas concretos. A famosa frase de Tom Peters "você nunca terá uma segunda chance de causar uma primeira boa impressão" deve ser considerada por todo profissional de saúde ao elaborar suas atividades educativas.

Portanto, o planejamento e execução das atividades educativas em saúde bucal devem seguir o mesmo rigor aplicado às atividades clínicas, conforme já descrito por Levine e Stillman-Lowe (p. v):[39]

> [...] a educação em saúde bucal é uma das nossas responsabilidades mais importantes *e deve ser abordada com a mesma dedicação e padrão de qualidade profissional aplicado ao tratamento operatório das doenças* [grifos nossos].

Quando os profissionais da saúde bucal são convidados para falar a um grupo de pessoas, geralmente focam o planejamento da atividade na seleção das informações a serem transmitidas, bem como na forma como irão apresentá-las aos participantes. Poucos se atentam em fazer um diagnóstico das necessidades educativas, interesses e características socioculturais e econômicas dos participantes da atividade educativa.

Dessa forma, o sucesso do alcance dos objetivos almejados em qualquer processo educativo em saúde bucal será medido pela qualidade do planejamento realizado. Para tal, é necessário que o educador elabore um plano educacional que contemple, pelo menos, os seguintes passos: 1. identificar as características dos usuários, grupos ou comunidades a quem se destinam as atividades; 2. identificar suas necessidades; 3. decidir quais metas alcançar; 4. formular objetivos específicos; 5. identificar recursos; 6. planejar os conteúdos, os materiais e métodos necessários; 7. implementar a atividade; e 8. avaliar a atividade.[23,37,39-41]

Ademais, é fundamental que o planejamento dos processos educativos esteja fundamentado em sólidas teorias e modelos de mudança comportamental em nível individual, interpessoal ou comunitário.[6,22,23]

A **Figura 1** ilustra uma proposta de ciclo de planejamento para atividades educativas em saúde bucal.

1. **Compreenda as características das pessoas que participarão das atividades educativas**

O primeiro passo no planejamento é identificar e compreender as características das pessoas que participarão das atividades educativas. Na prática odontológica no SUS há uma ampla gama de pessoas que poderão ser identificadas como necessitando de atividades educativas em saúde bucal, tais como membros de uma família durante a visita domiciliar, membros de um grupo operativo em uma atividade na Unidade de Saúde da Família (USF), crianças de uma

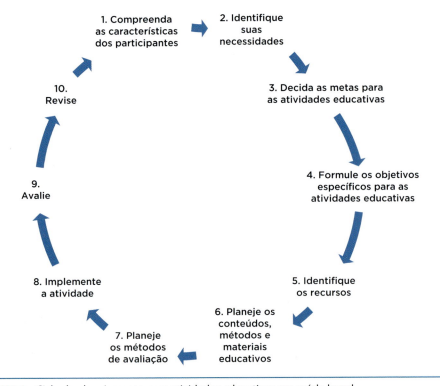

FIGURA 1 Ciclo de planejamento para atividades educativas em saúde bucal.

escola, gerentes de hospitais ou empresas, membros do Conselho Municipal de Saúde, vereadores e outros tomadores de decisões.

Características a serem consideradas nesse momento incluem as experiências prévias dos envolvidos e seus conhecimentos com o tema a ser desenvolvido; as características da cultura local; e os sentidos atribuídos à saúde bucal, as motivações das pessoas para participarem da atividade e se envolverem com o tema proposto, bem como o sexo e a idade dos participantes.

De acordo com o documento Cadernos de Atenção Básica, n. 17 – Saúde Bucal,[3] os seguintes grupos são considerados como prioritários no campo da atenção em saúde bucal: famílias de pessoas com hipertensão e/ou diabetes, famílias de gestantes e puérperas, famílias de idosos, famílias que residem em áreas de risco social, idosos em instituições de longa permanência etc.

2. Identifique as necessidades dos indivíduos em seu contexto

É essencial o educador identificar as necessidades educativas dos participantes, a fim de que os conteúdos disponibilizados supram suas demandas, e não o que o educador pensar ser importante. Um erro muito comum no planejamento das atividades educativas é estruturá-lo com base naquilo que o profissional, isoladamente, pensa ser a necessidade do grupo-alvo. No intuito de esclarecer essa questão, o educador pode conduzir uma pequena avaliação das necessidades educativas com a população-alvo, via perguntas abertas ou por meio de pequenos questionários autopreenchíveis previamente ao início das atividades. Isso também pode ser atribuído para aqueles que o(a) convidaram para participar da atividade. Por exemplo, em uma escola,

o cirurgião-dentista (CD) pode conversar com uma pequena amostra de crianças em cada série para tomar ciência de seus conhecimentos, hábitos, medos e dificuldades intrínsecas e estruturais para cuidar de sua saúde bucal, e com tais informações elaborar o conteúdo e as atividades educativas de acordo com as particularidades evidenciadas nesse pequeno inquérito. Em outro exemplo, previamente a uma atividade com adultos participantes de um grupo operativo de diabetes na Atenção Básica, o CD pode solicitar ao profissional que já atua na equipe para aplicar algumas questões aos participantes no intuito de levantar suas dúvidas sobre o cuidado bucal. Ao obter tais informações, o CD poderá planejar as atividades de forma direcionada aos questionamentos levantados, tornando-as muito mais atrativas e úteis aos participantes.

O levantamento das experiências prévias dos participantes acerca de atividades educativas sobre saúde bucal e os métodos/ materiais utilizados também podem auxiliar no melhor planejamento futuro: as experiências foram positivas ou negativas? Quais os motivos? O que mais ou menos gostaram? Quais temas foram discutidos e o que faltou? Quais materiais e métodos foram utilizados? Essas informações servirão tanto para o profissional de saúde não "chover no molhado" com conteúdos já conhecidos pelos educados, tornando a atividade repetitiva, monótona e desinteressante, como para planejar a atividade de forma satisfatória. Por exemplo, observa-se, com muita frequência, a sobreposição de atividades relacionadas à escovação dentária no ambiente escolar por diversos atores em diversos momentos (p. ex., realizadas pelo dentista da USF, ACS, estudantes de odontologia, profissionais voluntários de alguma ONG etc.), fato que a torna enfadonha aos escolares.

Tradicionalmente, as necessidades em saúde bucal têm sido identificadas de forma unilateral pelos cirurgiões-dentistas, os quais se baseiam exclusivamente em critérios clínicos para formulá-las (necessidades normativas). Apesar de úteis, tais critérios não consideram a percepção do indivíduo sobre as suas necessidades bucais e a extensão com que os problemas bucais impactam nos seus aspectos funcionais e sociais.

Isso posto, tanto as necessidades definidas pelo profissional como aquelas estabelecidas pelo usuário devem ser levadas em consideração no planejamento das atividades educativas. O profissional, por exemplo, ao detectar no exame clínico a presença do biofilme dentário e sangramento gengival pode supor a necessidade de atividades educativas com foco em fatores de risco à cárie e doenças periodontais. O usuário, por sua vez, para o mesmo problema, pode sentir a necessidade de orientações profissionais com foco na aparência da sua gengiva e no seu mau hálito. Nesse contexto, as "necessidades sentidas" são aquelas as quais pessoas percebem como importantes e que muitas vezes podem ser bem diferentes daquelas definidas pelos profissionais, pois estão associadas às experiências pessoais. Em nível comunitário, a avaliação das necessidades sentidas pelas pessoas pode ser realizada por meio de conversas com membros da comunidade que são reconhecidos e respeitados por todos (p. ex., líderes comunitários, pastores, religiosos, agentes comunitários de saúde e outros profissionais da equipe).[23]

Além das supracitadas, as "necessidades expressas" são aquelas que emergem das necessidades sentidas e manifestam-se por meio de palavras ou ações e, portanto, se transformam em demandas para os serviços. As pessoas expressam uma necessidade quando, por exemplo, solicitam informações ou utilizam os serviços de saúde. O profissional pode estimar as necessidades expressas da comunidade ao identificar quais serviços e atividades as pessoas procuram no sistema de saúde. Os indivíduos podem exteriorizar necessidades sentidas, por exemplo, o desejo de utilizar o serviço odontológico para tratar um dente cariado, mas ela não se tornar expressa ao não marcar a consulta para o tratamento.[43] Tal fato pode ocorrer por diversos fatores: os indivíduos não conhecem os serviços existentes ou ofertados pelo sistema de saúde; desconfiam da qualidade dos serviços prestados; apresentam medo do tratamento ou falta de tempo para se consultarem ou, ainda, dificuldades para conciliar o horário de trabalho com os dos serviços de saúde. É importante ressaltar que as atividades educativas, por si só, não conseguirão resolver todos os problemas ou necessidades de saúde identificadas e, dessa maneira, outros caminhos buscados nos princípios e estratégias da Promoção da Saúde deverão ser explorados.[6,9,49]

3. Decida as metas para a educação em saúde bucal

Com base na avaliação das necessidades, e uma vez que o indivíduo e/ou grupo tenha decidido pela mudança, o profissional deve negociar e concordar com as metas e os objetivos de forma clara, especificando as mudanças desejadas. No dizer de Bastable e Doody,[44] uma meta

[...] é o resultado alcançado ao final do processo de ensino-aprendizagem, sendo uma afirmação que descreve o estado de ser ideal ou final em algum momento futuro. As metas são globais e amplas por natureza: servem como alvos em longo prazo tanto para o aprendiz quanto para o professor. Elas são os resultados realistas da aprendizagem que podem ser atingidos em semanas ou meses (p. 407).

Para Mason[37] uma meta educacional

[...] é uma declaração inespecífica que serve como base para o desenvolvimento de todos os planos subsequentes. Por exemplo, se o público-alvo for um grupo de gestantes em uma aula sobre pré-natal, a declaração de meta pode ser "Aumentar a consciência dos futuros pais sobre a necessidade de cuidados de higiene bucal e uma boa saúde bucal para seus filhos" (p. 152).

Conforme Ewles e Simnet,[39] diversas metas educativas podem ser estabelecidas, tais como: aumento da consciência sobre aspectos relacionados à saúde; aumento de conhecimento sobre um tópico; mudança de atitude, comportamentos, padrões sociais e tomadas de decisões. Um exemplo de meta em saúde bucal pode ser a de melhorar e manter a saúde periodontal de um indivíduo adulto por meio do efetivo controle do biofilme. Assim, a meta indica quais mudanças são desejadas, porém, para serem realistas, devem ser fundamentadas nas necessidades definidas pelo usuário e seus aspectos subjetivos e contextuais.

4. Formule objetivos específicos para as atividades educativas

Enquanto a meta envolve aspectos mais amplos, o objetivo caracteriza-se por ser mais específico e unidimensional.[43]

Needs e Postans[44] postulam que

Uma meta é uma ampla declaração de intenções, uma declaração do que você está tentando alcançar. Por outro lado, um objetivo é uma declaração ou declarações precisas de mudanças esperadas ou das etapas necessárias para levá-lo aonde deseja. Exemplos de palavras usadas ao considerar os objetivos educacionais são: definir, descrever, identificar, listar, combinar, selecionar, nomear, rotular, dar exemplos e demonstrar (p. 146).

Para Mason,[37] os objetivos educacionais, também denominados de objetivos instrucionais:

[...] são afirmações específicas que descrevem o que se espera que o educando seja capaz de fazer, conhecer ou pensar de forma diferente depois que o conteúdo da atividade for apresentado e dominado. Esses objetivos definem claramente a intenção da experiência de aprendizagem, descrevendo um padrão de comportamento (ou desempenho) que o educando deve ser capaz de demonstrar quando a experiência de aprendizagem foi concluída com sucesso (p. 153).

Needs e Postans exemplificam tais diferenças no campo odontológico como:[44]

- **meta:** melhorar a higiene bucal do indivíduo;
- **objetivos:** ao final do encontro/atividade educativa, o indivíduo será capaz de:
  - demonstrar que consegue executar uma técnica eficaz para a remoção do biofilme dental;
  - listar os instrumentos auxiliares de higiene bucal necessários para se alcançar uma boa higiene bucal;
  - selecionar escova e dentifrício adequados para atender às necessidades particulares.

Portanto, os objetivos especificam em detalhes os passos requeridos para se alcançar uma meta definida.

4.1 Domínios da aprendizagem

Há basicamente três tipos de objetivos educacionais ou de aprendizagem: cognitivos, afetivos e psicomotores, os quais se referem aos que os indivíduos devem "conhecer", "sentir" e "fazer" após participarem de uma atividade ou programa educativo.[43,45,46]

Domínio cognitivo

O domínio cognitivo envolve o aprendizado de informações e fatos, bem como a capacidade de analisá-los, avaliá-los e aplicá-los em sua vida cotidiana.

De nada serve o profissional focar apenas na transmissão de conhecimentos científicos se o indivíduo não consegue aplicá-los na resolução de seus problemas cotidianos. O aprendizado de fatos (p. ex., as partes do dente, o processo carioso, o impacto das doenças bucais na saúde geral etc.) não melhora, por si só, as habilidades dos indivíduos para cuidar de sua saúde. Para isso, é necessário também que eles adquiram habilidades de resolução de problemas, ou seja, como aplicar o conhecimento científico no contexto de suas vidas diárias.

No intento de guiar o profissional no desenvolvimento de atividades educativas e na avaliação dos resultados de aprendizagem referentes ao domínio cognitivo, é importante descrevê-los explicitamente no momento do planejamento. Por exemplo, ao final das atividades educativas, os participantes deverão ser capazes de

- diferenciar os alimentos cariogênicos dos não cariogênicos;
- explicar por meio de suas próprias palavras como se iniciam e desenvolvem as doenças periodontais;
- descrever as formas de se prevenir o câncer bucal;
- apresentar uma breve explicação sobre as conexões entre saúde bucal e geral;
- saber aplicar os conhecimentos adquiridos na prática individual diária.

Alguns verbos de ação estão associados a esse domínio, tais como escolher, analisar, comparar, definir, descrever, nominar, listar etc.[37]

Atualmente, o campo denominado de "letramento em saúde", (do inglês, *health literacy*), o qual envolve a capacidade dos indivíduos em obter, processar e compreender informações e serviços básicos de saúde necessários para tomadas de decisões de saúde apropriadas, vem sendo bastante estudado na área da saúde e da saúde bucal.[47,48] Esforços vêm sendo feitos por pesquisadores e instituições no sentido de desenvolver instrumentos de avaliação dos níveis de letramento em saúde bucal (LSB) em indivíduos e populações, bem como para propor maneiras de intervenções a serem implementadas por profissionais e serviços de saúde e outros setores da sociedade, com a finalidade de melhorar seus níveis na população. O LSB é considerado um importante fator para autogestão em saúde e, portanto, um relevante determinante social da saúde.[47,48]

Domínio afetivo

O domínio afetivo é conhecido como o domínio do sentimento e envolve a aprendizagem de valores, crenças, atitudes, interesses e gostos relacionados à saúde.[43,45,46] Por exemplo, o profissional poderá estabelecer como objetivo da atividade educativa esclarecer ou mudar crenças, tais como a de que a gestante não pode ser submetida ao tratamento odontológico; que as crianças pequenas não precisam visitar o dentista; que a dentição decídua não é relevante, pois ela será substituída pela dentição permanente etc. Alguns verbos de ação relacionados a esse domínio são aceitar, adotar, advogar, perguntar, avaliar, promover, questionar, recomendar etc.[37]

Domínio psicomotor

As habilidades psicomotoras, também conhecidas como procedimentais, abrangem as destrezas ou habilidades para a realização de determinado procedimento manual, por exemplo, escovar os dentes, passar o fio dental, aferir a pressão, injetar um medicamento, realizar um tipo de alongamento, higienizar a prótese, vazar o modelo de gesso etc. A exercitação é um elemento imprescindível para se alcançar a excelência nesse domínio. Portanto, não é apropriado o dentista apenas demonstrar no macromodelo a forma de escovação correta ou entregar um *folder* educativo sobre esse procedimento ao usuário – é necessário que ele pratique em sua boca a nova habilidade sob supervisão do profissional.

Além dos três objetivos educacionais supracitados, em muitos casos, será necessário o profissional elaborar objetivos educacionais e planejar intervenções no sentido de fomentar mudanças estruturais e organizacionais para fomentar ambientes promotores da saúde.

O acrônimo EMART (do inglês, *SMART*) pode ser utilizado como um guia útil no planejamento de objetivos em educação em saúde:[46]

- **E**specífico (*Specific*): objetivos claros e precisos fornecem foco e clareza dos propósitos.
- **M**ensurável (*Measurable*): é importante definir objetivos que podem ser facilmente mensuráveis e quantificados.

- **A**lcançável (*Achievable*): definir objetivos que são desafiadores, mas ao alcance do usuário. Definir objetivos inatingíveis apenas desmotiva as pessoas.
- **R**elevante (*Relevant*): os objetivos devem ser considerados relevantes para a circunstâncias, motivações e necessidades dos indivíduos.
- **R**elacionado ao **T**empo (*Timely*): é essencial que uma escala de tempo seja especificada para se manter a motivação e avaliar as mudanças alcançadas.

Um exemplo de objetivo EMART pode ser: dentro de três semanas o indivíduo reduzirá seu sangramento gengival por meio do uso diário do fio dental e da escovação dentária três vezes ao dia. Se o objetivo é diminuir a incidência de problemas periodontais em adultos, focar na dieta cariogênica não é um objetivo apropriado para controlar a doença.

É importante ressaltar que uma das principais críticas aos modelos tradicionais de educação em saúde bucal é sua abordagem compartimentalizada, na qual separa a boca do restante do corpo.[49] Em contrapartida, a abordagem de fator de risco comum reconhece que as condições crônicas, tais como diabetes, doenças cardíacas, cânceres e os problemas bucais compartilham um grupo de fatores de risco que é comum a todas elas, tais como dieta e higiene inadequados, fumo, estresse etc. Assim, é melhor planejar as ações educativas e promotoras da saúde em saúde bucal tendo em conta os fatores de risco comuns a todos os problemas supracitados, bem como seus determinantes sociais subjacentes, a fim de se alcançar melhorias em uma ampla extensão de problemas por meio de um trabalho integrado entre os profissionais das equipes. Além de promover a saúde geral e bucal de forma simultânea, por meio do controle de um pequeno número de fatores de riscos, a um menor custo, apresenta maior eficiência e efetividade do que as abordagens dirigidas a doenças específicas, como as bucais.[49]

5. Identifique os recursos existentes em nível pessoal, material e social

Uma vez que as metas e os objetivos tenham sido decididos e concordados, os recursos disponíveis para se implementar a intervenção deverão ser identificados. Eles podem abranger tanto os recursos pessoais do educador, tais como seus conhecimentos, habilidades, tempo e entusiasmo, quanto os das pessoas que irão ajudar o educador, tais como os membros das equipes, e até mesmo os usuários e as pessoas em contato com os usuários, como seus familiares e amigos. As políticas, programas, instalações e serviços já existentes são outros tipos de recursos a serem considerados. Por fim, devem ser identificados os recursos materiais, tais como mesas, cadeiras, recursos audiovisuais, panfletos, lousas etc.

Inicialmente, em relação às pessoas, pode haver algumas delas dispostas a ajudar nas atividades educativas que podem ser tanto membros da equipe odontológica (p. ex., ASB ou TSB) ou membros da equipe de saúde (p. ex., ACS, técnico de enfermagem etc.), bem como outros profissionais, tais como professores e diretores escolares, enfermeiras em instituições de longa permanência, indivíduos que participam de projetos sociais (p. ex., pastoral da criança, ONG etc.), assim como como outras figuras públicas locais dispostas a ajudar. Os usuários também podem ser considerados recursos valiosos para qualificar as atividades. Por exemplo, as experiências de um ex-fumante ou de um usuário que lidou com determinado problema de saúde podem ser de grande valia para os indivíduos que estão vivenciando a mesma situação.

Em relação às instalações, é pertinente o educador conhecer o local onde a atividade será realizada e suas características, tais como a luminosidade; as tomadas para uso de algum aparelho; a presença de cortinas para diminuir a luminosidade externa ao planejar o uso de um projetor de multimídia. Além disso, deve-se verificar se o espaço disponível possibilita o acesso às pessoas com deficiência; se proporciona um ambiente confortável para as pessoas permanecerem, tais como luminosidade e ventilação adequada, assim como banheiros; se possui pias ou escovódromo para a realização de atividade de escovação supervisionada etc.

Outros recursos materiais incluem cartazes, figuras, jogos, livros, aparelho de multimídia, computador, aparelho de som, macromodelos, caneta, papel, caneta para quadro branco, apagador, microfones e caixas amplificadas para serem utilizados em espaços maiores ou ambientes externos (p. ex., praças, ruas). Verificar se eles já existem no contexto/local para uso do educador ou se ele terá de obtê-los de outra forma.

Por último, outro valoroso recurso que pode facilitar o desenvolvimento das atividades educativas refere-se às políticas, aos programas e aos serviços já existentes no contexto aos quais a equipe de saúde bucal pode integrar-se de de forma interdisciplinar, multiprofissional e intersetorialmente.

6. Selecione as teorias ou modelos de mudança comportamental e planeje o conteúdo, os métodos e os materiais educativos

Este é o estágio no qual o educador deverá organizar o que irá fazer e como fazer, a partir dos recursos disponíveis e os objetivos previamente definidos.

Inicialmente, o educador deverá conhecer e selecionar as teorias ou os modelos de mudança em saúde em nível individual, interpessoal ou comunitário, que o auxiliará a identificar os principais pontos para mudança e os métodos necessários para alcançá-los. A literatura científica apresenta diversas teorias e modelos aplicáveis ao campo da educação e da promoção da saúde bucal, como o modelo de crenças em saúde, o transteórico ou estágios de mudança, a teoria social cognitiva, a teoria de difusão de inovações, entre outras, as quais podem auxiliar o profissional a atingir maior sucesso em suas intervenções.[9,12,21,25,29,30]

Sobre o conteúdo das mensagens disponibilizadas ao público, ele deve ser cientificamente consistente e de fácil compreensão. O documento Cadernos de Atenção Básica n. 17[3] recomenda alguns conteúdos para serem trabalhados em relação aos principais agravos bucais para os diversos grupos etários: cárie dentária, doença periodontal, câncer bucal, traumatismo dentário, fluorose dentária, edentulismo e maloclusão. Eles devem ser planejados de forma apropriada conforme o tempo e os recursos disponíveis nos serviços.

O método educativo consiste no modo como o conteúdo será explanado. Alguns exemplos incluem as apresentações, discussões em grupo, demonstrações, dramatizações etc. Na escolha do melhor método educativo, o educador deve levar em conta qual(quais) será(serão) os mais apropriado(s) para se alcançar os objetivos previamente idealizados. O profissional deve basear a seleção do método tendo em conta as características do público (tamanho, diversidade, experiência com o método etc.), sua *expertise* com a aplicação do método selecionado e os objetivos de aprendizagem a serem alcançados com a atividade.[50]

As palestras ou apresentações orais são os métodos mais amplamente utilizados pelos educadores em saúde, pois possibilitam a exposição de informações de maneira rápida e direta para grandes públicos. No entanto, é um método centrado no educador que geralmente desenvolve os conteúdos via comunicação unilateral. Por isso, embora seja amplamente utilizada nos serviços de saúde, pode não ser o método mais apropriado para se alcançar as mudança desejadas.

Scriven (2010) elaborou algumas dicas para fazer uso das apresentações de forma mais eficiente.

- **Verifique as instalações:** se possível e com antecedência, visite o local onde fará a apresentação e verifique os assentos, a iluminação e os equipamentos audiovisuais, assim como as tomadas e extensões. No dia da apresentação, chegue cedo para arrumar as cadeiras, abrir as janelas e verificar se o equipamento está funcionando adequadamente. Se precisar do escurecimento do local para projetar algo, verifique se há meios para tal e se há algumas luzes que possam ficar acesas no intuito de não fomentar a sonolência nas pessoas.
- **Prepare a introdução:** prenda a atenção do seu público com suas palavras iniciais. Algumas maneiras de fazer isso compreendem:
  - enunciar um fato surpreendente ou uma citação incomum;
  - fazer uma pergunta que não tenha uma resposta fácil;
  - usar uma imagem visual para despertar o interesse;
  - contar uma piada, se tiver confiança para fazê-la com sucesso, mas que não apresente conteúdo discriminatório.

Estabeleça contato visual com o seu público e, se necessário, pergunte a ele se pode ver e ouvir você. Esclareça o objetivo e o tema da apresentação no início do encontro, os quais podem ser breves declarações, e não um resumo complexo de toda a apresentação. Por exemplo, diga "Vou apresentar os benefícios dos cuidados bucais na saúde geral", mas não entre em detalhes nesse ponto; guarde isso para a parte principal da apresentação.

Ao terminar a introdução, você deve

- estabelecer seu objetivo e tema com o público;
- obter seu interesse e atenção;
- garantir que o público possa ouvir e ver você claramente.

- **Prepare os pontos-chave:** identifique três ou quatro pontos principais que deseja expor e prepare sua apresentação em torno de cada um deles. Ilustre e apoie seus pontos com evidências de sua experiência, pesquisas ou reportagens, ilustrando-as com materiais audiovisuais;
- **Planeje uma conclusão:** você precisa planejar como encerrará sua apresentação para evitar divagações ou atrasos. Algumas maneiras de finalizar são:
  - uma breve recapitulação (não uma repetição enfadonha) do que você apresentou;
  - uma declaração do que você espera que o público faça com as informações que você forneceu, como "Espero que vocês consigam fazer as mudanças necessárias no seu dia a dia para cuidar melhor da sua saúde bucal";
  - uma sugestão para ação futura;
  - uma pergunta – "Que pequenas mudanças no seu dia a dia você pode fazer para..?";
  - agradecer ao público pela atenção e participação.

- **Indague se há dúvidas:** se possível, reserve um tempo para perguntas e respostas na sua apresentação. Isso lhe proporcionará um *feedback* do que o público aprendeu e como avaliou sua apresentação, bem como a oportunidade de participação dos ouvintes. Quando você fizer perguntas às pessoas, dê tempo para elas pensarem, e não presuma que elas não perguntarão pelo fato de a primeira não ter sido formulada imediatamente. Nunca ignore ou se recuse a responder a uma pergunta. Se você não souber a resposta, admita isso e comprometa-se a buscá-la para uma devolutiva posterior. Você também pode solicitar comentários sobre as respostas, tal como: "Alguém mais apresenta outras sugestões para a pessoa que fez essa pergunta?"

Utilizar o presente método seguido por uma discussão informal pode encorajar os participantes a exporem seus pontos de vista sobre o assunto, as dificuldades e as possibilidades de incorporação das informações expostas e discutidas na apresentação em suas rotinas diárias. Lembre-se de que, quanto mais a atividade fomentar a participação dos educandos, mais relevante ela se tornará para eles e seus conteúdos serão lembrados por muito mais tempo do que atividades exclusivamente expositivas e/ou passivas.

- **Trabalhe com dedicação em sua apresentação:** uma preparação cuidadosa o ajudará a se sentir confiante. Pratique falar em voz alta na frente do espelho. Solicite a um amigo ou parente de confiança para assistir à sua apresentação e lhe oferecer um *feedback* sincero. Também é útil filmar sua apresentação para que você possa avaliar seus próprios pontos fortes e fracos.

Planeje os imprevistos: um dos grandes medos dos educadores ao fazerem uma apresentação é perder a linha de pensamento. Se houver essa possibilidade, é prudente pensar com antecedência no que você fará se isso ocorrer. É melhor reconhecer que você teve um problema ao expor suas ideias do que deixar um silêncio constrangedor. Por exemplo, diga "Desculpe, perdi minha linha de raciocínio". Lembre-se de que o público provavelmente será mais amigável do que hostil com essa atitude. Você pode dizer: "Com licença, por um momento, enquanto examino minhas anotações". Outro temor é que o equipamento audiovisual não funcione corretamente. Já que você não pode fazer seguro contra isso, é melhor ter um plano de contingência pronto para imprevistos. Por exemplo, "Como não podemos ver a sequência dos conteúdos no PowerPoint, conforme havia planejado, escreverei os pontos principais no Flip-Chart e conversarei sobre eles, tudo bem?", ou você pode garantir um recurso audiovisual alternativo, tal como transparências ou a impressão dos dispositivos do Power-Point em papel ampliado.

Sobre os materiais educativos, ou seja, os equipamentos ou objetos utilizados para melhorar o processo de ensino-aprendizagem, é importante o educador averiguar quais estarão disponíveis no local da atividade, se estão em bom estado e funcionando corretamente, e se ele necessitará levar algum material extra. No caso de materiais multimídias (p. ex., televisão, aparelho de DVD, computadores, projetores de multimídia etc.) deve-se assegurar que eles estejam em perfeito funcionamento para que no momento da atividade o educador não tenha surpresas. Assim, é prudente o educador chegar com antecedência ao local da atividade para testar a funcionalidade dos materiais multimídias.

Caso sejam apresentados vídeos em locais amplos ou abertos, é necessário providenciar caixas acústicas potentes, a fim de que o som emitido seja audível de forma clara e alta o suficiente por todos os presentes. No caso das projeções, é necessário averiguar onde ela será feita: em uma parede ou em uma tela? No caso de paredes, ela está muito irregular ou suja? Qual a cor da parede? Se for utilizada uma tela de projeção, ela é pequena e torna a visualização das imagens dificultosa para quem está sentado mais ao fundo do ambiente? Há tomadas suficientes por perto? A voltagem é adequada para ligar os equipamentos? Você precisará de alguma extensão e/ou adaptador de tomada para ligar 2-3 equipamentos numa mesma tomada com plugues diversos? Lembre-se de que, quanto mais longe o projetor estiver do anteparo, mais clara ficará a projeção, porém, terá maior tamanho.

Caso a plateia não seja grande, por exemplo, escolares em uma sala de aula ou os participantes de um grupo operativo na USF, o educador poderá utilizar uma sequência de macrofotos coloridas impressas em tamanho A4 ou A5 para expor o seu conteúdo, como alternativa a um projetor de multimídia.[35]

7. Planeje os métodos de avaliação

É imprescindível o educador planejar métodos para avaliar se as atividades de sua intervenção ou programa alcançaram as metas ou objetivos educacionais planejados. Há vários tipos de avaliação: aquelas realizadas pelo educador ao final da atividade ou programa é denominada de "avaliação de resultados". Por exemplo, o educador observou que, ao final das atividades, 80% dos participantes sabiam explicar a importância do uso do fio dental e 95% adquiriram as habilidades manuais necessárias para limpar as superfícies interproximais, e tais informações foram obtidas por meio de questionários aplicados e observações clínicas durante os treinamentos psicomotores.

A apreciação da efetividade da atividade educativa também pode ser realizada por meio de avaliações do processo, ou seja, aquelas que são efetuadas durante todo o decurso da implementação das atividades. Por exemplo, qual o número de professores que implementaram de forma correta o programa em relação aos materiais disponibilizados até o presente momento? Como está sendo o cumprimento das atividades propostas no cronograma inicial até a presente ocasião? O que os educandos conseguiram mudar até agora?

Para ambas avaliações, o educador pode formular questões e opções de respostas, de preferência com o apoio da literatura científica para tal,[51] ou empregar instrumentos cientificamente validados para mensurar os processos ou os resultados. Além disso, pode se utilizar de exames clínicos para avaliar as mudanças nas condições bucais ao longo da intervenção.

8. Implemente a atividade

É hora de pôr em prática todo o planejamento e testar sua efetividade em situações reais. Podem ocorrer problemas em alguns aspectos da implementação e o educador deverá ter jogo de cintura e inteligência emocional para superar as dificuldades. Quanto mais preparado o educador estiver no tocante a teorias e modelos que darão suporte à prática, bem como sobre os conteúdos que irá desenvolver e os materiais e métodos que serão utilizados, mais seguro e confiante estará para superar possíveis atribulações que poderão ocorrer no decurso das atividades, as quais não refletem, por si só, um planejamento malfeito.

Ademais, é fundamental o educador publicizar as atividades e os programas educativos que desenvolve, tornando-os amplamente visíveis a toda a comunidade. Tal fato fomenta maior interesse, participação e aprovação dos envolvidos, bem como a obtenção de melhores suportes administrativos e financeiros. A divulgação pode ser feita via internet (p. ex., página do Facebook da escola, da unidade de saúde etc.), jornal da escola ou do bairro, cartilha direcionada aos pais dos alunos, rádio, TV etc.

Avalie os resultados

Avalie a atividade e/ou programa para mensurar seus impactos nos conhecimentos, comportamentos, atitudes, valores dos indivíduos, grupos, comunidades, organizações e tomadores de decisões.

Revise

Uma vez que todos os passos foram completados, é útil revisar todo o processo para aprender lições com a experiência e aperfeiçoar as atividades futuras.

CONSIDERAÇÕES FINAIS

O desenvolvimento de atividades educativas em saúde bucal fundamentadas no modelo dialógico, vinculado à pedagogia problematizadora, demonstra consonância com o ideário do SUS, pois demonstra respeito à individualidade e à cultura local, bem como fomenta a participação e a autonomia do usuário na autogestão da saúde bucal. Entretanto, para que isso se torne realidade no cotidiano do SUS, as equipes de saúde bucal devem primeiramente fazer uma autorreflexão sobre o modelo educativo que utilizam na prática nos diversos contextos e espaços sociais e os motivos, a fim de que possam buscar novos conhecimentos e recursos, bem como aprender novas habilidades para superarem o *status quo*. Melhorar nossos conhecimentos e habilidades em educação e promoção da saúde bucal é um compromisso para toda a vida.

REFERÊNCIAS BIBLIOGRÁFICAS

1. World Health Organization. Division of Health Promotion, Education, and Communication. Promoción de la salud: glosario. Ginebra: Organización Mundial de la Salud; 1998.
2. Institute of Medicine. Health Literacy: A Prescription to End Confusion. Washington, DC: National Academies Press; 2004.
3. Brasil. Ministério da Saúde. Secretaria de Atenção à Saúde. Departamento de Atenção Básica. Saúde Bucal / Ministério da Saúde, Secretaria de Atenção à Saúde, Departamento de Atenção Básica. Brasília: Ministério da Saúde, 2008. 92 p. – (Série A. Normas e Manuais Técnicos) (Cadernos de Atenção Básica n. 17).
4. Besen CB, Netto MS, Ros MA, Silva FW, Silva CG, Pires MF. A estratégia saúde da família como objeto de educação em saúde. Saúde e Sociedade. 2007;16(1):57-68.
5. Mendes JDR, Freitas CASL, Dias MAS, Bezerra MM, Netto JJM, Fernandes DR. Análise das atividades de educação em saúde realizadas pelas equipes de saúde bucal. Rev Bras Prom Saúde. 2017;30(1):13-21.
6. Mialhe FL, Costa Silva CM. Educação em saúde como estratégia para a Promoção da Saúde. In: Mialhe FL (org.). Promoção da Saúde e Saúde Bucal – Vol. 1. Cia do ebook; 2020.
7. Carvalho EMOF, Carnevalli B, Carvalho LF. Práticas odontológicas no programa saúde da família: análise crítica. Rev Abeno. 2010; 10(1):52-55.
8. Smeke ELM, Oliveira NLS. Avaliação participante de práticas educativas em serviços de saúde. Cad Cedes. 2009;29(79):347-60.
9. Tones K, Tilford S. Health education. Effectiveness, efficiency and equity. 2nd ed. Chapman & Hall; 1994.
10. Alves VA. Educação em saúde e constituição de sujeitos: desafios ao cuidado no programa saúde da família. [Dissertação]. Programa de Pós-Graduação em Saúde Coletiva. Universidade Federal da Bahia; 2004.
11. Bordenave JED. La Tranferencia de Tecnologia Apropriada ao Pequeño Agricultor. Rev Interam Educação Adultos. 1983;3(1-2), PRDE – OEA. Texto traduzido por Grandi MT, OPS. Brasília, 1983. Disponível em: fo.usp.br/wp-content/uploads/EAlguns.pdf.
12. Calley KH, Rogo E, Miller DL, Hess G, Eisenhauer L. A proposed client self-care commitment model. J Dent Hyg. 2000;74(1):23-35.
13. Figueiredo MF, Rodrigues-Neto JF, Leite MT. Modelos aplicados às atividades de educação em saúde. Rev Bras Enferm. 2010;63(1): 117-21.
14. Chiesa AM, Veríssimo MDLÓR. A educação em saúde na prática do PSF. In: Manual de Enfermagem. São Paulo: Instituto para o Desenvolvimento da Saúde-IDS; 2001.
15. Freire P. Pedagogia do oprimido. 37. ed. Rio de Janeiro: Paz e Terra; 2003.
16. Silva NA, Senna MAA, Jorge RC. Educação em saúde. In: Silva NA, Senna MAA. Fundamentos em Saúde Bucal Coletiva. Rio de Janeiro: Medbook; 2013.
17. David HMSL, Acioli S. Problematizando a problematização. Notas sobre uma prática educativa crítica em saúde. In: Pelicioni MCF, Mialh

FL. Educação e Promoção da Saúde: Teoria e Prática. 2ª ed. Rio de Janeiro: Santos; 2019.

18. Brasil. Ministério da Saúde. Secretaria-Executiva. Secretaria de Vigilância em Saúde. Glossário temático: promoção da saúde / Ministério da Saúde. Secretaria-Executiva. Secretaria de Vigilância em Saúde. Brasília: Ministério da Saúde; 2013.

19. Brasil. Ministério da Saúde. Relatório final da 3ª Conferência Nacional de Saúde Bucal. Brasília: Ministério da Saúde; 2004.

20. Laverack G. Public Health: Power, Empowerment and Professional Practice. Palgrave: Macmillan, 2005.

21. Barros CMS (coord.). Manual técnico de educação em saúde bucal. Rio de Janeiro: SESC, Departamento Nacional; 2007.

22. Blinkhorn AS. Dental health education: what lessons have we ignored? Br Dent J 1998;184(2):58-59.

23. Daly B, Watt RG, Batchelor P, Treasure ET. Essential dental public health. Oxford University Press; 2002.

24. Kidd EAM. Essentials of dental caries. The disease and its management. 3rd ed. Oxford University; 2005.

25. Possobon RF, Guerra LM, Mialhe FL. Contribuições da Psicologia, suas teorias e modelos para a Educação em Saúde, a Promoção da Saúde e a Saúde Bucal. In: Mialhe FL (org). Promoção da Saúde e Saúde Bucal – Vol. 1. Cia do ebook; 2020.

26. Mialhe FL, Paula JS, Lombardo IA. Materiais Educativos em Saúde e Saúde Bucal. In: Mialhe FL (org.). Promoção da Saúde e Saúde Bucal – Vol. 1. Cia do ebook; 2020.

27. Mialhe FL (org.). Promoção da Saúde e Saúde Bucal – Vol. 1. Cia do ebook; 2020.

28. Cavalcanti AM, Oliveira ACL (org.). Autocuidado apoiado: manual do profissional de saúde. Curitiba: Secretaria Municipal da Saúde; 2012.

29. Glanz K, Rimer BK, Viswanath K (ed.). Health Behavior: Theory, Research, and Practice. 5th ed. San Francisco: Jossey-Bass; 2015.

30. Davidson R. Questões motivacionais no tratamento do comportamento aditivo. In: G. Edwards, M Gross, M Keller, J Moser (eds.).

Psicoterapia e tratamento das adições. Porto Alegre: Artes Médicas, 1998. p. 159-172.

31. Menezes KKP, Avelino PR. Grupos operativos na Atenção Primária à Saúde como prática de discussão e educação: uma revisão. Cad Saúde Colet. 2016;24(1):124-130.

32. Scriven A. Promoting Health: A Practical Guide. Elsevier, Baillière Tindall; 2010.

33. Assis M (org.). Promoção da saúde e envelhecimento: orientações para o desenvolvimento de ações educativas com idosos. Série Livros Eletrônicos. Programas de Atenção ao Idoso. Rio de Janeiro: CRDE/UnATI/Uerj; 2002.

34. Brasil. Ministério da Saúde. Secretaria de Atenção à Saúde. Departamento de Atenção Básica. Cadernos temáticos do PSE – Promoção da Saúde Bucal. Ministério da Saúde, Secretaria de Atenção à Saúde, Departamento de Atenção Básica. Ministério da Educação, Secretaria de Educação Básica. Brasília: Ministério da Saúde; 2016.

35. Mialhe FL, Silva CG. A promoção da saúde bucal no ambiente de trabalho. In: Mialhe FL (org). Promoção da Saúde e Saúde Bucal – Vol. 1. Cia do ebook; 2020.

36. Rocha VFB, Mialhe FL. Tecnologia da informação, mídias sociais, educação e promoção da saúde. In: Mialhe FL (org). Promoção da Saúde e Saúde Bucal – Vol. 1. Cia do ebook; 2020.

37. Mason J. Concepts in Dental Public Health. 2nd ed. Philadelphia: Wolters Kluwer Health/ Lippincott Williams & Wilkins; 2010.

38. Levine RS. Stillman-Lowe. The scientific basis of oral health education. 6th ed. London: BDJ books; 2009.

39. Ewles L, Simnett I. Promoting Health. A practical guide to health education. Chichester: John Wiley & Sons; 1985.

40. Jacob MC, Plamping D. The practice of primary dental care. Great Britain: Wright; 1989.

41. DeBiase CB. Dental health education. Theory and practice. Philadelphia: Lea & Febiger; 1991.

42. Vazquez F de L, Cortellazzi KL, Gonçalo C da S, Bulgareli JV, Guerra LM, Tagliaferro ES, Mialhe FL, Pereira AC. Qualitative study on adolescents' reasons to non-adherence to dental treatment. Ciên Saúde Colet. 2015;20(7):2147-56.

43. Bastable SB, Doody JA. Objetivos comportamentais. In: Bastable SB. O enfermeiro como educador. Princípios de ensino-aprendizagem para a prática de enfermagem. 3ª ed. São Paulo: Artmed; 2010.

44. Needs K, Postans J. Oral health education and Promotion. In: Ireland R (ed.). Clinical textbook of dental hygiene & therapy. Oxford: Blackwell Munksgaard; 2006.

45. Mialhe FL, Paula JS, Gouvêa GR. Formulação de metas e objetivos para as intervenções educativas e promotoras da saúde. In: Mialhe FL (org.). Promoção da Saúde e Saúde Bucal – Vol. 1. Cia do ebook; 2020.

46. Daly B, Batchelor P, Treasure ET, Watt RG. Essential dental public health. 2nd ed. Oxford University Press; 2013.

47. Mialhe FL, Ferreira FM, Junkes MC, Bado FMR. Letramento em saúde e em saúde bucal.

In: Mialhe FL (org.). Promoção da Saúde e Saúde Bucal – Vol. 1. Cia do ebook; 2020.

48. Mialhe FL, Oliveira Júnior AJ, Bado FMR. Letramento em saúde e odontologia: explorando suas interações para a melhoria da saúde bucal. In: Sampaio HAC, Galiza DDF, Vergana CMAC. Reflexões em Nutrição e Saúde 2. Fortaleza: Editora UFC; 2021.

49. Sheiham A, Moysés S, Watt RG, Bönecker M. Introduction. In: Sheiham A, Moysés S, Watt RG, Bönecker M. Promoting the oral health of children. Theory & Practice. 2. ed. São Paulo: Quintessence; 2014.

50. Fitzgerald K. Métodos e ambientes instrucionais. In: Bastable SB. O enfermeiro como educador. Princípios de ensino-aprendizagem para a prática de enfermagem. 3ª ed. São Paulo: Artmed; 2010.

51. Vieira S. Como elaborar questionários. São Paulo: Atlas; 2009.

CAPÍTULO 14

Métodos de aplicação de flúor em Odontologia

Elaine Pereira da Silva Tagliaferro| Marina Lins Miranda |
Fernanda Lourenção Brighenti

INTRODUÇÃO

O fluoreto, forma iônica do elemento químico flúor (F), é o único agente terapêutico com forte evidência científica para o controle da cárie dentária de forma que o uso de produtos fluoretados, tanto em nível individual quanto coletivo, tem sido considerado uma medida de grande impacto positivo na Odontologia.[1,2]

A cárie dentária é uma doença crônica, não transmissível e complexa, com etiologia multifatorial e natureza dinâmica.[3,4] É mediada pelo biofilme dental e determinada por fatores biológicos, comportamentais, psicossociais e ambientais.[5] Ocorre como resultado do predomínio de eventos de desmineralização durante a interação dinâmica de desmineralização/remineralização entre os fluidos orais e tecidos dentários duros.[2] Nesse processo, as bactérias presentes no biofilme dentário produzem ácidos a partir de carboidratos fermentáveis provenientes da dieta, provocando uma queda no pH na interface dente-biofilme. Enquanto o pH estiver abaixo de 6,5 para a dentina e 5,5 para o esmalte, os minerais desses tecidos são dissolvidos (desmineralização). Com o aumento do pH, aproximadamente após 30 min da interrupção da ingestão do carboidrato, a saliva promove a reposição dos minerais perdidos (remineralização).[1] Entretanto, quando as perdas minerais são frequentes, sem a possibilidade de reposição mineral, lesões de cárie dentária se desenvolvem.[6] O fluoreto é capaz de interferir nesse processo, reduzindo a desmineralização e aumentando a remineralização do esmalte e dentina.[2]

Inicialmente, acreditava-se que o efeito protetor do fluoreto estava associado à sua ingestão, por meio da incorporação pré--eruptiva desse íon ao esmalte e consequente formação de fluorapatita, mineral menos solúvel que a hidroxiapatita.[2] Porém, a concentração de fluorapatita formada é menor que 10% do conteúdo de flúor do esmalte, o que seria ineficiente para tornar esse esmalte menos solúvel aos ataques ácidos.[7] Atualmente, tem sido reconhecido que o principal mecanismo de ação do fluoreto no controle da doença cárie envolve a capacidade de o íon interferir no processo de des/remineralização do esmalte.[8] Assim, durante a queda do pH (4,5 < pH < 5,5) no fluido do biofilme, o flúor faz com que haja uma menor perda mineral líquida porque parte do cálcio e fosfato dissolvidos da hidroxiapatita retornam ao dente na forma de apatita fluoretada.[1] Esse efeito do flúor na desmineralização é complementado pela remineralização quando o pH aumenta novamente (pH > 5,5) após a interrupção da ingestão de açúcar, com a reposição do cálcio e fosfato perdidos pelo esmalte.[9]

O entendimento de que o fluoreto interfere de maneira positiva nos ciclos diários de des/remineralização alterou a atenção para os seus diferentes métodos de administração.[2] Há muitas maneiras pelas quais o fluoreto pode ser fornecido, incluindo dentifrícios, géis, vernizes e água de abastecimento público, por exemplo. Mas, independentemente da via de administração – tópica ou sistêmica –, o seu efeito anticárie ocorre, principalmente, pelo seu mecanismo de ação tópico.[6]

A indicação de alguns métodos de aplicação de flúor deve levar em consideração o risco de cárie do paciente. A avaliação do risco de cárie facilita a determinação da probabilidade de incidência de novas lesões cariosas ou progressão de lesões já instaladas.[10] Diversos modelos de avaliação de risco de cárie têm sido desenvolvidos,[11] mas ainda não há evidência científica para indicação de um modelo específico.[12] Assim, sugere-se que o profissional leve em conta seu julgamento clínico, bem como o modelo de avaliação de risco que melhor se adeque ao contexto de sua prática clínica, ao definir o risco de cárie do paciente e o processo de tomada de decisão.

MÉTODOS DE UTILIZAÇÃO DO FLUORETO

Água de abastecimento público

É reconhecido que a fluoretação da água de abastecimento é uma das medidas de saúde pública utilizadas para manter o fluoreto constantemente na cavidade bucal. Isso ocorre em decorrência do efeito tópico e instantâneo do fluoreto presente na água ou em alimentos cozidos com água fluoretada,[13] além do efeito posterior quando há o retorno do fluoreto por meio da saliva após ser reabsorvido.[2] O termo fluoretação comunitária da água é utilizado para a água fluoretada artificialmente por meio da adição controlada de um composto fluoretado a um suprimento público de água.[14]

A concentração de flúor na água deve ser de 0,5 a 1 ppm F, sendo 0,5 ppm F a concentração mínima necessária para produzir efeito anticárie.[15] Em regiões com temperaturas mais altas, são empregadas concentrações menores de fluoreto do que em regiões mais frias, devido à maior ingestão de água nas regiões mais quentes.[16] O valor máximo permitido para consumo humano é de 1,5 ppm F. No Brasil, a fluoretação da água de abastecimento público é regulamentada pela Lei n. 6.050/1974, que torna obrigatória a fluoretação das águas onde houver estação de tratamento de água, com concentrações ideais de flúor variando entre 0,7 a 1,2 ppm F, a depender das médias das temperaturas máximas diárias.[16] A concentração considerada ótima para as temperaturas brasileiras é de 0,7 ppm F, com capacidade de alcançar níveis satisfatórios de fluoreto na saliva e segura em relação à gravidade da fluorose dentária.[17] Os compostos fluoretados mais frequentemente utilizados nas águas de abastecimento são o fluorsilicato de sódio e o ácido fluorsilícico.[7]

A presença do fluoreto na água de abastecimento confere a vantagem de proporcionar a exposição frequente aos íons fluoretos na cavidade bucal.[13] O flúor ingerido é absorvido pelo estômago, atinge o sangue, é distribuído no organismo e retorna para cavidade bucal através das glândulas salivares.[17] É reconhecido que o seu efeito é essencialmente tópico enquanto ainda está na cavidade bucal ou quando retorna por meio da saliva após ser reabsorvido.[2] Quando a água fluoretada é ingerida, é observado um aumento transitório nos níveis de F na saliva. Porém, quando há a paralisação na sua utilização, a concentração de flúor na saliva não é mantida constante, pois nosso organismo não possui mecanismo homeostático para isso.[13,17] Uma revisão sistemática da literatura demonstrou que a exposição à água fluoretada diminui o risco de desenvolvimento de cárie na primeira infância.[18]

A implementação de um sistema de fluoretação da água de abastecimento público é uma medida de baixo custo e eficiente[7]. Além disso, possui a vantagem de beneficiar todos os residentes de uma população, independentemente dos hábitos de higiene bucal, condição socioeconômica e acesso ao tratamento odontológico.[19] No Brasil, cerca de 76% da população é coberta pela água de abastecimento fluoretada[20] e há indicativos de que a medida é efetiva, resultando em menores índices ceo-d e CPO-D de crianças residentes em ambientes com água fluoretada em comparação aos que não têm acesso a essa medida.[7]

Dentifrícios

A escovação com dentifrício fluoretado é o método mais importante para o controle da cárie dentária.[6,8,21] Além de promover a remoção mecânica do biofilme, aumenta os níveis de flúor disponíveis na cavidade bucal para ajudar a saliva a repor as pequenas quantidades de minerais perdidas pelo dente.[22] Após a escovação com dentifrício fluoretado, a concentração de F na saliva aumenta em aproximadamente 3 min e permanece elevada por aproximadamente 2 horas. O fluoreto distribuído na cavidade bucal é capaz de se acumular na superfície dentária e no biofilme, que funcionam como depósitos de flúor na forma de fluoreto de cálcio (CaF_2).

O flúor armazenado é liberado durante os desafios ácidos e interfere no processo des/remineralização.[8] Para que possa interferir nesse processo e ter um efeito anticárie, os dentifrícios precisam ter flúor na forma solúvel e ter concentração mínima de 1.000 ppm F.[9,23] No Brasil, o Ministério da Saúde determinou que a concentração de flúor nos dentifrícios deve ser de 1.000 a 1.500 ppm F.[24]

Os compostos fluoretados encontrados nos dentifrícios podem ser fluoreto de sódio (NaF), monofluorfosfato de sódio (MFP), fluoreto de amina e fluoreto estanhoso.[6] No Brasil, o MFP é o composto mais frequentemente utilizado, embora existam dentifrícios com o NaF.[7] O efeito anticárie dos dois compostos é semelhante; a diferença entre os dois tipos de dentifrícios se concentra no sistema abrasivo utilizado, que se baseia nos demais componentes da formulação pelos requisitos de fabricação, garantindo a compatibilidade e a disponibilidade do fluoreto livre quando o dentifrício é utilizado.[7] O NaF apresenta o fluoreto na forma iônica (F^-), totalmente solúvel, e não deve ser agregado a abrasivos contendo cálcio, pois haveria uma reação entre esses íons, insolubilizando o F. Logo, por uma questão de compatibilidade, dentifrícios com NaF são produzidos com abrasivos a base de sílica e normalmente são encontrados nas concentrações de 1.000 a 1.100 ppm F. Já o MFP apresenta parte do flúor solúvel e parte insolúvel, sendo normalmente encontrado na concentração de 1.500 ppm F e utiliza o carbonato de cálcio como abrasivo.[23] Dentifrícios com concentrações mais altas de flúor como 2.800 ppm F e 5.000 ppm F estão disponíveis em alguns países, para venda com receita, a depender do local.[6] O uso de dentifrício com 5.000 ppm F é indicado pelas diretrizes de práticas clínicas norte-americanas para paralisar ou reverter lesões de cárie radicular.[25]

O uso de dentifrícios fluoretados em concentrações de 1.000 a 1.500 ppm F para o controle da cárie dentária deve ser realizado tanto para adultos como para crianças, a partir do primeiro dente na boca.[7,26] A recomendação para crianças, independentemente do risco de cárie, é a escovação com dentifrício fluoretado duas vezes ao dia com uso de escova macia de modo que alcance todas as superfícies dentárias e ultrapasse o tempo médio de um minuto, além de evitar o enxágue com muita água.[27] É indicada a utilização de pequenas quantidades de dentifrício fluoretado para crianças em idade pré-escolar, com o objetivo de reduzir o risco de fluorose dentária, sem reduzir o efeito preventivo do flúor. Logo, é recomendada escovação com uma quantidade com uma quantidade equivalente a um grão de arroz a partir da erupção do primeiro dente na boca até os dois anos de idade e uma quantidade do tamanho de uma ervilha para crianças entre dois e seis anos.[27] Dentifrícios com baixo teor de flúor (500 ppm F), comercializados principalmente para o uso infantil para reduzir o risco de fluorose, não são eficazes para controle da cárie dentária. Para que a concentração de flúor possa ser menor que 1.000 ppm F, é necessário modificar a formulação dos produtos, suplementando-os com fontes de cálcio ou fosfato ou ainda diminuindo o pH do produto. Essas estratégias ainda estão sendo estudadas e só poderão ser adotadas após a confirmação de sua eficácia clínica.[28]

Enxaguatórios bucais

Outro método de utilização de fluoreto é pela realização de bochechos com soluções fluoretadas. Para uso diário, encontram-se soluções a base de fluoreto de sódio (NaF) 0,05% (225 ppm F) e 0,02% (90 ppm F),[21,29]

que são indicadas de forma racional para grupos de alto risco de cárie, levando em consideração dados epidemiológicos e outros fatores envolvidos no cenário individual de cada paciente. Assim, a indicação pode ser interessante, por exemplo, para pacientes idosos que fazem uso de medicamentos sistêmicos que podem comprometer a função salivar, além de apresentarem, muitas vezes, dificuldade de realizar a escovação dentária pela perda de destreza manual.[6] No Brasil, recomendam-se bochechos diários fluoretados para indivíduos com risco de cárie moderado/alto, como portadores de aparelhos ortodônticos ou com atividade de cárie que não conseguem controlar a doença pela escovação com dentifrícios fluoretados.[7] Porém, é importante lembrar que a realização de bochechos com soluções fluoretadas não é um substituto para a escovação dentária[6] e não deve ser indicada para pacientes menores de 6 anos de idade devido ao risco de ingestão.[29]

Os enxaguatórios fluoretados também são encontrados na forma de NaF em concentrações de 0,2% (900 ppm F). O procedimento recomendado envolve a realização de bochechos por um minuto, podendo ser realizado após a escovação com dentifrício fluoretado, semanal ou quinzenalmente, e normalmente é empregado em programas escolares.[21,29] No Brasil, os bochechos com periodicidade semanal são recomendados para populações com ausência ou baixa exposição à água fluoretada (< 0,54 ppm F), com índice CPO-D médio maior que 3 aos 12 anos de idade, bem como para populações com condições socioeconômicas que indiquem baixa exposição a dentifrícios fluoretados.[7] A implementação de programas comunitários de saúde com a utilização de bochechos fluoretados deve levar em consideração os dados epidemiológicos, incluindo o risco de cárie da população alvo e o custo-efetividade do programa.

Uma revisão sistemática da literatura constatou que o uso regular de bochechos fluoretados por crianças e adolescentes está associado a redução de cárie em dentes permanentes.[29]

Suplementos fluoretados

Suplementos fluoretados na forma de comprimidos, gotas, pastilhas ou gomas de mascar foram introduzidos como alternativa à fluoretação da água quando se considerava que o efeito anticárie do flúor era sistêmico. Teoricamente, a suplementação com 1 mg F seria equivalente a ingestão diária de um litro de água fluoretada por uma criança.[30] No Brasil, o uso de suplementos fluoretados por crianças e mulheres grávidas no período pré-natal não é recomendado,[7] sendo considerada uma medida não racional e contraindicada como estratégia de saúde pública.[7] Uma revisão sistemática da literatura concluiu não haver evidência da efetividade do uso de suplementos fluoretados durante a gravidez na prevenção de cárie nos dentes decíduos dos bebês.[31]

Aplicação profissional de fluoretos

A aplicação de fluoretos tópicos por profissionais tem sido amplamente utilizada para prevenção da cárie dentária, remineralização de lesões iniciais em esmalte e paralisação de cárie em dentina.[32] Esses produtos de aplicação profissional apresentam concentrações de flúor mais elevadas que as de uso contínuo, promovendo um aumento na concentração do íon no meio bucal e permitindo a formação de reservatórios de CaF_2 no esmalte dental. É importante destacar a necessidade de que os dentes estejam limpos durante a aplicação profissional para que os reservatórios possam ser formados. Esses reservatórios liberam o F lentamente para interferir no processo de des/remineralização.

Gel

Os géis fluoretados são amplamente utilizados por profissionais em consultórios odontológicos para pacientes com alto risco de cárie e em programas preventivos de cárie.[26,33]

Os géis fluoretados podem estar disponíveis nas formas de gel neutro (NaF 2%) na concentração de 9.000 ppm F ou acidulado (flúor fosfato acidulado a 1,23%) com 12.300 ppm F. A diferença entre eles é que produtos acidulados são mais reativos à estrutura dentária, com maior quantidade de fluoreto solúvel para formar fluoreto de cálcio. Veículos que fornecem concentrações elevadas de flúor, como os géis, liberam o íon na superfície do esmalte, nas lesões cariosas e no biofilme, onde formam depósitos de fluoreto de cálcio e servem como um reservatório de fluoreto que é liberado quando há uma redução no pH. Sua aplicação é feita duas vezes ao ano e não é indicado para crianças menores de 6 anos de idade devido ao risco de intoxicação pela ingestão acidental. A Associação Norte-Americana de Odontologia (ADA) sugere seu uso a cada três ou seis meses para paralisar ou reverter lesões cariosas ativas em superfícies lisas livres.[25] Os géis devem ser aplicados, preferencialmente, por meio de moldeiras odontológicas, com uso de sugador e o paciente na posição vertical para reduzir o risco de ingestão, permanecendo nos dentes do paciente por aproximadamente 4 minutos. Ao término da aplicação, o paciente deve expectorar para eliminar os resíduos presente na cavidade bucal[26] e permanecer por 20 a 30 minutos sem a ingestão de líquidos e alimentos.[27] Uma revisão sistemática da literatura que avaliou a utilização de gel fluoretado para prevenir cárie dentária sugere que sua aplicação está relacionada a uma grande redução no desenvolvimento de cárie em dentes decíduos e permanentes de crianças.[33]

Verniz

Os vernizes fluoretados estão sendo cada vez mais utilizados no lugar dos géis devido à maior facilidade de aplicação e pelo menor risco de ingestão. Sua concentração mais usual é de 5% NaF (22.600 ppm F)[26] e é o único meio de aplicação de flúor profissional indicado para crianças menores de 6 anos,[34] podendo ser aplicado a cada três a seis meses, a depender do risco de cárie.[26]

O verniz é de fácil aplicação e reduz a quantidade ingerida de flúor, uma vez que, em contato com a saliva, o produto endurece rapidamente e forma uma película que adere às superfícies dos dentes.[26] Sua aplicação deve ser realizada com os dentes limpos e secos, por aproximadamente 1 minuto, e o paciente deve ser orientado a não escovar os dentes no decorrer do dia[26] e permanecer por 20 a 30 min sem a ingestão de líquidos e alimentos.[27]

O uso de verniz fluoretado é reconhecido pela ADA como uma maneira eficaz de administração tópica de flúor[35] e tem sido sugerido para paralisar e reverter lesões cariosas não cavitadas em dentes decíduos e permanentes a cada três ou seis meses,[25] bem como aquelas decorrentes da cárie precoce da infância, como demonstrado por uma recente revisão sistemática da literatura.[36]

Diamino fluoreto de prata

O diamino fluoreto de prata é um composto com alta concentração de flúor cujo efeito associa a remineralização das estruturas dentárias pelo fluoreto de sódio à ação antibacteriana do nitrato de prata, promovendo a paralisação de lesões cariosas. A concentração mais usual é de 38% com 44.800 ppm F, podendo ser encontrado também a 30% (35.400 ppm F) e 12% (14.150 ppm F).[32]

O diamino fluoreto de prata é um material acessível, de fácil aplicação, que não necessita remover o tecido cariado para ser aplicado, o que pode facilitar a sua utilização em ambientes além do consultório odontológico, como em creches e escolas, por exemplo. Porém, um obstáculo na sua aceitação está no escurecimento das lesões após aplicação, motivo principal pelo qual é mais utilizado em dentes decíduos.[37] Revisões sistemáticas têm evidenciado que o diamino fluoreto de prata é efetivo na paralisação de cárie dentária ativa[36] e é superior em paralisar lesões de cárie em dentes decíduos do que outros tratamentos não invasivos, como verniz fluoretado ou tratamento restaurador atraumático.[37] Por fim, a diretriz norte-americana de práticas clínicas baseada em evidências sugere a aplicação semestral do diamino fluoreto de prata a 38% como estratégia para paralisar lesões cavitadas em dentes decíduos ou permanentes.[25]

Espuma

A aplicação de fluoreto por meio de espumas é outro método profissional que visa a fornecer flúor na concentração 12.300 ppm F para a cavidade bucal. Porém, recomendações de um painel de especialistas da ADA, com base em evidências científicas, reportam que o efeito anticárie em crianças não supera os riscos de ingestão em menores de 6 anos e não indicam seu uso para essa faixa etária. Além disso, não há benefício na prevenção de cárie em dentes permanentes de crianças e não é recomendado para maiores de 18 anos ou para cárie radicular.[34] Por fim, não há uma recomendação brasileira que indique o seu uso.[7]

Materiais dentários liberadores de flúor

Dentre os materiais liberadores de flúor, destacam-se os cimentos de ionômero de vidro (CIV) que normalmente são utilizados como selantes de fóssulas e fissuras, no tratamento restaurador atraumático e para colagem de aparelhos ortodônticos.[1] Materiais à base de ionômero de vidro, além de funcionais pela sua adesão ao esmalte dentário, possuem propriedade anticariogênica, pois são liberadores de flúor.[35] Esses materiais podem ser recarregados por outras fontes que disponibilizam flúor para serem liberados no ambiente bucal.[1] Redução significativa do desenvolvimento de lesões de mancha branca foi obtida quando materiais liberadores de flúor foram utilizados para cimentar os bráquetes ortodônticos.[38] Por sua vez, a efetividade de materiais a base de ionômero usados como selantes de fóssulas e fissuras ainda não está totalmente estabelecida na literatura, havendo necessidade de mais estudos sobre o tema.[39]

Riscos | Toxicidade

No geral, a terapia com fluoretos é segura quando as recomendações e concentrações adequadas são seguidas,[26] porém a sua ingestão inadvertida pode causar efeitos colaterais sistêmicos, levando a toxicidade aguda ou crônica.[17]

A intoxicação aguda acontece quando grandes quantidades de flúor são ingeridas de uma só vez. Os sintomas desse tipo de intoxicação variam desde irritações gástricas com náuseas e vômitos até a morte. Porém, nenhuma forma de aplicação de fluoreto quando realizada adequadamente, seja por meio do uso profissional ou pelo autouso, seria capaz de promover a dose provavelmente tóxica (DPT) para intoxicação aguda, que é a menor dose capaz de causar sinais e sintomas tóxicos, estabelecida em 5 mg de fluoreto por quilograma de peso corporal. Para uma criança de 20 kg, por exemplo, a ingestão de 90 g de um creme dental com 1.100 ppm F, quantidade de um tubo inteiro de dentifrício, ou a ingestão de 143 litros de água fluoretada a 0,7 ppm F atingiria a DPT.[17] Com o uso de gel fluoretado a 12.300 ppm F, a DPT pode ser atingida pela ingestão de 8 mL por uma criança de 20kg. Sendo o volume aproximado utilizado de 5 mL por aplicação, evidencia-se a necessidade dos cuidados profissionais durante a aplicação e de respeitar a contraindicação para menores de 6 anos.[33]

Em casos de intoxicação aguda, de até 5 mg de fluoreto por quilograma de peso corporal, deve ser administrado leite por via oral ou hidróxido de alumínio e o paciente permanecer em observação até que os sintomas desapareçam. Na ingestão acima de 5 mg F/kg e que provoque sintomas mais graves como confusão mental e convulsão, o paciente deve ser encaminhado imediatamente para internação hospitalar e, enquanto aguarda socorro, pode ser realizada a indução de vômito com eméticos, adicionalmente à administração de hidróxido de alumínio ou cálcio por via oral. Em ambiente hospitalar, deve ser realizado o monitoramento cardíaco, administração de cálcio endovenoso e medidas de suporte para prevenção de colapso respiratório e cardiovascular.[40]

A intoxicação crônica ocorre devido a ingestão diária por um longo período de tempo, de pequenas quantidades de flúor durante a fase de mineralização dentária. Na Odontologia, esse tipo de intoxicação pode provocar efeitos indesejáveis como a fluorose dentária, pois o fluoreto possui afinidade com os tecidos mineralizados e acomete os dentes em desenvolvimento.[17]

A fluorose dentária é caracterizada por um defeito qualitativo e, nos casos mais graves, também quantitativo do esmalte dentário. Bebês e crianças até os quatro anos de idade encontram-se com os incisivos permanentes e primeiros molares em fase de calcificação e maturação. Logo, esse período é considerado de risco para o desenvolvimento de fluorose desses dentes e merece uma atenção especial do ponto de vista estético em relação aos cuidados com o uso de produtos fluoretados. Dos quatro aos seis anos de idade é o período crítico para pré-molares e segundos molares,[27] que pode se estender até os oito anos de idade.[41]

Clinicamente, a sua manifestação pode ser classificada como muito leve, leve, moderada e grave, a depender do grau de severidade. Em casos mais leves, aparece como linhas ou estrias brancas perceptíveis apenas sob luminosidade clínica e podem se manifestar até uma coloração marrom com ruptura do esmalte para os casos mais severos.[14] O grau de fluorose vai depender do período, tempo e duração da exposição. Os principais fatores de risco incluem a ingestão média diária por meio de todas as fontes de fluoreto durante o desenvolvimento dentário, especialmente água potável fluoretada, dentifrícios, suplementos e fórmulas infantis fluoretadas até os seis anos de idade, especialmente.[42,43] A dose diária máxima recomendada para ingestão de flúor, de maneira a se evitar a ocorrência de fluorose dentária clinicamente visível, é de 0,05 a 0,07 mg F/dia/kg de peso corporal, considerando todas as fontes de ingestão de fluoreto. Isso destaca a importância de seguir corretamente as recomendações em relação ao uso de fluoretos para crianças, como a realização de escovação supervisionada, limitação da quantidade de dentifrício a ser utilizada e as contraindicações do uso de algumas formulações odontológicas, como enxaguatórios e suplementos fluoretados para menores de 6 anos, a fim de se evitar a fluorose dentária.

CONSIDERAÇÕES FINAIS

Para o adequado controle e prevenção da cárie dentária é fundamental que o flúor seja fornecido ao ambiente bucal, diariamente e de forma constante. Assim, fica evidente que a escovação regular com dentifrícios fluoretados pelo menos duas vezes ao dia é o método mais eficaz e deve ser realizado independentemente do risco de cárie. Porém, em alguns casos em que o uso de dentifrícios associado ou não à ingestão de água fluoretada ainda seja insuficiente, é necessário lançar mão de métodos profissionais adjuvantes para prevenção e controle da doença. Para a indicação desses métodos adicionais, torna-se imprescindível que o profissional utilize seu bom senso aliado às evidências científicas e adeque suas recomendações de acordo com as necessidades individuais de cada paciente como risco e atividade de cárie, adesão ao tratamento, idade, hábitos dietéticos e de higiene.

Os principais métodos de aplicação de flúor e suas respectivas concentrações estão resumidos no Algoritmo 1. Eles foram agrupados em coletivos, individuais e profissionais de acordo com suas formas de utilização.

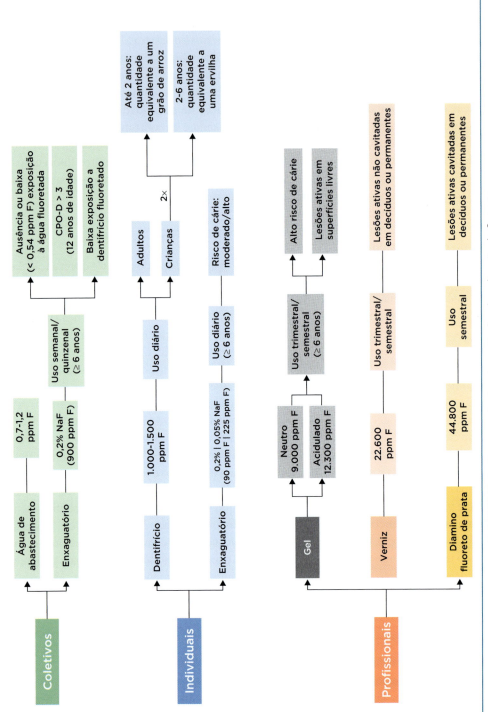

ALGORITMO 1   Recomendações dos métodos de aplicação de fluoreto.

REFERÊNCIAS BIBLIOGRÁFICAS

1. Cury JA, De Oliveira BH, Dos Santos APP, Tenuta LMA. Are fluoride releasing dental materials clinically effective on caries control? Dent Mater. 2016;32(3):323-33.
2. ten Cate JM, Buzalaf MAR. Fluoride mode of action: once there was an observant dentist. J Dent Res. 2019;98(7):725-30.
3. Pitts NB, Zero DT, Marsh PD, Ekstrand K, Weintraub JA, Ramos-Gomez F, et al. Dental caries. Nat Rev Dis Prim. 2017 May;3(1):1-16.
4. Twetman S. Prevention of dental caries as a non-communicable disease. Eur J Oral Sci. 2018;126:19-25.
5. MacHiulskiene V, Campus G, Carvalho JC, Dige I, Ekstrand KR, Jablonski-Momeni A, et al. Terminology of dental caries and dental caries management: consensus report of a workshop organized by ORCA and Cariology Research Group of IADR. Vol. 54, Caries Research. 2020. p. 7-14.
6. ten Cate JM. Contemporary perspective on the use of fluoride products in caries prevention. Br Dent J. 2013;214(4):161-7.
7. Ministério da Saúde. Guia de recomendações para o uso de fluoretos no Brasil. Brasília, DF. Ministério da Saúde. 2009;5-54.
8. Cury JA, Tenuta LM. How to maintain a cariostatic fluoride concentration in the oral environment. Adv Dent Res. 2008;20(1):13-6.
9. Cury J, Tenuta L. Enamel remineralization : controlling the caries disease or treating early caries lesions? Braz Oral Res. 2009;23(1):23-30.
10. The reference manual of pediatric denstistry. Caries-risk assessment and management for infants, children, and adolescents. 2019.
11. Cagetti MG, Bontà G, Cocco F, Lingstrom P, Strohmenger L, Campus G. Are standardized caries risk assessment models effective in assessing actual caries status and future caries increment? A systematic review. BMC Oral Health. 2018;18(1):1-10.
12. Twetman S. Caries risk assessment in children: how accurate are we? Eur Arch Paediatr Dent. 2016;17(1):27-32.
13. Lima C V, Tenuta LM, Cury JA. Fluoride increase in saliva and dental biofilm due to a meal prepared with fluoridated water or salt: A crossover clinical study. Caries Res. 2019;53(1):41-8.
14. Iheozor-Ejiofor Z, Worthington H, Walsh T, Malley OL, Clarkson J, Macey R, et al. Water fluoridation for the prevention of dental caries. Cochrane Database Syst Rev. 2015;18(6):1-265.
15. RS2. Potable water specification, 2nd ed, Rwanda Bureau of standard,kigali. 2012.
16. FUNASA. Manual de fluoretação da água para consumo humano. Man fluoretação da água para Consum Hum. 2012;1:73.
17. Cury JA, Ricomini-Filho AP, Perecin Berti FL, Tabchoury CPM. Systemic effects (Risks) of water fluoridation. Braz Dent J. 2019;30(5):421-8.
18. Moynihan P, Tanner LM, Holmes RD, Hillier-Brown F, Mashayekhi A, Kelly SAM, et al. Systematic review of evidence pertaining to factors that modify risk of early childhood caries. JDR Clin Transl Res. 2019;4(3):202-16.
19. Buzalaf M, Pessan J, Honorio H, ten Cate J. Mechanisms of action of fluoride for caries control. Monogr Oral Sci. 2011;22:97-114.
20. Frazão P, Narvai PC. Fluoretação da água em cidades brasileiras na primeira década do século XXI. Rev Saude Publica. 2017;51(47):1-11.
21. Pitts N, Duckworth RM, Marsh P, Mutti B, Parnell C, Zero D. Post-brushing rinsing for the control of dental caries: Exploration of the available evidence to establish what advice we should give our patients. Br Dent J. 2012;212(7):315-20.
22. Tenuta LMA, Cury JA. Fluoride: Its role in dentistry. Braz Oral Res. 2010;24(1):9-17.
23. Cury JA, Dantas EDV, Tenuta LMA, Romão DA, Tabchoury CPM, Nóbrega DF, et al. Concentração de fluoreto nos dentifrícios a base de MFP/CaCO3 mais vendidos no Brasil, ao final dos seus prazos de validade. Rev Assoc Paul Cir Dent. 2015;69(3):248-51.
24. Ministério da Saúde: Secretaria de Atenção Primária à Saúde. Portaria n. 900. 2017.
25. Slayton RL, Urquhart O, Araujo MWB, Fontana M, Guzmán-Armstrong S, Nascimento MM, et

al. Evidence-based clinical practice guideline on nonrestorative treatments for carious lesions: A report from the American Dental Association. J Am Dent Assoc. 2018;149(10):837-849.e19.

26. Pollick H. The role of fluoride in the prevention of tooth decay. Pediatr Clin North Am. 2018;65(5):923-40.

27. Toumba S, Twetman S, Splieth C, Parnell C, van Loveren C, Lygidakis NA. Guidelines on the use of fuoride for caries prevention in children: an updated EAPD policy document. Eur Arch Paediatr Dent. 2019;20:507-516.

28. Levine RS. What concentration of fluoride toothpaste should dental teams be recommending? Evid Based Dent. 2019;20(3):74-5.

29. Marinho VC, Chong LY, Worthington HV, Walsh T. Fluoride mouthrinses for preventing dental caries in children and adolescents. Public Health Nurs. 2016;35(7):85-7.

30. Whelton HP, Spencer AJ, Do LG, Rugg-Gunn AJ. Fluoride revolution and dental caries: evolution of policies for global use. J Dent Res. 2019; 98(8):837-46.

31. Takahashi R, Ota E, Hoshi K, Naito T, Toyoshima Y, Yuasa H, et al. Fluoride supplementation (with tablets, drops, lozenges or chewing gum) in pregnant women for preventing dental caries in the primary teeth of their children. Cochrane Database Syst Rev. 2017;2017(10).

32. Gao SS, Zhang S, Mei ML, Lo ECM, Chu CH. Caries remineralisation and arresting effect in children by professionally applied fluoride treatment – a systematic review. BMC Oral Health. 2016;16(1):1-9.

33. Marinho VCC, Worthington H V., Walsh T, Chong LY. Fluoride gels for preventing dental caries in children and adolescents. Cochrane Database Syst Rev. 2015;15(6).

34. Weyant RJ, Tracy SL, Anselmo TT, Beltrán-Aguilar ED, Donly KJ, Frese WA, et al. Topical fluoride for caries prevention: executive summary of the updated clinical recommendations and supporting systematic review. J Am Dent Assoc. 2013;144(11):1279-91.

35. Wong A, Subar PE, Young DA. Dental caries: an update on dental trends and therapy. Adv Pediatr. 2017;64(1):307-30.

36. Schmoeckel J, Gorseta K, Splieth CH, Juric H. How to intervene in the caries process: early childhood caries – A systematic review. Caries Res. 2020;7:1-11.

37. Chibinski AC, Wambier LM, Feltrin J, Loguercio AD, Wambier DS, Reis A. Silver diamine fluoride has efficacy in controlling caries progression in primary teeth: a systematic review and meta-analysis. Caries Res. 2017; 51(5): 527-41.

38. Nascimento P, Fernandes M, Figueiredo F, Faria-e-Silva A. Fluoride-releasing materials to prevent white spot lesions around orthodontic brackets: a systematic review. Braz Dent J. 2016;27(1):101-7.

39. AAPD. Policy on early childhood caries (ECC): classifications, consequences, and preventive strategies. Am Acad Pediatr Dent. 2008.

40. Malamed SF. Emergências médias em Odontologia. 2016. 568 p.

41. Bhagavatula P, Levy SM, Broffitt B, Weber-Gasparoni K, Warren JJ, Professor W-B-S. Timing of fluoride intake and dental fluorosis on late-erupting permanent teeth HHS Public Access. Community Dent Oral Epidemiol. 2016; 44(1):32-45.

42. Buzalaf MAR. Review of fluoride intake and appropriateness of current guidelines. Adv Dent Res. 2018;29(2):157-66.

43. Whelton HP, Ketley CE, McSweeney F, O'Mullane DM. A review of fluorosis in the European Union: prevalence, risk factors and aesthetic issues. Community Dent Oral Epidemiol. 2004; 32(s1):9-18.

Epidemiologia e aspectos odontológicos das fissuras labiopalatinas

CAPÍTULO

15

Beatriz Costa | Cleide Felício de Carvalho Carrara | Gisele da Silva Dalben |
Maria Aparecida de Andrade Moreira Machado | Thais Marchini de Oliveira

EPIDEMIOLOGIA E ASPECTOS ODONTOLÓGICOS DAS FISSURAS LABIOPALATINAS

Origem embrionária

O tratamento adequado de qualquer patologia requer uma compreensão abrangente de sua etiopatogenia; no caso das fissuras labiopalatinas, o conhecimento da embriologia craniofacial normal e anormal permite a compreensão das alterações anatômicas, o que é necessário para a reabilitação adequada dos indivíduos afetados por essas malformações.

O desenvolvimento embrionário ocorre entre a terceira e oitava semanas após a fecundação. A partir desse período, a forma do embrião evolui de um "disco" de 0,5 mm de diâmetro até a forma fetal, com comprimento craniocaudal de aproximadamente 3 cm. Ao final da oitava semana se encerra o período embrionário e tem início o período fetal. Apesar de a formação do palato ser finalizada no início da nona semana, permanecendo suscetível a agentes ambientais até o início do período fetal, a maioria das fissuras ocorre precocemente, durante o período embrionário.[1]

A formação da face é iniciada pela migração das células da crista neural para a região da face em desenvolvimento, dando origem às diversas estruturas que formam o complexo craniofacial. No final da quarta semana e o início da quinta, a cavidade bucal é limitada superiormente pelo processo frontonasal, lateralmente pelos processos maxilares e inferiormente pelos primeiros arcos faríngeos.

A formação do lábio superior continua durante a sexta semana. A partir da sétima semana ocorre intensa proliferação mesenquimal, "empurrando" a superfície do ectoderma e promovendo o nivelamento entre os processos nasais mediais e laterais e os processos maxilares, formando o lábio superior. Os processos nasais mediais dão origem também ao palato primário e rebordo alveolar anterior com os incisivos centrais e porção mesial dos incisivos laterais. Nesse período, os processos maxilares apresentam prolongamentos que se nivelam com os processos nasais, dando origem também à porção distal dos incisivos laterais. Caso ocorra alguma falha nesse processo, a criança apresentará uma fissura labial.

Na oitava semana se encerra o período embrionário. O início do período fetal é caracterizado pela fusão das lâminas palatinas. Para que isso ocorra, as lâminas palatinas, derivadas dos processos maxilares e posicionadas em direção vertical e lateralmente à língua, apresentam horizontalização e passam a se posicionar superiormente à língua. As lâminas palatinas iniciam sua fusão da linha média aproximadamente no meio do palato, evoluindo em direções anterior e posterior. Essa união se completa ao final da nona semana de desenvolvimento. Caso ocorra alguma falha nesse processo, a criança apresentará uma fissura palatina.[1]

A **Figura 1** demonstra a evolução dos processos embrionários até a formação de uma face completa.[2]

Etiologia

As fissuras labiopalatinas têm etiologia multifatorial, ocorrendo usualmente por uma combinação de fatores genéticos e ambientais. Os fatores ambientais já relatados na literatura incluem tabagismo, uso de álcool, doenças virais, diabetes materna, uso de retinoides, entre outros.[3]

A determinação da etiologia exata (genética e/ou ambiental) da fissura labiopalatina em cada caso individualmente não é possível em grande parte dos casos. Entretanto, há relatos na literatura de que gestações planejadas estão relacionadas a menor risco de fissuras orofaciais, provavelmente pela adoção de melhores hábitos de saúde global nesses casos.[4]

Classificação

No HRAC/USP é utilizada a classificação das fissuras de Spina modificada por Silva Filho.[5] Essa classificação é bastante útil na rotina do tratamento dos pacientes, pois adota um ponto de referência embrionário

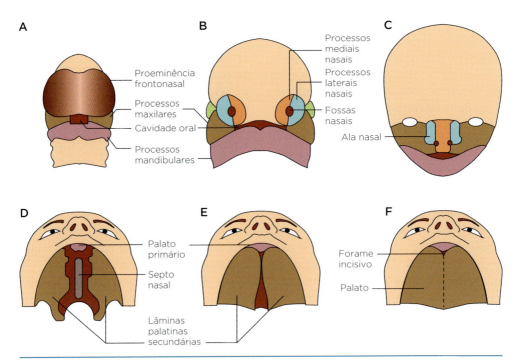

FIGURA 1 Desenvolvimento dos processos embrionários craniofaciais.

Fonte: adaptada de Dixon et al., 2011.

(forame incisivo, que divide o palato primário – originado dos processos nasais – do palato secundário – originado dos processos maxilares), além de informar de maneira prática e simples as estruturas afetadas pela fissura, o que é fundamental para o planejamento da reabilitação dos pacientes. De acordo com essa classificação, as fissuras são divididas em:

- **Pré-forame incisivo:** afeta as estruturas anteriores ao forame incisivo, podendo ser unilateral direita ou esquerda, bilateral ou mediana. Pode ainda ser completa ou incompleta; a forma incompleta sempre se inicia no lábio – assim, é possível ocorrer uma fissura no lábio sem envolvimento do rebordo alveolar, mas não o contrário (Figura 2).
- **Transforame incisivo:** afeta as estruturas anteriores e posteriores ao forame incisivo, estendendo-se do lábio até a úvula. Pode ser unilateral ou bilateral (Figura 2).
- **Pós-forame incisivo:** afeta as estruturas posteriores ao forame incisivo, na linha

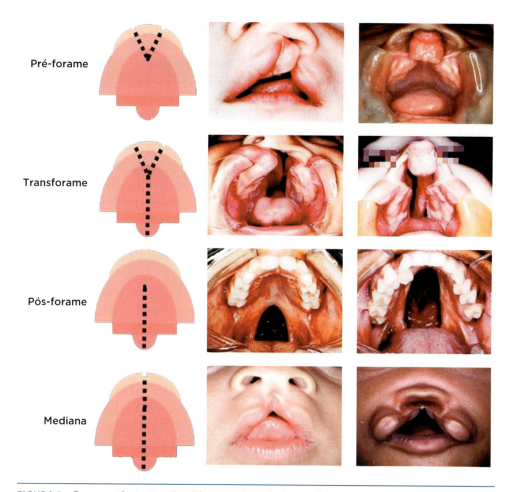

FIGURA 2 Esquema ilustrativo dos diferentes tipos de fissuras labiopalatinas e exemplos clínicos.

média, podendo ser completa ou incompleta. A forma incompleta sempre se inicia na úvula – assim, pode ocorrer, por exemplo, uma fissura na úvula e palato mole sem envolvimento do palato duro, mas não o contrário (Figura 2).

- **Fissuras raras da face:** são desvinculadas do palato primário e secundário. Essas fissuras são mais complexas e foram mais bem descritas por Tessier,[6] cuja classificação também é utilizada no HRAC/USP para pacientes com fissuras raras (Figura 3).

Prevalência e distribuição

O conhecimento da prevalência e distribuição das fissuras labiopalatinas é de extrema importância para permitir a organização dos serviços de reabilitação, principalmente no âmbito do Sistema Único de Saúde (SUS), a fim de permitir a alocação adequada de recursos para atendimento a todos os pacientes.

Um estudo realizado nos pacientes do HRAC/USP em 2004 evidenciou que, na época, as fissuras transforame incisivo eram as mais prevalentes, seguidas pelas fissuras pós-forame incisivo e pré-forame incisivo.

Em 2015, Vargas[7] realizou um levantamento incluindo pacientes nascidos e domiciliados na cidade de Bauru, com o objetivo de comparar os dados disponíveis no HRAC/USP com as Declarações de Nascidos Vivos (DNV) dos mesmos pacientes e sua digitalização para o Sistema de Informações sobre Nascidos Vivos (Sinasc). Esse estudo revelou uma prevalência de 1:661 nascidos vivos, entretanto com subnotificação de 67,5% no Sinasc, especialmente para as fissuras pós-forame incisivo. Essa informação expõe um grande problema para a organização dos serviços públicos de saúde, uma vez que os dados do Sinasc também são utilizados para a alocação de recursos para tratamento das alterações congênitas.

Comparado ao levantamento de 2004, o estudo evidenciou uma tendência de queda na prevalência das fissuras transforame incisivo com aumento proporcional nas fissuras pós-forame incisivo. Essa tendência de distribuição dos tipos de fissuras foi confirmada pelo levantamento da base de dados do HRAC/USP dos pacientes matriculados para tratamento nos últimos 10 anos, realizado para redação do presente capítulo (Figura 4).

Aspectos epidemiológicos

Com relação à ocorrência das fissuras em diferentes etnias, a prevalência é mais alta em indivíduos com ascendência asiática, seguidos por caucasoides e sendo mais baixa na população com ascendência africana.[9]

A distribuição entre gêneros difere entre os tipos de fissura, com uma relação de 2:1 com maior frequência de fissura labiopalatina em meninos, e 2:1 com maior frequência de fissura isolada de palato em meninas. No caso das fissuras unilaterais, o lado esquerdo é mais afetado que o direito, também em uma proporção de 2:1.[2]

Epidemiologia das anomalias dentárias em indivíduos com fissura labiopalatina

Existe uma estreita relação entre o desenvolvimento da fissura labiopalatina e dos germes dentários, no que se refere ao tempo de formação e à posição anatômica. Os eventos mais críticos de formação de lábio, palato e dentes ocorrem quase simultaneamente, na vida intrauterina,[10] o que aumenta o risco de distúrbios da dentição nos indivíduos com essas malformações. Desse modo, as

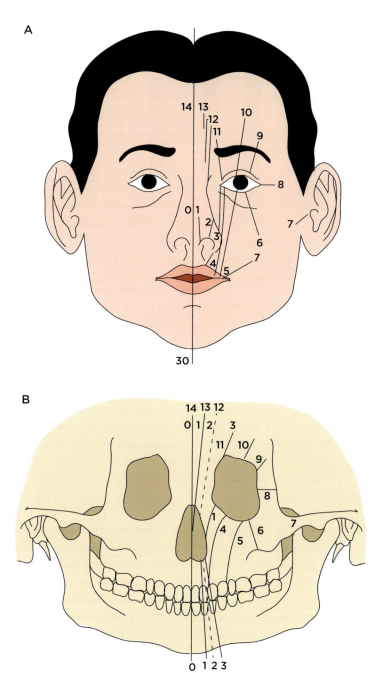

FIGURA 3 Fissuras raras da face de acordo com a classificação de Tessier (1976).[6]

Fonte: adaptada de Tessier.[6]

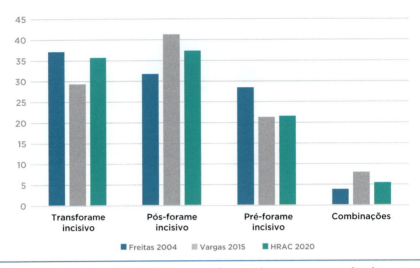

FIGURA 4 Distribuição dos tipos de fissura em diferentes levantamentos realizados entre pacientes atendidos no HRAC/USP. Cálculo realizado com base nos estudos de Freitas et al. (2004)[8], Vargas (2015)[7] e levantamento realizado no ano de 2020 na base de dados do HRAC/USP.

anomalias dentárias ocorrem mais frequentemente nesse grupo de indivíduos do que na população geral.[11] Porém, essa diferença é, principalmente, restrita ao arco dentário superior[12] e pode conduzir, em longo prazo, a impactos em sua morfologia facial, bem como em sua autoestima.[13]

Tanto a dentição decídua como a permanente podem ser afetadas e as alterações são mais frequentes no lado fissurado da maxila.[11] Observa-se, também, maior ocorrência de anomalias dentárias nas fissuras mais complexas, com envolvimento completo de lábio e palato, uni ou bilateralmente, quando comparadas com as fissuras isoladas de lábio ou palato.[12,14]

Os possíveis fatores etiológicos para essas anomalias são as deficiências de tecido mesenquimal na área da fissura, o aporte sanguíneo ou as perturbações na sinalização molecular entre a lâmina dentária e o mesênquima subjacente.[14] Além disso, a etiologia das anomalias dentárias nos indivíduos com fissura labiopalatina poderia também estar relacionada às cirurgias reparadoras primárias (lábio e palato), tanto na área da fissura como fora dela, uma vez que são realizados retalhos na mucosa palatina para o reparo cirúrgico do palato duro, o que aumentaria o risco de lesar os germes dos dentes permanentes, como os dos segundos pré-molares superiores.[15]

Anomalias dentárias de número

1. **Agenesia dentária:** a agenesia é a anomalia dentária mais frequente em indivíduos com fissura labiopalatina. O dente mais comumente ausente é o incisivo lateral superior permanente adjacente à fissura (27,9-38,2%) **(Figura 5)**, seguido pelo segundo pré-molar superior (4,5-11,9%), incisivo central superior e segundo pré-molar inferior (4%).[11,16,17]

Segundo Küchler et al.,[18] a prevalência aumentada de agenesia do incisivo lateral superior também pode ser observada no lado oposto da fissura e seria o resultado de uma microforma de fissura (fissura bilateral

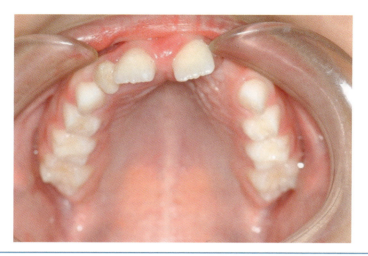

FIGURA 5 Anomalia de número – agenesia do incisivo lateral superior esquerdo.

incompleta), representando um subfenótipo dessa anomalia. Observa-se, também, que a prevalência de agenesia no lado esquerdo é significativamente maior do que no direito.[19]

A prevalência de agenesia costuma aumentar proporcionalmente à extensão da fissura.[15,20] Ribeiro et al.[16] avaliaram indivíduos com fissura completa de lábio e palato unilateral e encontraram 49,8% de agenesia do incisivo lateral permanente. Estudo realizado em indivíduos com fissura labiopalatina bilateral revelou elevada prevalência de agenesia do incisivo lateral, bilateral (30,7%) ou unilateralmente (26,3%), totalizando uma ocorrência de 57%.[21] Os resultados de Wu et al.[20] demonstraram percentuais decrescentes de hipodontia de acordo com a abrangência da fissura: fissura labiopalatina bilateral (65,8%), fissura labiopalatina unilateral (56,7%), fissura unilateral de lábio e alvéolo (35,5%), fissura de lábio (20%) e fissura de palato (10%).

Menos comum do que na dentição permanente, a agenesia do incisivo lateral decíduo (Figura 6) foi observada em 8,1% dos casos nas fissuras completas de lábio e palato unilaterais e em 17% dos casos nas fissuras completas bilaterais.[11] Um índice mais elevado de agenesia do incisivo lateral decíduo, de 16,2%, foi descrito por Suzuki et al.;[15] porém, nesse estudo, foram agrupados vários tipos de fissura de lábio e/ou palato.

É sugerido que, quanto mais hipoplásicos forem os tecidos embrionários, maior a possibilidade de ocorrência da fissura de lábio e palato e, consequentemente, haverá maior probabilidade de agenesia dentária nessa região.[22] Hovorakova et al.[10] também relatam que a ausência do incisivo lateral superior pode ser explicada pela hipoplasia ou insuficiência tecidual do processo nasal medial e/ou maxilar na região correspondente, responsáveis embriologicamente pela origem dupla do incisivo lateral.

Segundo Aspinall et al.,[23] estudos de biologia molecular já identificaram pelo menos 4 genes candidatos positivos que estão relacionados com a fissura labiopalatina e com a agenesia dentária, IRF6, MSX1, PAX9 e TGFB3. Esses estudos sugerem que a presença de anomalias dentárias pode representar um marcador subclínico adicional para as fissuras orofaciais.

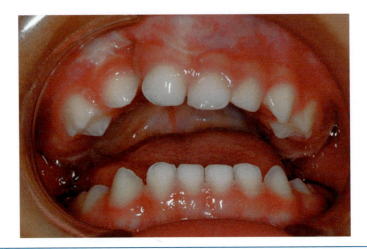

FIGURA 6   Anomalia de número – agenesia do incisivo lateral decíduo superior direito.

2. **Dentes supranumerários:** em pacientes com fissura labiopalatina depois da agenesia, a presença de dentes supranumerários foi indicada a segunda alteração mais comum,[16] ocorrendo comumente na região do incisivo lateral.[24]

A prevalência de dentes supranumerários em pacientes fissurados é inversamente proporcional à extensão da fissura.[14] Os resultados de Wu et al.[20] ilustram essa afirmação; fissura de lábio – 15%, fissura de lábio e alvéolo – 9,7% e fissura de lábio e palato unilateral – 4,8%. Seguindo a mesma tendência, os resultados do estudo de Suzuki et al.[15] demonstram prevalências de dentes decíduos supranumerários de 47,5% nas fissuras de lábio, 27,3% nas fissuras de lábio e alvéolo e 17,5% nas fissuras de lábio e palato.

Os dentes supranumerários são mais frequentes nas dentaduras decídua e mista (Figuras 7-9) do que na permanente, como demonstrado por Suzuki et al.,[15] que verificaram, em estudo longitudinal, a ocorrência de 17,7% de dentes supranumerários na dentição decídua e de 5,7% na dentição permanente. Tortora et al.[24] descreveram a prevalência de dentes permanentes supranumerários de 7,3% para os incisivos laterais e de 1,2% para os incisivos centrais em pacientes com fissura de lábio e palato unilateral, sem nenhum caso observado fora da área fissurada.

Em 1957, Ooë[25] já havia proposto, com base em seu modelo de reconstrução em 3D, que o germe dentário do incisivo lateral superior em humanos pode ter sua origem parcialmente no processo nasal medial e parcialmente no processo maxilar. A presumida dupla origem do incisivo lateral superior tem sido utilizada para explicar a alta incidência de dois incisivos laterais adjacentes à fissura, mesial e distalmente, em pacientes com fissura completa de lábio e palato.[26] A fissura de lábio e palato é causada pela falta de fusão dos processos nasal medial e maxilar, resultante de seu desenvolvimento insuficiente. Essa falta de união entre os processos leva à não fusão dos dois componentes odontogênicos do incisivo lateral e, consequentemente, seu desenvolvimento separado pode originar dois incisivos laterais, um em cada lado da fissura.[10]

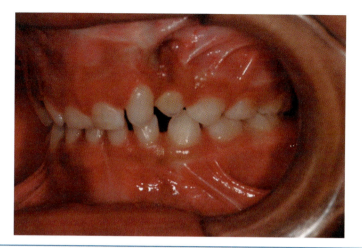

FIGURA 7   Anomalia de número incisivo lateral decíduo supranumerário na região da fissura.

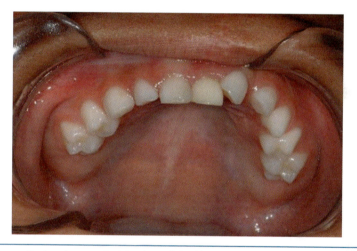

FIGURA 8   Anomalia de número – incisivo lateral decíduo superior esquerdo supranumerário.

Anomalias dentárias estruturais

Alterações de esmalte nos incisivos decíduos e permanentes são frequentemente observadas em pacientes com fissura labiopalatina, principalmente quando a fissura envolve o rebordo alveolar.

A estrutura dos incisivos centrais e laterais decíduos próximos à fissura pode apresentar-se alterada, demonstrando opacidades branco-creme ou amarelo-marrom e hipoplasias. A ocorrência desses defeitos de esmalte é observada com frequência significativamente superior nos incisivos centrais decíduos adjacentes às fissuras unilaterais (64,5%) em relação ao seu homólogo (9,6%).[27] O tipo de defeito estrutural de esmalte mais prevalente é a opacidade branco-creme, atingindo principalmente a face vestibular do incisivo central superior.[28]

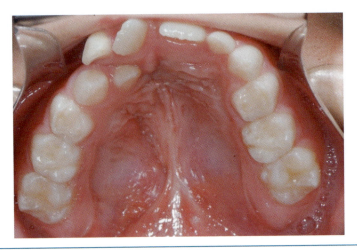

FIGURA 9 Anomalia de número e posição – incisivo lateral superior supranumerário, localizado por palatino.

Nas fissuras bilaterais, um ou ambos os incisivos centrais decíduos podem estar envolvidos, sendo praticamente certo o risco de recorrência de defeitos na dentição permanente (100%).[28]

Considerando a cronologia de formação dos incisivos centrais decíduos superiores, sabe-se que sua calcificação se inicia por volta da 14ª semana de vida intrauterina, estando o esmalte completo após um mês e meio de vida. Portanto, a formação dos defeitos de esmalte nesses dentes ocorre principalmente no período pré-natal.

Com relação à dentição permanente, a literatura tem demonstrado que alterações estruturais do esmalte também são constantemente observadas nos incisivos centrais permanentes adjacentes à fissura alveolar unilateral (Figura 10), com frequência ainda maior do que nos decíduos.[27,28] Nas fissuras completas de lábio e palato unilateral, foram detectadas anomalias estruturais de esmalte em 83,3% dos incisivos centrais superiores adjacentes à fissura e em 25% dos contralaterais.[27] O tipo de defeito mais frequente foi a opacidade branco-creme, seguida da hipoplasia de esmalte, atingindo principalmente o terço incisal da face vestibular.[27,28] Nas fissuras bilaterais, os incisivos podem estar afetados em um ou ambos os lados.

Malanczuk et al.[28] acreditam na hipótese de uma patogênese comum para o desenvolvimento da fissura de palato primário e de alterações na odontogênese do dente adjacente à fissura, em ambas as dentições.

No entanto, a maior ocorrência de defeitos estruturais de esmalte nos dentes permanentes poderia ser justificada pelo fato de eles se desenvolverem principalmente no período pós-natal, sendo, portanto, mais sensíveis às influências externas nocivas (infecções, cirurgias) durante a morfogênese do que os dentes decíduos, que se desenvolvem no período pré-natal e estão protegidos no útero.

Deve-se, também, considerar o papel do controle genético que pode afetar o desenvolvimento dentário. Esse controle é mediado por interações complexas entre o epitélio e o mesênquima, por meio de uma rede de moléculas sinalizadoras e de fatores de transcrição que guiam a proliferação e diferenciação celular (odontoblastos e ameloblastos) e,

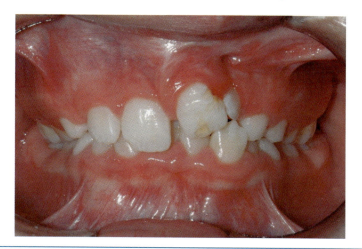

FIGURA 10 Anomalia de estrutura – hipoplasia de esmalte no incisivo central permanente superior esquerdo.

posteriormente, a mineralização do dente.[29] Falhas nas funções dos componentes envolvidos nesse processo ou mutações de genes podem se traduzir em defeitos nas matrizes da dentina e do esmalte, resultando em defeitos congênitos de mineralização dentária.[30,31]

Assim, embora não se conheça a etiologia precisa das anomalias de esmalte, essas podem refletir distúrbios ambientais, sistêmicos ou genéticos, sendo necessário, para seu correto diagnóstico, um registro detalhado da história clínica do paciente, da exposição potencial a fatores ambientais e da história familiar.

Anomalias dentárias de forma

As anormalidades dentárias de forma mais frequentemente observadas na dentição decídua são dentes conoides, em forma de T ou X (Figura 11), fusionados ou geminados e apresentam distribuição variada nos diferentes tipos de fissuras.

Suzuki et al.[32] avaliaram 431 crianças com fissura de lábio e alvéolo e fissura completa de lábio e palato e verificaram que a maioria dos incisivos laterais decíduos apresentava forma normal, apenas um indivíduo apresentou microdontia do incisivo central decíduo e três apresentaram microdontia do canino superior decíduo. Entretanto, houve maior ocorrência de dentes decíduos fusionados na maxila, totalizando 40 dentes. Diferentemente, no mesmo estudo, os incisivos laterais permanentes da região da fissura, quando presentes, apresentaram alta ocorrência de aspecto conoide (25,5% do lado esquerdo e 19,4% do lado direito).

Em indivíduos com fissura, a microdontia foi encontrada predominantemente no lado fissurado (Figura 12); entretanto, anomalias de forma não foram observadas apenas no lado da fissura, mas também no lado não fissurado, particularmente na região anterior superior.[19] É possível que a microdontia do incisivo lateral superior no lado não fissurado seja uma leve manifestação de uma fissura bilateral.[33]

Quanto ao aspecto etiológico dessa anomalia, Hovorakova et al.[10] consideram que a presença de um incisivo lateral microdente ou conoide, localizado à mesial ou à distal

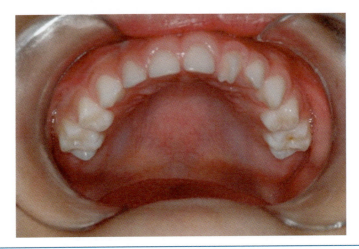

FIGURA 11   Anomalia de forma e número – incisivo lateral decíduo superior esquerdo supranumerário e com anomalia de forma: dente em forma de "T".

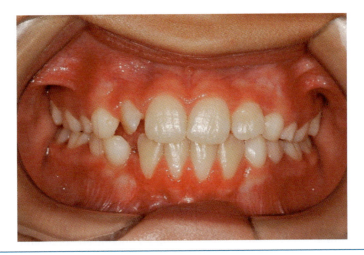

FIGURA 12   Anomalia de forma – incisivo lateral permanente superior direito microdente.

da fenda alveolar, pode refletir o desenvolvimento de apenas um componente do incisivo lateral (no processo facial menos hipoplásico), enquanto o segundo componente (no processo mais hipoplásico) não se formou. Uma fusão incompleta dos dois componentes dentários também pode dar origem a anomalias menos frequentes, como dente duplo (fusão ou geminação) ou incisivos em forma de "T".

Anomalias dentárias de posição

Alterações na posição do incisivo lateral superior podem ser resultantes da presença de dentes supranumerários, conduzindo a um desalinhamento do arco dentário, por falta de espaço ou, ainda, acompanhando a anatomia alterada do rebordo alveolar na região da fissura.

Comumente, os incisivos laterais superiores, quando presentes, encontram-se à distal da fissura alveolar **(Figura 13)**.[16,21,26,32]

Um estudo recente[34] propôs uma nomenclatura para os dentes da área da fissura, de acordo com sua posição em relação à fissura alveolar: incisivo lateral à mesial (12M ou 22M) e incisivo lateral à distal (12D ou 22D). O objetivo de padronização da nomenclatura proposta para os incisivos laterais superiores é simplificar a comunicação entre os profissionais envolvidos na reabilitação das fissuras orofaciais, bem como para facilitar a descrição em pesquisas clínicas e laboratoriais na área de genética molecular.

Alterações de erupão dentária

1. Dentes natais e neonatais: a ocorrência de dentes natais e neonatais na região da fenda é comum em bebês com fissuras completas de lábio e palato unilaterais (2%) e bilaterais (11%),[35] sendo caracterizados como incisivos laterais ou supranumerários. Esses elementos dentários apresentam pobre implantação na mucosa gengival, com mobilidade excessiva, indicando-se sempre sua extração por apresentar o risco de aspiração, devido à comunicação entre as cavidades bucal e nasal nesses tipos de fissuras.

2. Cronologia da irrupção: a avaliação da cronologia de irrupção dos dentes decíduos[36] e permanentes[37] de crianças com fissura completa de lábio e palato unilateral demonstrou que os dentes do lado fissurado apresentam maior atraso de irrupção em relação aos do lado não fissurado, com diferença estatisticamente significante para o incisivo lateral e o canino superiores. Uma única alteração da sequência de irrupção foi observada, relacionada ao incisivo lateral superior decíduo do lado fissurado, último dente a irromper na cavidade bucal,[36] podendo apresentar um atraso de até 2 anos. Esse conhecimento permite que o cirurgião-dentista oriente os pais, sem necessidade de realizar tomadas radiográficas que poderiam expor o paciente a riscos desnecessários a sua saúde, em idade precoce.

3. Irrupção ectópica do primeiro molar superior permanente: em pacientes sem fissura, a

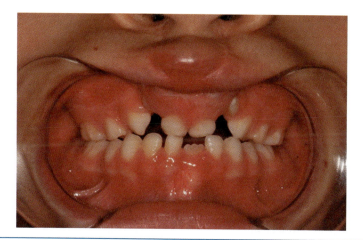

FIGURA 13 Anomalia de posição – incisivo lateral decíduo superior esquerdo localizado à distal da fissura.

prevalência de erupção ectópica está entre 2 a 6%. Nos indivíduos com fissura, é observada uma alta ocorrência de irrupção ectópica do primeiro molar superior permanente, demonstrando valores de 20,6% para as fissuras isoladas de palato,[38] 19,6% nas fissuras completas de lábio e palato[39] e de 20% nas isoladas de lábio,[40] possivelmente relacionada ao menor comprimento anteroposterior e à retroposição da maxila em relação à base do crânio.

A ocorrência de diferentes tipos de alterações odontológicas nos dentes adjacentes à área da fenda é uma condição característica de pacientes com fissura labiopalatina e constitui motivo de preocupação de pais e profissionais que atendem a esse grupo específico.[41] Por isso, é importante o conhecimento dessas anomalias e o acompanhamento odontopediátrico dos indivíduos, para abordagens preventivas e para intervenções adequadas, em momento oportuno.

Atuação da Odontologia na reabilitação das fissuras labiopalatinas

A Odontologia é uma área estratégica no atendimento aos pacientes com fissura labiopalatina. Juntamente com a Cirurgia Plástica e a Fonoaudiologia, forma o tripé da reabilitação dessas anomalias. O cirurgião-dentista participa do processo de reabilitação desde o nascimento, quando a Odontopediatria realiza o primeiro atendimento enfatizando a necessidade de manutenção da saúde bucal durante todo o tratamento reabilitador. Nesse momento, orienta os pais e responsáveis sobre as particularidades da dentição que possam estar relacionadas à fissura, como alterações de número, forma e posição dos dentes[42-45] e realiza moldagens de documentação da maxila que são fundamentais para a realização das pesquisas relacionadas

ao crescimento maxilar e para as auditorias internas de avaliação dos resultados do tratamento.[46,48] Após a realização das cirurgias primárias o paciente é acompanhado periodicamente até a dentadura permanente se completar, atuando na prevenção da cárie dentária, intervindo sempre que necessário e observando o momento correto de início da correção ortodôntica.

Devido à realização das cirurgias reparadoras de lábio e palato, é comum que esses pacientes apresentem alterações no desenvolvimento maxilar, principalmente no sentido transversal, com o aparecimento da mordida cruzada.[47] Nas fissuras que acometem a arcada dentária, é preconizado o enxerto ósseo alveolar secundário, realizado por cirurgiões bucomaxilofaciais, por volta dos 10 anos de idade, de forma a restabelecer a integridade do arco alveolar superior. A correção da mordida cruzada, quando presente, deve ser realizada como tratamento ortodôntico pré-enxerto ósseo. O tratamento ortodôntico é continuado após o enxerto ósseo, restabelecendo uma boa relação entre os arcos dentários. Quando essa boa relação não é obtida somente com a Ortodontia, é indicada a realização da cirurgia ortognática após o término de crescimento facial, por volta dos 18 anos de idade.

Profissionais de outras especialidades odontológicas também atuam no processo de reabilitação: Dentística, Periodontia, Endodontia, Implantodontia e Prótese, Prótese de Palato, Diagnóstico Bucal, Radiologia, além de técnicos de laboratório. Eles interagem para promover uma reabilitação adequada ao indivíduo com fissura labiopalatina, devolvendo-lhe a estética do sorriso e as funções mastigatórias, necessárias para a boa qualidade de vida, restabelecendo de forma satisfatória o equilíbrio funcional e a harmonia facial.

REFERÊNCIAS BIBLIOGRÁFICAS

1. Sulik KK. Normal and abnormal oro-facial embryogenesis. In: Dalben GS, Gomide MR. Craniofacial disorders – orofacial features and peculiarities in dental treatment. Sharjah: Bentham Science; 2017. p. 1-34.
2. Dixon MJ, Marazita ML, Beaty TH, Murray JC. Cleft lip and palate: understanding genetic and environmental influences. Nat Rev Genet. 2011;12:167-78.
3. Vyas T, Gupta P, Singh HP/ Cleft of lip and palate: a review. J Family Med Prim Care. 2020;9:2621-5.
4. Mossey PA, Davies JA, Little J. Prevention of orofacial clefts: does pregnancy planning have a role? Cleft Palate-Craniofac J. 2007;44:244-50.
5. Silva Filho OG, Ferrari Júnior FM, Rocha DL, Souza Freitas JA. Classificação das fissuras labiopalatinas: breve histórico, considerações clínicas e sugestão de modificação. Rev Bras Cir. 1992;82:59-65.
6. Tessier P. Anatomical classification of facial, cranio-facial and latero-facial clefts. J Maxillofac Surg. 1976;4:69-92.
7. Vargas VPS. Prevalência das fissuras labiopalatinas no município de Bauru: concordância de diagnóstico entre registros do HRAC/USP, DNV e Sinasc (Tese de Doutorado). Bauru; 2015.
8. Freitas JAS, Dalben GS, Santamaria Jr M, Freitas PZ. Current data on the characterization of oral clefts in Brazil. Braz Oral Res. 2004;18:128-33.
9. Vanderas AP. Incidence of cleft lip and cleft palate among races: a review. Cleft Palate J. 1987;24:216-25.
10. Hovorakova M, Lesot H, Peterkova R, Peterka M. Origin of the deciduous upper lateral incisor and its clinical aspects. J Dent Res. 2006; 85:167-71.
11. Camporesi M, Baccetti T, Marinelli A, Defraia E, Franchi L. Maxillary dental anomalies in children with cleft lip and palate: a controlled study. Int J Paediatr Dent. 2010;20:442-450.
12. Howe BJ, Cooper ME, Vieira AR, Weinberg SM, Resick JM, Nidey NL, Wehby GL, Marazita ML, Moreno Uribe LM. Spectrum of dental phenotypes in nonsyndromic orofacial clefting. Journal of Dental Research. 2015 Jul; 94(7): 905-12.
13. Torres-Bezerra B, Pinho JNA, da Silva LCF. Tooth abnormalities in individuals with unilateral alveolar clefts: a comparison between sides using Cone-Beam computed tomography. J Clin Exp Dent. 2017;9(10):1195-200.
14. Ranta R. A review of tooth formation in children with cleft lip/palate. Am J Orthod Dentofacial Orthop. 1986;90:11-8.
15. Suzuki A, Nakano M, Yoshizaki K, Yasunaga A, Haruyama N, Takahashi I. A longitudinal study of the presence of dental anomalies in the primary and permanent dentitions of cleft lip and/or palate patients. Cleft Palate-Craniofacial Journal. May 2017;54(3):309-320.
16. Ribeiro LL, DasNeves LT, Costa B, Gomide MR. Dental anomalies of the permanent lateral incisors and prevalence of hypodontia outside the cleft area in complete unilateral cleft lip and palate. Cleft Palate Craniofac J. 2003;40:172-5.
17. Halpern RM, Noble J. Location and presence of permanent teeth in a complete bilateral cleft lip and palate population. Angle Orthod. 2010;80:591-6.
18. Küchler EC, Da Motta LG, Vieira AR, Granjeiro JM. Side of dental anomalies and taurodontism as potential clinical markers for cleft subphenotypes. The cleft palate-craniofacial journal: official publication of the American Cleft Palate-Craniofacial Association. 2011;48(1):103-8. Epub 2010/05/29.
19. Akcam MO, Evirgen S, Uslu O, Memikoğlu UT. Dental anomalies in individuals with cleft lip and/or palate. European Journal of Orthodontics. 2010;32:207-213.
20. Wu TT, Chen PH, Lo LJ, Cheng MC, Ko EW. The characteristics and distribution of dental anomalies in patients with cleft. Chang Gung Med J. 2011;34(3).
21. Tereza GP, Carvalho CF, Costa B. Tooth abnormalities of number and position in BCLP. Cleft Palate-Craniofacial Journal. May 2010;47(3).
22. Baek SH, Kim NY. Congenital missing permanent teeth in Korean unilateral cleft lip and

alveolus and unilateral cleft lip and palate patients. Angle Orthod. 2007;77(1):88-93.

23. Aspinall A, Raj S, Jugessur A, Marazita M, Savarirayan R, Kilpatrick N. Expanding the cleft phenotype: the dental characteristcs of unaffected parents of Australian children with non--syndromic cleft lip and palate. Int J Paediatr Dent. 2014 July;24(4):286-292.

24. Tortora C, Meazzini MC, Garattini G, Brusati R. Prevalence of abnormalities in dental structure, position, and eruption pattern in a population of unilateral and bilateral cleft lip and palate patients. Cleft Palate-Craniofac J. 2008;45:154-62.

25. Ooë T. On the early development of human dental lamina. Okajimas Folia Anat Jpn. 1957; 30:198-210.

26. Tsai TP, Huang CS, Huang CC, See LC. Distribution patterns of primary and permanent dentition in children with unilateral complete cleft lip and palate. Cleft Palate Craniofac J. 1998;35:154-60.

27. Maciel SP, Costa B, Gomide MR. Difference in the prevalence of enamel alterations affecting central incisors of children with complete unilateral cleft lip and palate. Cleft Palate-Craniofacial Journal. 2005;42:4.392-395.

28. Malanckzuk T, Opitz C, Retziaff R. Structural changes of dental enamel in both dentitions of cleft lip and palate patients. Journal of Orofacial Orthopedics. 1999;60:259-268.

29. Bailleul-Forestier I, Molla M, Verloes A, Berdal A. The genetic basis of inherited anomalies of the teeth. Part 1: Clinical and molecular aspects of non-syndromic dental disorders. European Journal of Medical Genetics. 2008;51: 273-291.

30. Thesleff, I. The genetic basis of tooth development and dental defects. American Journal of Medical Genetics Part A. 2006;140:2530-2535.

31. Hu JC, Simmer JP. Developmental biology and genetics of dental malformations. Orthodontics and Craniofacial Research. 2007;10:45-52.

32. Suzuki A, Watanabe M, Nakano M, Takahama Y. Maxillary lateral incisors of subjects with cleft lip and palate. Part 2. Cleft Palate-Craniofacial Journal. 1992;29:380-384.

33. Pedro RL, Faria MDB, Costa MC, Vieira AR. Dental anomalies in children born with clefts: a case-control study. The Cleft Palate-Craniofacial Journal. 2012 Nov;49(6):64-68.

34. Garib DG, Rosar JP, Sathler R, Ozawa TO. Dual embryonic origin of maxillary lateral incisors: clinical implications in patients with cleft lip and palate. Dental Press J Orthod. 2015 Sept--Oct;20(5):118-25.

35. Almeida CM, Gomide MR. prevalence of natal/neonatal teeth in cleft lip and palate infants, Cleft Palate-Craniofacial Journal. Jul 1996;33(4):297-9.

36. Duque C ,Dalben GS, Aranha AMF, Carrara CFC, Gomide MR, Costa B. Chronology of deciduous teeth eruption in children with cleft lip and palate. Cleft Palate-Craniofacial Journal. 2004;41:285-289.

37. Carrara CFC, Lima JEO, Carrara CE, Vono BG. Chronology and sequence of eruption of the permanent teeth in patients with complete cleft lip and palate. 2004;c 41:642-645.

38. Silva Filho OG, Albuquerque MVP, Costa B. Irrupção ectópica do primeiro molar permanente superior em pacientes portadores de fissura isolada de palato (fissura pós-forame incisivo). Rev Odont Univ São Paulo. 1993;7:1-10.

39. Silva Filho OG, Albuquerque MVP, Costa B. Erupción ectópica del primer molar superior permanente en pacientes portadores de lábio leporino y paladar hendido. Rev Esp Ortod. 1990;20:155-165.

40. Silva Filho OG, Albuquerque MVP, Kurol J. Ectopic eruption of maxillary first permanent molars in children with cleft lip. Angle Orthod. 1996;66:373-380.

41. Galante JMB, Costa B, Carrara CFC, Gomide MR. Prevalence of enamel hypoplasia in deciduous canines of patients with complete cleft lip and palate. Cleft Palate Craniofac J. 2005 Nov;42(6):675-8.

42. Eslami N, Majidi MR, Aliakbarian M, Hasanzadeh N. Prevalence of dental anomalies in patients with cleft lip and palate. J Craniofac Surg. 2013 Sep;24(5):1695-8.

43. Gomide MR, Costa B. Cuidados Odontopediátricos. In: Fissuras Labiopalatinas: Uma Abordagem Multidisciplinar. Coord. Trindade IEK, Silva Filho OG. São Paulo: Editora Santos; 2007.

44. Kobayashi TY, Gomide MR, Carrara CFC. Timing and sequence of primary tooth eruption

in children with cleft lip and palate. J Appl Oral Sci. May-Jun 2010;18(3):220-4.

45. Tereza GPG, Carrara CFC, Costa B. Tooth abnormalities of number and position in the permanent dentition of patients with complete bilateral cleft lip and palate. Cleft Palate Craniofac J. 2010 May;47(3):247-52.

46. Ambrosio ECP, Sforza C, de Menezes M, Carrara CFC, Soares S, Machado MAAM, Oliveira TM. Prospective cohort 3D study of dental arches in children with bilateral orofacial cleft: Assessment of volume and superimposition. Int J Paediatr Dent. 2020 Sep 24. doi: 10.1111/ipd.12731.

47. Mello BZF, Ambrosio ECP, Jorge PK, de Menezes M, Carrara CFC, Soares S, Valarelli FP, Machado MAAM, Oliveira TM. Analysis of Dental Arch in Children With Oral Cleft Before and After the Primary Surgeries J Craniofac Surg. 2019;30(8):2456-2458.

48. Carrara CFC, Ambrosio ECP, Mello BZF, Jorge PK, Soares S, Machado MAAM, Oliveira TM. Three-dimensional evaluation of surgical techniques in neonates with orofacial cleft. Ann Maxillofac Surg. Jul-Dec 2016;6(2):246-250.

49. Rando GM, Jorge PK, Vitor LLR, Carrara CFC, Soares S, Silva TC, Rios D, Machado MAAM, Gavião MB, Oliveira TM. Oral health-related quality of life of children with oral clefts and their families. J Appl Oral Sci. 2018;26. Epub Feb 1, 2018.

50. Slayton RL, Williams L, Murray JC, Wheeler JJ, Lidral AC, Nishimura CJ. Genetic association studies of cleft lip and/or palate with hypodontia outside the cleft region. Cleft Palate Craniofac J. 2003;40:274-9.

CAPÍTULO 16

Odontologia Legal: Deontologia, ética odontológica e Odontologia forense

Livia Picchi Comar

INTRODUÇÃO À ODONTOLOGIA LEGAL

No Brasil, a Odontologia Legal surgiu na década de 1920 em decorrência da atuação expressiva de Luiz Lustosa da Silva,[1] cirurgião-dentista, professor, pesquisador, perito e autor, uma figura emblemática que divulgou e defendeu ativamente essa especialidade até meados da década de 1970. Destaca-se a importância da sua atuação para a consolidação da Odontologia Legal brasileira e mundial, afinal o legado do Prof. Luiz Lustosa para a Odontologia Legal é incomparável, sendo ele merecedor do título de "Pai da Odontologia Legal no Brasil", pois todo o seu esforço, dedicação e estudo conduziram ao quadro que essa belíssima especialidade possui atualmente, sendo uma disciplina reconhecida e respeitada tanto no campo da Odontologia como da Medicina Legal.[2]

A Odontologia Legal, conforme conceituada pelo Prof. Luiz Lustosa, é "a arte de aplicar os conhecimentos odontológicos à ação dos poderes públicos, administrativo, judiciário e legislativo",[1] ou seja, é a especialidade odontológica que disponibiliza todos os conhecimentos odontológicos a serviço do Direito e da Justiça, um conceito já consagrado no âmbito odontológico e das ciências forenses.[3]

A área de atuação da Odontologia Legal não se restringe apenas à aplicação das técnicas científicas aos exames cadavéricos de identificação humana ou nos traumas decorrentes de lesões corporais, uma rotina frequente nos serviços dos Institutos Médico-Legais.[4,5] O campo de atuação dessa especialidade vai além, aborda questões relacionadas à ética odontológica, legislação aplicada ao exercício da profissão, perícia e assistência técnica em áreas administrativas e judiciais (civil, criminal, trabalhista), entre outras aplicações.[6,7]

O conhecimento da legislação que regulamenta o exercício da Odontologia, das normas vigentes dos Conselhos Federal e Regionais de Odontologia, da legislação trabalhista, das normas que regulamentam as empresas de prestação de serviços odontológicos, dos credenciamentos e das auditorias é fundamental para o fornecimento das informações que contribuem para a formação dos profissionais que atuam na área da Odontologia Legal e Deontologia.[8]

Uma das principais conquistas da disciplina de Odontologia Legal aconteceu no ano de 1951, com a promulgação da Lei n. 1.314, de 17 de janeiro,[9] atualmente já revogada, que regulamentou o exercício da Odontologia no Brasil, estabelecendo os direitos, as obrigações e as atribuições do cirurgião-dentista. Até 1964, as normas éticas que regulamentavam a conduta dos profissionais da Odontologia eram supervisionadas exclusivamente pelas associações de classe, as quais não detinham poder de punição. Nessa época, foi promulgada a Lei n. 4.324, de 14 de abril de 1964,[10] regulamentada pelo Decreto n. 68.704, de 3 de junho de 1971,[11] que instituiu os Conselhos Federal (CFO) e Regionais de Odontologia (CRO), criando uma nova fase para o exercício da profissão no Brasil.[8]

Mais tarde, foi promulgada a Lei n. 5.081, de 24 de agosto de 1966,[12] que regulamentou o exercício da Odontologia no Brasil, revogando a Lei n. 1.314/51 e determinando novas atribuições ao exercício da profissão. Assim, instalaram-se os Conselhos de Odontologia, que passaram a elaborar o Código de Ética Odontológica, o Código de Processo Ético e todas as normas que regulamentam a conduta dos profissionais da Odontologia[8].

De acordo com o Capítulo VIII (anúncio do exercício das especialidades odontológicas) da Resolução CFO-63/2005,[13] que consolida as normas para procedimentos nos Conselhos de Odontologia no Brasil, a Odontologia Legal "é a especialidade que tem como objetivo a pesquisa de fenômenos psíquicos, físicos, químicos e biológicos que podem atingir ou ter atingido o homem, vivo, morto ou ossada, e mesmo fragmentos ou vestígios, resultando lesões parciais ou totais reversíveis ou irreversíveis" (Seção VIII, Art. 63).

Em relação à atuação da Odontologia Legal no campo pericial, Vanrell (2019)[14] considera sua abrangência em três principais áreas: exame diagnóstico e terapêutico (avaliação da maxila, mandíbula, dentes e tecidos moles da boca), identificação humana em situações criminais e de desastres em massa e avaliação de marcas de mordidas em situações de agressões e maus-tratos.

É importante ressaltar que o campo de atuação dessa especialidade é bem mais amplo. Daruge, Daruge Júnior e Francesquini Júnior (2017)[8] enfatizam que a abrangência da Odontologia Legal inclui as normas dos princípios éticos e legais como também as demais regulamentações do exercício da profissão odontológica, sendo consideradas duas áreas distintas nesse contexto. A primeira aplica-se ao conjunto de normas que regulam os direitos e deveres éticos e legais do cirurgião-dentista, ou seja, o estudo de toda a legislação odontológica (deontologia e diceologia), incluindo a ética profissional e as normas dos Conselhos Federal e Regionais de Odontologia, além das normas complementares relacionadas ao exercício da profissão. A segunda área refere-se à aplicação dos conhecimentos odontológicos ao Direito, incluindo a aplicação técnico-científica nos processos de identificação humana, de infortunística e ao esclarecimento das questões judiciais, ou seja, o cirurgião-dentista na função de perito, associa os conhecimentos odontológicos e jurídicos com o objetivo de fornecer esclarecimentos técnicos, científicos e biológicos à Justiça.[8]

Portanto, a Odontologia Legal correlaciona conhecimentos odontológicos e jurídicos, buscando as informações necessárias para apresentar o conhecimento e a livre convicção das autoridades julgadoras, para que suas decisões sejam as mais justas possíveis.

BIOÉTICA E ÉTICA PROFISSIONAL EM ODONTOLOGIA

Bioética: um breve histórico

A Bioética ainda pode ser considerada uma nova área do conhecimento, pois originou-se na década de 1970, com o objetivo de "nortear a ação do homem sobre a vida". Através da publicação dos artigos de autoria do bioquímico, oncologista e pesquisador Van Rensseaer Potter (1911-2001), intitulados "Bioethics: the science of survival" e "Bioethics: a bridge to the future" (1971), a Bioética surge no mundo científico como uma disciplina com referenciais próprios. Potter buscou unir duas culturas, a humanística e a científica, buscando chamar a atenção da comunidade científica para a questão dos valores e da moral.[15]

O motivo mais evidente das preocupações que surgiram na época baseia-se diante do fato de que mesmo que os resultados de uma pesquisa possam ser aplicados para uma boa utilização, existe a possibilidade de autodestruição, pois ela pode modificar, em conjunto com os processos de industrialização, a vida de todo o planeta. Portanto, Potter traz a preocupação de que, mesmo que o progresso técnico-científico possa melhorar as condições de vida do ser humano, também pode destruir a humanidade.[15]

Alguns autores consideram o início da Bioética antes mesmo do legado de Potter ao mundo científico. Importantes trabalhos trazem como o início da Bioética o final da Segunda Guerra Mundial, quando finalmente as atrocidades praticadas por médicos e pesquisadores, principalmente nos campos de concentração nazistas, foram reconhecidas e julgadas, na cidade de Nuremberg – Alemanha, conhecido como o "Julgamento de Nuremberg" em 1947, o qual resultou no primeiro código de ética reconhecido mundialmente – o Código de Nuremberg, um código internacional que dispunha de normas e regras para a realização de pesquisas em seres humanos.[16]

Há relatos de abusos em pesquisas com seres humanos mesmo depois da promulgação deste código. Podemos citar o caso do estudo em Tuskegee/Alabama, EUA, realizado no período de 1932 a 1972, do qual participaram 600 homens negros, com o objetivo de se determinar a progressão natural da doença sífilis. Durante 40 anos, os participantes da pesquisa foram deixados sem informação do seu estado de saúde e os que estavam contaminados permaneceram sem tratamento, ressaltando que esses homens jamais deram seu consentimento para a realização da experiência. Ao final, apenas 74 pacientes sobreviveram, 25 morreram de sífilis e 100 morreram de complicações relacionadas. O caso ficou conhecido como o "estudo da sífilis não tratada", e só foi bloqueado pelo Departamento de Saúde dos EUA em 1972, após a sua divulgação por uma revista norte-americana, a *Washington Star*.[17]

Especificamente na Odontologia, podemos citar o estudo da Cárie Dentária de Vipeholm, ocorrido no período de 1946 a 1952, no hospital psiquiátrico de Vipeholm, em Lund, na Suécia. Essa pesquisa foi realizada com 436 pacientes com deficiência mental, sendo que nenhum deles, e nem mesmo sua família, foram esclarecidos ou sequer informados sobre a realização da pesquisa. Por um período de cinco anos, os pacientes foram submetidos a uma dieta extremamente cariogênica, com grande quantidade de açúcares, e não tinham seus dentes higienizados; nisto o mecanismo de progressão da cárie dentária era simplesmente observado. O trabalho revolucionou o conceito e a etiologia da cárie, e serve como referência na área, inclusive nos dias atuais, pois demonstrou a relação entre a quantidade e frequência da ingestão de açúcares com a progressão e evolução da doença. A ética da pesquisa foi contestada apenas em 1953, quando os resultados já estavam prontos para serem publicados.[18]

Em 1964, a Associação Médica Mundial (AMM) realizou uma revisão do código de Nuremberg, após a constatação de vários casos de abusos envolvendo pesquisas com seres humanos. A reunião foi realizada em Helsinque, capital da Finlândia, onde foi aprovada então a Declaração de Helsinque.[15] Esse documento engloba os princípios científicos, éticos e morais relacionados à pesquisa com seres humanos, através de protocolos que devem ser conduzidos fielmente pelos pesquisadores envolvidos, reconhecendo totalmente a autonomia do paciente. A declaração vem sendo atualizada em reuniões sucessivas pela AMM em diversas localidades do mundo: Tóquio (1975), Veneza (1983), Hong Kong (1989), Somerset West (1996), Edimburgo (2000), Seul (2008) e Fortaleza (2013).[19]

Atualmente, a Bioética já é reconhecida como uma importante disciplina no mundo acadêmico e científico, engloba o estudo de diversos temas relacionados à vida, como a reprodução assistida por meio da inseminação artificial humana, clonagem, cirurgia de redesignação sexual, transplante de órgãos, esterilização humana, aborto, eutanásia, alimentos geneticamente modificados, entre outros. Em relação à Odontologia, podemos citar a experimentação em seres humanos e a humanização das relações assistenciais como os temas bioéticos de maior interesse para a área,[15] os quais serão abordados mais adiante neste capítulo.

Bioética: fundamentos e princípios

De acordo com Elio Sgreccia (1928-2019), cardeal italiano, bispo católico e teólogo, considerado um dos principais especialistas em bioética internacional, a Bioética pode ser definida como o "estudo sistemático da conduta humana no âmbito das ciências da vida e da saúde, considerada à luz dos valores e dos princípios morais". Dessa forma, a ética deve considerar todas as intervenções do ser humano sobre a vida e não somente aos profissionais da saúde; portanto, a Bioética não deve chegar somente aos cientistas, mas também às populações, aos políticos e à família.[20]

Atualmente, a Bioética como disciplina segue o modelo criado por Elio Sgreccia, o chamado Personalismo Ontologicamente Fundado.[21] A Bioética personalista aponta as questões éticas relacionadas à vida humana, em que reconhece o ser humano e a dignidade da pessoa como valor absoluto, e nisso se baseia o primeiro princípio, o respeito incondicional de sua inviolabilidade. Sendo assim, o fundamento da Bioética personalista é a pessoa humana, que deve ser considerada em sua essência, em sua verdade e em sua natureza, em todas as dimensões: biológica, psíquica, social e moral.[15]

O personalismo se baseia no princípio de que para respeitar a liberdade deve-se respeitar a vida na qual ela está inserida.[22] A defesa da vida física deve estar sempre em primeiro lugar, por isso torna-se extremamente importante seguir os princípios do Personalismo Ontologicamente Fundados de forma hierarquizada, como citados abaixo:

I. **Princípio de defesa da vida física:** a vida física é coessencial para a manifestação dos valores das pessoas.

II. **Princípio da liberdade e responsabilidade:** deve-se tratar o paciente sempre como um fim e não como um meio. A liberdade é um bem e deve ser tutelada, usá-la bem significa agir com responsabilidade.

III. **Princípio da totalidade ou princípio terapêutico:** relaciona-se à proporcionalidade das terapias, ou seja, na intervenção do paciente que possa limitar sua integralidade física, porém de forma que seja em prol da vida. Como exemplo em Odontologia, podemos citar a extração de um dente com doença periodontal avançada para que a saúde bucal geral seja mantida.

IV. **Princípio da sociabilidade e de subsidiariedade:** a sociabilidade relaciona-se com a participação da sociedade na qual o indivíduo se insere, e a subsidiariedade relaciona-se em reconhecer as dificuldades de uma comunidade e procurar atendê-las através de subsídios de organismos da sociedade, objetivando responder às necessidades.

Em 1979, Tom L. Beauchamp e James F. Childress, autores norte-americanos estudiosos da ética médica, vinculados ao Kennedy Institute of Ethics, publicaram o livro *Principles of Biomedical Ethics*, no qual expuseram a teoria da Bioética Principialista, ou o chamado Principialismo, teoria fundamentada em quatro princípios básicos, que devem ser aplicados na resolução dos conflitos morais e éticos frente à conduta dos profissionais da saúde.[23] Os quatro princípios básicos do Principialismo são:

I. **Autonomia:** refere-se ao respeito às pessoas por suas opiniões e escolhas, segundo valores e crenças pessoais. É um direito soberano que o indivíduo possui, uma vez de posse de todos os elementos relacionados a uma ou mais propostas terapêuticas, de decidir livremente se aceita ou não o tratamento e a prerrogativa do profissional.

II. **Justiça:** refere-se à imparcialidade na distribuição dos riscos e benefícios, não podendo uma pessoa ser tratada de maneira distinta de outra, salvo se houver alguma diferença relevante. Não se deve negar ao paciente um bem ao qual ele tem direito, o mínimo decente de cuidado à saúde.

III. **Beneficência:** refere-se à obrigação de não causar dano e de extremar os benefícios e minimizar os riscos. O profissional deve usar todas suas habilidades em benefício do paciente, pensando sempre no seu bem-estar.

IV. **Não maleficência:** refere-se à obrigatoriedade de não causar, intencionalmente, nenhum mal ou dano ao outro. É o dever do profissional de além de ajudar, também não causar danos ao paciente.

Conhecer os principais temas da Bioética deve ser uma necessidade pessoal, cultural, científica, familiar, educativa, social e política dos profissionais da saúde, ajudando a tomar consciência dos graves problemas que atentam contra a vida que os rodeiam e contra a vida humana em particular. A bioética tem a saúde como valor principal, caracteriza-se por uma análise processual dos conflitos a partir de uma ética minimalista que visa, pelo diálogo, ao respeito às diferenças.[8]

De acordo com Vieira (2005),[24] o importante não é a solução de um conflito, e sim a capacidade de exercitar a tolerância e a convivência pacífica entre os diversos valores morais. Para a autora, a bioética tem por base não punir, mas sim incentivar a liberdade e a responsabilidade, além do mais, o cuidado técnico deve vir sempre paralelo ao cuidado terapêutico-ocupacional, pois o paciente é sempre um sujeito único, com moral, histórico e social.

Ética profissional: a experimentação com seres humanos

A experimentação científica com seres humanos gerou inúmeros avanços para a saúde da humanidade nos últimos séculos, porém aumentou-se a preocupação em relação aos experimentos que culminam com sacrifícios em prol dos benefícios que as descobertas podem trazer.[8]

Mais uma vez, destacam-se as inúmeras experimentações realizadas com seres humanos na época da Segunda Guerra Mundial, inúmeras situações de abusos em campos de concentração nazistas, onde os prisioneiros raciais ficaram à disposição dos médicos para todo e qualquer tipo de pesquisa, sem consentimento dos "sujeitos" e sem informação. Tais crimes foram julgados pelo Tribunal Militar Internacional de Nuremberg, na Alemanha, resultando em 1947 no Código de Nuremberg, o primeiro código internacional que dispunha de normas éticas a serem seguidas nas pesquisas com seres humanos.

No Brasil, a Bioética chegou às universidades em 1988, com a Resolução n. 1, de 14 de junho de 1988,[25] do Conselho Nacional de Saúde, que aprovou as normas para pesquisa em saúde no Brasil. No entanto, apenas em 1990 ela se difundiu pela América Latina e Caribe, sendo que em 1995, foi constituída a Sociedade Brasileira de Bioética no país.[15]

Atualmente, existem duas comissões com finalidades relacionadas à Bioética no Brasil: a Comissão Técnica Nacional de Biossegurança (CTNBio) do Ministério da Ciência e Tecnologia e a Comissão Nacional de Ética em Pesquisa (CONEP).

A CONEP segue as normas da Resolução n. 196/1996[26] do Conselho Nacional de Saúde (CNS), que dispõe das normas éticas para pesquisa em seres humanos no Brasil. Essa Resolução baseia-se no modelo principialista de Beauchamp e Childress (2002),[23] que recomendam a utilização dos quatro princípios básicos para a resolução de conflitos éticos e morais. Portanto, o modelo principialista

é o mais difundido na Bioética brasileira, e os seus princípios os mais utilizados.

De acordo com os próprios autores, os referidos princípios não devem ser entendidos como regras a serem aplicadas, mas sim utilizados como guias nas tomadas de decisões das questões éticas aplicadas às práticas profissionais.[23]

A Odontologia pertence à grande área das Ciências da Saúde e, portanto, frequentemente realiza pesquisas com seres humanos: testes de medicamentos, tratamentos, avaliação de novos biomateriais, técnicas terapêuticas e diagnósticas, levantamentos epidemiológicos, entre outros. Desse modo, seja no âmbito acadêmico, nos cursos de graduação e pós-graduação, ou mesmo no ambiente clínico, muitas vezes os pacientes em tratamento, tornam-se sujeitos de pesquisas.

A Organização Mundial da Saúde (OMS) propôs diretrizes, visando à condução de pesquisas bioéticas, dentre elas podemos citar: a obtenção antes do início da pesquisa do consentimento, pós-informação, dos participantes; obtenção do Termo de Consentimento Livre e Esclarecido (TCLE) junto aos pais ou responsáveis legais; sigilo dos dados; compensação por danos acidentais; responsabilidade pela continuidade dos tratamentos nos casos de ensaios clínicos, dentre outras situações específicas.[8]

Atualmente, a Resolução n. 196/1996 é a diretriz atual que normatiza a pesquisa envolvendo seres humanos no Brasil. Nessa Resolução, a definição de pesquisa é "todo procedimento de qualquer natureza envolvendo os seres humanos, cuja aceitação não esteja ainda consagrada na literatura científica".[26] Atualmente, compreende-se que o sistema orientador-pesquisador-estatístico para a realização de uma pesquisa necessitará de um quarto componente, que é o Código de Ética Profissional, no caso da Odontologia, o Código de Ética Odontológica (que será comentado mais adiante neste capítulo) ou a própria CONEP.[8]

Para a realização da pesquisa com seres humanos, deve-se seguir uma sequência de protocolos exigidos pela Resolução 196/1996: o projeto de pesquisa deve ser submetido para análise do Comitê de Ética em Pesquisa (CEP) da instituição na qual a pesquisa será realizada, para apreciação da validade ética do trabalho, e tendo sido aprovada, a pesquisa pode ser iniciada, contanto que os participantes recebam informação prévia e atestem o consentimento expresso na forma de documento, o TCLE.

Ressalta-se que o TCLE deve ser apenas o documento final de todo um processo de obtenção do consentimento do sujeito, que se inicia com as informações pertinentes à pesquisa e relacionadas principalmente aos riscos e benefícios aos quais serão submetidos os participantes. Vale lembrar que o sujeito da pesquisa pode desistir a qualquer momento da sua participação no trabalho, sem nenhum prejuízo a ele ou aos seus responsáveis legais.[15]

Importância do consentimento informado na prática odontológica

De acordo com Daruge, Daruge Júnior e Francesquini Júnior (2017),[8] o consentimento informado é uma maneira humanitária, eticamente correta e legal de exprimir e conduzir as relações entre o profissional da saúde e o paciente. Um efetivo consentimento se baseia na competência, que depende basicamente de três critérios: o paciente deve receber do profissional a informação adequada sobre o tratamento sugerido e do provável curso da doença, o paciente não deve ser coagido a consentir e o paciente deve ser totalmente competente para consentir ou rejeitar um tratamento.[27]

Porém, ainda não há na literatura um consenso sobre a definição de competência; assim, considera-se que um paciente é competente se souber entender e avaliar a informação prestada, que o levará a uma decisão a respeito do seu tratamento.[27]

Na Odontologia, é responsabilidade do cirurgião-dentista prestar todas as informações relacionadas ao atendimento que será prestado, de forma clara e concisa, permitindo ao paciente fazer a sua escolha. Esse protocolo deve ser fielmente seguido, e é respaldado pelo Código de Defesa do Consumidor (CDC) e pelo Código de Ética Odontológica.[8]

O consentimento e a escolha do paciente devem ser manifestados de forma escrita e assinado, tanto pelo paciente como pelo profissional, no Termo de Consentimento Livre e Esclarecido (TCLE). Tanto o TCLE para pesquisas quanto o termo de consentimento para a execução de um tratamento clínico constituem a expressão do respeito à autonomia do indivíduo. Sua utilização é uma prática obrigatória, respaldada pela legislação odontológica, sendo um documento integrante do prontuário clínico do paciente.[15,24]

O Código de Ética Odontológica, Resolução CFO-118/2012,[28] traz em seu Capítulo V, Seção I (do relacionamento com o paciente), Art. 11, inciso X: "constitui infração ética iniciar qualquer procedimento ou tratamento odontológico sem o consentimento prévio do paciente ou do seu responsável legal". Também traz no capítulo XVII (da pesquisa científica), Art. 50, inciso VI: "constitui infração ética realizar pesquisa em ser humano sem que este ou seu responsável legal, ou representante legal, tenha dado consentimento, livre e esclarecido, por escrito, sobre a natureza das consequências da pesquisa".

A correta elaboração e aplicação do TCLE é de extrema importância e não deve ser menosprezada pelo cirurgião-dentista, seja na prática clínica ou nas pesquisas experimentais, além de ser um documento integrante do prontuário do paciente. O documento precisa conter uma declaração informando riscos e os tratamentos propostos pelo profissional (geralmente, propõem-se até três tipos de tratamento alternativos, indicados para a situação clínica), na qual o paciente declara concordar com o tratamento proposto de sua escolha.[22]

Além disso, é importante também obter a aquiescência livre e clara do paciente, além do consentimento, a respeito da exposição dos riscos ou prejuízos passíveis de ocorrer durante ou após a execução do tratamento, importante para que o profissional possa ser liberado dessa responsabilidade em casos de danos e litígios.[29] Vanrell (2019)[14] descreve um modelo do TCLE que pode ser seguido pelos profissionais; além disso, indica o modo de abordar o paciente e cita a necessidade de inserir o termo de revogação do consentimento.

Em casos de menores de idade, é preciso haver concordância por parte deste, o chamado "assentimento", que também deve ser registrado no prontuário do paciente juntamente com o consentimento do responsável legal.[30]

Outro ponto importante que devemos abordar é a problemática do fornecimento de um documento já pré-formatado, seja pelas clínicas ou pelo profissional, com texto genérico e de linguagem puramente técnica. Legalmente, esse modelo de documento não concretiza o processo de consentimento informado.[30]

Ramos (2007)[22] cita a obrigatoriedade da elaboração do TCLE por parte do profissional de acordo com as normas apresentadas na Resolução 196/1996.[26] Além disso, o autor descreve os itens obrigatórios para a correta elaboração do documento e destaca que, para obter a assinatura do paciente analfabeto, o Termo deve ser lido em voz clara e de bom tom, diante de uma testemunha, que deverá estar presente durante a assinatura do documento. Já para o portador de deficiência sensorial ou com dificuldade de compreensão do idioma, sugere que esteja presente uma pessoa que domine a forma de comunicação do paciente e ambos assinem juntos o consentimento.

O ideal é que para cada tipo de atendimento odontológico seja elaborado um TCLE específico, apresentando principalmente os diferentes riscos e prejuízos que cada tipo de atendimento pode trazer ao paciente.

DEONTOLOGIA, DICEOLOGIA E LEGISLAÇÃO ODONTOLÓGICA

Deontologia é uma palavra derivada do grego "*Deontos*", que significa "dever", sendo "estudo" o significado de "*logus*"; portanto, refere-se ao estudo dos princípios, fundamentos e sistemas de moral, relacionados ao deveres de uma classe profissional. Diceologia é uma palavra também derivada do grego "*Dikeos*", que significa "direito"; portanto, refere-se ao estudo e codificação dos direitos profissionais.

Conceitua-se a Deontologia como o conjunto das obrigações impostas aos profissionais, no exercício da sua profissão. São basicamente normas estabelecidas pela própria classe profissional, visando à boa prática da moral na relação profissional e sociedade.[30] A Deontologia engloba todos os princípios éticos e morais relacionados ao exercício profissional em qualquer área da saúde, incluindo a postura ética individual do profissional.[27]

Portanto, Deontologia e Diceologia referem-se ao conjunto de normas, baseadas nos deveres e direitos profissionais, respectivamente, que estabelecem as formas de agir permitidas e/ou proibidas para cada classe da área da saúde. Em Odontologia, um conjunto de leis e normativas disciplina o exercício da profissão; dentre elas podemos citar principalmente a Lei n. 5.081, de 24 de agosto de 1966, que regula o exercício da Odontologia no Brasil, e o Código de Ética Odontológica (CEO), aprovado pela Resolução CFO n. 118/2012.

A primeira regulamentação em relação à Odontologia no Brasil refere-se à Reforma de Ofício do cirurgião-dentista, elaborada em 1631. Em 1743, foi criada a carta de ofício para a prática da cirurgia dentária. Em 1802, foi instituída a Carta de Comissão, sem a qual havia previsão de multa se houvesse a prática odontológica.

Bem mais tarde, em 11 de janeiro de 1932, foi publicado o Decreto n. 20.931, que regulamentou a fiscalização do exercício da Medicina, Odontologia, Medicina Veterinária e da profissão de farmacêutico, parteira e enfermeira, já prevendo penalidades. Vinte anos depois, foi criada a Lei n. 1.314, de 17 de janeiro de 1951, na qual se exigia duas condições fundamentais para o exercício da Odontologia, o diploma e o seu registro nos órgãos competentes.

Em 1964, foi regulamentada a Lei n. 4.324, que instituiu o Conselho Federal e os Conselhos Regionais de Odontologia, atribuindo a estes a competência de órgãos normativos da profissão no país. Por fim, em 24 de agosto de 1966, foi promulgada a Lei n. 5.081, que regulamentou o exercício da Odontologia no Brasil, sendo esta a legislação em vigência até o momento atual.

Lei n. 5.081 de 24 de agosto de 1966: regulamenta o exercício da Odontologia

A Lei n. 5.081/66[12] inicia indicando que a partir de então a legislação que entrará em vigência, em relação ao exercício da Odontologia, é a que segue, tornando as regulamentações anteriores inválidas para efeito legal.

Art. 1º. O exercício da Odontologia no território nacional é regido pelo disposto na presente Lei.
Do Cirurgião-Dentista
Art. 2º. O exercício da Odontologia no território nacional só é permitido ao cirurgião-dentista habilitado por escola ou faculdade oficial ou reconhecida, após o registro do diploma na Diretoria do Ensino Superior, no Serviço Nacional de Fiscalização da Odontologia, na repartição sanitária estadual competente e inscrição no Conselho Regional de Odontologia sob cuja jurisdição se achar o local de sua atividade.

A partir daí, o profissional necessita da habilitação legal, ou seja, do registro do diploma no Conselho Federal de Odontologia, a partir do Conselho Regional de Odontologia da sua área de jurisdição, e nos Escritórios Regionais de Saúde (ERSA), para os profissionais que exercerão a prática clínica, podendo esse registro ser realizado nas próprias prefeituras municipais.

Nos artigos 3º, 4º e 5º, a Lei apresenta as habilitações, a partir de então, necessárias e obrigatórias para o exercício legal da profissão no país, ademais, o profissional não estará apto e nem permitido a exercer a Odontologia.

Art. 3º. Poderão exercer a Odontologia no território nacional os habilitados por escolas estrangeiras, após a revalidação do diploma e satisfeitas as demais exigências do artigo anterior.
Art. 4º. É assegurado o direito ao exercício da Odontologia, com as restrições

legais, ao diplomado nas condições mencionadas no Decreto-Lei n. 7.718, de 9 de julho de 1945, que regularmente se tenha habilitado para o exercício profissional, somente nos limites territoriais do Estado onde funcionou a escola ou faculdade que o diplomou.

Art. 5º. É nula qualquer autorização administrativa a quem não for legalmente habilitado para o exercício da Odontologia.

Os arts. 6º e 7º apresentam as competências e as situações que não são permitidas à prática profissional do cirurgião-dentista, as quais devem ser rigorosamente seguidas e cumpridas, podendo culminar com infrações e penalidades, do contrário.

Art. 6º. Compete ao cirurgião-dentista:
I – praticar todos os atos pertinentes a Odontologia, decorrentes de conhecimentos adquiridos em curso regular ou em cursos de pós-graduação;
II – prescrever e aplicar especialidades farmacêuticas de uso interno e externo, indicadas em Odontologia;
III – atestar, no setor de sua atividade profissional, estados mórbidos e outros, inclusive, para justificação de faltas ao emprego;
IV – proceder à perícia odontolegal em foro civil, criminal, trabalhista e em sede administrativa;
V – aplicar anestesia local e truncular;
VI – empregar a analgesia e a hipnose, desde que comprovadamente habilitado, quando constituírem meios eficazes para o tratamento;
VII – manter, anexo ao consultório, laboratório de prótese, aparelhagem e instalação adequadas para pesquisas e análises clínicas, relacionadas com os casos

específicos de sua especialidade, bem como aparelhos de raio X, para diagnóstico, e aparelhagem de fisioterapia;
VIII – prescrever e aplicar medicação de urgência no caso de acidentes graves que comprometam a vida e a saúde do paciente;
IX – utilizar, no exercício da função de perito-odontólogo, em casos de necropsia, as vias de acesso do pescoço e da cabeça.

Art. 7º. É vedado ao cirurgião-dentista:
a) expor em público trabalhos odontológicos e usar de artifícios de propaganda para granjear clientela;
b) anunciar cura de determinadas doenças, para as quais não haja tratamento eficaz;
c) exercício de mais de duas especialidades;
d) consultas mediante correspondência, rádio, televisão ou meios semelhantes;
e) prestação de serviço gratuito em consultórios particulares;
f) divulgar benefícios recebidos de clientes;
g) anunciar preços de serviços, modalidades de pagamento e outras formas de comercialização da clínica que signifiquem competição desleal.

Assim, a partir de 26 de agosto de 1966, a Lei n. 5.081 entrou em vigor para a regulamentação da Odontologia no país, sendo revogadas as normativas anteriormente vigentes.

Art. 13. Esta Lei entrará em vigor na data de sua publicação, revogados o Decreto-Lei n. 7.718, de 9 de julho de 1945, a Lei n. 1.314, de 17 de janeiro de 1951, e demais disposições em contrário.

Código de Ética Odontológica: aprovado pela Resolução CFO n. 118, de 11 de maio de 2012

Com o objetivo de direcionar a conduta do cirurgião-dentista no exercício da profissão, os membros do Conselho Federal (CFO) e Conselhos Regionais de Odontologia (CRO), após a regulamentação da Lei n. 4.324/64,[10] elaboraram em 1976, o primeiro Código de Ética Odontológica (CEO), estabelecendo os princípios éticos fundamentais da Odontologia no Brasil. Desde então, o Código de Ética Odontológica passou por modificações e atualmente está em vigência pela Resolução CFO n. 118, de 11 de maio de 2012.[28]

As normativas apresentadas pelo CEO buscam evitar a ocorrência de atos antiéticos, principalmente pelos profissionais, que possam resultar em prejuízos futuros. Nos últimos anos, tem-se observado uma demanda considerável de denúncias que chegam aos CRO, principalmente relacionadas a infrações éticas cometidas por cirurgiões--dentistas.[15]

O cirurgião-dentista, para atuar de forma correta e evitar ser alvo de processos éticos profissionais, necessita além do conhecimento técnico e acadêmico da profissão, estar atento às normas e cumprir fielmente todas as condutas éticas recomendadas à profissão. Dessa forma, serão abordados a seguir alguns principais artigos do CEO, com o objetivo de auxiliar os profissionais a interpretarem as principais normativas deontológicas relacionadas à Odontologia.

Art. 1º. O Código de Ética Odontológica regula os direitos e deveres do cirurgião-dentista, profissionais técnicos e auxiliares, e pessoas jurídicas que exerçam atividades na área da Odontologia, em âmbito público e/ou privado, com a obrigação de inscrição nos Conselhos de Odontologia, segundo suas atribuições específicas.

Atualmente, as categorias profissionais reconhecidas pelo CFO são: cirurgião-dentista (CD), técnico em saúde bucal (TSB), auxiliar em saúde bucal (ASB), técnico em prótese dentária (TPD) e auxiliar em prótese dentária (APD). Todas as categorias profissionais da Odontologia devem seguir as normativas e a legislação vigente, inclusive devem realizar o seu registro junto ao CRO de sua jurisdição para poder atuar na profissão. Porém, são poucos artigos do CEO que tratam exclusivamente das normativas relacionadas às categorias técnicas, como nos artigos 6º e 7º, que tratam dos direitos fundamentais dos técnicos e auxiliares em saúde bucal.

Deve-se ressaltar que há um conjunto de leis direcionadas exclusivamente ao pessoal técnico e auxiliar em Odontologia: Lei n. 6.710, de 05/11/1979 (dispõe sobre a profissão de Técnico em Prótese Dentária) e Lei n. 11.889, de 24/12/2008 (regulamenta o exercício das profissões de Técnico em Saúde Bucal e de Auxiliar em Saúde Bucal). Tanto as categorias técnicas e auxiliares como também o cirurgião-dentista, na função de supervisor, devem seguir fielmente ao apresentado na legislação, mediante cada função, principalmente no que diz respeito às competências profissionais.

Art. 5º. Constituem direitos fundamentais dos profissionais inscritos, segundo suas atribuições específicas:
I – diagnosticar, planejar e executar tratamentos, com liberdade de convicção, nos limites de suas atribuições, observados o estado atual da Ciência e sua dignidade profissional;

II – guardar sigilo a respeito das informações adquiridas no desempenho de suas funções;

III – contratar serviços de outros profissionais da Odontologia, por escrito, de acordo com os preceitos deste Código e demais legislações em vigor;

IV – recusar-se a exercer a profissão em âmbito público ou privado onde as condições de trabalho não sejam dignas, seguras e salubres;

V – renunciar ao atendimento do paciente, durante o tratamento, quando da constatação de fatos que, a critério do profissional, prejudiquem o bom relacionamento com o paciente ou o pleno desempenho profissional. Nestes casos tem o profissional o dever de comunicar previamente, por escrito, ao paciente ou seu responsável legal, fornecendo ao cirurgião-dentista que lhe suceder todas as informações necessárias para a continuidade do tratamento;

VI – recusar qualquer disposição estatutária, regimental, de instituição pública ou privada, que limite a escolha dos meios a serem postos em prática para o estabelecimento do diagnóstico e para a execução do tratamento, bem como recusar-se a executar atividades que não sejam de sua competência legal; e,

VII – decidir, em qualquer circunstância, levando em consideração sua experiência e capacidade profissional, o tempo a ser dedicado ao paciente ou periciado, evitando que o acúmulo de encargos, consultas, perícias ou outras avaliações venham prejudicar o exercício pleno da Odontologia.

Art. 9º. Constituem deveres fundamentais dos inscritos e sua violação caracteriza infração ética:

I – manter regularizadas suas obrigações financeiras junto ao Conselho Regional;

II – manter seus dados cadastrais atualizados junto ao Conselho Regional;

III – zelar e trabalhar pelo perfeito desempenho ético da Odontologia e pelo prestígio e bom conceito da profissão;

IV – assegurar as condições adequadas para o desempenho ético-profissional da Odontologia, quando investido em função de direção ou responsável técnico;

V – exercer a profissão mantendo comportamento digno;

VI – manter atualizados os conhecimentos profissionais, técnico-científicos e culturais, necessários ao pleno desempenho do exercício profissional;

VII – zelar pela saúde e pela dignidade do paciente;

VIII – resguardar o sigilo profissional;

IX – promover a saúde coletiva no desempenho de suas funções, cargos e cidadania, independentemente de exercer a profissão no setor público ou privado;

X – elaborar e manter atualizados os prontuários na forma das normas em vigor, incluindo os prontuários digitais;

XI – apontar falhas nos regulamentos e nas normas das instituições em que trabalhe, quando as julgar indignas para o exercício da profissão ou prejudiciais ao paciente, devendo dirigir-se, nesses casos, aos órgãos competentes;

XII – propugnar pela harmonia na classe;

XIII – abster-se da prática de atos que impliquem mercantilização da Odontologia ou sua má conceituação;

XIV – assumir responsabilidade pelos atos praticados, ainda que estes tenham sido solicitados ou consentidos pelo paciente ou seu responsável;

XV – resguardar sempre a privacidade do paciente;

XVI – não manter vínculo com entidade, empresas ou outros desígnios que os caracterizem como empregado, credenciado ou cooperado quando os mesmos se encontrarem em situação ilegal, irregular ou inidônea;

XVII – comunicar aos Conselhos Regionais sobre atividades que caracterizem o exercício ilegal da Odontologia e que sejam de seu conhecimento;

XVIII – encaminhar o material ao laboratório de prótese dentária devidamente acompanhado de ficha específica assinada; e,

XIX – registrar os procedimentos técnico-laboratoriais efetuados, mantendo-os em arquivo próprio, quando técnico em prótese dentária.

Os arts. 5º e 9º tratam dos direitos e deveres fundamentais, respectivamente, de todos os profissionais inscritos, o que compreende a base primordial das condutas éticas e morais, que devem ser seguidas pelos profissionais.

As demais disposições são apresentadas nos capítulos seguintes do CEO, como segue:

Capítulo IV: Das auditorias e perícias odontológicas;
Capítulo V: Do relacionamento – Seção I: Com o paciente; Seção II: com a equipe de saúde;
Capítulo VI: Do sigilo profissional;
Capítulo VII: Dos documentos odontológicos;
Capítulo VIII: Dos honorários profissionais;

Capítulo IX: Das especialidades;
Capítulo X: Da Odontologia hospitalar;
Capítulo XI: Das entidades com atividades no âmbito da Odontologia;
Capítulo XII: Dos responsáveis técnicos e dos proprietários inscritos;
Capítulo XIII: Do magistério;
Capítulo XIV: Da doação, do transplante e do banco de órgãos, tecidos e biomateriais;
Capítulo XV: Das entidades de classe;
Capítulo XVI: Do anúncio, da propaganda e da publicidade – Seção I: Da entrevista; Seção II: Da publicação científica;
Capítulo XVII: Da pesquisa científica;
Capítulo XVIII: Das penas e suas aplicações.

Alguns temas importantes a serem abordados serão discorridos separadamente nas seções seguintes deste capítulo.

A atual resolução do CEO entrou em vigor a partir de 1º de janeiro de 2013. Todas as alterações realizadas no Código são de competência exclusiva do Conselho Federal em conjunto com os Conselhos Regionais.

O profissional condenado por infração ética será submetido à pena disciplinar combinada com multa pecuniária, e também poderá ser objeto de reabilitação, na forma prevista no Código de Processo Ético Odontológico.

Sigilo profissional em Odontologia

De uma forma geral, o segredo pode ser conceituado como "o dever e o direito que todo indivíduo tem de conservar oculta alguma coisa que assim deva permanecer",[31] ou "o dever imposto por certas circunstâncias, de silenciar sobre o que se tenha visto ou ouvido".[32]

O segredo profissional, modalidade de segredo confiado obrigatório, abrange todas as profissões liberais, torna-se imprescindível a revelação de fatos pessoais para que o profissional possa avaliar e interpretar as informações para um adequado diagnóstico do seu paciente, objetivando sempre um prognóstico favorável.[8]

De acordo com Ramos (2007),[22] entende-se por segredo (ou sigilo) profissional o fato sigiloso de quem se tenha conhecimento em razão do exercício da profissão, informações imprescindíveis para o bom andamento da terapêutica odontológica, tais como informações sobre doenças infectocontagiosas que o paciente apresente ou já tenha apresentado no passado. Tais informações devem ser tratadas de forma sigilosa, pois entende-se que sua notoriedade não é desejada, sendo danosa socialmente para o indivíduo.

A guarda do segredo se baseia na garantia de liberdade do paciente, para transmitir ao profissional o fato sem constrangimento e sem o receio de que este se torne público.[8] É um dever moral, a obrigação legal e a prerrogativa social que tem o cirurgião-dentista de silenciar sobre tudo o que possa ver, ouvir, observar e perceber durante o exercício da profissão.[32]

Guardar o segredo profissional constitui o direito e a obrigação, bem como a prerrogativa social de manter em sigilo determinados fatos cujas revelações possam causar danos morais ou materiais aos confidentes. É uma conquista social que desde os tempos mais remotos defende a privacidade das pessoas e consagra a defesa da liberdade e a segurança das relações íntimas, pelo princípio constitucional e por privilégio garantido na conquista da cidadania.[33]

O que se estabelece entre o confidente (paciente) e o confiado (profissional) é uma relação de natureza obrigatoriamente confidencial. Trata-se de uma pessoa que confia no profissional, e que para enfrentar uma conjuntura tem a necessidade de confiar, e o profissional, pela atividade que exerce, é obrigado a ouvir e guardar a natureza das revelações.[8]

De acordo com o do Código de Ética Odontológica em vigência (Resolução CFO n. 118/2012):

> Art. 14. Constitui infração ética: I – revelar, sem justa causa, fato sigiloso de que tenha conhecimento em razão do exercício de sua profissão; II – negligenciar na orientação de seus colaboradores quanto ao sigilo profissional; e III – fazer referência a casos clínicos identificáveis, exibir paciente, sua imagem ou qualquer outro elemento que o identifique, em qualquer meio de comunicação ou sob qualquer pretexto, salvo se o cirurgião-dentista estiver no exercício da docência ou em publicações científicas, nos quais a autorização do paciente ou seu responsável legal lhe permite a exibição da imagem ou prontuários com finalidade didático-acadêmicas.
>
> Parágrafo único. Compreende-se como justa causa, principalmente: I – notificação compulsória de doença; II – colaboração com a justiça nos casos previstos em lei; III – perícia odontológica nos seus exatos limites; IV – estrita defesa de interesse legítimo dos profissionais inscritos; e, V – revelação de fato sigiloso ao responsável pelo incapaz.

Os arts. 15 e 16 do referido código, expõem que não constitui quebra de sigilo profissional "a declinação do tratamento empreendido, na cobrança judicial de honorários profissionais" e "a comunicação ao Conselho Regional e às autoridades sanitárias as condições de trabalho indignas, inseguras e insalubres", respectivamente.

O CEO apresenta-se bastante claro e explícito em relação às limitações do sigilo profissional do cirurgião-dentista, esclarecendo inclusive as condições para as situações de quebra de sigilo por justa causa, isto é, quando o profissional deve ou pode quebrar o sigilo em situações específicas, bem como a hipótese que não caracteriza a quebra do referido sigilo, na declinação do tratamento empreendido na cobrança judicial de honorários. Todas essas condições devem ser avaliadas com o máximo cuidado, pois o menor deslize do profissional pode culminar em problemas éticos e judiciais.[8]

Em relação às justas causas para quebra do sigilo, de acordo com França (2010),[33] "*é o interesse de ordem moral ou social que autoriza o não cumprimento de uma norma contanto que os motivos apresentados sejam relevantes para justificar tal violação*". Portanto, a autorização para a revelação do segredo profissional fundamenta-se na existência do estado de necessidade.

Como já citado anteriormente, o Código de Ética Odontológica, em seus arts. 14, 15 e 16, estabelece as situações específicas nas quais o cirurgião-dentista fica autorizado a realizar a quebra do sigilo profissional.

No entendimento de França (2010),[33] justa causa e dever legal são conceitos diferentes, entendendo de uma forma geral, a justa causa como "o interesse moral ou social" e o dever legal, como "aquilo que está claramente definido em lei". O art. 14, parágrafo único, inciso II do CEO, apresenta como justa causa a colaboração com a justiça nos casos previstos em lei. Na opinião dos autores, parece haver uma superposição conceitual da justa causa no Código de Ética Odontológica, que incluiu os casos previstos em lei como justa causa. As demais condições

que figuram como justa causa apresentam-se explícitas, claras e transparentes, não havendo necessidade de outros comentários.[8]

É importante comentar brevemente a respeito de outras previsões legais a respeito do sigilo profissional. O art. 229 do Código Civil versa que "ninguém pode ser obrigado a depor sobre fato: I. a cujo respeito, por estado ou profissão, deva guardar segredo". Já o Código de Processo Civil apresenta: "a testemunha não é obrigada a depor sobre fatos, a cujo respeito, por estado ou profissão, deva guardar segredo" (art. 448, inciso II) e "a parte e o terceiro se escusam de exibir, em juízo, o documento ou a coisa se: sua exibição acarretar a divulgação de fatos a cujo respeito, por estado ou profissão, devam guardar segredo" (art. 404, inciso IV). O Código Penal traz que "revelar alguém, sem justa causa, segredo, de que tem ciência em razão de função, ministério, ofício ou profissão e cuja revelação possa produzir dano a outrem: Pena – detenção de 3 meses a 1 ano, ou multa [...]" (art. 154) e "revelar fato de que tem ciência em razão do cargo e que deva permanecer em segredo, ou facilitar-lhe a revelação (violação do sigilo funcional)" (art. 325).

No âmbito da justa causa, pode-se considerar ainda os fatos que dispensam a guarda do sigilo profissional e que se relacionam com os interesses da saúde pública. Por exemplo, os casos de notificação compulsória de doenças, já que a comunicação de doenças infectocontagiosas às autoridades sanitárias atende aos interesses da sociedade, principalmente no setor da Saúde Pública, cabendo aos profissionais o dever indeclinável de não contribuir, por omissão prejudicial, para a propagação de doenças consideradas de notificação compulsória, podendo incidir em infração do Código Penal Brasileiro, nos arts. 268, infração de medida sanitária preventiva, e 269, omissão de notificação de doença, impondo aos profissionais o dever de comunicar às autoridades competentes a existência dessas doenças.[34]

Outra situação importante de ser comentada é o conhecimento de crimes através do exercício profissional. Assim, um cirurgião-dentista, ao desempenhar seu ofício, pode vir a atender vítimas de delitos diversos e até mesmo os responsáveis pelo ocorrido.[8]

A Lei das Contravenções Penais (Decreto-lei n. 3.688/41), em seu art. 66, inciso I, descreve "pune com multa aquele que, no exercício de função pública, deixa de comunicar à autoridade competente, a ocorrência de crime de ação pública incondicionada de que teve conhecimento". O inciso II prevê a mesma conduta em relação a pessoas que tiverem o conhecimento de tais crimes no exercício da medicina ou de outra profissão sanitária, o que abrange a área odontológica, ressaltando que, a comunicação será obrigatória somente se não expuser o cliente a um procedimento criminal.

Assim, por exemplo, se o cirurgião-dentista, no exercício da profissão, tomar conhecimento de um crime de lesão corporal leve praticado contra a mulher no contexto de aplicação da Lei Maria da Penha (Lei n. 11.340/2006), e o conhecimento advier de atendimento realizado à vítima, deverá comunicar o fato à autoridade competente (delegado de polícia, por exemplo). No entanto, caso atenda o agressor, não estará obrigado a comunicar o fato às autoridades competentes, pois nesse caso, a comunicação estaria expondo o cliente a um procedimento criminal.[8]

Portanto, recomenda-se extrema cautela em relação a guarda do segredo profissional, tendo em vista a grande relevância ética, social e legal nas situações nas quais o profissional possa ser solicitado a revelar, ou seja, realizar a quebra do sigilo, das informações de que tomou conhecimento mediante ao exercício de sua profissão.

Atividade lícita e ilícita em Odontologia

Cabe ao Conselho Federal (CFO) e aos Conselhos Regionais de Odontologia (CRO), instituídos no Brasil pela Lei n. 4.324/1964, regulamentada pelo Decreto n. 68.704/1971, a supervisão da ética profissional em Odontologia, cabendo-lhes zelar e trabalhar pelo perfeito desenvolvimento ético da classe e pelo prestígio e bom conceito da profissão e de todos os profissionais que a exercem legalmente. O Decreto n. 68.704/1971 apresenta no parágrafo único do Art. 1º, que "cabem aos Conselhos Federal e Regionais, ainda, como órgãos de seleção, a disciplina e a fiscalização da Odontologia em todo o país, a defesa do livre exercício da profissão, bem como o julgamento das infrações à Lei e à Ética".

O Conselho Federal, em conjunto com os Conselhos Regionais, constituem uma autarquia, com personalidade jurídica de direito público, com autonomia administrativa e financeira, sendo os CRO subordinados ao CFO, de acordo com as disposições da Lei n. 4.324/1964.

O Decreto n. 68.704/1971 também regulamenta as inscrições e habilitações legais do exercício profissional dos cirurgiões-dentistas, inclusive os procedimentos administrativos para apurar as faltas cometidas e aplicação das penalidades. Trata-se, portanto, de um Decreto de ampla abrangência no exercício da profissão odontológica, razão pela qual deve ser constantemente consultado pelos profissionais.[8]

Outra normativa de extrema importância para o exercício legal da Odontologia no Brasil é a Resolução CFO-185, de 26 de abril de 1993, alterada pela Resolução CFO-209/1997 e posteriormente, modificada pela Resolução CFO-63/2005 (em vigência atual), que trata da Consolidação das Normas para Procedimentos nos Conselhos de Odontologia. Além dos procedimentos administrativos do próprio conselho, essa resolução dita normas para o exercício legal da Odontologia, regulamentando o estágio de estudante, o exercício profissional do recém-formado por meio da inscrição provisória, as condições para as inscrições, primária e secundária, necessárias quando o profissional exerce a profissão em mais de uma jurisdição, as condições legais das empresas de prestação de serviços odontológicos, as condições legais para o registro das especialidades e, até mesmo, os critérios legais para as atividades privativas das categorias técnicas.[8] Portanto, o estudo e análise dessa Resolução é indispensável para todos os profissionais da área.

Há diversas outras resoluções importantes elaboradas pelo CFO que devem ser frequentemente consultadas pelos profissionais a fim de auxiliar seu exercício profissional. Pode-se citar a Resolução CFO-20/2001, que normatiza perícias e auditorias odontológicas em sede administrativa, a Resolução CFO-22/2001, que normatiza o anúncio e exercício das especialidades odontológicas e sobre os cursos de especialização, revogando as disposições anteriores, além de outras Resoluções mais recentes, que visam a regulamentar o exercício da Odontologia no Brasil com base nos conceitos mais modernos e atuais das profissões. Cabe ressaltar que os Conselhos Regionais e Federal de Odontologia disponibilizam todas as normas, decretos e legislação pertinentes, em seus respectivos websites, para livre consulta dos profissionais.

De acordo com a legislação civil brasileira, é ato lícito aquele que se fundamenta no Direito e ato ilícito, aquele que o contraria, ou seja, afronta-o, foge das determinações legais, sendo, portanto, considerado crime, podendo este ser civil ou criminal, dependendo da lei a ser ofendida pelo ato praticado. Em conjunto com a Lei n. 5.081/66, há a previsão de ações e condutas contra o cirurgião-dentista, podendo estas serem julgadas em duas esferas de responsabilidade, a administrativa e a judicial, envolvendo, portanto, ações penais e cíveis.[15]

É importante ressaltar que o direito de exercer determinada profissão é estabelecido pela Constituição Federativa do Brasil (1988), como apresenta o inciso XIII, do seu Art. 5º: *"é livre o exercício de qualquer trabalho, ofício ou profissão, atendidas as qualificações profissionais que a lei estabelecer"*. A partir disso, é necessário o decreto de penas para o caso de infringência das leis que regulamentam as profissões.[15]

Na Odontologia, o exercício ilegal da profissão é previsto pelo Código Penal brasileiro:

> exercer, ainda que a título gratuito, a profissão de médico, dentista ou farmacêutico, sem autorização legal ou excedendo-lhe os limites. Pena: detenção de seis meses a dois anos. Parágrafo único: se o crime é praticado com a finalidade de lucro, aplica-se também multa (Art. 282).

De acordo com as legislações pertinentes vigentes, já citadas acima, serão discutidas brevemente abaixo algumas situações de atividade ilícita profissional na Odontologia.

Profissional que exerce a Odontologia sem a devida formação acadêmica

Essa situação, na qual o profissional não possui autorização legal para o exercício da profissão, trata-se da maior evidência de atividade ilícita profissional, através do descumprimento do Art. 282 do Código Penal brasileiro (1940). Essa prática, atualmente considerada ilegal, ocorre no país desde a época dos charlatões, que conquistaram espaço de atuação na "Arte Dentária", pois os médicos e cirurgiões da época evitavam executar os atendimentos dentários, ficando a função a atuantes não profissionais.[15]

Nisto, remete-se à antiga situação dos "práticos", profissionais que exerciam a Odontologia sem nenhum tipo de formação na área, utilizando apenas o "conhecimento" adquirido através da prática habitual. Em 1934, os "práticos licenciados" ou "dentistas-práticos" obtiveram autorização legal para exercer a Odontologia, com suas devidas restrições. A data limite para essa concessão estabeleceu-se em 30 de junho de 1934, através do Decreto n. 23.540/1933, e, considerando que já se passaram mais de 85 anos da data fixada, aqueles que poderiam dela se beneficiar atualmente apresentariam idade extremamente avançada, portanto torna-se praticamente inadmissível a presença do "dentista-prático" ou "prático-licenciado" em exercício.[15]

Cirurgião-dentista com inscrição em um CRO que atua clinicamente em outra jurisdição

Todos os profissionais da Odontologia, sem exceção, necessitam se inscrever no CRO de sua jurisdição para poder exercer a atividade profissional. Para isso, é requisitado do profissional toda sua documentação para a validação da inscrição como também o pagamento das taxas de anuidade, mediante a função apresentada.

De acordo com o Decreto n. 68.704/1971, em seu Art. 22: "Somente estará habilitado ao exercício profissional da Odontologia, o cirurgião-dentista inscrito no Conselho Regional de Odontologia (CRO), sob cuja jurisdição tiver lugar a sua atividade".

Portanto, o profissional que está inscrito em uma jurisdição do CRO, mas atua clinicamente em outra, estará cometendo exercício ilegal da profissão.

Acadêmicos cursando a graduação que prestam atendimento ou realizam estágio em clínicas particulares

O atendimento a pacientes pelos estudantes de Odontologia em clínicas particulares não é permitido, já que estes ainda não possuem a habilitação legal para o exercício da profissão. O acadêmico de Odontologia, no decorrer do curso de graduação, é submetido a treinamentos práticos, tanto laboratorial como clínico, que somente podem ser realizados sob a supervisão dos professores, nas próprias instituições de ensino ou clínicas e hospitais-escola conveniados.[15]

A Resolução CFO-63/2005, em seus arts. 28, 29 e 30, apresenta as diretrizes relacionadas ao estágio estudantil:

> Art. 28. É lícito o trabalho de estudante de Odontologia, obedecida a legislação de ensino e, como estagiário, quando observados, integralmente, os dispositivos constantes na Lei n. 6.494, de 07 de dezembro de 1977, no Decreto n. 87.497, de 18 de agosto de 1982, e nestas normas.
> Art. 29. O exercício de atividades odontológicas por parte de estudantes de Odontologia, em desacordo com as disposições referidas no artigo anterior, configura exercício ilegal da Odontologia, sendo passíveis de implicações éticas os cirurgiões-dentistas que permitirem ou tolerarem tais situações.

Art. 30. Os estágios curriculares dos estudantes de Odontologia são atividades de competência, única e exclusiva, das instituições de ensino de graduação, às quais cabe regular a matéria e dispor sobre: *a*) inserção do estágio curricular no programa didático-pedagógico; *b*) carga horária, duração e jornada do estágio curricular, que não poderá ser inferior a um semestre letivo; *c*) condições imprescindíveis para caracterização e definição dos campos de estágios curriculares referidos na Lei n. 6.494, de 07 de dezembro de 1977; e *d*) sistemática de organização, orientação, supervisão e avaliação de estágio curricular.

Qualquer ato do estudante de Odontologia que não respeitar as normativas descritas, culminará com atividade ilícita profissional, acarretando-lhe penalidades e multas.

Acadêmicos cursando a graduação que realizam cursos de especialização ou aperfeiçoamento teórico-prático

De acordo com Calvielli (1993),[35] o estudante do curso de graduação em Odontologia não pode praticar o seu aprendizado fora das clínicas e laboratórios da faculdade em que estiver realizando o seu curso, e sempre sob a supervisão do corpo docente. Ademais, de acordo com as Diretrizes e Bases da Educação (Lei n. 9.394/1966), em seu art. 14, inciso III: "A educação superior abrangerá os cursos e programas de pós-graduação, compreendendo programas de mestrado e doutorado, cursos de especialização, aperfeiçoamento e outros, abertos a candidatos diplomados em cursos de graduação e que atendam às exigências das instituições de ensino".

Portanto, o acadêmico que frequentar tais cursos, além de ele não possuir validade legal em seu currículo, estará cometendo atividade ilícita da profissão, acarretando penalidades e multas.

Charlatanismo

É uma atividade profissional ilícita enquadrada no Art. 283 do Código Penal Brasileiro: "inculcar ou anunciar cura por meio secreto ou infalível. Pena: detenção de três meses a um ano, e multa". Refere-se ao ato de tornar público por qualquer meio de divulgação em massa, ou mesmo em pequenos grupos, tratamentos secretos e infalíveis praticados pelo profissional (Graça Leite, 1962).[32]

Em suma, o charlatão não é o profissional que se aventura na profissão sem a adequada habilitação, mas sim, o profissional adequadamente habilitado, porém que usa de mentira e falsidade com relação aos seus métodos de tratamento, agindo de maneira inescrupulosa para enganar seus pacientes.[36] Pode-se exemplificar o charlatismo na Odontologia como: diagnóstico falso ou exagerado, realização de intervenções desnecessárias, garantia de cura através de tratamentos revolucionários etc.[15]

Curandeirismo

O curandeirismo é outro aspecto da atividade ilícita, também enquadrada no Código Penal Brasileiro (Art. 284, 1940), podendo culminar com pena de detenção de seis meses a dois anos, e se o crime for praticado com agente de remuneração, aplica-se também a multa.

Para Samico et al. (1990),[36] o curandeiro é aquele que pratica a Odontologia sem possuir habilitação profissional, trata-se do empírico ou falso dentista, prática bastante realizada ainda nos dias atuais.

Por fim, é importante comentar a respeito das atividades de anúncio, propaganda e publicidade, visto que atualmente, muitos profissionais têm abusado dos recursos de marketing, visuais ou digitais, visando a granjear clientela.

O art. 7º da Lei n. 5.081/66 relaciona as práticas vedadas ao cirurgião-dentista no exercício da profissão:

É vedado ao cirurgião-dentista:
a) expor em público trabalhos odontológicos e usar de artifícios de propaganda para granjear clientela;
b) anunciar cura de determinadas doenças, para as quais não haja tratamento eficaz;
c) exercício de mais de duas especialidades;
d) consultas mediante correspondência, rádio, televisão ou meios semelhantes;
e) prestação de serviço gratuito em consultórios particulares;
f) divulgar benefícios recebidos de clientes;
g) anunciar preços de serviços, modalidades de pagamento e outras formas de comercialização da clínica que signifiquem competição desleal.

São proibições que visam a resguardar o conceito do profissional, o bom nome da profissão e defender a classe contra elementos de idoneidade duvidosa, reprovando atos de concorrência desleal e outras práticas nocivas à imagem dos profissionais da área.[8]

Ademais, de acordo com o Art. 44 do CEO, constitui infração ética:

I – fazer publicidade e propaganda enganosa, abusiva, inclusive com expressões ou imagens de antes e depois, com preços, serviços gratuitos, modalidades de pagamento, ou outras formas que impliquem comercialização da Odontologia; [...] VI – divulgar nome, endereço ou qualquer outro elemento que identifique o paciente, a não ser com seu consentimento livre e esclarecido, ou de seu responsável legal, desde que não sejam para fins de autopromoção ou benefício do profissional, ou da entidade prestadora de serviços odontológicos; [...] XII – expor ao público leigo artifícios de propaganda, com o intuito de granjear clientela, especialmente a utilização de imagens e/ou expressões antes, durante e depois, relativas a procedimentos odontológicos;

Embora o CEO apresente as normativas relacionadas ao anúncio-propaganda-publicidade, infelizmente alguns profissionais extrapolam as normas sobre os meios de comunicação, transgredindo determinados princípios éticos fixados pelos Conselhos, seja na imprensa ou até mesmo nas modernas redes sociais digitais. Devemos ressaltar que na Odontologia, em quase todo o território nacional, o maior número de processos administrativos refere-se a infrações sobre meios de comunicação (anúncio, propaganda e publicidade), e apesar de os membros dos Conselhos manterem intensa fiscalização, a conduta antiética vem se difundindo país afora.[8]

Prontuário odontológico e documentação odonto-legal

O Prontuário Clínico Odontológico é um conjunto de documentos gerados a partir do tratamento do paciente, tais documentos pertencem ao paciente, sendo o profissional (cirurgião-dentista ou a entidade prestadora do serviço), responsável pela sua guarda.[37]

O prontuário odontológico deve ser constituído das seguintes informações e documentos: anamnese, ficha clínica, plano de tratamento, receitas, atestados odontológicos, modelos de estudo, exames complementares, fotografias, orientações, encaminhamentos, recibos, contrato de prestação de serviço, entre outros.

Sales-Peres et al. (2005)[37] sugeriram que a documentação odontológica deve abranger todas as informações possíveis relacionadas ao paciente, assim como os tratamentos realizados e medicamentos prescritos. Os autores ainda sugeriram uma composição do prontuário odontológico: identificação do paciente (nome completo, naturalidade, estado civil, sexo, local e data de nascimento, profissão, endereços residencial e profissional); história clínica (queixa principal, história da doença atual, história pregressa, história familiar e questionário de saúde); exame clínico (descrição das restaurações e próteses, enfermidades, ausência de dentes, dentes tratados endodonticamente, número de moldeira, cor dos dentes); plano de tratamento (esclarecido e com descrição completa); evolução do tratamento (anotações de todos os procedimentos realizados com descrição precisa dos dentes, faces, materiais utilizados e data de exame); exames complementares (radiografias e outros exames); receitas e atestados.

De acordo com o CEO, os documentos e qualquer impresso odontológico devem conter o nome do profissional, o nome da profissão (cirurgião-dentista ou demais profissões auxiliares e técnicas regulamentadas) e o número de inscrição da pessoa física ou jurídica (responsável técnico) no CRO (CEO, Art. 43).

Anamnese e histórico clínico

A anamnese tem como objetivo buscar os fatos relacionados às doenças apresentadas pelo paciente no decorrer de sua vida. Quando bem conduzida e formulada, tem grande importância na elaboração de um diagnóstico correto.[8] Devem-se incluir na anamnese: a identificação do paciente, queixa principal ou motivo da consulta, suas expectativas quanto ao tratamento odontológico, história de saúde atual e pregressa, informações passadas e atuais.

O histórico clínico detalhado deve ser elaborado após o preenchimento completo do odontograma. Deve-se tomar nota de todas as informações referentes ao atendimento, como os procedimentos odontológicos realizados, ocorrências, atrasos e faltas, desistência do tratamento etc. A linguagem do prontuário deve ser de fácil entendimento e abreviações devem ser evitadas, a letra deve ser legível e escrita à tinta. Ao final, o paciente deve dar ciência de que, naquela data e hora, recebeu o atendimento que o profissional descreveu com uma rubrica ou assinatura no prontuário.[38]

Exames complementares

Os exames por imagem, como radiografia, tomografia e ressonância magnética, constituem exames complementares, que servem de importante matéria de prova na defesa do cirurgião-dentista em casos de processos. Devem ser arquivados corretamente para que, caso sejam solicitados por uma autoridade judicial, possam ser encontrados e identificados com facilidade. As imagens fotográficas, os modelos em gesso e outros documentos devem ser arquivados de maneira correta, pois também podem ser úteis como matéria de prova.[8]

Atestado

O atestado odontológico é uma declaração por escrito na qual se afirma a veracidade do fato odontológico e suas determinadas consequências, implicando em providências administrativas e judiciárias relacionadas ao paciente.[14] De acordo com a Lei n. 5.081/1966, "compete ao cirurgião-dentista atestar, no setor de suas atividades, estados mórbidos e outros, inclusive para justificativa de falta ao emprego".

Deve-se atentar para as infrações que podem ser cometidas em relação aos atestados, como uma afirmação falsa ou omissa. Os cirurgiões-dentistas se enquadram no Art. 299 do Código Penal Brasileiro, que expõe a despeito da Falsidade Ideológica, podendo o profissional estar sujeito à pena de reclusão de um a cinco anos e multa, se o documento for público, e reclusão de um a três anos e multa, se o documento for particular.

Os atestados odontológicos devem apresentar nome completo e documento de identificação do paciente ou interessado, além da finalidade específica (trabalhista, escolar, esportiva, judicial e militar). Ao final, deve-se inserir o horário e a data em que o paciente foi atendido (Figura 1).

A Classificação Internacional de Doenças (CID) deve ser usada com cautela pelo profissional, na qual a inserção deve ser feita somente por solicitação e com autorização expressa do paciente.[8] A CID só deve ser adotada em comum acordo com o paciente para que não ocorra infração ética e civil, pois pode considerar quebra de sigilo por parte do profissional.

O atestado, como todos os outros documentos pertencentes ao prontuário, deve ser emitido em duas vias, uma para o paciente e

---

| Logotipo | Identificação do profissional
(Nome completo)
Cirurgião-dentistal, nº CRO
(Endereço completo do consultório) |

ATESTADO ODONTOLÓGICO

Atesto, para os fins_____, a pedido do interessado (ou representante legal) , que (nome do paciente), portador do RG nº_____, residente e domiciliado na (endereço completo do paciente), esteve sob meus cuidados profissionais, no período das ____:____ às ____:____ horas, do dia ___/___/_____.

_____
Assinatura do profissional

Local, data.

Por requisição do paciente,
segue nº CID_____

_____
Assinatura do paciente
ou responsável

FIGURA 1   Modelo recomendado de Atestado Odontológico.

a outra deverá ser arquivada no prontuário. Ao final do documento, colocam-se o local, a data, a assinatura do cirurgião-dentista, nome do profissional, profissão e número de inscrição no CRO.[38] Por requisição do paciente (ou responsável legal), um atestado para o acompanhante do paciente também pode ser emitido.

Encaminhamento

Os encaminhamentos, quando necessário, devem ser elaborados em formato de carta, de forma objetiva e com linguagem simples e clara. Deve constar no documento o tratamento indicado, dente ou região envolvida, sendo que o ideal é que sempre seja encaminhado a pelo menos dois profissionais, deixando o paciente realizar a sua escolha, evitando assim a corresponsabilidade do profissional em casos de litígio.[38]

Da mesma forma, os encaminhamentos devem ser elaborados em duas vias, uma para o paciente e outra para ser arquivada no prontuário (com a rubrica/assinatura do paciente).

Receituários

Receita é a prescrição escrita de fármacos, com orientação ao uso do paciente, elaborada por um por profissional legalmente habilitado, no caso, médico, cirurgião-dentista ou médico veterinário. Existem diferentes vias de administração dos fármacos, sendo estas importantes do conhecimento do cirurgião-dentista: uso interno, ou enteral (deglutição de cápsulas, comprimidos, soluções); uso externo, ou parenteral (pomadas, cremes, bochechos); direta (intravenosa, intramuscular, subcutânea, peridural) e indireta (cutânea, respiratória, intracanal, geniturinária).

Os cirurgiões-dentistas têm a competência de "prescrever e aplicar especialidades farmacêuticas de uso interno e externo, indicadas em Odontologia" (Lei n. 5.081/1966). Em Odontologia, existem três tipos de receitas que podem ser utilizadas pelo cirurgião-dentista: a Receita Comum (para a maioria dos fármacos, como analgésicos, anti-inflamatórios e antibióticos); a Receita Magistral (utilizada para farmácias de manipulação) e a Receita de Controle Especial para a prescrição de fármacos com controle especial (pouco utilizada por cirurgiões-dentistas).[8]

Na **Receita Comum**, deve-se utilizar o receituário próprio do profissional e deve conter as seguintes informações **(Figura 2)**:

- **Identificação do profissional:** nome completo, profissão (cirurgião-dentista), especialidade (se houver), inscrição no CRO, endereço completo do local de trabalho.
- **Cabeçalho:** nome completo do paciente e a via de administração do medicamento, endereço e documento do paciente (recomendado, porém não obrigatório).
- **Inscrição:** nome do fármaco (nome genérico e de referência), concentração e quantidade (expressa em algarismos arábicos, por extenso, entre parênteses).
- **Orientação:** posologia e recomendações ao paciente, com especificação de dose, modo de aplicação e horários, duração do tratamento e precauções relacionadas a administração.
- **Data e assinatura do profissional.**

As receitas devem ser confeccionadas em talonário próprio do profissional, sem cor específica, elaboradas com letra legível ou digitadas, e sempre em duas vias (via do profissional e do paciente). Ao final, deve ser datada e assinada, pelo profissional e paciente (via arquivada no prontuário).[38]

RECEITUÁRIO ODONTOLÓGICO

Identificação do profissional
(Nome completo)
Cirurgião-dentistal, nº CRO
(Endereço completo do consultório)

Logotipo

Para: (identificação do paciente)
Uso interno / externo

1. Nome genérico (concentração)_____qtde.
Posologia: (tomar 1 comprimido de 8 em 8 horas por 7 dias)

Local, data.

Assinatura e carimbo
do profissional

Assinatura do paciente
ou responsável
(via do prontuário)

FIGURA 2 Modelo recomendado de Receita Comum.

A **Receita de Controle Especial** difere da Receita Comum nos seguintes aspectos: emissão obrigatória em duas vias; retenção de cópia de uma via da receita para registro da venda por parte da farmácia; emissão, em conjunto com a Notificação de Receita, por parte do profissional, para alguns grupos farmacológicos; exclusividade, para alguns grupos farmacológicos, de prescrição restrita à área médica; existência de tempo de validade da receita; limitação do número e da quantidade de fármacos prescritos. É recomendado que a emissão da receita especial seja realizada em três vias (paciente, prontuário e farmácia) e nelas devem constar as inscrições "1ª – Retenção da farmácia; 2ª – Orientação do paciente; 3ª – Prontuário clínico do paciente".[8]

Alguns exemplos de medicamentos que necessitam de receita especial: benzodiazepínicos (diazepam, lorazepam, alprazolam, midazolam e triazolam), buspirona (sedação consciente em adultos), hidrato de coral (sedação consciente em crianças), a levomepromazina (neuroléptico para sedação consciente em crianças) e a periciazina (neuroléptico para sedação consciente em crianças). Analgésicos de ação central, como a codeína, o dextropropoxifeno e o tramadol. Antidepressivos tricíclicos, como a amitriptilina. As receitas de controle especial apresentam validade após prescrição de 30 dias.

Em relação aos antimicrobianos, como os antibióticos, que são muito prescritos pelos cirurgiões-dentistas, a Resolução da Diretoria Colegiada (RDC) da Anvisa n. 44, de 26 de outubro de 2010, estabeleceu a necessidade de uso de Receita de Controle

Especial para esses medicamentos. Como já citado, sugere-se que essa receita seja elaborada em três vias (paciente, farmácia e prontuário do paciente). O art. 11 da referida resolução, estabelece validade de 10 dias para os antimicrobianos, a contar da data da emissão. Não há limitação do número de itens contendo medicamentos antimicrobianos prescritos por receita.[8]

A **Notificação de Receita** é um documento padronizado que acompanha a Receita de Controle Especial e tem por função autorizar a dispensação dos medicamentos por parte da farmácia. Dentre estes, podemos citar os medicamentos à base de substâncias classificadas como "A1" e "A2" (entorpecentes); "A3", "B1" e "B2" (psicotrópicos); "C2" (retinoides de uso sistêmico) e "C3" (imunossupressores), constantes no Regulamento Técnico aprovado pela Portaria SVS/MS n. 344/1998.

A classificação das Notificações de Receita se baseia nas colorações padrão: "A" referente a cor amarela, "B" cor azul, e "Especial" cor branca. A notificação é um documento emitido juntamente com a Receita de Controle Especial, mediante ao grupo do medicamento: entorpecentes (cor amarela); psicotrópicos (cor azul) e retinoides de uso sistêmico e imunossupressores (cor branca). A Notificação relativa ao terceiro grupo (branca) são de uso exclusivo do profissional de Medicina.[8]

Para a prática da Odontologia, a Notificação de Receita "B" – azul – pode ser a mais habitual para emprego do cirurgião-dentista, porém, geralmente é pouco utilizada. Nesses casos, pode ser utilizada para a prescrição dos benzodiazepínicos, no controle da ansiedade e sedação consciente do paciente.[8]

A prescrição de medicamentos é um ato de grande responsabilidade por parte do cirurgião-dentista. É de extrema importância que o profissional tenha o conhecimento necessário para tal e também se atente a todas as questões e consequências que possam estar envolvidas na administração do medicamento pelo paciente. O ato de receitar resguarda o profissional de ocorrências pelo não cumprimento da prescrição por parte dos pacientes. Por isso também a importância de arquivar a via do prontuário; porém, também pode responsabilizar o profissional caso a prescrição seja realizada de maneira incorreta.

Recibo

Recibo é um documento que registra e comprova a aquisição de um bem ou o pagamento de algo. O recibo de prestação de serviços odontológicos deve ser elaborado de maneira correta para que o profissional não venha a ter problemas com a Receita Federal, além de problemas de âmbito Civil e Criminal.[8]

Os recibos odontológicos emitidos devem conter o nome completo do profissional, o endereço do consultório, a especialidade (se houver, opcional), número de inscrição no CRO e do CPF; o nome completo do paciente, número do CPF, valor pago por extenso e numérico. Ao final, o recibo deve ser datado e assinado pelo profissional. Lembrando que, como para os outros documentos anexados ao prontuário, o canhoto do talão ou uma segunda via do recibo deve ser retida pelo profissional, sendo esta, assinada também pelo paciente.

É importante ressaltar que a falsificação ou adulteração de recibos ou qualquer documento particular é considerada crime previsto nos arts. 299 e 304 do Código Penal Brasileiro, podendo constar como crime e acarretar cumprimento de pena prevista em lei.

Recomendações e orientações

As recomendações por escrito emitidas pelo cirurgião-dentista são consideradas prescrições odontológicas. A aplicação das recomendações impressas reforça as informações referentes ao atendimento, que geralmente são fornecidas verbalmente ao paciente, facilitando o entendimento por parte deste. Exemplos de recomendações: pré e pós-operatórias; de hábitos de higiene bucal; de cuidados e de higienização de próteses dentárias; de cuidados e de higienização de aparelhos ortodônticos e de cuidados e de higienização de implantes dentários.[8]

Da mesma forma que para os outros documentos pertencentes ao prontuário do paciente, é recomendada a emissão das recomendações em duas vias, uma para o paciente e outra para arquivamento no prontuário, sendo esta, assinada por ele ou pelo responsável legal.

Contrato de prestação de serviços

O cirurgião-dentista deve elaborar um contrato de prestação de serviços odontológicos, com base nas legislações pertinentes vigentes, como também no Código de defesa do Consumidor. Nesse contrato, as cláusulas devem ser preestabelecidas pelo profissional, sendo ele designado como parceiro contratual economicamente mais forte. O consumidor, que é o contratante hipossuficiente, apenas aceitará as cláusulas impostas, sem poder modificá-las. As cláusulas deverão ser redigidas em termos claros, e de fácil compreensão ao consumidor.[38] É importante frisar que o profissional não poderá estipular cláusulas que beneficiem somente a ele próprio, pois poderá sofrer a pena de seu contrato ser parcial ou totalmente nulo, de acordo com as normativas do Código Civil brasileiro.[8]

No contrato de prestação de serviços deve ser especificado o contratante, ou seja, o paciente, com seus dados pessoais completos, e o contratado, o cirurgião-dentista, com seus dados profissionais completos.

Termo de consentimento livre e esclarecido

O Termo de Consentimento Esclarecido, já comentado anteriormente, manifesta condições e limitações do profissional e traz o entendimento e consentimento do paciente para o atendimento. O documento deve estar acompanhado do Contrato de Prestação de Serviços Odontológicos e ser elaborado em linguagem simples, contendo somente termos científicos necessários, esclarecendo as indicações, limitações, riscos e benefícios do tratamento, as opções de tratamento indicados para a situação clínica, informação sobre o atendimento e as recomendações dos cuidados no pós-tratamento.[38]

É importante que o profissional proponha o tratamento ideal para o paciente, independentemente de ele ter ou não condições de realizá-lo. Assim, cabe ao paciente a decisão de escolha por um tratamento ideal ou compensatório, e ele deve estar ciente das consequências de sua escolha e finalizar com sua assinatura no documento. Salienta-se a necessidade de oferecer mais de um tipo de tratamento aos pacientes, como consta no Código de Ética Odontológica – Capítulo V, seção I, Art. 11, inc. IV: "O cirurgião-dentista, a fim de não incorrer em infração ética, deverá esclarecer aos pacientes sobre os propósitos, riscos, custos e alternativas do tratamento realizado".[8,38]

Além disso, o Art. 31 do Código de Defesa do Consumidor dispõe: "A oferta e apresentação de produtos ou serviços devem assegurar informações corretas, claras, precisas, ostensivas e em língua portuguesa sobre suas características, qualidades, quantidade, composição, preço, garantia, prazos de validade e origem, entre outros dados, bem como sobre os riscos que apresentam à saúde e à segurança dos consumidores".

Ao final do TCLE, solicita-se a autorização do paciente para a execução do tratamento, para o anúncio em artigos científicos ou mesmo para anúncios publicitários, respeitando sempre o sigilo profissional e seu anonimato.

A manutenção do prontuário do paciente corretamente preenchido e organizado, a transparência do profissional com seu cliente e a prática habitual da ética odontológica de acordo com seus preceitos legais minimizam as chances de possíveis litígios contra o cirurgião-dentista.

Responsabilidade civil do cirurgião-dentista

De acordo com Daruge, Daruge Júnior e Francesquini Júnior (2017),[8] a responsabilidade do cirurgião-dentista se baseia na qualidade de responderem, no exercício da profissão, por seus próprios atos e, eventualmente, também os de outrem. Samico, Menezes e Silva (1990)[36] descrevem: "a responsabilidade profissional inerente ao cirurgião-dentista pode ser entendida como a obrigação de ordem penal, civil, ética e administrativa a que estão sujeitos os cirurgiões-dentistas, no exercício profissional, quando de um resultado lesivo ao paciente, por imprudência negligência ou imperícia".

O termo "responsabilidade" pode ser conceituado como "a possibilidade de prever os efeitos do próprio comportamento e de corrigi-lo com base em tal previsão", com base no seu plano filosófico, ou então refere-se a "diligência e cuidado, no plano vulgar, como

pode revelar a obrigação de todos pelos atos que praticam", com base no plano jurídico.[39]

Com a promulgação da Lei n. 8.078, de 11 de setembro de 1990, que dispõe sobre o Código de Defesa do Consumidor (CDC),[40] definiu-se claramente o cirurgião-dentista como fornecedor ou prestador de serviços odontológicos, devendo então seguir também a essa legislação em suas atividades profissionais, podendo ser acionado judicialmente caso contrário. Assim, estabelece-se uma relação de consumo, o cirurgião-dentista como prestador de serviço odontológico, e o paciente, como consumidor.[41]

O conceito jurídico da responsabilidade civil refere-se à obrigação em que se encontra o agente de responder por seus atos profissionais e de sofrer suas consequências, ou seja, é o ressarcimento de danos sofridos por alguém. Portanto, o princípio da responsabilidade civil está atrelado ao ato ilícito e ao dano subsequente, sendo ato ilícito aquele que contraria o ordenamento jurídico, lesando o direito subjetivo de alguém, ficando a obrigação de reparar o dano imposto.[41]

O **dano** refere-se a um prejuízo, podendo este ser tanto ao que se perdeu (emergente) quanto ao que se deixou de ganhar. O indivíduo que sofreu o dano irá arcar com gastos eventuais/adicionais, como medicamentos, internações, tratamentos e exames complementares, ou seja, qualquer procedimento de cunho reparador.[42] Tais gastos gerados pela ação danosa devem ser reparados pelo agente causador.[41]

De acordo com a Lei n. 10.406/2002,[43] que instituiu o Código Civil, "as perdas e danos devidas ao credor abrangem, além do que ele efetivamente perdeu, o que razoavelmente deixou de lucrar".

O **dano moral** ocorre quando os valores injuriados são, a princípio, não econômicos, atingindo bens de valores emocionais, ou

Capítulo 16 — Odontologia Legal: Deontologia, ética odontológica e Odontologia forense

seja, quaisquer sensações e/ou sentimentos que signifiquem um abalo, constrangimento, piora psíquica naquele que o sofreu.[15] O **dano estético** refere-se marcas ou defeitos que possam descaracterizar a autoestima da vítima, ou mesmo expô-la ao ridículo ou até inabilitá-la para suas atividades profissionais.[44] Os **danos materiais** referem-se a um prejuízo de ordem física, por exemplo em Odontologia, a perda de um elemento dentário. Pode-se adicionar também, principalmente nas situações relacionadas a atendimentos assistenciais em saúde, o **dano funcional**, quando o indivíduo perde a função, podendo ser local ou sistêmica, por exemplo, quando o paciente tem sua função mastigatória prejudicada.

Condutas culposas

Culpa refere-se ao estado de vontade que caracteriza uma conduta de alguém que atua de forma inadequada e/ou imprópria, terminando por causar um dano, ou simplesmente não o evitando. A conduta omissiva ou comissiva que torna fato o descumprimento de um dever jurídico, dando origem a um prejuízo (dano), e em se tratando de profissionais da saúde, ocorre quase sempre de forma culposa. Nesse contexto, são três as modalidades de culpa que devem ser consideradas: negligência, imprudência e imperícia.[15]

A **negligência** trata-se da ausência de precaução ou a indiferença em relação ao ato realizado, tem-se uma conduta omissa. O negligente causa dano por omissão, por exemplo, quando o cirurgião-dentista deixa de realizar um procedimento profilático.

A **imprudência** se baseia na prática descuidada de um ato perigoso pelo agente. É imprudente aquele que não age com moderação, uma ação precipitada, sem se preocupar com as consequências nocivas, por exemplo, uma exodontia de um segundo molar em

vez do terceiro molar, pela autoconfiança do profissional em não realizar exame radiográfico prévio.

A **imperícia** caracteriza-se quando o agente apresenta falta de habilidade técnica ou aptidão necessária para o exercício da profissão. O profissional se revela deficiente de conhecimentos técnicos da profissão e despreparado em relação à prática, expondo, assim, o paciente a riscos. Por exemplo, um dano causado pela falta de conhecimento técnico ou de ato grosseiro no desempenho clínico.

Nexo de causalidade

O nexo de causalidade é o elo entre o dano e o ato do agente, sendo por meio da relação de causa que é possível concluir quem foi o causador do prejuízo. Nesse contexto, tem-se a **responsabilidade objetiva**, que, ao contrário da **responsabilidade subjetiva**, dispensa a culpa, mas jamais dispensará o nexo de causalidade. Portanto, se a vítima não for capaz de ligar o dano ao ato danoso que experimentou, não há ressarcimento.[15]

O nexo causal pode ser rompido em razão de várias situações, como presença de caso fortuito, força maior, culpa exclusiva da vítima ou fato de terceira pessoa; sendo assim, para que o dano seja comprovado por conduta infratora do agente, e o ressarcimento, feito à vítima, é obrigatório que não haja rompimento do nexo causal, ou seja, os **excludentes da responsabilidade**.[42]

Ressalta-se o caso de culpa conjunta entre a vítima e o agente, chamada de **culpa concorrente**, na qual, o prejuízo foi causado com a colaboração do paciente, não só o profissional manteve conduta imprópria. Assim, pode haver divisão proporcional dos prejuízos e da gravidade da culpa (Código Civil, Art. 945). Por exemplo, um ortodontista não pode ser responsabilizado pela culpa de um tratamento ortodôntico falho se o paciente não realizou as manutenções mensais preconizadas para um correto tratamento.[42]

Responsabilidade contratual e extracontratual

A responsabilidade contratual diz respeito ao inadimplemento, ou seja, quando uma pessoa causa prejuízo a outra por descumprir uma obrigação contratual. De acordo com o Art. 389 do Código Civil, a responsabilidade contratual acarreta indenização por perdas e danos.

A responsabilidade extracontratual diz respeito ao ato ilícito entre agente e vítima, visto que não há uma relação anterior entre ambos, por não estarem ligados a um elo de contrato ou obrigação. A responsabilidade do cirurgião-dentista é tratada pelo Código Civil geralmente como de natureza contratual, a partir de um acordo bilateral de vontades, apesar de poder existir casos de natureza extracontratual, como em situações em que o profissional realiza um atendimento de emergência.[41,42]

Em relação às responsabilidades, é importante comentar a respeito da **inversão do ônus da prova**, que se relaciona com a vulnerabilidade do consumidor. De acordo com o Art. 6º do CDC, o paciente tem favorecida a defesa dos seus direitos. Sendo assim, passa ser do profissional a responsabilidade de se desincumbir das alegações feitas pelo paciente, ou seja, o cirurgião-dentista deve arcar com o ônus de apresentar provas que justifiquem a diligência de sua conduta clínica.

Relações de consumo

No contexto das relações de consumo, há a obrigação de meio e a obrigação de resultado.

As **obrigações de meio** são quando o profissional estiver comprometido em empregar todos os meios técnicos e científicos para alcançar um resultado satisfatório, sem, porém, garanti-lo. Por exemplo, um tratamento endodôntico de um elemento traumatizado, todo esforço será realizado para manter o dente no arco dental, porém essa garantia não pode ser dada.[15]

Por outro lado, as **obrigações de resultado** são aquelas em que pouco importa a utilização da melhor técnica ou melhor material se não há obtenção do fim pretendido. Nesse caso, o profissional deve obrigatoriamente alcançar o resultado prometido e esperado pelo consumidor. Por exemplo, tratamentos estéticos, caso não se obtenha a aparência pretendida, ou prometida pelo profissional. Não são raros os casos nos quais os cirurgiões-dentistas transformam as obrigações de meio em resultado, pois criam alta expectativa de sucesso nos pacientes através de imagens de "antes e depois" ou promessas de infalibilidade do tratamento.[15]

De acordo com Coltri (2014),[44] na obrigação de meio, o profissional tem o compromisso de aplicar todo seu conhecimento no tratamento, utilizando todos os recursos científicos e tecnológicos para restabelecer a saúde de seu paciente. Na obrigação de resultado, por força contratual, o cirurgião-dentista está obrigado a alcançar um determinado fim, devendo responder pelas consequências decorrentes de seu descumprimento.

Importância da documentação odontológica

O prontuário do paciente corretamente preenchido, e toda a documentação nele contida, é imprescindível e tem papel decisivo na defesa do profissional, caso ele seja acionado judicialmente em processos

Capítulo 16 — Odontologia Legal: Deontologia, ética odontológica e Odontologia forense

civis, éticos, administrativos ou criminais. Não existe um modelo padronizado para o prontuário, podendo ser digital ou impresso. O documento não deve apresentar termos técnicos em excesso e necessita conter a assinatura do paciente ou do responsável para que tenha validade jurídica.[15]

O prontuário do paciente permanece sob a guarda do cirurgião-dentista, mas pertence ao paciente, e, quando solicitado, deve ser entregue mediante o recibo assinado, o qual deve ser mantido e preservado pelo cirurgião-dentista por toda a sua vida profissional.[42]

O profissional deve se atentar a todos os preceitos morais, éticos e legais que concernem a sua profissão, deve conhecer a legislação pertinente não só as relacionadas a Odontologia, como o Código Civil e Código de Defesa do Consumidor, evitando assim problemas com os pacientes e possíveis acionamentos judiciais. Ter uma relação paciente-profissional amistosa e baseada na confiança mediante aos serviços prestados também é fundamental, fornecendo o máximo de informações sobre os tratamentos e os seus riscos, vantagens, desvantagens, benefícios, custos, entre outros.

Além disso, manter sempre uma documentação organizada e atualizada auxiliará em possíveis casos de processos judiciais movidos por pacientes insatisfeitos.

ODONTOLOGIA FORENSE

Entre as especialidades odontológicas estabelecidas pela Resolução CFO-63/2005,[13] "a Odontologia Legal consiste na pesquisa de fenômenos psíquicos, físicos, químicos e biológicos que podem atingir ou ter atingido o ser humano, vivo, morto ou ossada, e mesmo fragmentos ou vestígios, resultando em lesões parciais ou totais, reversíveis ou irreversíveis".

A Odontologia Legal é o ramo da Medicina Legal restrito à região de cabeça e pescoço, compreendendo as perícias no vivo, morto, nas ossadas, em fragmentos, em trabalhos odontológicos encontrados e, até mesmo, em peças dentais isoladas e/ou vestígios lesionais, sendo o principal objetivo dessa especialidade a aplicação dos conhecimentos da ciência odontológica a serviço da Justiça.[14] É considerada a área da Odontologia responsável pela interface entre os mais diversos ramos das Ciências Forenses, podendo ser chamada então de Odontologia Forense.

De acordo com Vanrell (2019),[14] o perito é a "pessoa a quem incumbe a realização de exames técnicos de sua especialidade ou competência, para esclarecimento de fatos que são objeto de inquérito policial ou de processo judicial". É necessário ao pretendente à atuação pericial um amplo conhecimento das variadas especialidades odontológicas, assim como suas correlações com o Direito.

Tal atuação em Odontologia é regulamentada pela Lei n. 5.081/66,[12] que estabelece a competência do cirurgião-dentista em proceder em perícias do âmbito civil, criminal, trabalhista e em sede administrativa, de acordo com as áreas de competência estabelecidas pelo Conselho Federal de Odontologia.

A perícia tem por função constatar, provar ou demonstrar, científica ou tecnicamente, fato a que se refere a necessidade da autoridade policial ou judiciária, constitui-se na busca de base para a formação de um parecer adequado do fato que se pretende provar.[14]

Os peritos podem ser oficiais ou não oficiais, sendo que os peritos oficiais exercem a função através da atribuição do cargo público (médicos legistas, peritos criminais e odontolegistas), em que realizam os exames de corpo de delito e outras perícias requisitadas, cabendo-lhes os exames, a elaboração

Saúde Coletiva e Epidemiologia na Odontologia

e apresentação de laudos à Justiça; já os peritos não oficiais podem ser designados para suprirem a falta de peritos oficiais, quando estes estiverem ausentes, impedidos ou impossibilitados de atuarem.[45]

Identificação humana

Identificação é o processo pelo qual se estabelece a identidade de alguém, pela comparação entre dados registrados em momentos distintos. Consiste em demonstrar que certo corpo humano, que em dado momento se apresenta ao exame, é o mesmo que em ocasião anterior já havia sido apresentado.[8]

É importante diferenciar a "identificação" do "reconhecimento". De acordo com Vanrell (2019),[14] reconhecimento é um procedimento empírico baseado em conhecimento anterior, cuja base de sustentação é puramente testemunhal. Já a identificação é a prova por meio técnico e científico de que o indivíduo é uma pessoa e não outra.

De acordo com o guia de identificação para desastres em massa, o *Disaster Victim Identification (DVI)* da Interpol, as análises para identificação humana incluem os métodos de identificação por evidências circunstanciais (métodos secundários), constituindo nas informações sobre pertences pessoais e acessórios da vítima, como também o reconhecimento visual por familiares; e as evidências físicas (métodos primários) através dos exames externos (cor de pele, tatuagens, cicatrizes e impressões digitais) e internos (fraturas, doenças, tipo sanguíneo, exame genético e análise odontológica). As evidências circunstanciais são consideradas menos confiáveis, consistente em mero reconhecimento, que difere da identificação pelas características físicas, a qual engloba análises técnicas científicas consideradas de alta confiabilidade.[8]

Para que um processo de identificação seja confiável, é preciso preencher os requisitos de unicidade, imutabilidade e perenidade (biológicos), além da praticabilidade e classificabilidade (técnicos): **unicidade** – o padrão analisado deve apontar para apenas um indivíduo dentre todos os outros; **imutabilidade** – os aspectos de um indivíduo devem permanecer inalterados até o fim da vida, resistindo à ação do tempo e de incidentes químicos ou mecânicos, restabelecendo-se, em caso de traumatismo, tal como foram gerados; **perenidade** – elementos identificadores formados na vida intrauterina que não desaparecem com o envelhecimento, características resistem mesmo após a morte, por exemplo, ossos e dentes; **praticabilidade** – os procedimentos não devem ser muito complexos, demorados ou dispendiosos; e **classificabilidade** – o critério de identificação deve possibilitar uma divisão lógica entre os registros, para viabilizar seu devido arquivamento e a pronta localização.[8]

A Odontologia Forense possui um papel altamente relevante nos processos de identificação humana, sendo incontestável e de fundamental importância a atuação do perito odontolegista, já que a identificação trata-se de um processo que necessita ser incorporado no contexto da perícia médico-legal e odontológica, disponibilizando esclarecimentos à Justiça de maneira eficaz para uma positiva identificação.[45]

O odontolegista pode atuar na identificação do indivíduo vivo (âmbito civil, identificação de menores infratores, fins de direito) ou morto (cadáveres, identificação de ossadas ou corpos em decomposição, vítimas sem idade comprovada). Sua atuação se dá principalmente em perícias de lesões corporais, marcas de mordida, estimativa de idade, análise de manchas, determinação de embriaguez alcoólica (análise salivar) e, principalmente, identificação através dos dentes, pelo confronto do arco dental *post-mortem* e documentação odontológica *ante-mortem*.[46]

Identificação humana através do arco dental

A primeira identificação humana realizada através de técnicas odontológicas ocorreu na época da Roma Imperial, quando Agripina, esposa do Imperador Cláudio, mandou matar a amante do marido, Loilla Paulina. A vítima foi identificada pelas características únicas da sua dentição (maloclusão e cárie dental).[47]

A importância da identificação humana através do arco dental se dá, principalmente, quando o os testes físicos visuais dos outros tecidos do corpo não são passíveis de serem realizados, ou quando há ausência dos outros métodos primários de identificação, por exemplo, a impressão digital. Um exemplo dessa situação são os casos de corpos putrefeitos ou carbonizados.[8]

Uma grande vantagem da identificação pelos dentes é a sua eficiência em situações adversas e extremas. Os dentes são estruturas altamente mineralizadas e que possuem longa durabilidade e alta resistência a condições de extrema degradação, como nos casos de carbonização, alta pressão e umidade.[48]

Os dentes possuem unicidade e alta resistência, são capazes de resistir a altas temperaturas e permanecerem intactos por longos períodos após a decomposição ou carbonização dos tecidos moles e esqueléticos. A análise dental serve como base na identificação pela análise de particularidades odontológicas, na qual realiza-se a comparação dos dados presentes no prontuário odontológico (*ante--mortem*), fornecido pelo cirurgião-dentista

do suspeito, com os dados coletados no exame necroscópico (*post-mortem*).[49]

O processo de identificação pelos arcos dentais é dividido em três fases investigativas com a finalização do confronto odontolegal. Na primeira fase, são averiguadas a natureza da morte e o objetivo pericial; na segunda fase, é realizado o exame *post-mortem*, no qual os arcos dentais do cadáver são analisados, com auxílio de exames complementares, como fotografias extra- e intraorais, radiografias e moldagens dos arcos. Principalmente a anatomia dental deve servir como base de comparação, com foco na análise do formato dos dentes e raízes; dentes ausentes e/ou presentes; anomalias como dentes supranumerários; lesões como cárie, atrição, abrasão; fraturas; reabsorções; lesões ósseas; diastemas; tratamento endodôntico; pinos; aparelhos ortodônticos; próteses dentárias e restaurações, com observação de cada tipo de material restaurador. Ainda na segunda fase também é importante averiguar informações *post-mortem* relacionadas à possibilidade de perda dental durante o processo de esqueletização, ou danos causados pela recuperação, transporte e armazenamento da ossada.[49]

A terceira fase consiste na coleta de dados e investigação *ante-mortem*, na qual são averiguadas informações que possam levar a uma possibilidade de identificação do indivíduo, através de pertences ou outras características pessoais que permitam aos peritos chegar a um suspeito, podendo assim, obter sua documentação odontológica *ante-mortem*. Nessa fase, são averiguadas todas as informações em relação ao tratamento realizado, ou planejado, contidos no prontuário odontológico confeccionado pelo cirurgião-dentista do suspeito, juntamente com exames complementares se existentes, os quais são de grande valia, como radiografias, modelos em gesso e fotografias.[50]

A última fase consiste no confronto odontolegal, ou seja, na comparação entre os resultados obtidos nas fases anteriores, principalmente entre a segunda (*post-mortem*) e terceira (*ante-mortem*), tendo como base uma análise comparativa e quantitativa das particularidades odontológicas.[49,50]

Após a fase do confronto odontolegal, os resultados da comparação dos dados levam a uma das quatro conclusões: 1. identificação positiva, quando existe singularidade suficiente entre os itens comparáveis nos bancos de dados; 2. identificação possível, quando existem características em comum entre os itens comparáveis nos dados *ante-* e *post-mortem*, porém, informações oriundas de ambas as fontes podem ser insuficientes; 3. evidência insuficiente para identificação, quando não existe evidência suficiente para uma conclusão; e 4. exclusão, quando existem discrepâncias explicáveis e/ou inexplicáveis suficientes nos dados *ante-mortem* e *post-mortem* para excluir a identificação.[50]

Em relação à característica de unicidade da dentição humana, ainda há a discussão sobre o número mínimo de pontos de coincidência que são necessários para confirmar uma identificação humana positiva. Alguns autores estabelecem o número mínimo de 12 pontos para uma identificação positiva; porém, dados mais recentes sugerem cautela ao estabelecer número mínimo de pontos coincidentes para uma identificação positiva, visto que a qualidade da comparação é de extrema valia no processo, e não apenas a quantidade.[51]

Como exemplo, podemos citar o trabalho de Silva et. al (2008),[49] no qual os autores apresentaram um relato de caso pericial de um indivíduo que foi encontrado carbonizado no interior de um automóvel incendiado e, devido à destruição generalizada dos tecidos moles, a identificação da vítima através da análise papiloscópica (impressões digitais) não foi possível. Foi realizada, então, a análise dos arcos dentais para a identificação do suspeito e, após o confronto das informações presentes na documentação odontológica obtida com as particularidades dentais do cadáver, foram obtidos 11 pontos relevantes de coincidência, os quais foram suficientes para concluir, com fundamento técnico-científico, uma identificação positiva. Os autores ainda ressaltam as vantagens da análise odontolegal em relação ao exame de DNA, tais como baixo custo, facilidade e rapidez na aplicação da técnica, além da confiabilidade dos resultados obtidos. Demonstram também a importância do correto preenchimento e armazenamento dos documentos que compõem o prontuário odontológico, os quais são muito utilizados durante os processos de identificação humana nos IMLs.

A Odontologia Forense desempenha um importante papel no processo de identificação humana, sendo rotineiramente aplicada nos Institutos Médico Legais pelos odontolegista, auxiliando as situações de investigação criminal, podendo dar rapidez e agilidade ao processo, um motivo por ser fortemente utilizada na identificação de vítimas de desastres em massa, por exemplo, visto que em algumas situações o dente é o único material passível de análise.

Métodos para estimativa da idade dental

A necessidade da mensuração da idade de um indivíduo pode se dar em situações tanto de caráter forense, por exemplo, na identificação de ossadas ou corpos em decomposição, vítimas sem idade comprovada, como também em situações de âmbito civil, por exemplo, em processos de adoção de menores de idade, identificação de menores infratores, fins de direito (aposentadoria, matrimônio), entre outras.[52]

A Odontologia legal desempenha um papel importante em questões éticas e legais, sendo de grande relevância a determinação da idade cronológica na identificação de indivíduos vivos ou mortos, podendo ser realizada através de métodos diretos, que são baseados em exames intraorais, ou métodos indiretos, que são os exames complementares, por exemplo, como as radiografias odontológicas.[53]

Alguns autores consideram os métodos radiográficos de estimativa de idade como um dos mais seguros e confiáveis para atribuição da idade cronológica, uma vez que a radiografia odontológica é uma técnica não destrutiva, e os dentes são menos suscetíveis a alterações nutricionais, hormonais e patológicas. Dentre os vários protocolos existentes para o cálculo da estimativa de idade de um indivíduo, os que se baseiam nos estágios de mineralização dentária são mais confiáveis quando comparados com os que utilizam o desenvolvimento ósseo, pois sofrem menos interferências de fatores como sexo, raça, nutrição, clima, enfermidades sistêmicas, entre outros.[53]

Dentre os métodos de estimativa de idade em crianças e adolescentes, nos quais os estágios da mineralização e erupção dentária são avaliados, os mais utilizados são os métodos preconizados por Nolla (1960),[54] Moorrees et al. (1963),[55] Demirjian et al. (1973),[56] Nicodemo et al. (1974),[57] Willems et al. (2001)[58] e AlQahtani et al. (2010).[59]

Willems et al. (2001)[58] propuseram um método de estimativa de idade em indivíduos jovens, no qual são analisados os estágios de maturação dos sete dentes permanentes inferiores esquerdos (não considera o terceiro molar) na radiografia panorâmica. Cada dente se insere em categorias de "A" a "H", considerando "A" os sinais iniciais de mineralização na cripta coronal e "H" o ápice radicular completamente fechado. Para cada estágio é atribuído um valor numérico, então os sete valores são somados, obtendo a idade estimada do indivíduo (Figura 3).

Já em relação à estimativa de idade em indivíduos adultos, os métodos mais aplicados são os que avaliam o desenvolvimento dos terceiros molares, os processos degenerativos dentais e o volume da polpa dentária, visto que o desenvolvimento dentário já está completo em indivíduos adultos; portanto, são observadas discrepâncias mais altas entre as idades fisiológica e cronológica.[60]

De acordo com Mânica e Forgie (2017),[60] o desenvolvimento e a erupção dentária são

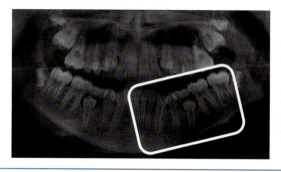

FIGURA 3 Esquema ilustrativo demonstrando o protocolo de estimativa de idade dental proposto por Willems et al. (2001).[58]

um indicador confiável para estimar a idade de indivíduos até os 16 anos. De 16 a 24 anos, apenas o desenvolvimento de terceiros molares pode ser avaliado, mas existe variabilidade significativa, a precisão é controversa e nem sempre estão presentes.

Gustafson (1950)[61] introduziu um método invasivo para estimar a idade em adultos baseado na análise da dentina secundária. Mais tarde, foram propostos métodos não invasivos, que utilizam radiografias dentárias convencionais para averiguar as medidas como área e volume da polpa dentária.[62,63] Os caninos permanentes geralmente são os mais estudados, devido às suas maiores dimensões, além de estarem sujeitos a menores desgastes pela mastigação e demonstrarem alto nível de permanência na cavidade oral em comparação aos outros dentes permanentes.

Marcas de mordida

Outro importante campo de estudo e análise a ser considerado para identificação humana na Odontologia Forense é o reconhecimento e a interpretação das marcas de mordidas. De acordo com Marques et al. (2007),[64] mordeduras, dentadas ou mordidas são os vestígios, sinais, estigmas, marcas ou impressões deixados pelos órgãos dentários humanos ou de animais na pele ou nas mucosas de pessoas vivas, cadáveres, alimentos, vestes ou objetos com consistência relativamente mole ou amolecida, ao passo que os suportes ou substratos são os locais nos quais as supramencionadas se topografam. Esses suportes se classificam em animados, caso se trate de pessoas ou animais, e inanimados, quando se fizer referência a alimentos ou objetos.

A presença de marcas de mordida é corriqueiramente relatada no âmbito pericial, principalmente em situações de agressões (brigas, lutas, disputas, rixas, homicídios), delitos sexuais (abusos, atentados violentos ao pudor), liberdade individual (sequestros), costumes (raptos), patrimônio (furtos, assaltos, roubos) e de violência doméstica (maus-tratos contra criança, adolescente, mulher, idoso, deficiente físico e mental). A localização dessas lesões pode incluir as mais diversas regiões do corpo, sendo mais comuns nas extremidades, nas quais as dentadas se dão perpendiculares ao longo eixo da mordida.[8,14]

A identificação das marcas de mordida pode ser usada para vincular um suspeito a um crime, podendo elucidar o tipo de violência e o tempo decorrido entre o ato e a identificação, podendo, em cadáveres, sua análise inclusive indicar se a lesão ocorreu *ante-mortem* ou *post-mortem*.

A coleta das impressões de marcas de mordida deve ser realizada pelo Odontolegista, sendo a tomada das impressões realizada através de polivinilsiloxanos, considerados os materiais de eleição para a técnica, devido à sua maior estabilidade dimensional entre os materiais de moldagem.[64]

A análise das marcas de mordida é realizada em duas fases. Na primeira fase, são coletadas as mensurações específicas, a chamada análise métrica, por exemplo a distância intercanina. Na segunda fase, é realizado o emparelhamento físico, denominado de associação padrão, em que será realizada a sobreposição das imagens, avaliando assim os pontos coincidentes e os divergentes.[64]

É importante ressaltar que as marcas de mordidas podem sofrer alteração segundo a posição na superfície corpórea, em razão da elasticidade do tecido em questão, como também em relação ao período de ocorrência, modificando a reação vital da lesão. Além disso, diversas são as limitações dos métodos utilizados para moldagem e reprodução dos suportes presentes em locais de crime, como a rigidez do material mordido, potencial de distorção e risco de fratura do suporte durante a moldagem, entre outros.[8]

Vanrell (2019)[14] afirma que a análise das impressões dentais em alimentos de certa consistência pode ser utilizada com segurança como meio de prova pericial, com a possibilidade de incriminar ou descriminar suspeitos. Porém, ressalta que as marcas presentes em suportes inanimados são mais fidedignas do que as impressas na pele humana, a qual geralmente se comporta como um pobre meio de impressão. O autor apresenta em seu livro um caso real e ilustrativo, no qual foi possível identificar um suspeito como o autor do delito, já que o padrão dos seus dentes concordava com as marcas da mordida impressas no alimento que foi deixado como vestígio na cena do crime.[14]

Apesar de alguns estudos mostrarem resultados positivos relacionados à identificação de indivíduos e elucidação de crimes através das marcas de mordida, esse método ainda deve ser utilizado com cautela, pois ainda há a necessidade de validação, devido à escassez de estudos mais confiáveis, com análises mais rigorosas das evidências.[8,64]

Rugoscopia palatina

A rugoscopia palatina, ou também conhecida como palatoscopia, trata-se do método de identificação através das rugas palatinas. Baseia-se na análise do tamanho, formato e posição das formações salientes encontradas na parte anterior da abóbada palatina, as denominadas "pregas", "cristas" ou "rugas" palatinas.

Uma das grandes vantagens desse método de identificação é o fato de que as rugas palatinas se encontram protegidas pelo arcabouço ósseo, dentes, língua, lábios e mesmo pela umidade natural da cavidade bucal, fazendo com que essas estruturas consigam resistir mais a altas temperaturas e mutilações em comparação aos outros tecidos moles do corpo.[8]

Para fins de identificação humana, o registro das rugas palatinas pode ser realizado através da moldagem de precisão, com alginato ou siliconas, como também através de fotografias do palato (Vanrell, 2019).[14] De acordo com Tornavoi e Silva (2010),[65] a identificação por meio da rugoscopia é viável e simples, uma vez que não exige qualquer instrumentação complexa, porém é um método que deixa de ser realizado devido ao desconhecimento dos profissionais.

Classificação das rugas palatinas

A primeira classificação das rugas palatinas foi apresentada por León (1924),[66] que dividiu as rugas em simples (numeradas de 1 a 5: reta, curva, ângulo, curva fechada e ondulada, respectivamente) e compostas (formadas pela união de duas ou mais).

Trobo-y-Hermosa (1932)[67] também dividiu as rugas em simples e compostas, classificando-as em: ponto (A); linha (B); curva (C); ângulo (D); sinuosa (E); e círculo (F). A união de duas ou mais rugas (composta) é representada pela letra X. As rugas localizadas próximas à rafe palatina são chamadas de principais e representadas por letra maiúscula, já as rugas provenientes das principais são chamadas de derivadas e representadas por letra minúscula.

O método mais utilizado e mais comentado na literatura é o proposto por Carrea (1937).[68] O autor propôs a classificação das rugas palatinas considerando quatro tipos diferentes, representados por algarismos romanos, indicando a orientação da ruga em relação à linha mediana (Figura 4).

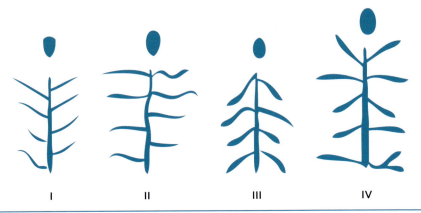

FIGURA 4   Esquema das rugas palatinas de Carrea (1937).[68]

Fonte: Daruge, Daruge Júnior e Francesquini Júnior (2017).[8]

A classificação proposta por Santos (1954)[69] é semelhante à do sistema decadactiloscópico de Vucetich, que registra a sua individual rugopalatinoscópica em forma de fração, antepondo ao registro as letras IR (individual rugopalatinoscópica).[8]

Briñon (1983)[70] classificou as rugas em fundamentais, as que partem da rafe mediana, e características, as que partem da margem alveolar. Nesse protocolo, assinalam-se as primeiras rugas com uma letra referente às suas formas, e as segundas, com sua imediata superior fundamental acrescida de apóstrofe ou asterisco.

A identificação por meio das rugas palatinas é um método simples que pode ser útil quando outras características de identificação não estão acessíveis, como a impressão digital e arco dental. Além disso, é um método de identificação bem indicado para vítimas desdentadas ou desdentadas usuárias de próteses totais superiores.

Importância do prontuário odontológico na perícia odontolegal

A importância do preenchimento adequado do prontuário odontológico está relacionada não só com a finalidade clínica de progressão do tratamento, mas também com a possível necessidade de ser utilizado para casos de identificação humana. É dever do cirurgião-dentista e direito do paciente que o profissional mantenha seu prontuário organizado e devidamente atualizado, haja vista em uma eventualidade ele possa estar preparado para colaborar com um trabalho pericial.

CONSIDERAÇÕES FINAIS

A Odontologia Legal é a especialidade que tem como objetivo a pesquisa de fenômenos psíquicos, físicos, químicos e biológicos que podem atingir ou ter atingido o ser humano, vivo, morto ou ossada, e mesmo fragmentos ou vestígios, resultando lesões parciais ou totais reversíveis ou irreversíveis.

As áreas de competência para atuação do especialista em Odontologia Legal incluem: identificação humana; perícia em área administrativa, em foro civil, criminal e trabalhista; infortunística; tanatologia forense; elaboração de autos, laudos e pareceres; relatórios e atestados; traumatologia odontolegal; balística forense; perícia logística no vivo, no morto, íntegro ou em suas partes em fragmentos; perícia em vestígios correlatos, inclusive de manchas ou líquidos oriundos da cavidade bucal ou nela presentes; exames por imagem para fins periciais; deontologia odontológica e orientação odontolegal para o exercício profissional.

A atuação da Odontologia Legal engloba a análise, perícia e avaliação de eventos relacionados com a área de competência da Odontologia, podendo, se as circunstâncias o exigirem, estender-se a outras áreas, se disso depender a busca da verdade, no estrito interesse da justiça e do zelo da moral e da ética profissional.

REFERÊNCIAS BIBLIOGRÁFICAS

1. Silva LL. Odontologia Legal. São Paulo: Methodista; 1924. 290p.
2. Silva RF, Miamoto P, Silva RHA. Luiz Lustosa da Silva and the appearance of the Forensic Dentistry in Brazil – a journalistic and literature review. Rev Bras Odontol Leg RBOL. 2017;4(1):78-106.
3. Silva RF, Franco A, Oliveira RN, Daruge Júnior E, Silva RHA. The history of forensic dentistry in Brazil. Part 1: the origin as technique and science. Rev Bras Odontol Leg RBOL. 2017; 4(2):87-103.
4. Ribas-e-Silva V, Terada ASSD, Silva RHA. A importância do conhecimento especializado do cirurgião-dentista nas equipes de perícia oficial do Brasil. Rev Bras Odontol Leg RBOL. 2015;2(1):68-90.
5. Campos MLR, Costa JF, Almeida SM, Delwig F, Furtado FMS, Lima LNC. Análise de lesões orofaciais registradas no instituto médico-legal de São Luís (MA), no período de 2011-2013. Rev Bras Odontol Leg RBOL. 2016;3(2): 21-31.
6. Silveira EMSZSF. Odontologia legal: conceito, origem, aplicações e história da perícia. Saúde, Ética & Justiça. 2008;13(1):33-6.
7. Coutinho CGV, Ferreira CA, Queiroz LR, Gomes LO, Silva UA. The role of the forensic dentist in criminal reports. RFO Passo Fundo. 2013;18(2):217-223.
8. Daruge E, Daruge Júnior E, Francesquini Júnior L. Tratado de Odontologia Legal e Deontologia. Santos; 2017.
9. Brasil. Lei Federal n. 1.314, de 17 de janeiro de 1951. Regulamenta o exercício profissional dos cirurgiões-dentistas. Diário Oficial da União, Rio de Janeiro, 17 jan. 1951 (Revogada).
10. Brasil. Lei Federal n. 4.324, de 14 de abril de 1964. Institui o Conselho Federal e os Conselhos Regionais de Odontologia, e dá outras providências. Diário Oficial da União, Brasília, DF, 15 abr. 1964. Seção 1, p. 3369.
11. Brasil. Decreto n. 68.704, de 3 de junho de 1971. Regulamenta a Lei n. 4.324 de 14 de abril de 1964. Diário Oficial da União, Brasília, DF, 4 jun. 1971. Seção 1, p. 4266.
12. Brasil. Lei Federal n. 5.081, de 24 de agosto de 1966. Regula o exercício da odontologia. Diário Oficial da União, Brasília, DF, 24 ago. 1966. Seção 1, p. 9843.
13. Brasil. Conselho Federal de Odontologia. Resolução CFO-63, de 8 de abril de 2005. Aprova a consolidação das normas para procedimentos nos conselhos de odontologia. Brasília: Diário Oficial da União; 2005.
14. Vanrell JP. Odontologia Legal e Antropologia Forense. 3. ed. Rio de Janeiro: Guanabara Koogan; 2019.
15. Silva RHA, et al. Orientação profissional para o cirurgião-dentista: ética e legislação. Santos; 2010.
16. Mitscherlich A, Mielke F. The Nuremberg Code (1947). In: Doctors of infamy: the story of the Nazi medical crimes. New York: Schuman, 1949: xxiii-xxv.
17. Jones JH. Bad blood: the Tuskegee syphilis experiment. New York: Free; 1993.
18. Gustafsson BE, Quensel CE, Lanke LS, Lundqvist C, Grahnen H, Bonow BE, Krasse B. The

Vipeholm dental caries study: the effect of different levels of carbohydrate intake on caries activity in 436 individuals observed for five years. Acta Odontol Scand. 1954 Sep;11(3-4):232-64.

19. Diniz D, Corrêa M. Declaração de Helsinki: relativismo e vulnerabilidade. Cad. Saúde Pública, Rio de Janeiro. 17(3):679-688, mai.-jun., 2001.

20. Sgreccia E. Manual de bioética I: Fundamentos e ética biomédica. 4ª ed. Loyola; 2009.

21. Sgreccia E. Manual de bioética II: Aspectos médico-sociais. 3ª ed. Loyola; 1997.

22. Ramos DLP. Fundamentos de odontologia: bioética e ética profissional. Rio de Janeiro: Guanabara Koogan; 2007.

23. Beauchamp TL, Childress JF. Princípios da ética biomédica. 4ª ed. São Paulo: Loyola; 2002.

24. Vieira TR. Bioética nas profissões. Petrópolis: Vozes; 2005.

25. Brasil. Ministério da Saúde. Fundação Nacional da Saúde. Resolução n. 1, de 14 de junho de 1988, do Conselho Nacional de Saúde. Aprova as normas de pesquisa em saúde. Brasília, 1988.

26. Brasil. Ministério da Saúde. Conselho Nacional de Saúde (CNS). Resolução n. 196, de 16 de outubro de 1996. Normas para pesquisas em seres humanos. Brasília: Diário Oficial da União; 1996.

27. Cohen C, Segre M. Bioética. 3ª ed. Edusp; 2002.

28. Brasil. Conselho Federal de Odontologia. Resolução n. 118, de 11 de maio de 2012. Revoga o Código de Ética Odontológica aprovado pela Resolução CFO-42/2003 e aprova outro em substituição. Brasília: Diário Oficial da União; 2012.

29. Dias JA. Da Responsabilidade Civil. 1ª ed. Lumen Juris; 2011.

30. Silva M, Zimmermann RD, de Paula FJ. Deontologia odontológica: ética e legislação. 1ª ed. São Paulo: Santos; 2011.

31. Arbenz GO. Introdução à odontologia legal. São Paulo: Linográfica; 1959.

32. Graça Leite V. Introdução à odontologia legal. Salvador: Era Nova; 1962.

33. França GV. Direito médico. 10. ed. Rio de Janeiro: Forense; 2010.

34. Delmanto C, Delmanto R, Delmanto Junior R, Delmanto FMA. Código Penal comentado. 6ª ed. Rio de Janeiro: Renovar; 2002.

35. Calvielli ITP. O exercício ilegal da Odontologia no Brasil. Dissertação de Mestrado, Faculdade de Direito, Universidade de São Paulo, São Paulo, 1993. 143p.

36. Samico AHR, Menezes JDV de, Silva M da. Aspectos éticos e legais do exercício da Odontologia. Rio de Janeiro: Conselho Federal de Odontologia; 1990.

37. Sales-Peres A, Bastos JRM, Lauris JM. Percepção a respeito de prontuário dos discentes de Odontologia de graduação e pós-graduação, Bauru-SP. Rev ABO. 2005;13(2):112-125.

38. Paranhos LR, Salazar M, Ramos AL, Siqueira DF. Orientações legais aos cirurgiões-dentistas. Odonto. 2007;15(30):55-62.

39. Stoco R. Tratado de responsabilidade civil: doutrina e jurisprudência. 7. ed. São Paulo: Revista dos Tribunais; 2007.

40. Brasil. Lei n. 8.078, de 11 de setembro de 1990. Dispõe sobre a proteção do consumidor e dá outras providências. Diário Oficial da União, Brasília, DF, 12 set. 2002. Seção 1, p. 1.

41. Silva RHA, Musse JO, Melani FRH, Oliveira RN. Responsabilidade civil do cirurgião-dentista: a importância do assistente técnico. Revista Dental Press de Ortodontia e Ortopedia Facial. 2009;14(6):65-71.

42. Papaleo Neto R, Correia Lima LN, Santana IL. A responsabilidade civil do cirurgião-dentista. Rev Cient Multidisc do Centro Universitário da FEB. 2016;12(1):61-70.

43. Brasil. Lei n. 10.406, de 10 de janeiro de 2002. Institui o Código Civil. Diário Oficial da União, Brasília, DF, 11 jan. 2002.

44. Coltri AR. Responsabilidade civil do cirurgião-dentista. Revista Brasileira de Odontologia. 2014;71(1):10-6.

45. Peres AS, Peres SHCS, Nishida CL, Grandizoli DK, Ribeiro IWJ, Gobbo LG, et al. Peritos e perícias em Odontologia. Rev Odontol Univ Cid São Paulo. 2007;19(3):320-4.

46. Lima KF, Costa PB, Silva RF, Silva RHA. Forensic Odontology legal regulation in the Brazilian states. Rev Bras Odontol Leg RBOL. 2017;4(1):34-45.

47. Nadal L, Poletto AC, Fosquiera EC. Human identification by dental arch through dental record. UNINGÁ Review. 2015;24(1):75-78.

48. Stavrianos C, Dietrich EM, Stavrianos I, Petalotis N. The role of dentistry in the management of mass disasters and bioterrorism. Acta Stomatol Croat. 2010;44(2):110-9.

49. Silva RF, Daruge Junior E, Pereira SDR, Almeida SM, de Oliveira RN. Identificação de cadáver carbonizado utilizando documentação odontológica – Relato de caso. Rev. Odonto Ciênc. 2008;23(1):90-93.

50. Carvalho SPM, Silva RHA, Lopes Jr C, Sales-Peres A. A utilização de imagens na identificação humana em odontologia legal. Radiol Bras. 2009;42(2):125-13.

51. Silva RF, Prado MM, Oliveira HCM, Daruge-Júnior E. Quantos pontos de concordância são necessários para se obter uma identificação odontolegal positiva? Rev Odontol Univ Cid São Paulo. 2009; 21(1):63-8.

52. Olze A, Reisinger W, Geserick G, Schmeling A. Age estimation of unaccompanied minors. Part II. Dental aspects. Forensic Sci Int. 2006; 15;159(Suppl 1):S65-7.

53. Bérgamo AL, de Queiroz CL, Sakamoto HE, Alves da Silva RH. Dental Age Estimation Methods in Forensic Dentistry: Literature Review. Peertechz J Forensic Sci Technol. 2006;1:017-022.

54. Nolla CM. The development of permanent teeth. J Dent Child. 1960; 27(4):254-66.

55. Moorrees CFA, Fanning EA, Hunt EE Jr. Age variation of formation stages for ten permanent teeth. J Dent Res. 1963; 42(6):1490-502.

56. Demirjian A, Goldstein H, Tanner JM. A new system of dental age assessment. Hum Biol. 1973; 45(2):211-27.

57. Nicodemo RA, Moraes LC, Médici FE. Tabela cronológica da mineralização dos dentes permanentes entre brasileiros. Rev Fac Odont São José dos Campos. 1974; 3(1):55-56.

58. Willems G, Van Olmen A, Spiessens B, Carels C. Dental age estimation in Belgian children: Demirjian's technique revisited. J Forensic Sci. 2001; 46(4): 893-5.

59. AlQahtani SJ, Hector MP, Liversidge HM. Brief communication: The London atlas of human tooth development and eruption. Am J Phys Anthropol. 2010 Jul; 142(3):481-90.

60. Mânica S, Forgie A. Forensic dentistry now and in the future. Dental Update on Magon library. 2017; 44:522–530.

61. Gustafson G. Age determinations on teeth. JADA. 1950; 41(1):45-54.

62. Kvaal SI, Kolltveit KM, Thomsen IO, Solheim T. Age estimation of adults from dental radiographs. Forensic Sci Int. 1995; 74(3):175-85.

63. Cameriere R, Ferrante L, Cingolani M. Variations in pulp/ tooth area ratio as an indicator of age: a preliminary study. J Forensic Sci. 2004; 49(2):317-9.

64. Marques JAM, Galvão LC, Silva M. Marcas de mordidas. Feira de Santana: Universidade Estadual de Feira de Santana, 2007. 329p.

65. Tornavoi DC, SIlva RHAD. Rugosidade Palatina; Identificação Humana; Antropologia Forense. Ética & Justiça. 2010; 15(1):28-34.

66. León LA. Estudio de odonto-antropometría en la policiología. Guatemala: Sánches & De Guise, 1924.

67. Trobo-Y-Hermosa P. El aparato dentario del hombre prehistórico. Dissertação (Mestrado). Universidade Complutense, Madrid, 1932.

68. Carrea JU. La identificación humana por las rugosidades palatinas. Rev Orthodont. 1937; 1:3-23.

69. Santos CM. Identificação humana pelos caracteres odontorugopalatinoscópicos. Anais de Odontologia. 1954; 57:80.

70. Briñon EM. Odontología legal y práctica forense. Buenos Aires: Purizon Editores, 1983.

CAPÍTULO 17

Covid-19: o papel da Saúde Coletiva e da Epidemiologia

André de Carvalho Sales-Peres | Lucas José Azevedo Silva | Matheus de Carvalho Sales-Peres | Sabrina Marilene Rufino Moreno | Sílvia Helena de Carvalho Sales-Peres

INTRODUÇÃO

Nova síndrome respiratória foi detectada na cidade de Wuhan, China, no final de 2019. A Organização Mundial da Saúde, em 30 de janeiro de 2020, registrou essa doença infecciosa como Síndrome Respiratória Aguda Grave Coronavírus 2 (SARS-CoV-2) e decretou emergência de saúde pública.[1] Com alto grau de transmissão, a doença coronavírus 2019 (Covid-19) foi registrada como pandemia em 11 de março de 2020.[2] O surto alcançou propagação global e aumentaram as preocupações sobre os possíveis efeitos da infecção em pacientes imunossuprimidos[3] e em profissionais da saúde.[4]

Entre os profissionais da saúde, o cirurgião-dentista é um dos que está altamente exposto à infecção pelo patógeno.[5] Ele realiza rotineiramente procedimentos com instrumentos que produzem aerossóis (pequenas partículas), que podem ser inalados no ambiente de trabalho, expondo tanto o profissional e sua equipe quanto o paciente ao risco de contaminação. Os profissionais da Odontologia devem proteger os pacientes da propagação de todas as doenças infecciosas, adotando práticas seguras na realização de seu trabalho e tornando os procedimentos odontológicos seguros.[6]

Dessa forma, se as medidas de biossegurança não forem adotadas, os pacientes têm a possibilidade de infectar os profissionais de saúde, da mesma forma que esses profissionais podem levar o vírus aos pacientes saudáveis.[7]

O uso de equipamento de proteção individual (EPI) é uma forma importante e eficaz de prevenção da transmissão de doenças. O uso correto de equipamentos como máscaras, *face shields*, luvas e vestimentas adequadas, bem como procedimentos preventivos adequados, em ambiente ambulatorial ou cirúrgico, são essenciais para evitar a disseminação e contaminação, especialmente durante a pandemia.[8]

O cirurgião-dentista e sua equipe de saúde bucal devem estar cientes dos mecanismos de transmissão e procedimentos de controle de infecção. Além de serem capazes de identificar pacientes com sinais/sintomas Covid-19 e ter compreensão clara do que caracteriza uma emergência odontológica, atendimento odontológico urgente e odontológico não emergencial (tratamento eletivo).[9]

O potencial de infectividade da saliva deve ser considerado, uma vez que a saliva de pacientes com a Covid-19 pode apresentar a taxa positiva de quase 100%.[10] Os consultórios odontológicos, tanto em setores públicos como privados, devem ser considerados como ambientes de alto risco para infecções cruzadas entre pacientes,

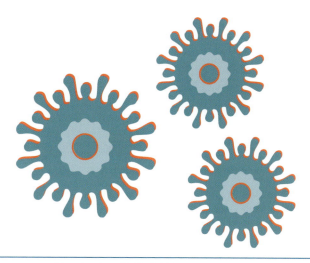

FIGURA 1   Imagem esquemática do vírus SARS-CoV-2.

cirurgiões-dentistas (CD) e profissionais de saúde. O CD deve considerar que um número substancial de indivíduos que não apresentam sinais e sintomas de Covid-19 pode estar infectado e disseminar o vírus.[9] Portanto, durante o período de pandemia, a recomendação é para que os tratamentos odontológicos eletivos e procedimentos não essenciais devam ser postergados, mantendo apenas atendimento de urgência.

O aprimoramento de estratégias eficazes de prevenção para reduzir o risco de contágio pela Covid-19 é um dos principais desafios na assistência odontológica, tendo em vista que há dificuldade na identificação do paciente infectado, que pode estar assintomático.[11] Dessa forma, todo paciente deve ser tratado como infectado, para evitar riscos de contagio e transmissão.

EPIDEMIOLOGIA E CARACTERIZAÇÃO DA COVID-19

Os primeiros casos notificados de infecção com a Covid-19 foram de indivíduos que se expuseram em algum momento ao mercado de alimentos de frutos do mar de Huanan, em Wuhan. Em janeiro de 2020, identificaram o patógeno como um coronavírus com > 95% de homologia com o coronavírus de morcego e > 70% de similaridade com o SARS-CoV. Desta forma, a OMS nomeou temporariamente o vírus como o novo coronavírus de 2019 (2019-nCoV). Foram colhidas amostras ambientais do mercado de alimentos do mar de Huanan, que vieram de superfícies de piso, portas, balanças, carrinhos, paredes, lixeiras, geladeiras, sapatos e luvas em lojas de fornecedores, as quais apresentaram resultados positivos.[12]

Com o crescente número de casos, foi descoberto que os indivíduos estavam se contaminando mesmo sem ter algum tipo de exposição ao mercado, sugerindo a transmissão de humano para humano, em locais como residências ou hospitais, e mesmo de cidade para cidade e de país para país.[12,13] Em fevereiro de 2020 foi oficialmente nomeada como doença de coronavírus (Covid-19). Em 11 de março de 2020, a Covid-19 foi caracterizada pela OMS como uma pandemia.[14] Nesse contexto, a epidemiologia é essencial

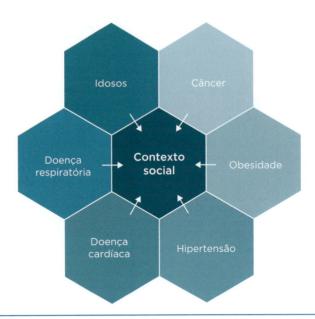

FIGURA 2 Fluxograma da sindemia Covid-19 (interação entre Covid-19 e comorbidades).

para desvendar os processos de disseminação da doença, como também chegar a um denominador comum do possível local de início da doença e os novos focos de contaminação.

O processo de definição de uma doença como epidemia ou pandemia necessita de grande articulação entre entidades de saúde de diversas unidades federativas ou mesmo países. A obtenção de dados combinados sobre indivíduos confirmados como doentes ou que possuem sinais e sintomas dessa doença deve ser desempenhada de forma ordenada de modo a fornecer os dados mais fidedignos para que se desempenhe o planejamento, execução e posterior avaliação das ações de prevenção, controle e tratamento das doenças.

A influência de doenças preexistentes é um dos fatores primordiais para a instalação de um quadro da Covid-19 com maior gravidade. Observando o contexto social, econômico, político e ambiental, propõe-se uma nova classificação para a "pandemia" do coronavírus. Dessa forma, classifica-se a situação como uma *sindemia*, ou seja, quando duas ou mais doenças interagem, além dos determinantes sociais, o que causa danos maiores do que a ação delas isoladamente, caracterizados por profunda desigualdade social.[15] Considerando isso, um contexto social mais crítico combinado com a presença de comorbidades prévias como câncer, obesidade, hipertensão, doenças cardíacas e respiratórias crônicas e a idade avançada dos indivíduos torna a complexidade da doença ainda maior.

Dessa forma, o desenvolvimento de estudos epidemiológicos ou mesmo coleta de dados de pesquisas que obtenham dados primários sobre principais sinais e sintomas, relação de sexo e idade e possíveis comorbidades associadas que pudessem influenciar a situação de gravidade dos pacientes foi muito importante para compreender a complexidade da doença.[16] Achados de estudos clínicos prospectivos ou retrospectivos se tornam dados epidemiológicos importantes para auxiliar no planejamento do controle de infecção e ajudar no controle da progressão doença até a mortalidade.[17]

O conhecimento da doença através dos dados epidemiológicos possibilitou categorizar os principais sintomas em leves, tais como febre, tosse, mialgia, fadiga e expectoração, que são prevalentes na maioria dos casos confirmados. Já os graves são representados por cianose, taquipneia, dor torácica, hipoxemia e dispneia.[17,18] A maioria dos pacientes apresenta sintomas leves e em casos mais graves podem progredir para pneumonia.[19]

O conhecimento da associação de comorbidades em pacientes infectados com o coronavírus SARS-CoV-2, tais como diabetes,[18,20] hipertensão,[17,21] doenças cardiovasculares,[17,22] doenças pulmonares[23] e obesidade,[16,17] pode nos trazer importantes informações de como e onde agir para diminuir os casos fatais. O desenvolvimento de revisões sistemáticas e metanálises permite aumentar as evidências científicas de dados epidemiológicos iniciais.[16]

A SAÚDE COLETIVA E EPIDEMIOLOGIA NO PLANEJAMENTO DOS SISTEMAS DE SAÚDE DURANTE A PANDEMIA

De posse de dados representativos sobre a população e sobre o panorama da doença, é necessário planejar as ações de prevenção, controle e tratamento. O planejamento em momentos de crise deve não apenas agir nos indivíduos acometidos pela doença, mas também nos principais grupos de risco e nas consequências colaterais que essa crise, no caso a pandemia do novo coronavírus, poderá trazer à população.[24] Uma das principais medidas que foram planejadas mundialmente de acordo com as normas da OMS para conter a disseminação da Covid-19 foi a do distanciamento social.[25]

Além das medidas sugeridas pela OMS, intervenções efetivas em esferas locais se baseiam no fortalecimento e apoio ao Sistema Único de Saúde (SUS), com a ampliação de todos os seus serviços, incluindo a vigilância em saúde, atenção básica e ampliação de atenção em âmbito hospitalar.[26] O planejamento e a assistência não devem se fundamentar estritamente no processo saúde-doença, mas também em seus determinantes socioeconômicos.[27] É importante lembrar que "determinantes sociais transformam casos infectados e infectantes em grupos de risco e de vulnerabilidade, indicando amplas e efetivas medidas de vigilância epidemiológica para redução de incidência e controle da transmissibilidade".[26]

Na maioria dos países, as tentativas de reduzir a disseminação do Covid-19 baseiam-se principalmente em medidas restritivas, incluindo redução de interações sociais e o encerramento de todas as atividades não essenciais.[28] Visando à retomada segura dos diversos setores, a reabertura gradual de instituições públicas, comerciais e sociais, como templos, escolas e universidades, após fase de *lockdown* em diversos países, deve ser planejada após estudo criterioso da essencialidade da atividade, número de casos Covid-19 na área e logística de reabertura.

Um estudo mostra que distanciamento social, diminuição de mobilidade e aglomeração, além de outras medidas de saúde pública, podem diminuir o risco de contágio pelo vírus e reduzir de 31% a 63% a mortalidade por Covid-19.[29] Dessa forma, tornaram-se medidas essenciais contra o aumento do número de casos e, consequentemente, o colapso nos sistemas de saúde.

Por outro lado, o diagnóstico de danos colaterais causados pela pandemia também é importante para o planejamento dos sistemas de saúde. O entendimento da complexidade da doença e planejamento de ações é dever do Estado.[26] Informações como as possíveis sequelas que a doença em si deixará nos pacientes, aumento do estresse e doenças psicológicas na população geral e profissionais da saúde, além do risco aumentado de exposição em profissionais que desempenham cuidados médicos, tornam-se base do planejamento de ações, para prevenir o colapso dos mais diversos setores da saúde.

EPIDEMIOLOGIA DA EXPOSIÇÃO E INFECÇÃO DE PROFISSIONAIS DA SAÚDE

Desde epidemias prévias, já se sabe que a infecção entre os profissionais de saúde consiste em uma situação crítica. Além da possibilidade de transmissão direta aos pacientes, também existe a possibilidade da transmissão indireta, por meio de equipamentos de saúde contaminados.[30,31] O fator de risco de exposição também pode predizer o risco de infecção pelo vírus, devido ao alto potencial de transmissibilidade do SARS-CoV-2.[32,33]

A infecção cruzada em ambiente hospitalar é um fator importante a ser considerado.[7] A ampla disseminação da Covid-19 pode ser explicada pela possibilidade de transmissão de um paciente assintomático ou com sintomas leves para pessoas saudáveis.[32,34] Em relatório publicado (2020),[35] os dados demonstraram que 3.019 profissionais de saúde foram acometidos pela infecção pulmonar, levando cinco casos ao óbito. Tendo esses ambientes alta carga viral e também a dificuldade de detecção regular das superfícies contaminadas, a transmissão torna-se inevitável.

A principal via de disseminação do SARS-CoV-2 é por aerossóis advindos das vias aéreas de indivíduos infectados.[36,37] Profissionais em contato direto durante o atendimento a pacientes infectados e aqueles que estão envolvidos em procedimentos em via aérea têm maior risco de contrair Covid-19.[36,37] Além disso, mesmo os profissionais que não se encontram em ambiente hospitalar podem apresentar alto risco de infecção. Por exemplo, podemos destacar os profissionais da área de Odontologia, que regularmente realizam atendimentos clínicos em pacientes, que podem estar infectados, porém em fase pré-sintomática ou mesmo assintomáticos, procedimentos que geram aerossóis.[38,39] Portanto, os ambientes hospitalares e ambulatoriais apresentam alto risco de contaminação a esses profissionais pela Covid-19.

Pode-se observar que de acordo com estudos desenvolvidos para avaliar a exposição e infecção à Covid-19 os profissionais da área da enfermagem representam o percentual de profissionais com maior risco de exposição ao coronavírus.[8,40,41] Esse número é seguido por médicos,[40-42] que também trabalham no cuidado direto de pacientes infectados, seguidos por profissionais da Odontologia,[39] que realizam procedimentos geradores de aerossol na prática diária. No entanto, outros profissionais, como técnicos de radiologia, técnicos de enfermagem e fisioterapeutas também estão sob risco de exposição ao SARS-CoV-2.[40,43]

A avaliação da importância do conhecimento sobre a Covid-19[42] mostrou que, quanto mais o profissional da saúde conhece sobre a doença, melhor ele desempenha suas atitudes contra o contágio e a disseminação do vírus e a favor da saúde dos pacientes. Conhecer as principais vias de transmissão e medidas para reduzir a exposição e, consequentemente, a infecção é uma forma eficaz de prevenção. A importância do uso de EPI é um conhecimento importante que deve

MEDIDAS DE PROTEÇÃO EM ATENDIMENTO

Como comentado anteriormente, é bem definido que a disseminação de partículas virais por meio de aerossóis é considerada a principal via de transmissão da Covid-19.[36,37] O cirurgião-dentista deve minimizar o uso de procedimentos geradores de aerossóis, recomendando-se o uso consciente dessa prática.[5,44] Se for necessário utilizá-los, o uso de isolamento absoluto e sucção de alta potência deve ser adotado, com o intuito de controlar e minimizar a dispersão de aerossóis contaminados.

Durante procedimentos odontológicos, a inalação de aerossóis produzidos por instrumentos em pacientes com Covid-19 pode determinar um alto risco de infecção. Também é possível detectar a presença de partículas virais na saliva durante a infecção por Covid-19.[11] Portanto, os procedimentos eletivos devem ser postergados até o final da fase aguda, mantendo apenas os atendimentos de urgência e emergência.[5,6,9] Ademais, um estudo detectou a presença do vírus em superfícies de áreas operatórias e em leitos.[36] Fato este que reforça a fácil disseminação do patógeno e ressalta a importância da necessidade de proteção e desinfecção das superfícies expostas durante os procedimentos odontológicos.

Outra recomendação importante é que, em casos da necessidade de realização de exames radiográficos, sempre se dê preferência às técnicas extrabucais em relação às intrabucais, uma vez que estas podem estimular maior produção salivar, aumentando assim os riscos de contaminação.

Não há consenso na literatura sobre o uso de enxaguante bucal para reduzir a carga viral da saliva, o que poderia assim diminuir a transmissão de SARS-CoV-2. No entanto, um estudo *in vitro* simulou a atividade virucida de diferentes bochechos bucais disponíveis contra SARS-CoV-2 sob condições mimetizando secreções nasofaríngeas, considerando que as glândulas salivares são os principais locais de replicação e transmissão do vírus. Ou autores defendem a hipótese de que a antissepsia nasal e bucal poderia diminuir o número de partículas de vírus aerossolizadas ativas das passagens nasais e da cavidade oral, com propriedades inativadoras de SARS-CoV-2 e, consequentemente, reduzir o risco de transmissão de SARS-CoV-2. Os melhores resultados ocorreram para o Listerine e o povidone-iodine.[45] Alguns estudos mostraram que o cirurgião-dentista vem adotando o uso de vários enxaguatórios, tais como Listerine, povidone-iodine, digluconato de clorexidina e peróxido de hidrogênio[44,46,47] sem evidências científicas que comprovem sua eficácia contra o coronavírus.

Vários estudos avaliaram as mudanças de atitude durante a pandemia, como relato de triagem com anamnese via telefone,[6] diminuição do número de atendimentos a pacientes,[46,48] atendimento apenas em caso de emergência,[39,48] aumento da ventilação dos consultórios odontológicos, após consulta deverá ocorrer a limpeza local,[6] bem como o treinamento do corpo clínico sobre o uso correto dos equipamentos de proteção individual (EPI) e medidas de segurança.[39]

O uso de EPI é uma forma importante e eficaz de prevenção da transmissão de microrganismos. O usuário dele tem diminuída a exposição ao patógeno, diminuindo a possibilidade de contrair a doença e até mesmo evitando sua disseminação.[49]

As máscaras são utilizadas para proteger profissionais e pacientes, limitando o potencial de disseminação do aerossol respiratório infeccioso. Elas podem ser usadas com óculos para proteger a boca, nariz e olhos, ou com uma máscara facial para fornecer uma proteção facial mais completa. Boca, nariz e olhos são portais sensíveis à entrada de patógenos infecciosos.[19] Máscaras cirúrgicas são utilizadas para evitar que partículas grandes (como gotículas, borrifos ou respingos) atinjam o nariz e a boca.[50] Embora seu objetivo seja proteger os pacientes dos profissionais de saúde, minimizando a exposição à saliva e às secreções respiratórias, elas não selam a pele do rosto e, portanto, não são indicadas para proteger as pessoas de doenças infecciosas transmitidas pelo ar.

Ao tratar pacientes com infecções respiratórias, é recomendado que o profissional da saúde utilize máscaras tipo N95.[6,9,19,39,48] No estudo desenvolvido por Duruk et al. (2020),[51] constatou-se que apenas 12% dos profissionais aderiram ao uso da máscara N95. Essa baixa adesão levou ao aumento da contaminação, de forma que a adesão do cirurgião-dentista a essa medida tornou-se mais recorrente. Protetores faciais descartáveis podem ser usados, além de óculos de proteção e máscaras. O protetor facial protege outras áreas do rosto além dos olhos. As proteções faciais estendem-se da testa ao queixo, oferecendo melhor proteção do rosto e dos olhos contra respingos e aerossóis.[52]

Luvas são essenciais durante todos os procedimentos odontológicos, devendo existir a conscientização e o conhecimento dos profissionais, sobre a importância de sua utilização como forma essencial de prevenção.[5,39,48] É muito importante manter um excelente nível de higiene das mãos antes e após cada procedimento, para proteção de todos os membros da equipe odontológica e do paciente. Estudos recentes[6,46] tiveram um grande número de profissionais que relatou adotar essa medida como procedimento preventivo essencial.

Deve-se ainda seguir uma ordem de paramentação dos itens de proteção individual, de forma a conseguir a máxima proteção possível. A **Figura 3** demonstra uma sugestão da ordem que se deve vestir os EPI. Ainda é

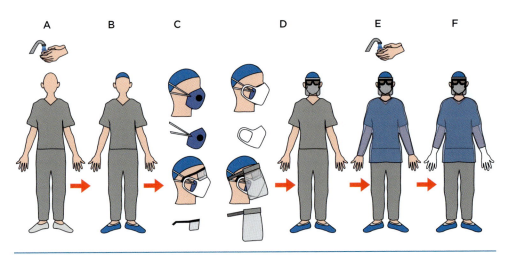

FIGURA 3 Esquema de ordem de paramentação de EPI para prática clínica.

importante considerar que, após os atendimentos, deve-se proceder cuidado redobrado ao remover os equipamentos para evitar o contato com os EPI contaminados; dessa forma, sugere-se que a luva seja o último item a ser retirado e descartado **(Figura 4)**.

Um protocolo de atendimento odontológico foi elaborado considerando três itens para mudanças nas ações dos cirurgiões-dentistas: antes dos atendimentos; providências que devem ser tomadas na área de atendimento; e uso correto de EPI:

- **Medidas antes do atendimento**

Antes do atendimento odontológico, é essencial tomar algumas medidas preventivas e diagnósticas:

a) **Triagem por telefone:** essa prática diagnosticará a necessidade e a urgência do tratamento odontológico. Tratamentos que no momento não são considerados necessários devem ser postergados.

b) **Diminuição de procedimentos eletivos:** pode-se realizar uma teleconsulta para fazer o diagnóstico e diminuir o fluxo presencial no consultório odontológico. Caso haja necessidade de atendimento e procedimentos presenciais, estes devem ser realizados com o devido cuidado de biossegurança. Se os procedimentos eletivos puderem ser adiados, essa ação deve ser adotada.

c) **Breve entrevista sobre sintomatologia:** para melhor diagnosticar os possíveis casos de pacientes infectados pelo coronavírus, recomenda-se uma anamnese dos sinais e sintomas associados à doença. O cirurgião-dentista, como profissional de saúde, tem o dever de orientar o paciente possivelmente infectado, podendo ainda adiar o atendimento, caso não se trate de procedimento emergencial. Vale lembrar que em algumas situações é possível realizar a prescrição medicamentosa.

d) **Espaçamento da agenda de consultas:** para evitar o fluxo de muitos pacientes na sala de recepção e também para que as medidas de higiene necessárias possam ser realizadas, as consultas devem ter um espaçamento maior entre um paciente e outro. Esse tempo maior entre

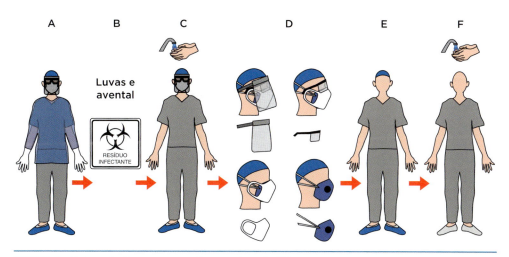

FIGURA 4 Ordem de desparamentação completa de EPI.

os atendimentos odontológicos deve ser suficiente para que todas as medidas de desinfecção sejam realizadas na área operatória, bem como a troca de proteção e ventilação da sala.

- **Medidas em consultório odontológico**

No ambiente operacional, devem ser utilizados:

a) Protetores na cadeira odontológica, bancada de instrumentos e turbinas de alta e baixa rotação. Essa proteção deve ser trocada após o atendimento de cada paciente.

b) A desinfecção de todas as superfícies com soluções contendo 5,25%-8,25% hipoclorito de sódio, por pelo menos 1 minuto ou soluções alcoólicas com pelo menos 70% de álcool,[53] também deve ser realizada após cada paciente ser atendido.

c) A sucção de alta potência, bem como o uso de isolamento absoluto com lençol de borracha, deve ser utilizada sempre que o procedimento permitir.

d) A ventilação da sala de operação deve ser realizada após cada consulta.

- **Uso de EPI**

O equipamento de proteção individual deve ser utilizado integralmente para todos os procedimentos:

a) **Máscara N95 + máscara cirúrgica:** o uso da máscara cirúrgica sobre a máscara N95 permite que essa máscara tenha um tempo de uso maior (máximo 15 dias).

b) **Óculos + máscara facial:** o uso da máscara facial protege o rosto dos aerossóis gerados e os óculos de proteção causam um efeito de vedação mais eficaz.

c) **Luvas:** para todos os procedimentos odontológicos, devem ser utilizadas luvas descartáveis. Ao remover os EPI, essa deve ser a última a ser descartada, para evitar o contato das mãos com os equipamentos contaminados.

d) **Proteção para sapatos:** o Pró-pé deve ser usado para evitar espalhar qualquer contaminação, para fora do consultório. Alternativamente, podem ser utilizados calçados de plástico, devido à desinfecção fácil e rápida.

e) **Gorros:** gorros descartáveis devem ser utilizados para evitar a contaminação dos cabelos com aerossóis dispersos.

f) **Roupas de proteção descartáveis:** devem ser usadas sobre as roupas dos profissionais e devem ser trocadas após o atendimento de cada paciente. Esses aventais devem cobrir o máximo possível da área exposta. Sugere-se que o pijama cirúrgico seja usado sob roupas descartáveis. Esse pijama deve ser utilizado somente em ambiente operacional, evitando levar microrganismos para outros ambientes externos.

CONSIDERAÇÕES FINAIS

A importância do conhecimento amplo dos processos de uma doença é inevitável para conseguir agir sobre ela e, no caso de uma pandemia, evitar sua contaminação e disseminação. Nesse contexto, a aplicação de dados epidemiológicos é inevitável para que se consiga planejar ações preventivas e de tratamento. Em tempo de pandemia, ou mesmo sindemia, protocolos de atendimento bem estruturados devem ser seguidos à risca para evitar infecção cruzada entre profissionais de saúde e pacientes. Novas evidências científicas pautadas em ensaios clínicos podem ampliar e direcionar a atuação clínica do cirurgião-dentista, permitindo ampla proteção contra possíveis formas de contágio e disseminação do SARS-CoV-2.

REFERÊNCIAS BIBLIOGRÁFICAS

1. World Health Organization. Statement on the second meeting of the international health regulations. In: Emergency Committee regarding the outbreak of novel coronavirus (2019-nCoV) [Internet] 2005. Available from: who.int/news-room/detail/30-01-2020-statement-on-the-second-meeting-of-theinternationalhealth-regulations-(2005)-emergency-commit-tee-regarding-the-outbreak-of-novel coronavirus-(2019-ncov); 2005.
2. World Health Organization. WHO Director-General's opening remarks at the media briefing on Covid-19 e 11 March 2020 [Internet]. Available from: who.int/dg/speeches/detail/who-director-general-s-opening-remarks-at--the-media-briefing-on-covid-19-11-march-2020.
3. D'Antiga L. Coronaviruses and immunosuppressed patients. The facts during the third epidemic. Liver Transpl [Internet] 2020 Mar 20. doi: 10.1002/lt.25756. [Epub ahead of print]
4. Fallahi HR, Keyhan SO, Zandian D, Kim S, Cheshmi B. Being a front-line dentist during the Covid-19 pandemic: a literature review. 2020;5.
5. Meng L, Hua F, Bian Z. Coronavirus Disease 2019 (Covid-19): Emerging and Future Challenges for Dental and Oral Medicine. 2020;2019.
6. Peditto M, Scapellato S, Marcianò A, Costa P, Oteri G. Dentistry during the Covid-19 Epidemic: An Italian Workflow for the Management of Dental Practice. Int J Environ Res Public Health. 2020;17(9):3325.
7. Powell-Jackson T, King JJC, Makungu C, Spieker N, Woodd S, Risha P, et al. Infection prevention and control compliance in Tanzanian outpatient facilities: a cross-sectional study with implications for the control of Covid-19. Lancet Glob Health. 2020 Jun;8(6):e780-e789. doi: 10.1016/S2214-109X(20)30222-9.
8. Ferioli M, Cisternino C, Leo V, Pisani L, Palange P, Nava S. Protecting Healthcare Workers From SARS-CoV-2 Infection: Practical Indications. Eur Respir Rev. 2020 Apr 3;29(155):200068. doi: 10.1183/16000617.0068-2020. Print 2020 Mar 31.
9. Pereira LJ, Pereira CV, Murata RM, Pardi V, Pereira-Dourado SM. Biological and social aspects of Coronavirus Disease 2019 (Covid-19) related to oral health. Brazilian Oral Research. 2020;(34):e041. Epub May 08, 2020.
10. Azzi L, Carcano G, Gianfagna F, Grossi P, Gasperina DD, Genoni A, et al. Saliva is a reliable tool to detect SARS-CoV-2. J Infect [Internet]. 2020;81(1):e45-50. Available from: doi.org/10.1016/j.jinf.2020.04.005.
11. Sabino-Silva R, Jardim ACG, Siqueira WL. Coronavirus Covid-19 impacts to dentistry and potential salivary diagnosis. Clin Oral Investig. 2020;24(4):1619-21.
12. Singhal T. A Review of Coronavirus Disease-2019 (Covid-19). Indian J Pediatr. 2020; 87(4): 281-286. Doi: 10.1007/s12098-020-032636. PMCID: PMC7090728 PMID: 32166607.
13. She J, Liu L, Liu W. Covid-19 epidemic: Disease characteristics in children. J Med Vitol. PMID: 32232980 PMCID: PMC7228385 DOI: 10.1002/jmv.25807. Publicado em 2020 March 31.
14. World Health Organization. 2020. New Coronavirus Status Report (2019-nCoV). último acesso 2020 jun. 04.
15. Horton R. Offline: Covid-19 is not a pandemic. Lancet. 2020 Sep 26;396(10255):874. doi: 10.1016/S0140-6736(20)32000-6. PMID: 32979964; PMCID: PMC7515561.
16. Sales-Peres SHC, de Azevedo-Silva LJ, Bonato RCS, Sales-Peres MC, Pinto ACDS, Santiago Junior JF. Coronavirus (SARS-CoV-2) and the risk of obesity for critically illness and ICU admitted: Meta-analysis of the epidemiological evidence. Obes Res Clin Pract. 2020 Aug 3:S1871-403X(20)30555-X. doi: 10.1016/j.orcp.2020.07.007. Epub ahead of print. PMID: 32773297; PMCID: PMC7396969.
17. Richardson S, Hirsch JS, Narasimhan M, Crawford JM, McGinn T, Davidson KW, et al. Presenting Characteristics, Comorbidities, and Outcomes Among 5700 Patients Hospitalized With Covid-19 in the New York City Area. JAMA. 2020 May 26;323(20):2052-2059. doi: 10.1001/jama.2020.6775.

18. Orioli L, Hermans MP, Thissen JP, Maiter D, Vandeleene B, Yombi JC. Covid-19 in diabetic patients: Related risks and specifics of management. Ann Endocrinol (Paris). 2020 Jun;81 (2-3):101-109. doi: 10.1016/j.ando.2020.05.001. Epub 2020 May 12. PMID: 32413342; PMCID: PMC7217100.

19. Hui DS, Azhar EI, Madani TA, Ntoumi F, Kock R, Dar O, et al. The continuing 2019-nCoV epidemic threat of novel coronaviruses to global health – The latest 2019 novel coronavirus outbreak in Wuhan, China. Int J infecious Dis. 2020;91(January):264-6.

20. Abdi A, Jalilian M, Sarbarzeh PA, Vlaisavljevic Z. Diabetes and Covid-19: A systematic review on the current evidences. Diabetes Res Clin Pract. 2020 Aug;166:108347. doi: 10.1016/j. diabres.2020.108347. Epub 2020 Jul 22. PMID: 32711003; PMCID: PMC7375314.

21. Li B, Yang J, Zhao F, Zhi L, Wang X, Liu L, et al. Prevalence and impact of cardiovascular metabolic diseases on Covid-19 in China. Clin Res Cardiol. 2020 May;109(5):531-538. doi: 10.1007/s00392-020-01626-9. Epub 2020 Mar 11. PMID: 32161990; PMCID: PMC7087935.

22. A. Simonnet, M. Chetboun, J. Poissy, V. Raverdy, J. Noulette, A. Duhamel, et al. High prevalence of obesity in Severe Acute Respiratory Syndrome Coronavirus-2 (SARS-CoV-2) requiring invasive mechanical ventilation. Obesity (Silver Spring), 28 (7) (2020), pp. 1195-1199, 10.1002/oby.22831.

23. Barrasa H, Rello J, Tejada S, Martín A, Balziskueta G, Vinuesa C, et al. SARS-CoV-2 in Spanish Intensive Care Units: Early experience with 15-day survival in Vitoria. Anaesth Crit Care Pain Med (April) (2020), 10.1016/j.accpm.2020.04.001. 2020;S2352-5568(20)30064-3. [published online ahead of print, 2020 Apr 9].

24. Faro AB, Andrade M, Nakano TC, Reis C, Silva BFP, Vitti LS. Covid-19 e saúde mental: a emergência do cuidado. Estudos de Psicologia (Campinas), 37, e200074. Epub 01 de junho de 2020. doi.org/10.1590/1982-0275202037e200074.

25. Cowling BJ, Ali ST, Ng TWY, Tsang TK, Li JCM, Fong MW, et al. Impact assessment of non-pharmaceutical interventions against coronavirus disease 2019 and influenza in Hong Kong: an observational study. Lancet Public Health. 2020 May;5(5):e279-e288. doi: 10.1016/ S2468-2667(20)30090-6. Epub 2020 Apr 17. PMID: 32311320; PMCID: PMC7164922.

26. ABRASCO. Plano Nacional de enfrentamento à pandemia da Covid-19. Versão 15/07/2020. abrasco.org.br/site/wp-content/uploads/2020/07/PEP-Covid-19_COMPLETO_FINAL.pdf.

27. Engstrom E, Melo E, Giovanella L, Mendes A, Grabois V, Mendonça MHM. Recomendações para a organização da Atenção Primária à Saúde no SUS no enfrentamento da Covid-19. Rio de Janeiro: Observatório Covid-19 Fiocruz, maio 2020. Série Linha de Cuidado Covid-19 na Rede de Atenção à Saúde. Disponível em arca.fiocruz.br/handle/icict/41404.

28. Esposito S, Principi N. School closure during the coronavirus disease 2019 (Covid-19) pandemic – an effective intervention at the global level? JAMA Pediatr. 2020. doi.org/10.1001/jamapediatrics.2020.1892.

29. Nussbaumer-Streit B, Mayr V, Dobrescu AI, Chapman A, Persad E, Klerings I, et al. Quarantine alone or in combination with other public health measures to control Covid-19: a rapid review. Cochrane Database of Systematic Reviews. 2020;9. Art. No.: CD013574. DOI: 10.1002/14651858.CD013574.pub2.

30. Alfaraj SH, Al-Tawfiq JA, Altuwaijri TA, Alanazi M, Alzahrani N, Memish ZAA. Middle East respiratory syndrome coronavirus transmission among health care workers: Implication for infection control. Amer J Infect Cont, February. 2018;46(2):165-168.

31. Zhang M, Zhou M, Tang F, Wang Y, Nie H, Zhang L, et al. Knowledge, attitude, and practice regarding Covid-19 among healthcare workers in Henan, China. J Hosp Infect. June 2020;105(2):183-187.

32. Rothe C, Schunk M, Sothmann P, Bretzel G, Froeschl G, Wallrauch C, et al. 2020. Trans mission of 2019-nCoV infection from an asymptomatic contact in Germany. N Engl J Med. 2020;382:970-971.

33. Zou L, Ruan F, Huang M, Liang L, Huang H, Hong Z, et al. SARS-CoV-2 Viral Load in Upper Respiratory Specimens of Infected Patients. N Engl J Med. 2020;382(12):1177-9.

34. Bai Y, Yao L, Wei T, Tian F, Jin DY, Chen L, et al. Presumed Asymptomatic Carrier Transmission of Covid-19. JAMA 2020 Feb 21. doi: 10.1001/jama.2020.2565.

35. Commission National Health of China. Update on epidemic situation of novel coronavirus-infected pneumonia. Available at: http://nhc.gov.cn/xcs/yqtb/202002/ac1e98495cb04d36b-0d0a4e1e7fab545.shtml.

36. Wang W, Xu Y, Gao R, Lu R, Han K, Wu G, et al. Detection of SARS-CoV-2 in different types of clinical specimens. JAMA 2020. (in press). doi.org/10.1001/jama.2020.3786.

37. Cook TM, El-Boghdadly K, Mcguire B, Mcnarry AF, Patel A, Higgs A. Consensus guidelines for managing the airway in patients with COVID-19 Anest, June 2020;75(6): 785-799.

38. Jamal M, Shah M, Almarzooqi SH, Aber H, Khawaja S, El Abed R, et al. Overview of transnational recommendations for COVID-19 transmission control in dental care settings. Oral Dis, 2020 (in press).

39. Moraes RR, Correa MB, Queiroz AB, Daneris A, Lopes JP, Pereira-Cenci T, et al. Covid-19 challenges to dentistry in the new pandemic epicenter: Brazil. medRxiv 2020.06.11.20128744; doi:doi.org/10.1101/2020.06.11.20128744 (preprint).

40. Jin YH, Huang Q, Wang YY, Zeng XT, Luo LS, Pan ZY, et al. Perceived infection transmission routes, infection control practices, psychosocial changes, and management of Covid-19 infected healthcare workers in a tertiary acute care hospital in Wuhan: a cross-sectional survey. Mil Med Res. 2020;7(1):24. doi:10.1186/s40779-020-00254-8.

41. Wei XS, Wang XR, Zhang JC, Yang WB, Ma WL, Yang BH, et al. A cluster of health care workers with Covid-19 pneumonia caused by SARS-CoV-2. J Microbiol Immunol Infect (2020).

42. Moore D, Gamage B, Bryce E, Copes R, Yassi A, Other Members of The Bc Interdisciplinary Respiratory Protection Study Group. Protecting health care workers from SARS and other respiratory pathogens. Organizational and individual factors that affect adherence to infection control guidelines: Am J of Infection Control. 2005;33(2):88-96.

43. Lan FY, Wei CF, Hsu YT, Christiani DC, Kales SN. Work-related Covid-19 transmission in six Asian countries/areas: A follow-up study. PLoS One. 2020;15(5):e0233588. doi:10.1371/journal.pone.0233588.

44. Passarelli PC, Rella E, Manicone PF, Garcia-Godoy F, D'Addona A. The impact of the Covid-19 infection in dentistry. Experimental Biology and Medicine. 2020;245(11):940-944. doi:10.1177/1535370220928905.

45. Meister TL, Brüggemann Y, Todt D, et al. Virucidal Efficacy of Different Oral Rinses Against Severe Acute Respiratory Syndrome Coronavirus 2. The Journal of Infectious Diseases. 2020 Sep;222(8):1289-1292. DOI: 10.1093/infdis/jiaa471.

46. Cagetti MG, Cairoli JL, Senna A, Campus G. Covid-19 Outbreak in North Italy: An Overview on Dentistry. A Questionnaire Survey. Int J Environ Res Public Health. 17:3835.

47. Ahmed MA, Jouhar R, Ahmed N, Adnan S, Aftab M, Zafar MS, et al. Fear and Practice Modifications among Dentists to Combat Novel Coronavirus Disease (Covid-19) Outbreak. Int J Environ Res Public Health. 2020;17:2821.

48. Quadri MFA, Jafer MA, Shaher A, Al SAB, Odabi NI, Daghriri AA, et al. Journal of Infection and Public Health Novel corona virus disease (Covid-19) awareness among the dental interns, dental auxiliaries and dental specialists in Saudi Arabia: A nationwide study. J Infect Public Health. 2020;13(6):856-64.

49. Huang C, Wang Y, Li X, Ren L, Zhao J, Hu Y, et al. Clinical features of patients infected with 2019 novel coronavirus in Wuhan, China. Lancet. 2020;395:497-506.

50. Lee SA, Hwang DC, Li HY, Tsai CF, Chen CW, Chen JK. Particle size-selective assessment of protection of european standard FFP respirators and surgical masks against particles-tested with human subjects. J Healthc Eng. 2016;2016.

51. Duruk G, Gümüşboğa ZS, Çolak C. Investigation of Turkish dentists' clinical attitudes and behaviors towards the Covid-19 pandemic: a survey study. Braz Oral Res 2020;34: e054.

52. Kohn WG, Harte JA, Malvitz DM, Collins AS, Cleveland JL, Eklund KJ. Guidelines for infection control in dental health care settings – 2003. J Am Dent Assoc. 2004;135(1):33-47.

53. CDC. Cleaning and Disinfection for Households. [Internet]. Centers for disease control and prevention. 2020. Available from: cdc.gov/coronavirus/2019-ncov/prevent-getting-sick/cleaning-disinfection.html.

Índice remissivo

A

Ações educativas, 257
  nível coletivo, 264
  nível individual, 257
Agenesia dentária, 300
  fissura labiopalatina, 300
Anomalias dentárias em
  indivíduos com fissura
  labiopalatina, 298
Apoio matricial, 10
Atividade em
  Odontologia, 327
  charlatanismo, 330
  curandeirismo, 330
  ilícita, 327
  lícita, 327
Atos destinados à produção
  de um trabalho, 75
  ações diretas (ou
    irreversíveis), 75
  ações indiretas
    (reversíveis), 75

B

Bioética, 315
  disciplina, 315
  Elio Sgreccia
    (1928-2019), 315
  fundamentos, 315
  Princípio da liberdade e
    responsabilidade, 315

Princípio da sociabilidade e
  de subsidiariedade, 316
Princípio da totalidade ou
  princípio terapêutico, 315
Princípio de defesa da vida
  física, 315
princípios, 315
Biossegurança, 93
  medidas de proteção, 93
  proteção do profissional, 94
  risco de transmissão de
    infecção, 93

C

Cálculo do índice CPO-D, 147
Campos de atuação do
  Cirurgião-dentista, 90
  assalariado, 91
  autônomo, 90
  empresário, 92
  profissional da educação, 91
Centros de Assistência de Alta
  Complexidade em
  Oncologia (Cacon), 18
Centros de Especialidades
  Odontológicas (CEO), 16
Ciclo de planejamento para
  atividades educativas em
  saúde bucal, 270
Classificação de Angle, 165
Classificação de risco para a
  cárie dentária, 8

Classificação de risco para
  tecidos moles/câncer, 9
Clínica ampliada, 10
Código de Ética
  Odontológica, 102, 322
  deveres fundamentais, 102
  penalidades, 105
Coeficiente de mortalidade
  infantil, 39
Competências dos
  profissionais da
  Odontologia, 104
  auxiliar em saúde bucal, 104
  cirurgião-dentista, 104
  técnico em prótese
    dentária, 104
  técnico em saúde bucal, 104
Comunicação científica, 30
Comunicação em saúde, 109
Conceito de odontologia a
  quatro mãos, 109
Conceitos em
  biossegurança, 96
  antissepsia, 96
  área crítica, 96
  área semicrítica, 96
  assepsia, 96
  contaminação, 96
  descontaminação, 96
  deserdação, 96
  desinfecção, 96
  desinfetante de alto
    nível, 96

Índice remissivo **365**

EPC – Equipamento de Proteção Coletiva:, 96
EPI – Equipamento de Proteção Individual, 96
esterilização, 96
FINAO, 96
Hamper, 96
infecção cruzada, 96
infecção odontológica, 96
janela imunológica, 97
limpeza, 97
material perfurocortante, 97
notificação compulsória de doenças, 97
Notificação de Infecção Odontológica/NIO, 97
período de incubação, 97
Prevenção e Controle de Infecção/PCI, 97
reservatório, 97
resíduos, 97
segregação, 97
Conselho Federal (CFO), 327
Conselhos Regionais de Odontologia (CRO), 327
Covid-19, 352
caracterização, 353
epidemiologia, 353
fluxograma da sindemia Covid-19, 354
imagem esquemática do vírus, 353
infecção de profissionais da saúde, 356
medidas antes do atendimento, 359
medidas em consultório odontológico, 360
pandemia, 355
proteção em atendimento, 357
Síndrome Respiratória Aguda Grave Coronavírus 2 (SARS-CoV-2), 352
uso de EPI, 360

Critérios usados para o índice IOTN, 170
Critérios usados para o índice PAR, 170

D

Demanda
determinantes sociais, 4
fatores negativos, 4
fatores positivos, 4
organização, 4
variáveis, 4
Deontologia, 319
Desenhos de investigação em Epidemiologia, 37
Desgaste dentário, 177
classificação, 178
etiologia, 177
Determinante social, 4
aspecto econômico, 4
estilos de vida, 4
experiência pessoal, 4
sociocultural, 4
Diceologia, 319
Distúrbios osteomusculares relacionados ao trabalho (DORT), 74
Doenças periodontais, 158
Índice de placa, 160
Índice periodontal comunitário (IPC), 160
Perda de inserção clínica (PIC), 159
Profundidade de sondagem (PS), 159
Sangramento gengival após à sondagem (SS), 160

E

Ecomapa, 11, 12
Educação em saúde bucal, 252
modelo dialógico, 255
modelo hegemônico, 254
modelos educativos, 254

Epidemiologia, 36
ciência, 36
Epidemiologia das doenças bucais, 142
cárie dentária, 145, 150
cárie dentária no Brasil, 151
cárie dentária no exterior, 151
doenças bucais, 142
fluorose, 145
lesões da mucosa oral, 185
no Brasil, 175
no mundo, 174
perda dentária, 154
Epidemiologia das doenças periodontais, 162
no Brasil, 163
no exterior, 162
Equipamento de proteção individual (EPI), 360
gorros, 360
luvas, 360
máscara N95 + máscara cirúrgica, 360
óculos + máscara facial, 360
proteção para sapatos, 360
roupas de proteção descartáveis, 360
Ergonomia, 72
ambiente físico, 82
aplicação, 73
conforto ambiental, 82
definição, 72
em Odontologia, 73
iluminação, 85
racionalização do trabalho, 74
Sociedade Europeia de Ergonomia Odontológica (ESDE), 81
Eritroplasia, 187
Escala de Coelho, 11
Escores de risco à cárie, 8
Estudos dos tempos, 75
tempo despendido improdutivo, 75

366 Saúde Coletiva e Epidemiologia na Odontologia

tempo despendido
produtivo, 75
tempo profissional, 75
tempo útil, 75

F

Fatores de risco familiar, 7
comportamentais, 7
condições de moradia, 7
doenças crônicas, 7
grau de instrução dos
membros, 7
renda mensal, 7
socioeconômicos, 7
Ferramenta para busca
científica, 32
Fissuras labiopalatinas, 295
etiologia, 296
origem embrionária, 295
pós-forame incisivo, 297
pré-forame incisivo, 297
raras (da face), 298
reabilitação das fissuras
labiopalatinas, 308
transforame incisivo, 297
Fluxo da informação, 54
Fluxo de contrarreferência, 4
Fluxo de referência, 4

G

Genograma, 10, 12
Gestão de pessoas, 217
aprender com a experiência
– enquanto está
acontecendo, 217
dar *feedback*, 217
mobilizar os outros, 217
pensar de forma
sistemática, 217
Gestão em saúde, 195
acesso à assistência, 206
Atenção à Saúde, 206
Bloco da Assistência
Farmacêutica, 204

Bloco da Atenção
Básica, 202
Bloco da Atenção de Média
e Alta Complexidade
Ambulatorial e
Hospitalar, 203
Bloco da Vigilância em
Saúde, 203
Bloco de Gestão do
SUS, 204
Bloco de Investimentos na
Rede de Serviços de
Saúde, 204
financiamento, 200
formulação de políticas, 196
introdução, 195
Modalidades de repasses
federais, 204
planejamento, 196
Plano Diretor de
Investimento (PDI), 199
Plano Diretor de
Regionalização
(PDR), 198
Programação Pactuada e
Integrada da Atenção em
Saúde (PPI), 199
regulação, 205
Sistemas de Saúde, 206
Gestão participativa, 211
ações articuladas
entre diferentes
setores de governo
e a sociedade civil
(intersetorialidade), 212
instâncias de pactuação
entre gestores, 211
mecanismos de mobilização
social, 211
mecanismos
institucionalizados de
controle social, 211
processos de educação
popular em saúde, 211
processos participativos de
gestão, 211

reconstrução do significado
da educação em
saúde, 212

H

Habilidade da escrita, 49
História natural da doença, 21

I

Identificação do profissional
Receituários, 334
Imperícia, 339
Importância
Saúde bucal e qualidade
de vida, 116
Índice de sangramento
à sondagem
doenças periodontais, 160
Índice Periodontal de Russel
modificado, 9
alto risco, 9
baixo risco, 9
risco moderado, 9
Iniciação científica, 30
Inovação em
Odontologia, 222

L

Leucoplasia, 186
Linha de cuidado, 2
Líquen plano, 188
Lúpus eritematoso
discoide, 189
Luvas, 360

M

Maloclusão, 164
classificação, 164
definição, 164
etiologia, 164
índices, 165
multifatorial, 165

Índice remissivo

Marketing odontológico, 221
  apelo comercial, 221
  divulgação, 221
  infrações éticas, 222
  plataformas digitais, 221
  resolução do CFO, 221
Máscara N95, 360
Metodologia da pesquisa, 30
Métodos de aplicação de
  flúor, 284
  água de abastecimento
    público, 285
  aplicação profissional de
    fluoretos, 288
  dentifrícios, 286
  diamino fluoreto de
    prata, 289
  enxaguatórios bucais, 287
  espuma, 289
  gel, 288
  riscos, 290
  suplementos
    fluoretados, 288
  toxicidade, 290
  utilização do fluoreto, 285
  verniz, 289
Modelo assistencial, 20
Modelo conceitual, 244
  eixo autonomia, 244
  eixo equidade, 244
  eixo integralidade, 244
  eixo participação social, 245
  eixo sustentabilidade, 245
Modelo esquemático do
  estudo ecológico, 38
Modelo esquemático do tipo
  de estudo de
  caso-controle, 48
Modelo esquemático do tipo
  de estudo de coorte, 46
Modelo esquemático do tipo
  de Estudo de Ensaio
  Comunitário, 41
Modelo esquemático do tipo
  de Estudo de Séries
  Temporais, 39

Modelo esquemático do tipo
  de Estudo transversal
  – *Surveys*, 44
Modelos de Consultórios e
  Clínicas, 82
  Ambiente para para melhor
    conforto do paciente, 84
  Clínica com integração com
    a natureza, 84
  Clínica de alto padrão, 87
  Clínica odontológica e seus
    ambientes (em escala), 83
  Consultório compacto com
    área de esterilização, 86
  Disposição do equipamento
    dentro da sala clínica, 89
  Sala Clínica
    odontológica, 82
Movimento de Reforma
  Sanitária, 21

N

Níveis de aplicação em relação
  à cárie dentária, 25
  nível 1, ação governamental
    ampla, 25
  nível 2, ação governamental
    restrita, 25
  nível 3, ação
    profissional-paciente, 25
  nível 4, ação pessoal
    auxiliar-paciente, 25
  nível 5, ação individual, 25
Níveis de atenção à saúde, 24
  primária, 24
  secundária, 24
  terciária, 24
Níveis de atenção em
  Odontologia, 26
Níveis de prevenção em
  relação à cárie dentária, 25
  nível 1, promoção de
    saúde, 26
  nível 2, proteção
    específica, 25

  nível 3, diagnóstico precoce
    e tratamento imediato, 26
  nível 4, limitação do
    dano, 26
  nível 5, reabilitação, 26
Níveis de prevenção em
  relação às doenças
  periodontais, 27
  nível 1, promoção de
    saúde, 27
  nível 2, proteção
    específica, 27
  nível 3, diagnóstico precoce
    e tratamento imediato, 27
  nível 4, limitação do
    dano, 27
  nível 5, reabilitação, 27
Níveis de prevenção em
  relação às oclusopatias, 28
  nível 1, promoção de
    saúde, 28
  nível 2, proteção
    específica, 28
  nível 3, diagnóstico precoce
    e tratamento imediato, 28
  nível 4, limitação do
    dano, 28
  nível 5, reabilitação, 28

O

Óculos + máscara facial, 360
Odontologia Forense, 341
  estimativa da idade
    dental, 344
  identificação humana, 342
  identificação humana
    através do arco
    dental, 343
  marcas de mordida, 346
  rugoscopia palatina, 347
Odontologia Hospitalar, 18
  objetivo, 18
Odontologia Integral, 1
Odontologia Legal, 312
  bioética, 313

ética profissional, 313
Introdução, 312
Odontologia Simplificada, 1

P

Pacto de Gestão, 232
Pacto em Defesa do SUS, 232
Pacto pela Saúde, 228
Pacto pela Vida, 230
Patogênese (período), 22
  fase clínica avançada, 23
  fase clínica precoce, 23
Pesquisa quantitativa, 36
Pirâmide de evidência, 50
Planta baixa, 82
Política Nacional de Atenção
  Oncológica, 18
Políticas de saúde bucal no
  Brasil, 65
  Brasil Sorridente, 67
  histórico, 65
Posição do auxiliar, 77
Posição do
  cirurgião-dentista, 76
  clássica, 81
  dinâmico, 77
  estático, 77
  postura saudável, 77
  preconizada pela ESDE, 81
Posição do paciente na
  cadeira, 77
  decúbito dorsal, 77
  supina, 77
Posicionamento adequado de
  trabalho, 79
  Norma ISO 6385, 80
  Norma ISO 11226, 80
Possibilidades de trabalho do
  cirurgião-dentista, 92
Pré-patogênese (período), 22
  específica, 22
  inespecífica, 22
Principialismo, 316
  autonomia, 316
  beneficência, 316

justiça, 316
não maleficência, 316
Projeto Terapêutico Singular
  (PTS), 10
Promoção de Saúde
  Bucal, 242
  doenças bucais, 246
  modelo conceitual, 244
Prontuário odontológico, 331
  anamnese e histórico
    clínico, 332
  atestado, 332
  encaminhamento, 334
  exames
    complementares, 332
  receituários, 334
Proteção para sapatos, 360

Q

Queilite actínica, 188

R

Receita de Controle
  Especial, 335
Receituários, 334
  cabeçalho, 334
  data e assinatura do
    profissional, 334
  inscrição, 334
  orientação, 334
Rede de atenção à saúde, 233
  Rede Cegonha, 237
  Rede de Atenção às
    Doenças e Condições
    Crônicas, 237
  Rede de Atenção
    Psicossocial, 237
  Rede de Cuidado à
    Pessoa com
    Deficiência, 237
  Rede de Atenção à Saúde
    Bucal (Rasb), 15
  Rede de Atenção à Saúde
    (RAS), 14

Regulamenta o exercício da
  Odontologia, 320
Responsabilidade civil, 338
  condutas culposas, 339
  importância da
    documentação, 340
  nexo de causalidade, 339
  relações de consumo, 340
  responsabilidade contratual
    e extracontratual, 340
Roupas de proteção
  descartáveis, 360
Rugas palatinas, 347
Rugoscopia palatina, 347

S

SARS-CoV-2, 352
Saúde bucal e qualidade de
  vida, 114
  conceitos históricos, 114
  definições, 114
  introdução, 114
Saúde suplementar, 213
Sigilo profissional em
  Odontologia, 324
Síndrome Respiratória Aguda
  Grave Coronavírus 2
  (SARS-CoV-2), 352
Sistema Clássico, 1
Sistema Incremental, 1
Sistema Único de Saúde
  (SUS), 2
  breve histórico, 58
  criação, 2, 58
  direito, 60
  princípios doutrinários, 61
  princípios
    organizacionais, 61

T

Técnicas de desinfecção, 94
  ácido peracético, 95
  água ionizada, 95
  álcool, 95

clorexidine, 95
conceito, 96
fenóis, 95
glutaraldeído, 94
hipoclorito de sódio, 94
iodofórmio, 95
terminologia, 96
Tipos de estudos, 35
analítico, 35
caso-controle, 47
coorte, 45
ecológico, 38

ensaio comunitário, 41
exploratório, 35
qualitativo, 35
quantitativo, 36
série temporal, 39
transversal: *surveys*, 42

V

Vigilância à Saúde (VS), 127
componentes, 128
legislação, 128

Vigilância epidemiológica, 128
aplicabilidade, 137
na gestão, 137
na pesquisa, 138
no serviço de saúde, 137
conceito, 128
definição, 128
histórico, 129
indicadores, 130
índices, 130
notificação
compulsória, 135